商品饮片的分级方法
及其质量评价

肖永庆　李　丽　主编

科　学　出　版　社

北　京

内 容 简 介

本书根据国家中医药管理局中医药行业科研专项"30 种中药饮片规格及其质量评价标准研究"项目的研究内容和成果编纂而成，介绍了适用于中药饮片分级和质量评价的一种科学、客观和实用的新方法。全书分总论和各论两部分。总论概述了中药饮片分级的历史、现状及分级研究的思路和方法。各论介绍了30 种中药饮片的分级及质量评价标准研究。每个品种独立成章，每章均包括四节，分别介绍原料药材的基源、产地及分级现状；饮片分级及质量评价标准研究；饮片分级要点及各级标准起草说明；各级别饮片质量评价标准草案。

本书内容对于饮片科研和生产具有较高的参考价值，适合从事中药饮片生产、应用、质量管理及中药科研的专业人员参考应用。

图书在版编目（CIP）数据

商品饮片的分级方法及其质量评价 / 肖永庆，李丽主编. — 北京：科学出版社，2016.9

ISBN 978-7-03-049663-8

Ⅰ.①商… Ⅱ.①肖…②李… Ⅲ.①饮片—分级 Ⅳ.①R283.3

中国版本图书馆CIP数据核字(2016)第201935号

责任编辑：贾冬梅 曹丽英 / 责任校对：李 影
责任印制：肖 兴 / 封面设计：陈 敬

科学出版社 出版
北京东黄城根北街16号
邮政编码：100717
http://www.sciencep.com

中国科学院印刷厂 印刷

科学出版社发行 各地新华书店经销

*

2016年10月第 一 版 开本：889×1194 1/16
2017年4月第二次印刷 印张：30 1/2
字数：913 000

定价：298.00元

（如有印装质量问题，我社负责调换）

中医药行业专项
"30 种中药饮片规格及其质量评价标准"
项目组成员

项目负责人　　肖永庆　李　丽

项目组成员　　（按姓氏笔画排序）

丁安伟　于定荣　万　军　王成永　王光忠　王英姿

王祝举　刘艳菊　刘　颖　江　云　许腊英　孙立立

孙秀梅　李水清　李先端　李　军　李　丽　李娆娆

肖永庆　吴纯洁　宋　英　张义生　张　村　陈　红

胡昌江　段　启　聂诗明　黄勤挽　龚千锋　梁生旺

窦志英

中医药行业专项
"30 种中药饮片规格及其质量评价标准"
项目认证企业及专家

（以下按单位名称笔画排序）

上海中医药大学附属龙华医院	李毅民
上海中药行业协会	周国伟
上海市中医医院	任世禾
上海市药材有限公司	叶愈青
上海市浦东食品药品检验所	孙曾叶
上海华宇药业有限公司	宋 嬿
上海华宇药业有限公司	张增良
上海余天成中药饮片有限公司	任丽君
上海康桥中药饮片厂	毕美萍
上海雷允上中药饮片厂	戴一民
广东本草医药药材有限公司	史广生
广东和翔制药有限公司	姜海波
广东和翔制药有限公司	周绍洪
广东药科大学中药学院	周毅生
广东省中医院	黄志海
广州市岭南中药饮片有限公司	徐必达
广州市怡康泰药业	彭 刚
广州至信中药饮片有限公司	黄昌杰
广州岭南中药饮片有限公司	徐纪文
广州健泽药业有限公司	陈学云
中国中医科学院中药研究所	杨洪军
中国中医科学院科研处	常 暖

北京中医药大学	石任兵
北京中医药大学	李 飞
四川新荷花中药饮片股份有限公司	张大永
安徽广印堂中药股份有限公司	王 琛
安徽协和诚药业饮片有限公司	李保明
安徽沪谯中药科技有限公司	王其丰
安徽济人药业有限公司	马 凯
安徽雷允上国药有限公司	张丙志
安徽源和堂药业股份有限公司	刘 亳
安徽德昌药业饮片有限公司	修效友
武汉市中医医院	徐惠芳
武汉市中医医院	魏从师
武汉刘天保药业饮片公司	叶广莉
武汉刘天保药业饮片公司	潘齐香
亳州方敏药业有限公司	郑念平
亳州市中正中药材饮片有限公司	周雷彬
康美药业股份有限公司	陈华师
湖北天济中药饮片有限公司	徐俊俭
湖北天济中药饮片有限公司	沈永华
湖北中医药大学	黄必胜
湖北中医药大学	马 骏
湖北金贵中药饮片有限公司	徐智斌
湖北省中医院	冯汉鸽
湖北省食品药品检验研究院	张立群

序 一

本世纪初叶涌现出东学西渐与西学东渐并行，相互交织、渗透、融通的新局面。中华民族的美德孔孟仁学将以儒藏为载体远渡重洋而传播四方。医学是人学，医学离不开哲学，医学更离不开经验。中医药学具有生物科学与人文哲学的双重属性，科学求真，人文求善，人们总是追求真善美，合自然规律性为真，合社会实践需求为善，而以美启真，以美储善，以美立命。天人合一、取象运数、形神一体、一元正气是中医学原创思维，整体观和辨证论治对现代难治病的疗效体现中医原创的优势。中医学基础理论主要来源于实践经验的汇聚、检验和升华。中医药学以临床医学为核心，辨证辨症结合，据证言病，运用复方治病，方证相应，其中使用饮片组成复方，理法方药统一，运用汤剂治疗应是优先的治疗手段。不同饮片的配伍，体现整体调节效应，以疗效体现学科的生命力。

临床药学应包括药材学、炮制学、调剂学，应属于中药学的二级学科，目前尚缺乏整合，也尚未被国务院学位委员会认可与审批。尤其是调剂学因社会价值观的变异，人才素质亟待提高，高层次学科带头人迫切需要遴选落实。晚近阅读了我院中药所肖永庆首席研究员与李丽研究员撰著的《商品饮片的分级方法及其质量评价》一书，该书探讨了中医药事业、产业及学科建设发展中一个重要的现实问题。中药饮片分级方法与饮片质量评价标准的基础研究，对于保障临床需求优质饮片和辨证运用复方汤剂的疗效至关重要，对于规范饮片营销市场，有效促进中药饮片行业的有序、快速发展，确保临床用药的质量都具有重要的意义。

既往我参加过社保部门关于医疗保险用药目录的制、修订与卫生部国家基本药物目录的制、修订工作，深切地感受到中药饮片的质量是关系民生医疗保健、企业发展、公共卫生事业管理的大事。我曾在全国人大常委会任上考察过药市对于饮片标准是亟待研究制定的问题。曾在本世纪初于教科文卫专委会上提出国家投资立项的建议。现今由中国中医科学院中药研究所肖永庆首席研究员和李丽研究员领衔的研究团队就中医药行业专项"30种中药饮片分级方法及其质量评价研究"，组织全国20余家科研院所、高等院校以及饮片行业专家共同承担，取得了项目研究成果。项目成果的重要特征是在现有原料药材分级的基础上按照饮片传统分级方法分类对饮片进行分级，并在各级饮片的质量评价标准中增加了有效成分含量、浸出物质量、有害物质的限量以及指纹图谱，使饮片分级方法更为科学、实用。项目成果完成后经50多位相关领域专家认证通过，具有现实的应用价值。进一步尚需国家标准委审核颁布标准。

项目负责人肖永庆首席研究员是我的挚友，为人耿直诚恳，治学勤勉认真，与李丽研究员及团队各位教授团结协作完成此书，谨致谢忱。即将付梓邀我作序，实则对我的信任，虽在病中康复阶段不敢懈怠，谨志数语嘉惠医林爰为序。

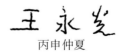

丙申仲夏

序　二

　　《商品饮片的分级方法及其质量评价》是在国家中医药行业专项"30 种中药饮片规格及其质量评价标准"项目研究成果的基础上编纂而成。项目从中药饮片产业发展需要出发，针对饮片质量评价方法不完善的问题，通过广泛的生产企业及流通市场调研，将传统的饮片分级方法（外观、性状、颜色、质地、切面、气、味等）与现代科学技术（TLC、HPLC、GC 特征图谱及标示性成分含量测定等）相结合，研究拟订了 30 种中药饮片的分级方法及同源各级饮片间的鉴别特征要点，建立了 30 种中药 75 个级别饮片的质量评价方法，将现代科学方法用于中药饮片的分级及质量评价，提高了饮片质量评价的科学内涵和市场竞争力。

　　该书所收集的饮片分级及质量评价方法经过饮片生产、应用、科研及管理等多方广泛论证，具有较好的实用性和示范性。不仅为中药饮片生产、流通、应用部门的质量控制提供了技术支撑，也为相关管理部门制定饮片产业政策提供了科学依据，对于稳定中药饮片及中药制剂质量具有重要作用。项目的研究成果具有很好的推广应用前景，相关管理部门可根据该成果所提供的科学依据，制定饮片行业相关管理政策，逐步推广应用到整个饮片行业。

2016 年 2 月于北京

前　言

中药饮片作为中药的三大组成部分之一，不仅是中医临床基本药物，而且是中成药生产的重要原料，对于提高全民健康素质，保障大众健康起着至关重要的作用。

中医药专家多次强调，中药饮片是中医进行医疗实践的工具和载体；特别是中药汤剂能够临证灵活加减，充分发挥中医辨证论治、三因制宜的优势，具有其他剂型无法替代的特点，为历代医家所喜用。没有足够的优质中药饮片，将直接影响中医临床治疗效果，再高明的医术也难以妙手回春。中医临床需要中药饮片实行优质优价管理，而中药饮片分级则需要一个明确、可操作的方法及质量评价标准。

中药饮片分级方法及质量评价标准的基础研究，对于规范饮片营销市场，有效促进中药饮片行业的有序、快速发展，确保饮片的临床疗效具有非常重要的意义。

中药饮片多根据饮片的外形、色泽、断面特征等传统经验鉴别方法判定饮片质量的优劣，并按照现行《中华人民共和国药典》（以下简称《中国药典》）和各地炮制规范执行；《中药饮片质量标准通则》也仅规定饮片的性状，缺乏现代科技方法的支撑，不能有效体现饮片质量评价的实用性和科学性问题。北京市政府曾实行定价中药饮片的优质优价等级规格，但由于饮片生产企业产品、市场上流通的商品饮片和医疗单位应用的饮片均缺乏规范化的分级评价标准，给饮片行业的发展和饮片的应用造成了混乱。因此，加强中药饮片规格和质量标准应用基础研究，为饮片的分级管理和合理应用提供科学技术支撑势在必行。

在此背景下，国家出资设立中医药行业专项进行"30种中药饮片分级方法及其质量评价研究"。中国中医科学院中药研究所作为牵头单位，肖永庆首席研究员、李丽研究员作为项目负责人，组织全国 20 余家科研院所、高等院校及饮片行业专家共同承担了这一项目的研究任务。

该项目充分利用近年来的研究成果，其进一步的研究成果为饮片优质优价、注册标准管理政策的制定提供了技术支撑，极大地促进了中药饮片产业的发展，并产生了可观的经济效益；同时饮片分级标准的制定将给中医师的临床合理用药提供科学依据，对于确保中药饮片的临床疗效具有良好的社会效益。本项目在现有原料药材分级（基源、产地、等级）的基础上，按照饮片传统分级方法（片形大小、水分和杂质含量）分类对饮片进行分级，并在各级饮片的质量评价标准中增加现代科学内涵（有效成分含量、浸出物重量、有害物质的限量以及特征图谱），使饮片分级方法更为科学、实用。

研究成果可为中医药管理部门制定相应的中医药政策提供依据，饮片使用单位和广大民众可在良好的中医药政策下共享本项目的研究成果，具有广泛的公益性；参加本研究的单位在获得相应的知识产权的保护下，优先享受成果。并为饮片生产企业打造名牌产品提供机遇和创造良好条件，从而在名牌效应之下产生巨大的经济效益。

该项目的研究成果通过湖北中医药大学、安徽中医药大学、广东药科大学、上海华宇药业有限公司及中国中医科学院中药研究所组织的全国 42 家饮片生产、营销企业和高等院校、管理部门的 50 余位专家的认证，国家中医药管理局组织权威专家对项目进行了成果认定，得到参与专家的一致认可和好评。在此谨表诚挚的谢意。

　　本书是在该项目科研成果的基础上归纳、总结编写而成。其读者对象主要为中药饮片行业从业人员。全书分上、下两篇编写。上篇为总论，下篇为各论。总论部分主要介绍了中药饮片分级的历史及现状、实施中药饮片质量分级管理的必要性和开展中药饮片分级及质量评价标准研究的方法。各论则按饮片品种分为 30 章编写，分别介绍了白芍、白术、板蓝根、苍术、川牛膝、川芎、丹参、防风、茯苓、附子、甘草、葛根、黄连、黄芪、黄芩、苦参、天麻、玄参、延胡索、泽泻、制何首乌、五味子、栀子、大青叶、款冬花、厚朴、黄柏、牡丹皮、石膏、荆芥等 30 种中药的饮片分级方法及各级别饮片的质量评价标准。

　　本书的编写承蒙科学出版社的大力支持，著名中医药学家、中央文史研究馆馆员、中国工程院院士、中国中医科学院名誉院长王永炎教授、中国中药协会中药饮片专业委员会张世臣主任为本书作序。特此感谢！

肖永庆
2016 年 1 月

目　录

上篇　总　论

第一章　中药饮片质量分级的历史及现状 …………………………………………… 3
第二章　实施中药饮片质量分级管理的必要性 …………………………………… 5
　第一节　中药饮片质量评价中存在的主要问题 …………………………………… 5
　第二节　中药饮片分级管理的必要性 ……………………………………………… 7
第三章　中药饮片质量分级管理体系 ……………………………………………… 8
　第一节　饮片生产过程关键技术创新 ……………………………………………… 9
　第二节　饮片生产模式的创新 ……………………………………………………… 10
　第三节　饮片个性特色质量评价体系的构建 …………………………………… 12
　第四节　中药饮片行业标准的制订 ……………………………………………… 17
第四章　中药饮片分级研究思路及方法 …………………………………………… 22
　第一节　中药饮片分级研究的基本思路 ………………………………………… 22
　第二节　中药饮片分级及质量评价研究方法 …………………………………… 23
　第三节　中药饮片分级及质量评价标准制定的原则 …………………………… 24
　第四节　各类中药饮片分级要点及方法 ………………………………………… 25

下篇　各　论

第五章　白芍饮片的分级方法及其质量评价 ……………………………………… 29
　第一节　原料药材 …………………………………………………………………… 29
　第二节　饮片 ………………………………………………………………………… 29
　第三节　白芍饮片分级方法及其说明 …………………………………………… 38
　第四节　白芍饮片质量评价标准 ………………………………………………… 39
第六章　白术饮片的分级方法及其质量评价 ……………………………………… 42
　第一节　原料药材 …………………………………………………………………… 42
　第二节　饮片 ………………………………………………………………………… 42
　第三节　白术饮片分级方法及其说明 …………………………………………… 50
　第四节　白术饮片质量评价标准 ………………………………………………… 51
第七章　板蓝根饮片的分级方法及其质量评价 ………………………………… 53
　第一节　原料药材 …………………………………………………………………… 53
　第二节　饮片 ………………………………………………………………………… 53
　第三节　板蓝根饮片分级方法及其说明 ………………………………………… 67
　第四节　板蓝根饮片质量评价标准 ……………………………………………… 68
第八章　苍术饮片的分级方法及其质量评价 ……………………………………… 71
　第一节　原料药材 …………………………………………………………………… 71

第二节 饮片 …………………………………………………………………… 71
第三节 苍术饮片分级方法及其说明 …………………………………………… 81
第四节 苍术饮片质量评价标准 ………………………………………………… 82

第九章 川牛膝饮片的分级方法及其质量评价 ………………………………………… 85
第一节 原料药材 ………………………………………………………………… 85
第二节 饮片 ……………………………………………………………………… 85
第三节 川牛膝饮片分级方法及其说明 ………………………………………… 95
第四节 川牛膝饮片质量评价标准 ……………………………………………… 96

第十章 川芎饮片的分级方法及其质量评价 …………………………………………… 99
第一节 原料药材 ………………………………………………………………… 99
第二节 饮片 ……………………………………………………………………… 99
第三节 川芎饮片分级方法及其说明 …………………………………………… 109
第四节 川芎饮片质量评价标准 ………………………………………………… 110

第十一章 丹参饮片的分级方法及其质量评价 ……………………………………… 113
第一节 原料药材 ……………………………………………………………… 113
第二节 饮片 …………………………………………………………………… 113
第三节 丹参饮片分级方法及其说明 ………………………………………… 128
第四节 丹参饮片质量评价标准 ……………………………………………… 129

第十二章 防风饮片的分级方法及其质量评价 ……………………………………… 132
第一节 原料药材 ……………………………………………………………… 132
第二节 饮片 …………………………………………………………………… 132
第三节 防风饮片分级方法及其说明 ………………………………………… 143
第四节 饮片质量评价标准 …………………………………………………… 144

第十三章 茯苓饮片的分级方法及其质量评价 ……………………………………… 147
第一节 原料药材 ……………………………………………………………… 147
第二节 饮片 …………………………………………………………………… 147
第三节 茯苓饮片分级方法及其说明 ………………………………………… 160
第四节 茯苓饮片质量评价标准 ……………………………………………… 161

第十四章 附子（黑顺片）饮片的分级方法及其质量评价 ………………………… 164
第一节 原料药材 ……………………………………………………………… 164
第二节 饮片 …………………………………………………………………… 164
第三节 黑顺片分级方法及其说明 …………………………………………… 176
第四节 黑顺片饮片质量评价标准 …………………………………………… 177

第十五章 甘草饮片的分级方法及其质量评价 ……………………………………… 180
第一节 原料药材 ……………………………………………………………… 180
第二节 饮片 …………………………………………………………………… 180
第三节 甘草饮片分级方法及其说明 ………………………………………… 189
第四节 甘草饮片质量评价标准 ……………………………………………… 190

第十六章 葛根饮片的分级方法及其质量评价 ……………………………………… 193
第一节 原料药材 ……………………………………………………………… 193
第二节 饮片 …………………………………………………………………… 193
第三节 葛根饮片分级方法及其说明 ………………………………………… 200
第四节 葛根饮片质量评价标准 ……………………………………………… 201

第十七章 黄连饮片的分级方法及其质量评价 ……………………………………… 203
第一节 原料药材 ……………………………………………………………… 203

第二节　饮片 …………………………………………………………………………………… 203
第三节　黄连饮片分级方法及其说明 ………………………………………………………… 215
第四节　黄连饮片质量评价标准 ……………………………………………………………… 216
第十八章　黄芪饮片的分级方法及其质量评价 …………………………………………………… 218
第一节　原料药材 ……………………………………………………………………………… 218
第二节　饮片 …………………………………………………………………………………… 218
第三节　黄芪饮片分级方法及其说明 ………………………………………………………… 240
第四节　黄芪饮片质量评价标准 ……………………………………………………………… 241
第十九章　黄芩饮片的分级方法及其质量评价 …………………………………………………… 244
第一节　原料药材 ……………………………………………………………………………… 244
第二节　饮片 …………………………………………………………………………………… 244
第三节　黄芩饮片分级方法及其说明 ………………………………………………………… 251
第四节　黄芩饮片质量评价标准 ……………………………………………………………… 252
第二十章　苦参饮片的分级方法及其质量评价 …………………………………………………… 254
第一节　原料药材 ……………………………………………………………………………… 254
第二节　饮片 …………………………………………………………………………………… 254
第三节　苦参饮片分级方法及其说明 ………………………………………………………… 267
第四节　苦参饮片质量评价标准 ……………………………………………………………… 268
第二十一章　天麻饮片的分级方法及其质量评价 ………………………………………………… 271
第一节　原料药材 ……………………………………………………………………………… 271
第二节　饮片 …………………………………………………………………………………… 271
第三节　天麻饮片分级方法及其说明 ………………………………………………………… 279
第四节　天麻饮片质量评价标准 ……………………………………………………………… 280
第二十二章　玄参饮片的分级方法及其质量评价 ………………………………………………… 283
第一节　原料药材 ……………………………………………………………………………… 283
第二节　饮片 …………………………………………………………………………………… 283
第三节　玄参饮片分级方法及其说明 ………………………………………………………… 297
第四节　玄参饮片质量评价标准 ……………………………………………………………… 299
第二十三章　延胡索饮片的分级方法及其质量评价 ……………………………………………… 302
第一节　原料药材 ……………………………………………………………………………… 302
第二节　饮片 …………………………………………………………………………………… 302
第三节　延胡索饮片分级方法及其说明 ……………………………………………………… 313
第四节　延胡索饮片质量评价标准 …………………………………………………………… 313
第二十四章　泽泻饮片的分级方法及其质量评价 ………………………………………………… 316
第一节　原料药材 ……………………………………………………………………………… 316
第二节　饮片 …………………………………………………………………………………… 316
第三节　泽泻饮片分级方法及其说明 ………………………………………………………… 325
第四节　泽泻饮片质量评价标准 ……………………………………………………………… 327
第二十五章　制何首乌饮片的分级方法及其质量评价 …………………………………………… 329
第一节　原料药材 ……………………………………………………………………………… 329
第二节　饮片 …………………………………………………………………………………… 329
第三节　制何首乌饮片分级方法及其说明 …………………………………………………… 338
第四节　饮片质量评价标准 …………………………………………………………………… 339
第二十六章　五味子饮片的分级方法及其质量评价 ……………………………………………… 341
第一节　原料药材 ……………………………………………………………………………… 341

第二节　饮片 ……………………………………………………………… 341

第三节　五味子饮片分级方法及其说明 …………………………………… 355

第四节　五味子饮片质量评价标准 ………………………………………… 356

第二十七章　栀子饮片的分级方法及其质量评价 ……………………………… 359

第一节　原料药材 ………………………………………………………… 359

第二节　饮片 ……………………………………………………………… 360

第三节　栀子饮片分级方法及其说明 ……………………………………… 369

第四节　栀子饮片质量评价标准 …………………………………………… 370

第二十八章　大青叶饮片的分级方法及其质量评价 …………………………… 372

第一节　原料药材 ………………………………………………………… 372

第二节　饮片 ……………………………………………………………… 372

第三节　大青叶饮片分级方法及其说明 …………………………………… 387

第四节　大青叶饮片质量评价标准 ………………………………………… 388

第二十九章　款冬花饮片的分级方法及其质量评价 …………………………… 390

第一节　原料药材 ………………………………………………………… 390

第二节　饮片 ……………………………………………………………… 391

第三节　款冬花饮片分级方法及其说明 …………………………………… 398

第四节　款冬花饮片质量评价标准 ………………………………………… 399

第三十章　厚朴饮片的分级方法及其质量评价 ………………………………… 401

第一节　原料药材 ………………………………………………………… 401

第二节　饮片 ……………………………………………………………… 401

第三节　厚朴饮片分级方法及其说明 ……………………………………… 416

第四节　厚朴饮片质量评价标准 …………………………………………… 417

第三十一章　黄柏饮片的分级方法及其质量评价 ……………………………… 420

第一节　原料药材 ………………………………………………………… 420

第二节　饮片 ……………………………………………………………… 420

第三节　黄柏饮片分级方法及其说明 ……………………………………… 430

第四节　黄柏饮片质量评价标准 …………………………………………… 431

第三十二章　牡丹皮饮片的分级方法及其质量评价 …………………………… 434

第一节　原料药材 ………………………………………………………… 434

第二节　饮片 ……………………………………………………………… 434

第三节　牡丹皮饮片分级方法及其说明 …………………………………… 440

第四节　牡丹皮饮片质量评价标准 ………………………………………… 441

第三十三章　石膏饮片的分级方法及其质量评价 ……………………………… 443

第一节　原料药材 ………………………………………………………… 443

第二节　饮片 ……………………………………………………………… 443

第三节　石膏饮片分级方法及其说明 ……………………………………… 458

第四节　石膏饮片质量评价标准 …………………………………………… 459

第三十四章　荆芥饮片的分级方法及其质量评价 ……………………………… 461

第一节　原料药材 ………………………………………………………… 461

第二节　饮片 ……………………………………………………………… 461

第三节　荆芥饮片分级方法及其说明 ……………………………………… 469

第四节　荆芥饮片质量评价标准 …………………………………………… 470

参考文献 …………………………………………………………………………… 472

上篇 总 论

第一章　中药饮片质量分级的历史及现状

　　中药材及饮片的规格、等级是其品质的标识，等级的划分是评价其质量优劣最直观和简单的方法，也是确定中药材及饮片商品流通、交易地位的有效手段。中药历史悠久，在长期的应用和商品交易过程中逐渐形成了一些约定俗成的分级方法，并以此作为中药商品分等论价的基础。中华人民共和国成立以前，中药材的商品规格等级划分较为繁细，特别是一些贵细药、道地性较强的中药，如人参、鹿茸、三七等，不仅规格繁多，各规格所分等级也极为细致，不同规格、等级之间的价格相差较为悬殊。再如有名的"浙八味"，如白术、白芍、浙贝母、杭菊、麦冬等，也都分了六七个等级，其中杭菊还分出九个等级。这不仅仅是中药的商业需求决定的，也是与当时以手工业生产为主的生产方式密切相关的，作为现代科学技术尚不发达阶段的药品标准，在中药的品质评价和质量管理方面发挥了非常重要的作用。然而，过于繁细的分级方法既不利于现代化机械生产，也不适应规模化生产的发展模式。1958 年后，当时的药材公司系统进行了简化药材等级规格的改革，颁布了《36 种药材商品规格标准》。改革后药材的等级规格进行了大幅度的简化，如杭菊花就由原来的九个级别，改为甲、乙、丙三个等级，既节省了人力物力，又具有较好的可操作性。这样的结果得到了生产和应用等各方的接受。国家医药管理局和卫生部 1964 年颁布了《54 种药材商品规格标准》，1984 年又颁布了《七十六种药材商品规格标准》，中药材的商品规格标准逐步完善、成熟，并得到广泛的应用。

　　中药的规格和等级都是药材的传统质量标准，通常能够代表其质量和功效特点，但二者也有区别。与等级相比，规格一般较为简单、概括，并根据划分的方法命名，规格的划分常采用以下方法：①按加工净度和方法划分，如山药带有表皮者称"毛山药"，除去表皮并搓圆加工成商品的称"光山药"。其他的如毛香附与光香附、个茯苓与茯苓块、生晒参与红参、毛壳麝香与麝香仁等。②按采收时间划分。例如，三七因采收季节不同常分为"春七"和"冬七"两种规格。前者选生长期在 3 年以下的三七，开花前打挖，其质地饱满、品质优；后者则为秋季、冬季结籽后采收，体大质松，品质次。③按生长期划分。例如，连翘根据果实采摘时间的不同，将色黄老者称"老翘"，色青嫩者称"青翘"。④按产地划分。例如，白芍分为"杭白芍"、"亳白芍"和"川白芍"三种规格。厚朴分"川朴"和"温朴"两种规格，以示主产地分别为产于四川和浙江温州。⑤按药用部位形态划分。例如，当归根据其根的不同部位常分为"归头"、"归身"、"归尾"和"全当归"四种规格。

　　中药材的等级是指同种规格或同一品名的药材按加工部位、形态、色泽、大小等性质差异所制定的标准。每一标准即为一个等级。通常以品质最优者为一等品；较佳者为二等品，然后依次类推。中药材的等级标准较规格标准更为具体，有较为细致和可操作性的指标，如三七，一等品每 500g 20 头以内；二等品每 500g 30 头以内……。

　　随着大众医疗保健需求的不断增加，中药材的种植方式、加工方法、流通方式等也都发生了较大的改变。在追求产量和短期效益的意识影响下，中药材的种植开始效仿农业，大量使用化肥、农药、植物生长调节剂等，虽然药材的生长期大大缩短，但依然产出了大量"粗壮"的药材。这些以短平快方式生产的中药材不仅在外观性状上发生了显著改变，而且在内在质量上也与正常生长的药材不同，再以传统的药材等级标准进行评价其质量，显然会造成评价结果的不准确甚至是错误。传统评价方法的科学性和权威性也因此受到质疑。近年来，以《中华人民共和国药典》（以下简称《中国药典》）为代表的相关标准不断完善，越来越多的现代分析技术和方法应用于中药材和饮片的质量评价，为建立科学、客观和实用的中药材和饮片分级质量评价方法创造了必要的前提条件。

此外，改革开放以来，中药材市场放开，并逐步走向多种经济成分参与经营的发展模式。中药材价格随行就市，不再受国家价格机制的统一管理，分布在全国各地的药材市场不仅承担着药材商品集散的作用，也在药材商品价格的形成上起到了决定性的作用，中药材的经营早已形成市场主导的价格机制。这显然是符合商品经济规律的，但问题就在于中药材并不是中药的最终应用形式，中药饮片和中成药才是其真正发挥医疗作用的基本形式，中药材是其生产原料，必须把药材炮制成饮片后才能供中医临床配方用药。这就出现了药材收购分等论价，而饮片由于临床应用不分等级，只有一个统货价的现象。久而久之，中药材的分级也逐渐淡化并消失，原有的药材分级标准也就失去了对药材质量的评价和管理作用。

中药饮片的等级划分具有明显的药材品质依存性，即饮片生产原料药材的等级往往决定了其等级，但又受饮片生产各环节因素的影响，因此不能完全借用药材的分级方法，应根据饮片的特点开展分级方法及质量评价标准研究。中药饮片一直没有一套统一的、系统的分级方法和对应的质量评价标准，因此开展中药饮片分级及其质量评价研究势在必行。应在充分的文献研究和市场调研的基础上，以传统的药材和饮片分级方法为依托，为传统方法充实现代科学内涵，建立一种传统与现代相结合的饮片分级及质量评价方法，使饮片的质量评价方法在继承的基础上有所创新，成为集科学性和实用性为一体的新型质量评价方法，为中药饮片的质量监管和相关法律法规的制定提供科学依据和技术支撑。

第二章　实施中药饮片质量分级管理的必要性

第一节　中药饮片质量评价中存在的主要问题

一、中药饮片生产原料药材来源混乱，严重影响饮片质量

饮片生产原料药材来源混乱，直接影响到饮片质量。多数饮片生产企业的原料药材并非专用基地生产，而是从市场购买，这样就造成药材产地不明、采收时间不清、加工方法不规范、甚至基源混乱等问题，从源头形成了中药饮片质量的不稳定因素，导致饮片质量难以保障。

二、饮片统货统价政策影响和制约饮片产业的有序发展

中华人民共和国成立以前，中药饮片也是根据质量的不同，分档次、凭优劣定价出售的，不同档次之间的饮片价格有较大的区别，同时也满足了不同阶层的需要。而中华人民共和国成立以后，饮片不再划分等级，企业对于优质饮片的生产积极性受到一定的影响。

中药饮片生产质量管理规范（GMP）认证企业投入了较高的生产成本，但却因市场上的饮片不按质量优劣划分等级，一律混合统装，无法保证应有的经济利益，导致好饮片难露头角。与不法加工户采用商业回扣、低廉价格、掺杂掺假的生产、销售方式相比，规范生产的 GMP 认证饮片企业在价格上缺乏竞争优势，不良的市场竞争导致饮片质量无法保证，也阻碍了中药饮片产业的规范化、规模化发展。

三、饮片生产专业化、规模化程度低，制约饮片行业的发展

虽然通过多年的 GMP 管理，在一定程度上整顿了饮片的生产环境，规范了饮片的生产，但目前多数饮片企业还是作坊式生产；饮片生产设备不配套而形成不了真正意义上的规范化生产线，小而全、多而杂的生产方式阻碍了饮片生产规范化、规模化的发展。

四、饮片质量评价方法不尽合理

我国的中药质量评价以《中国药典》和各地方饮片炮制规范为主要执行标准，随着《中国药典》标准的逐年修订和地方标准的不断完善，中药质量评价方法和评价标准中中药饮片的质量评价已经由传统的主观评价（形、色、气、味），逐步发展为一个包含名称、来源、制法、性状、鉴别、检查、浸出物、含量测定、性味归经、功能主治、用法用量、注意事项、有效期、包装储藏等十余项评价内容的较为完整的评价体系，评价内容和评价指标都在不断完善，但就目前的评价标准来看，其专属性和实用性还有待提高，以达到对中药饮片，特别是生、制饮片质量的科学、客观和专属性评价。2010 年版《中国药典》中新增中药饮片标准 439 种，但大多数饮片标准仍借用或套用药材的标准，生、制饮片更无专属性的标准。

中药饮片与中药材有本质的区别。中药材炮制为饮片的过程中，不仅仅是外观性状的改变，其内在

的化学成分也发生了不同程度的量变和质变，这也正是同一中药不同饮片功效各异的关键，特别是对于同一药材所炮制的生片和制片而言，由于炮制条件不同，其成分变化的方式各异而导致药性也发生相应的变化。这些变化对其性味归经、功能主治均产生较大的影响。而中药材的标准显然是无法反映饮片炮制后的这些变化的，仍然采用药材的质控方法来评价饮片的质量显然是不符合客观事实的。因此，在现有基础理论和炮制原理研究的基础上，对生、制饮片分别制定专属性强的质量评价方法及标准，对于饮片的辨证施治、合理应用具有重要的意义。

五、饮片生产行业科技力量薄弱，行业发展缺乏科技支撑

"十五"至"十一五"期间，国家投入了大量的经费开展中药饮片工艺规范化、饮片质量评价标准、炮制共性技术及相关设备等方面的研究，极大地促进了中药炮制及饮片产业的科技进步。同时，以中国中医科学院中药研究所炮制科研团队为代表的科研单位，协助部分饮片生产龙头企业在国家和地方部门的支持下，建立了专门的炮制技术和饮片生产工程研究机构，在中药饮片生产的条件与装备、科研的软硬件与人才队伍建设等方面都得到了较为显著的改善和提升，具有了筹建国家工程研究中心的实力和条件。但就整个饮片生产行业而言，企业自身的科研队伍、科研条件和研究水平尚不容乐观，缺乏生产技术及质量管理技术的传承与创新，因而企业和整个行业的发展都缺乏可持续的技术支撑。

六、传统饮片分级方法在现实应用中所遭遇的难题

无论是中药材还是中药饮片，其传统质量分级方法均以主观经验鉴别为指标，缺少可量化的客观参数。同时，随着中药材种植及饮片生产、流通、应用等方式的变迁，传统的分级方法已不能满足现代中药饮片质量评价的需要。首先，由于饮片原料药材生长环境的改变，加之在原料药材培植过程中的过度"护理"，使原料药材的外观及内在属性也随之发生显著改变，从而导致饮片外观的变化，给传统的饮片质量鉴别方法的应用造成一定的难度；更糟糕的是由于利益的驱动，基于传统经验鉴别标准的各种造假手段层出不穷，如染色、掺杂、增重等，使传统的饮片质量分级方法逐渐失去了其科学性和权威性，饮片不仅优劣难定，有时更是真假难辨。

七、现代科学方法运用于饮片分级方法的局限性

随着各类分析方法和相关仪器设备的开发应用，现代质量评价技术已经成为中药质量评价的重要手段，如用于定性鉴别的各类色谱、光谱指纹图谱或特征图谱以及活性成分的含量测定方法。为了解决传统饮片质量分级方法所遇到的难题，科研人员对饮片质量的现代科学评价方法进行了大量的探索，将先进的现代分析方法应用于饮片的质量评价，为客观评价饮片质量提供了更多可量化的指标，弥补了传统评价方法的不足。现代质量评价技术的科学性和准确性是毋庸置疑的，但将其应用于中药材或饮片的质量评价时必须要充分考虑中药的特点。中药活性成分在其组织结构中的分布是不均一的，特别是来源于根或根茎类药材的饮片，活性成分主要存在于其皮部，饮片直径越小其皮部所占比例越大而所测定成分的含量就越高。从生物活性角度而言，活性成分含量越高，饮片质量就越好，基于这一结果就不难得出饮片"越小越优质"的结论，而这一结论又与传统的质量评价结果相悖。因此，现代质量评价技术在其应用中仍需要与传统评价方法相结合，发挥二者的互补作用，既不唯成分论，也不唯经验论。

八、传统与现代科学方法相结合的分级方法的可行性

传统质量分级方法以传统经验鉴别（外观、气味、味道等）为基础，为中药饮片分级提供直观、简

便的分级标准；现代质量评价技术将传统评价指标客观量化，如应用电子鼻、电子眼、电子舌等设备进行饮片颜色、气味、味道的测定，为中药饮片分级提供客观、量化的分级评价标准，二者的结合是对传统分级评价方法的传承与创新，提高了中药饮片分级评价方法的科学性、可靠性和实用性。

第二节　中药饮片分级管理的必要性

一、中药饮片产业是国家医疗卫生事业的重要组成部分

中药饮片作为中药产业的三大支柱之一，不仅是中医临床用药、中成药生产的重要原料，更是中医药产业发展中的战略关键环节，是确保中医临床疗效，提高全民健康素质，大众健康的可靠保证。国家有关部门高度重视中医药工作，2009年国务院发布了《关于扶持和促进中医药事业发展的若干意见》，同时首次将中药饮片纳入国家基本药物目录，给中医药产业带来良好的发展机遇，也带来严峻的挑战。运用先进的科学技术手段，加强中药质量控制技术的研究，建立和完善中药标准和规范，保证中药产品安全有效、质量可控。建立中药饮片的质量标准及有害物质限量标准，全面提高中药饮片的质量，是中药现代化发展的重要战略目标。

二、饮片生产企业呼唤中药饮片优质优价

优质优价，这是商品经济的规则。但中药饮片却没有实现优质优价。在中药饮片流通尚不规范的今天，这不仅影响着中药饮片产业的发展，也直接影响了老百姓用好饮片的选择权，更将给正在实行的基本药物的供应带来的影响。

中药饮片企业热切盼望中药饮片实行优质优价，让优质饮片占领市场，使百姓用上质量好、疗效好的优质饮片。

三、中医临床医师呼吁加强中药饮片的分级管理

饮片是中医临床用药的一项重要组成部分，中药饮片质量好坏直接关系到临床疗效与用药安全。

中医药专家多次强调，中药饮片是中医进行医疗实践的工具和载体，特别是中药汤剂能够随证灵活加减，充分发挥中医辨证论治、三因制宜的优势，具有其他剂型无法替代的特点，为历代医家所喜用。没有足够的优质中药饮片，将直接影响中医临床治疗效果，再高明的医术也难以妙手回春。因此，中医临床需要中药饮片实行优质优价管理，中药饮片质量价格分级要有明确的可操作的标准。

四、实行中药饮片分级标准是确保饮片安全有效的可靠手段

改进中药饮片价格管理势在必行。饮片实行优质优价，可使中医院、中医师、老百姓更容易分辨饮片的质量，真正拥有选择权。优质优价的饮片，可以确保临床疗效，受益的最终是老百姓。

但是，要实施饮片的优质优价首先要对优质建立一个评判标准，进一步根据评判标准对饮片进行分级管理，逐步实行饮片条码身份证识别和注册标准管理。因此，对饮片的分级标准进行应用基础研究，对于实现饮片优质优价，规范饮片营销市场，促进中药饮片行业的有序、快速发展具有非常重要的意义，同时，为中医师正确、合理用药，确保饮片的临床疗效提供科学依据。

第三章　中药饮片质量分级管理体系

中药饮片质量分级管理体系涉及饮片生产过程、生产模式、质量评价等多个环节（图 3-1），其中又以生产过程关键技术创新（源头质量保障）、生产模式创新（过程质量保障）、质量评价体系的构建（产品质量保障）为最关键的环节（图 3-2）。通过上述关键环节的传承与创新，促进中药饮片行业标准的制定和实施，从而实现对中药饮片的分级管理。

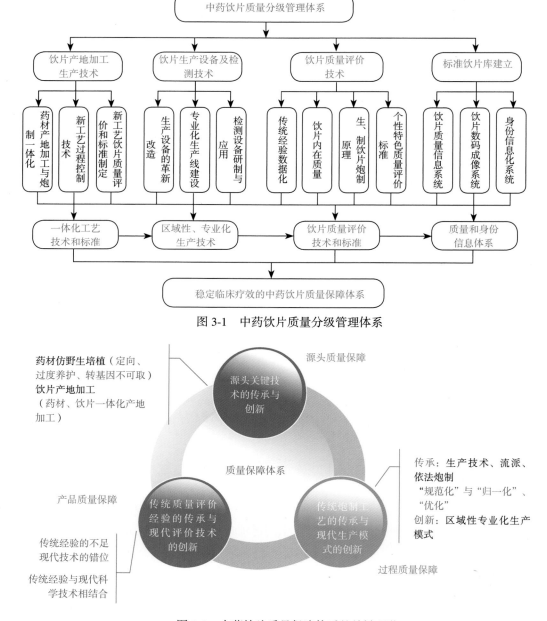

图 3-1　中药饮片质量分级管理体系

图 3-2　中药饮片质量保障体系的关键环节

第一节　饮片生产过程关键技术创新

从饮片生产工序的过程而言，多数中药的药用部位是在产地加工成干燥的药材后再运往异地重新浸润、切制、干燥而加工成饮片，如此反复的浸润、干燥等"二次加工"过程，不但增加了生产成本，而且在储存、运输过程中药材的变质损耗、再次加工过程中造成的成分的破坏、流失，严重影响到饮片的质量。实质上，许多中药的药用部位在传统前期产地加工成干燥药材之前，可选择时机直接进行饮片的产地加工，有的可以趁鲜切制、干燥，有的可以干燥至一定程度后再切制、干燥成饮片。产地加工的饮片信息清楚明了，既可从源头保障饮片质量，又可降低饮片加工成本，减少环境污染，有利于饮片产业的发展。

一、中药饮片产地加工技术

（一）可移动饮片加工装备

饮片产地加工最大的障碍是药材种植地的分散性。在药材种植地附近建设固定的饮片加工企业会造成生产资源的极大浪费。因此以区域化专业化生产基地为中心，研制配套车载饮片移动加工装备将可有效地解决这一矛盾。可移动加工设备可由药用部位洗涤车、切制车、干燥车、包装车、转运车构成。

（二）节能快速干燥设备

干燥设备在饮片生产过程中至关重要，特别是对于产地加工生产模式而言更是如此。新鲜药用部位在切制前后均需要快速干燥，只有快速干燥才有可能最大限度地减少由于发霉、生虫所造成的原料药材和成品饮片的损失。对于可移动干燥设备而言，还需要特别注重节能的问题。因此，进行多种干燥能源、方式的联合、互补，研制快速、节能干燥设备是当务之急。

1. 太阳能快速烘干设备

集热器型干燥设备是太阳能空气集热器与干燥室组合而成的干燥设备，这种干燥设备利用集热器把空气加热到 60 ~ 70℃，然后通入干燥室，物料在干燥室内实现对流热质交换过程，达到干燥的目的。干燥设备一般设计为主动式，用风机鼓风以增强对流换热效果。这种干燥设备有以下一些特点：①可以根据物料的干燥特性调节热风的温度；②物料在干燥室内分层放置，单位面积能容纳的物料多；③强化对流换热，干燥效果更好；④适合不能受阳光直接曝晒的物料干燥。

2. 微波快速干燥设备

微波干燥设备在微波电磁场的作用下，被加工物料从外部到内部同时均匀发热而干燥脱水，同时在微波的热效应和非热效应的双重作用下进行杀菌。因此，物料在干燥的同时完成了杀菌过程。

（三）饮片包装及条码标识设备

饮片包装及条码标识设备已比较成熟，直接引用并稍加改造即可用于饮片生产线。

（四）现代化大容量智能仓储设备

建立控温、控湿的大型饮片仓储系统，最大限度地延长饮片的保质期，保障中药饮片在储藏过程中的质量。

二、饮片生产过程监控技术

研制规范化、专业化的饮片生产设备与其配套的科学检测仪器（电子鼻、电子眼、电子舌等）作为传统经验判别的补充用于过程控制是饮片生产过程监控的发展模式。主要包括饮片生产过程控制仪器（电子眼、电子鼻等）、饮片产品质量检测仪器（色度仪、电子舌等）的研制与推广应用以及检测仪器与生产线的配套应用。

三、具有饮片特色的质量评价技术

在现有基础理论和炮制原理研究的基础上，为生、制饮片分别制定专属性强的质量评价方法及标准，提高中药饮片质量评价的可行性、专属性和实用性，对于饮片的辨证施治、合理应用具有重要的意义。

四、区域性专业化中药饮片生产技术

以道地药材基地为中心、以创制道地优质饮片为目标，从药材资源、饮片生产、过程控制、质量管理、仓储管理、销售网络等方面建立区域性饮片生产示范基地。立足于中药饮片的"药材基地化、工艺规范化、生产规模化、质量标准化、检测现代化、包装规格化"发展战略，针对中药饮片生产企业"多、小、散"的生产现状，实施饮片产业的"大品种"、"大市场"、"大企业"策略，在提升饮片专业化、规模化生产水平的同时，带动整个饮片产业的结构调整、生产模式革新，促进中药饮片的现代化和国际化进程，将产生巨大的经济和社会示范效应。

五、建立"标准饮片"库，完善中药饮片质量评价标准物质体系

现行的饮片质量标准中，以对照药材、中药化学对照品控制饮片质量，忽略了炮制过程中饮片发生的变化，不能体现炮制的作用，因此，以规范化炮制工艺加工的饮片作为"标准饮片"，作为鉴别中药饮片的对照物质是十分必要的。这就要求在全国范围内建立数座中药"标准饮片"库，以满足中药饮片质量控制对照物质的需要。

六、完善优质饮片营销网络

制定和落实关于中药饮片优质优价政策是保持饮片产业正常高速发展的关键。饮片生产企业只有在国家政策的保护和支持下，才有可能争创名牌产品。因此有必要建立一套完善的营销网络系统，最大程度地发挥国家政策对产业发展的支撑作用。

第二节　饮片生产模式的创新

"饮片入药、辨证施治"是中医临床用药的基本原则。中药饮片直接承载着中医的临床疗效，关系到中成药的临床有效性和现代创新药物的研发水平。中药饮片产业在中医药现代化进程中起着至关重要的作用。但目前多数饮片生产企业规模小、品种多、生产不规范，严重阻碍了饮片产业的发展。道地药材由来已久，中药材分布区域性特征显著。随着 GAP 基地的逐步实施，围绕区域性规模化中药材生产基地探索进行饮片的专业化生产，有利于饮片生产的过程管理和饮片质量控制的科学化。因此，实现中药饮片区域性专业化生产是中医药现代化的关键战略环节。

一、实施中药饮片区域性专业化生产的必要性

2009 年，《国务院关于扶持和促进中医药事业发展的若干意见》中明确了对中药发展的支持。同年，国家首次将中药饮片列入基本药物目录、医保目录，正式将中药饮片按照处方药定位，进一步肯定了饮片在临床应用中的地位，饮片在临床中的用量也大幅增加。《中国药典》2010 年版收载中药饮片 822 种，对中药饮片给予明确定义，解决了中医配方和中成药生产投料界定不清晰的问题，理清了对中药饮片的监管思路。2011 年，国家食品药品监督管理局、卫生部等部门印发了《关于加强中药饮片监督管理的通知》，要求强化中药饮片生产、流通及使用环节日常监管工作。但就目前总体情况而言，中药饮片的科研投入不足，相对于中药材和中成药产业只是"冰山一角"，中药饮片产业的发展还跟不上中医药事业发展的需要。

目前，国家虽然将中药饮片纳入基本药物目录，但落后的生产模式和管理理念使饮片的质量始终停留在不稳定的状态之中。饮片质量问题一直是影响中药临床疗效的顽疾，同时也制约了饮片产业乃至整个中药行业的发展，其主要问题是传统的饮片生产模式与现代科学技术之间存在着太多的不协调因素。除少数饮片生产企业实现了规模化生产外，多数企业仍然处于规模小、饮片品种多而杂的状态，有的甚至是"只走货，不生产"，完全根据客户的需求购销饮片商品。因此，饮片市场鱼目混珠、以次充好、以假乱真现象极为严重。不正当的竞争严重伤害了企业"保质创新"的积极性，阻碍了饮片行业的健康发展。国家虽然出台多项政策和管理办法，但混乱无序的生产状况使许多管理措施得不到真正的落实。2011 年 10 月 28 日发布的《国家"十二五"科学和技术发展规划》中强调将自主创新作为我国医学科技发展的战略基点，重点强调了提高中药产业技术水平，加快中医药现代化和国际化进程，全面提高我国的医疗保健和重大疾病防治水平是医药科技工作者的当务之急。实施中药饮片区域性专业化生产迫在眉睫。

二、实施中药饮片区域性专业化生产的意义

（一）传统饮片生产模式的改进和优化有利于饮片生产的过程控制

我国目前已通过 GMP 认证的中药饮片生产企业有 2200 余家，产业规模不等，整个产业呈现出"多、小、散"的特征。在实际生产中，为了满足销售需求，企业无论规模大小都有几百个品种的常规生产，而大部分产品的原料既非本地域优势资源也非专有基地供应，而是来源于药材市场，这就形成了饮片产品质量不稳定的诸多因素，只有改变这种传统的饮片生产模式，才能形成完整的生产过程控制体系，实现对中药饮片生产全过程质量的有效控制。

（二）饮片专业化生产有利于饮片生产机械设备的革新改造和机械化、自动化生产线的建设

目前饮片生产设备的发展相对滞后，生产过程控制主要靠经验判别，人为的判断标准差异使饮片的质量参差不齐。由于中药饮片还未实现专业化生产，也给生产设备的革新、改造和生产工艺的规范化带来极大的困难。因此，充分利用近年来的科研成果，进一步研制适合于规范化、专业化的饮片生产设备和与其配套的科学检测仪器（电子鼻、电子眼、电子舌等）作为传统经验判别的补充用于饮片生产过程控制，建立科技含量高、规范的专业化饮片生产线，可最大限度地稳定饮片产品的质量，保障其临床疗效。

（三）饮片专业化生产有利于提高饮片质量控制的科学性和实用性

中药饮片的专业化生产可以使现有中药资源得到合理的配置，从而实现对整个饮片产业布局的调整，建立以道地药材资源为基础的中药饮片生产新模式。专业化的生产模式调整了企业在生产中的资源配置，使企业可以集中人力、财力和物力专注于优势品种的生产，并建立起从源头到产品的全过程质控体系，

从而显著提高饮片质量评价方法的科学性和实用性，提升企业产品的质量和科技含量。对于整个产业而言，也可以通过专业化的生产模式推动中药饮片质量溯源体系的建立，并以此带动整个中药产业的合理化布局，进一步推动整个中药产业链的健康发展。

第三节　饮片个性特色质量评价体系的构建

中药饮片是中药产业中不可缺少的关键环节，"饮片入药、辨证施治"是中药的用药原则。随着人们"治未病"、"保健养生"意识的加强，饮片不但作为配方组方和中成药的原料用来治病，越来越多的民众用来保健养生，其用量迅速增长，对于保障广大民众身体健康、提高人们的生活水平起着越来越重要的作用。但目前的饮片质量问题令人担忧，关键在于饮片质量保障体系不健全，饮片质量评价方法有待进一步完善，药材、生片、制片采用同一套评价模式不科学。炮制原理不清已成为中药饮片炮制工艺规范化研究及科学地制定饮片质量标准的瓶颈。因此只有在明确中药饮片炮制基本原理的前提下，才有可能更科学地进行中药炮制工艺规范化以及饮片质量标准的研究。

中药药性理论是中药理论的基础和核心，是中药的基本属性，也是连接中药研究与临床应用的桥梁，一般包括性味、归经、升降浮沉、补泻及有毒无毒等理论，与炮制方法同样是历代中药临床实践的归纳总结。药性一般分为抽象药性、形性药性、向位药性、功能药性、综合药性、配伍药性、方剂药性、禁忌等。

功能药性是透过具体效用，与现代药理学、药理作用最为接近、最容易交流、汇通乃至互相了解的药性。事实证明：功能药性与药理作用的结合，是现代科学了解、认识中医药基础理论的重要渠道，也可能是最便捷的渠道。正因为这样，通过对中药的现代科学研究，可以了解功能药性理论的实质。功能药性对于中药的临床运用非常重要，从另一角度看，对于中医药的现代研究也十分重要。

中药饮片炮制基本原理的核心是中药饮片在炮制后其药性发生了变化。这种变化主要是指向位药性和功能药性的改变，主要表现在现代药理作用方向和强度发生了变化，其根源还是炮制后其内在物质基础内涵发生了变化。深入研究这些物质基础——化学成分组合的变化规律和炮制前后化学成分组合的生理活性变化规律，探明中药炮制后科学内涵变化与药性改变相关性，从而阐明炮制基本原理，不但可进一步丰富中医药理论的科学内涵，而且可为炮制工艺的优化和饮片质量控制标准的制定提供可靠的科学依据，为不同炮制饮片的深加工应用研究提供可靠线索。

一、饮片传统质量经验评价方法面临挑战

单凭现代科学方法有可能造成与传统评价方法相反的评价结果。因此，必须在传统饮片质量评价方法的基础上，充实现代科学评价技术，建立传统经验与现代科学技术相结合的饮片质量评价方法，构建具有个性特色的饮片质量评价模式，确保饮片质量评价标准的科学性和实用性。

二、中药药性理论是中药理论的基础和核心

中药炮制原理的核心是中药在炮制前后其药性发生了改变，而根源还是炮制后其内在物质基础发生了变化。以炮制前后的饮片物质基础及生物活性变化为切入点，将成熟经典的传统研究方法与现代科学技术相结合，揭示炮制改变中药药性的科学内涵变化规律，并以规律为纽带剖析中药炮制与药性改变之间的相关性，从而构建具有普遍应用价值的炮制原理研究模式，如图3-3所示。

因此，在中药炮制原理研究中应将传统方法与现代方法相结合解决新问题、用经典方法与网络分析

相结合解决复杂问题。以中药炮制前后物质基础变化为切入点，进行中药各饮片化学成分系统研究，探明中药各种饮片主成分群的组成和量比关系及变化规律；以中药功能药性为主线，利用多种现代技术和手段，对各饮片及主成分群进行相关功效比较研究；运用适当的数学方法对中药炮制前后的物质基础、生物活性变化进行相关性分析，揭示炮制改变中药药性的科学内涵变化规律，并以科学内涵变化为纽带分析炮制与药性改变之间的相关性。丰富中药药性理论的科学内涵，揭示中药炮制原理。

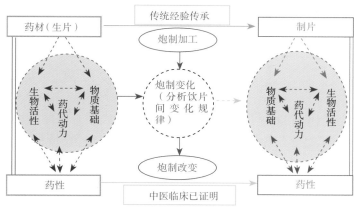

图 3-3　中药炮制原理研究思路

三、中药炮制与药性之间相关性研究新模式

在中药炮制与药性相关性的研究中，通过多次实验观察饮片（生片、制片）科学内涵（物质基础、生物活性）的基础上，分析不同饮片相应内涵的差异及变化规律；利用适当的数学方法整体分析炮制与药性改变的相关性。其中，每一种物质基础（物质基础1、物质基础2等）可以根据其来源（来源于不同饮片）而具有不同的内容，它们不仅存在着紧密的相关性，而且它们分别或（和）共同与生物活性的总体和（或）个体之间还存在着更为密切的相关性。只有综合分析科学内涵中每一个"元素"（某些是"隐性"元素）之间的相关性，才有可能以科学内涵中每一个"元素"的变化规律的总体效应为纽带剖析炮制与药性改变之间的相关性（图3-4）。

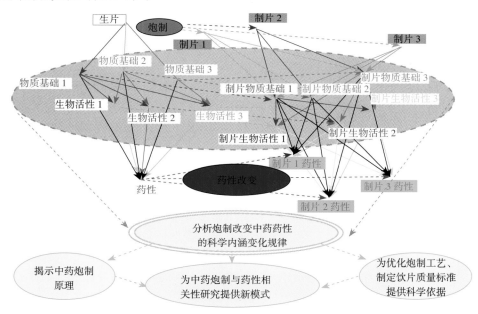

图 3-4　中药炮制与药性相关性研究模式

总之，中药炮制与中药药性相关性研究是一个非常复杂的问题。到目前为止，既不能用合适的现代科学的术语来"定性"药性，也无法用数学的概念来"定量"药性。虽然某些现代生物活性在中药炮制前后强度的变化可以反映其炮制前后药性的改变，但不能在普遍意义上以某一个或一组生物活性强度变化值来量化药性的变化。因此，在研究炮制与药性改变之间的相关性时，首先必须肯定对药性的改变，

然后再用现代科学的方法来认识这种改变的科学内涵，从而认识药性改变的本质，同时以中药炮制前后科学内涵的变化规律来探索炮制与药性改变之间的相关性。

四、建立标准饮片库，完善中药标准物质体系

中药标准物质研究始于 1985 年，中药质量标准体系中常用的标准物质主要是中药化学对照品和对照药材。目前饮片质量标准包括炮制规范与饮片质量指标两部分，1988 年出版的《全国中药材炮制规范》中收载了 500 余种中药材的炮制规范，但各地又有各自的中药炮制规范，其名称、制法及工艺差别较大，质量控制标准难以统一。《中国药典》2010 年版大幅度增加了中药饮片质量标准，为中药饮片统一质量标准打下了基础。其中 23 种饮片为单列，445 种为中药材标准下列出 654 种饮片项的饮片标准，大多缺乏现代客观的质量评价标准，余者 145 个中药饮片标准为药材与饮片相同。而中药饮片标准物质研究尚属空白，研究制定体现中药饮片特点的质量评价标准物质迫在眉睫。

从中医整体观来看，单个指标成分的控制难以真正体现中药饮片多组分、多靶点的整体协同作用；同时中药经炮制后，其化学物质基础内涵发生了明显变化。因此，应重点对炮制加工过程饮片的质量内涵变化进行研究，探索能表征炮制特征的质量指标。由于中药饮片的内含物质群复杂，这就要求在尚不清楚全体化学成分的情况下，实现对饮片药效物质群的整体控制。因此，采用各种先进的技术手段来研究中药饮片特征性标准物质，在饮片质量控制体系中引入更多、更合理的标准物质，研究建立反映中药饮片特色的科学、先进、实用的饮片质量标准体系，是中药饮片质量控制发展的必然趋势。

因此，以规范化炮制工艺加工的"标准饮片"，作为鉴别中药生、制饮片的对照物质是十分必要的。同时对于促进中药饮片质量标准的完善和提高，促进传统中药的规范化生产，以及中药产业化、现代化的进程具有重要的意义。

（一）建立"标准饮片"库的必要性和重要性

1. 中药质量评价体系的标准物质不健全，无法满足中药质量评价体系建设的需要

目前在制定中药质量标准的过程中所应用的标准物质有"标准中药材"、"化学对照品"，这两种标准物质均具有其局限性。首先，"标准中药材"所具有的特征属性作为标准物质的属性可用于中药材质量标准的制定，但却不能作为标准物质科学地应用于中药饮片质量标准的制定，因为中药材在经过炮制加工成为饮片后，其特征属性发生了改变。因此，只有利用中药标准饮片作为标准物质来制定饮片的质量标准才具有科学性和实用性。另外，目前中药提取物、中成药的生产也明确要求以中药饮片为原料。因此，以标准中药饮片为标准物质来制定中药提取物、中成药的质量标准更能体现其特征属性。

就"化学对照品"而言，目前在制定中药材、中药饮片及中成药的质量标准时作为标准物质应用最为普遍。但存在两个方面的问题：一方面，一个或几个含量较高的化学成分不能全面反映中药饮片和中成药的化学物质内涵，而且在中成药生产过程中的人为可操作性较大。另一方面，许多化学对照品分离纯化难度大，特别是在利用多成分作为标准物质时，更是成本昂贵，企业在制定标准时可操作性差，往往由于缺乏化学对照品或分析成本过高而无法制定相关部门所要求的质量标准。即使是采用近年来发展起来的"一测多评"的分析方法，其适用范围也有限。因此，在现有的中药质量评价体系中广泛应用的标准中药材和化学对照品远远满足不了中药质量标准体系对于标准物质的需要。

2. 标准饮片作为国家药品标准物质的一个重要组成部分，是中药行业发展的迫切需求

中药饮片据"依法炮制"而制备，饮片质量据"生熟有度"而评价。中药饮片是一个复杂体系，炮制后的制片内在化学成分就更为复杂。在现有饮片质量评价基础上，中药饮片标准物质必须体现中药饮片整体性、专属性的特点。而标准饮片较之单一化学成分对照品可提供更多的饮片性状、化学信息，弥

补以单体化学成分作为对照时出现的检测信息不足，根据检测条件的不同，可以较为全面的展示饮片内在质量，提高了饮片真伪鉴别、质量优劣的可靠性和专属性，同时弥补了缺乏化学对照品的不足；而且，"标准饮片"避免了有些饮片所含化学成分不稳定，难以制备化学对照品的缺陷。"标准饮片"可从整体上体现炮制作用，科学地评价生、制饮片质量，保障中药饮片的安全性、有效性和质量可控性，对于提高临床疗效、促进饮片产业健康发展、促进中药现代化与国际化具有重要意义。

3. 中药饮片前期工作基础扎实，可为中药饮片标准物质研究提供可靠的科学数据

在国家科技攻关"八五"至"十五"期间，乃至"十一五"以来，以中国中医科学院中药研究所为牵头单位连续组织实施了多项炮制重大科技攻关项目。例如，"川芎等30种中药饮片炮制工艺规范化研究"、"天麻等17种中药饮片炮制工艺和质量标准规范化研究"、"33种中药饮片注册标准研究"等；规范化了150余种中药饮片的生产工艺，制定了150余种中药饮片的质量标准；在饮片基源鉴定、工艺规范和质量标准等方面积累了丰富的研究资料和科学数据，为中药饮片标准物质研究奠定了坚实的基础。

4. 对科技工作发展的重要意义

"标准饮片"以其可溯源的原料药材、规范化的炮制工艺和稳定可控的质量标准，作为标准物质应用于中药质量标准化控制体系，可作为药品管理和检验机构的执法标准，为中药生产、流通和使用单位提供质量检测标准物质，保障中药质量及其临床疗效的安全可靠。以"标准饮片"的科学数据信息建立的"标准饮片数据库"，可为中药行业提供信息共享服务，推动中医药产业的发展，将产生良好的社会效益。

（二）标准饮片制备过程规范

1. 原料药材的采集加工技术规范

以《中国药典》2015年版饮片项下收载的药材基源为依据，采集道地药材产区、GAP种植基地或主产区经规范产地加工的市场主流原料药材。每个品种采集3～5个代表性产地药材。同时，采集标准原料药材"身份"信息（基源、鉴定人、产地、采收时间、产地加工方法等）。

2. 标准饮片的炮制加工技术规范

按照《中国药典》的炮制方法，在近十年的饮片炮制工艺规范及质量评价标准研究成果的基础上，委托饮片生产企业选择具有丰富炮制加工经验的技术人员，制备3～5批次标准饮片供试品；建立标准饮片炮制加工技术规范；同时采集标准饮片制备工艺信息（饮片品种、炮制方法、生产厂家、生产批号、生产日期等）。

3. 标准饮片均匀化及包装、储存技术规范

进行标准饮片的均匀化方法研究，确定均匀化技术规范并通过加速稳定性试验以及饮片包装、储藏条件的考察，确定标准饮片的储藏方式、包装材料和保质期。

4. 标准饮片属性识别技术规范

传统鉴别：按照传统规范的颜色、气味、味道等感官描述饮片外观特征，并摄取"基础"饮片三维彩图；指纹图谱和特征图谱峰鉴别：以TLC、HPLC或GC等色谱技术，研究制定标准饮片色谱指纹图谱，并确定其最具代表性的特征图谱峰及其相对峰面积比；标准饮片作为标准物质的量值等研究。

5. 建立标准饮片信息数据库

以标准原料药材采集加工技术、标准饮片制备技术、标准饮片的属性识别技术等科学数据信息，建立标准饮片数据库和信息化质量跟踪溯源体系，为饮片相关行业和管理部门提供标准饮片基础数据。

6. 制定中药标准饮片制备技术规范

基于原料药材采集加工技术规范、标准饮片炮制加工技术规范、饮片均匀性技术规范和标准饮片属性识别技术规范，制定中药标准饮片制备技术规范。如图 3-5 所示。

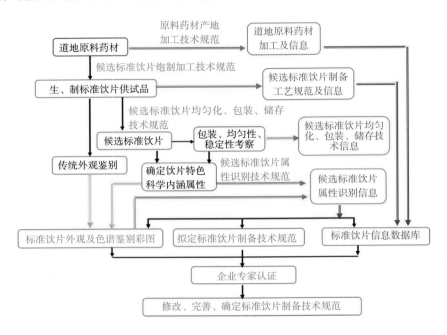

图 3-5　中药标准饮片制备过程规范

五、基于炮制原理的具有饮片个性特色的质量评价模式

基于炮制原理、确定具有饮片个性特色的质量评价关键点，以传统质量评价方法与现代科学技术相结合，构建具有个性特色的饮片质量评价新模式（图 3-6），使中药饮片的质量评价内容更具专属性，质

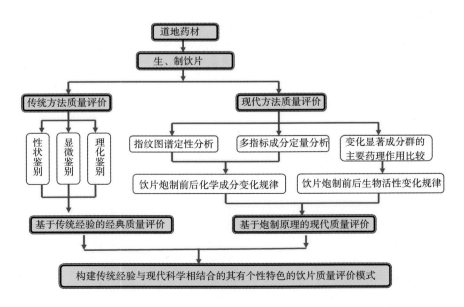

图 3-6　基于炮制原理的饮片个性特色质量评价模式

量评价标准更具科学性和实用性。图 3-6 所示模式已应用于大黄、栀子、芥子、决明子、五味子及女贞子等中药生、制饮片的质量评价。

第四节　中药饮片行业标准的制订

中药饮片作为中药产业的三大支柱之一，不仅是中医临床用药、中成药生产的重要原料，是中医药产业发展中的战略关键环节，更是稳定中医临床疗效，提高全民健康素质的基本物质。国家有关部门高度重视中医药工作，在 2009 年国务院发布的《关于扶持和促进中医药事业发展的若干意见》中，首次将中药饮片纳入国家基本药物目录，给中药饮片产业带来良好的发展机遇的同时，也使其遭遇到严峻的挑战。运用先进的科学技术手段，加强中药质量控制技术的研究，建立和完善中药饮片标准和规范，保证中药饮片产品安全有效、质量可控。是全面提高中药的质量、加快中药现代化发展的重要战略目标。

中药饮片行业生产、营销管理混乱，以致中药饮片质量得不到保障，严重地影响到中药的临床疗效，是阻碍饮片行业发展的瓶颈。"好大夫没有好药治不好病"的现象普遍存在，不仅严重影响到中医师的声誉，更重要的是严重侵犯了患者的利益，损坏了医患关系，阻碍了中医药事业的发展。因此，加强饮片行业的管理，制定中药饮片行业标准，构建中药饮片质量保障体系，确保中药饮片临床疗效是促进饮片行业有序发展的必要措施。

一、制订中药饮片行业标准的基本原则

（一）中药饮片行业标准首先必须基于《中国药典》饮片标准

2009 年国务院发布了《关于扶持和促进中医药事业发展的若干意见》，首次将中药饮片纳入国家基本药物目录。改变了过去将中药饮片作为农副产品管理的方式，使中药饮片成为受到真正法律保护的"处方药"。因此，无论何种类型的饮片质量标准，首先必须符合《中国药典》的法定质量标准。

（二）中药饮片行业标准应高于《中国药典》饮片标准

"饮片入药、辨证施治"是中药的用药原则。随着人们"治未病"、"保健养生"意识的加强，中药饮片用量迅速增长，并在保障广大人民群众身体健康、提高生活质量等方面发挥了越来越重要的作用。《中国药典》收载的饮片标准只是饮片用于临床的最低质量标准。而且，目前《中国药典》对药材、生片、制片采用同样内容进行其质量评价，其评价结果缺乏科学性，因此，中药饮片行业有责任进一步完善饮片质量的评价方法。同时，随着科学技术的不断发展，许多科研成果应及时纳入饮片行业标准。使饮片标准随着科技水平的提高而更新。

（三）中药饮片行业标准应细于《中国药典》饮片标准

中药饮片的行业标准必须实施饮片质量分级管理。中药材在商品上有等级划分，如根据不同产地、质量、大小等因素进行诸如"一等、二等、三等"的等级划分，或者采用"统货"来表示药材的商品规格。但是，当中药材加工炮制成中药饮片以后，在药店或者医院却不分等级进行出售或者处方用药，这里二者具有一定的矛盾。因此，中药饮片也应当进行质量等级划分。中医临床处方用药，其疗效跟中药饮片的质量密切相关，中药饮片的质量又跟中药材的等级和炮制加工有关。等级不同，经济效益也就不同，在追求经济效益最大化的价值取向下，也许就会产生跟临床疗效相冲突的现象，影响行业的发展。因此，进行中药饮片的等级划分势在必行。2010 年国家以"中医药行业专项"立项进行了"30 种中药饮片规格

及其质量评价标准研究"，其研究成果通过多家饮片生产、营销、应用及管理单位的专家认证，得到业内专家的高度肯定。该项目的实施为今后更多中药饮片的质量分级管理提供了有益的借鉴。相关协会可动员、组织具有一定资质的饮片生产、营销企业对本单位的优势饮片提出分级建议方法及其质量评价标准。在此基础上由协会组织权威专家组进行审评，审评结果经网上公示后，交由各饮片企业试用、修正后形成行业标准。同时，为国家出台饮片行业优质优价的营销政策提供科学技术支撑。

（四）中药饮片行业标准必须采取传统经验与现代科学技术相结合的方式

饮片质量评价必须将传统经验与现代科学方法相结合，大力推行实施具有饮片个性特色的质量评价方法。目前同一中药的生片与制片的质量评价方法和内容相同，不足以反映饮片质量评价的专属性。如以栀子（栀子苷）为代表的炒制种子类饮片及以大黄（游离蒽醌）等为代表的蒸制饮片。栀子和焦栀子均采用在炮制过程中变化很小的栀子苷为指标性成分进行质量评价，而忽略了其色素的变化；生大黄和熟大黄均采用水解法测定其游离蒽醌的含量，而掩盖了大黄在炮制过程中蒽醌苷类成分向游离蒽醌转化的现象。致使生、制饮片的质量控制标准相同，不能有效区分和控制生、制饮片的质量，进而影响中医的临床疗效。因此，建立传统经验鉴别与现代科学技术评价相结合的、具有饮片个性特色的质量评价模式，制定中药饮片个性特色的质量评价行业标准对于科学评价饮片质量具有非常重要的意义。中药饮片质量的监管必须落实到饮片行业，饮片行业协会应积极发挥制定行业标准的职能，确保大众能用上安全、有效的优质饮片。

（五）中药饮片行业标准应具有文化内涵，更应遵从市场规律

中药饮片是以中医药学理论为基础，以药物作用于人体所产生的治疗效果为依据，在漫长的历史过程中通过临床实践和经验积累逐步形成的。因此，制定中药饮片行业标准的有关技术要求，必须遵循中医药理论的文化内涵和规范化的传统中药炮制技术。同时，更为重要的是应该遵从市场规律，使饮片行业标准"用得上、稳得住"。

（六）中药饮片行业标准应充分考虑统一标准下的地区特色

目前大多数中药饮片，特别是加热、加辅料等方法炮制的品种，各地区的炮制工艺不一，炮制时间相异，所用辅料也不尽相同，因此对于饮片的质量判别也存在很大差异，影响了中医临床疗效的发挥和市场流通。迫切需要"因地制宜，具体问题具体分析"，遵循"求大同、存小异"和"尊重差异、谋求共存"的原则，将饮片生产一线技术人员的经验数据化，尽可能地统一规范全国可通用的饮片生产规范。同时可通过对数种在炮制工艺上具有地域差异的饮片炮制工艺规范化研究，建立具有地区特色的饮片炮制工艺规范化研究模式。

二、制订中药饮片行业标准的步骤

（一）评审专家的遴选

为了构建中药饮片质量保障体系，确保中药饮片临床疗效，为国家相关管理部门制定饮片优质优价政策提供技术支撑，促进饮片行业健康、有序发展。相关协会、学会应尽快组织业内具有一定实践经验、科技水平和管理能力的专家，组建一支具有权威性的产、学、研、用、管相结合的专家队伍，开展中药饮片行业标准的制定及优质饮片的评审工作。

1. 评审专家遴选原则

评审专家应为来自于中药饮片生产、流通企业的生产及质量保障第一线，具有丰富实践经验的技术

人员，科研教学单位从事炮制和饮片质量评价研究的科研骨干人员以及管理部门具有丰富经验的专家型管理人员。

2. 评审专家应具备的基本条件

饮片生产、流通企业的专家应具有 10 年以上生产、质量管理的一线工作经历，并具有丰富的传统经验鉴别能力；科研、教学单位的专家应具正高级职称，近 10 年来作为项目负责人承担过炮制工艺及饮片质量评价研究领域国家级课题，且在该研究领域具较高知名度；医疗单位的专家应具有高级药师资格，从事中医医院药房工作 10 年以上，得到医疗单位广泛认可并具有丰富饮片质量保障经验；饮片营销单位的专家应具有饮片市场营销 10 年以上的工作经历，并熟悉饮片市场的质量状况；管理部门的专家应具有在中药检定及相关部门从事中药质量管理 10 年以上管理经验。

3. 遴选办法

各单位推荐并填写推荐表，由单位盖章后提交给相关协会、学会及具有法人资质的社会团体；由上述社会团体聘请相关领域的权威专家进行网络评议，确定专家库人选；凡入选专家库的专家均有机会被随机挑选为评审专家，组成各次评审专家组。

（二）确定中药饮片行业标准的基本内容

中药饮片行业标准的技术内容是在《中国药典》饮片标准基础上，本着基于、高于、细于《中国药典》饮片标准的原则，以传统经验鉴别与现代科学技术评价相结合，既要突出中药饮片的特色，又要展示现代科学内涵，使中药饮片行业标准具有科学性、实用性、专属性。

非《中国药典》收载的中药饮片品种，应具有地方特色优势及广泛的临床应用基础，以《全国中药炮制规范》、各省市中药材标准及炮制规范为依据，其评价标准应细于各省市炮制规范。

1. 原料药材要求

中药饮片行业标准的原料药材必须基源准确、产地明确、药用部位初加工方法规范合理。
1) 《中国药典》收载的同一中药多基源药材，每一基源的药材应分别制定标准；
2) 《中国药典》规定的多采收季节药材，各季节药材分别制定标准；
3) 药用部位产地加工方法各异的药材应分别制定标准；
4) 产地自然气候条件等生长环境相差悬殊，并造成药材质量差异严重的药材，应分别制定标准。

2. 炮制生产工艺要求

1) 原则上按照《中国药典》（现行版）饮片炮制通则执行，如收载多种炮制方法（包括采用不同辅料）者，其饮片应根据炮制方法的不同，制定相应的工艺技术规范；
2) 采用地方特色炮制方法生产的品种，应制定相应的工艺技术规范；
3) 中药饮片深加工产品应在进行系统的研究后，制定相应的工艺技术规范。

3. 饮片质量要求

1) 饮片质量评价内容参照《中国药典》现行版；
2) 建立生、制饮片专属性的饮片质量评价标准。

三、中药饮片行业标准的管理办法及申报流程

（一）中药饮片行业标准申报范围

中药饮片行业标准包括中药饮片产品相关标准（传统饮片、配方颗粒、饮片超微粉等）、中药炮制

技术标准、中药饮片术语标准、中药饮片生产设备及生产线标准、中药饮片管理标准等。

（二）中药饮片行业标准制定所遵循的原则

中药饮片行业标准的制定应符合国家有关法律、法规，遵循"面向市场、服务产业、自主制定、适时推出、及时修订、不断完善"的原则，标准制定应与技术创新、产业发展、应用推广相结合，统筹推进，促进环境效益、经济效益和社会效益的协调统一，充分体现标准的先进性和合理性，促进中药饮片行业产业升级、结构优化。

（三）中药饮片行业标准的申报流程

1. 技术研究资料准备

中药饮片行业标准申报单位根据其现有成熟的标准基础，并充分利用现有科研成果，单独或联合准备相应的技术资料，主要包括综述资料、文献资料、研究资料等；鼓励产、学、研、用单位联合申报。

2. 起草行业标准建议书

中药饮片行业标准申报单位按照中药饮片行业标准技术要求，组织起草行业标准建议草案；

3. 编写详细的起草说明

中药饮片行业标准编制说明一般包括：

1) 标准编制的依据和原则；

2) 主要内容（如技术指标、参数、公式、性能要求、试验方法、检验规则等）的论据及主要试验（或验证）情况分析；

3) 与现行标准的主要差异和优势对比，以及与强制性标准的协调性；

4) 标准中如果涉及专利，应有明确的知识产权说明；

5) 重大分歧意见的处理经过和依据；

6) 执行行业标准的范围及其保障措施；

7) 其他应予说明的事项。

4. 审查和复核

中药行业协会组织专家对申请的中药饮片行业标准进行初审后，将专家委员会提出的修改意见反馈给申报单位，修改后的中药饮片行业标准建议再进行复审。

1) 初审：对提交申报行业标准的必要性、技术文件数据、规范格式及申报单位资质等进行初步的审核；

2) 复审：审查行业标准技术资料的真实性、科学性、可行性；

3) 复核：必要时组织专家进行现场考察；

4) 专家委员会提出书面意见；

5) 申报单位根据专家委员会提出的修改意见，进一步完善中药饮片行业标准建议（草案）。

5. 征求意见

中药行业协会将通过发函、会议召集或网站发布等方式向社会公示。原则上无异议者列入中药行业协会中药饮片行业标准。

6. 推广应用

中药饮片行业标准适用于"认可标准、执行标准"的行业成员。中药行业协会通过互联网、杂志报刊等相关媒体发布中药饮片行业标准，在饮片生产、使用单位以及产业技术联盟等部门推广行业标准的应用，并建立跟踪、评价、反馈平台，为行业标准的修订和完善提供参考，也为行业标准上升为国家标准提供技术支撑。

四、中药饮片行业标准制定及应用的保障措施

（一）技术保障措施

应尽快推进中药饮片生产模式、质量评价方法、信息化的变革。中药饮片只有实施区域性、专业化生产，才能真正落实各项管理措施；中药饮片的质量只有实现个性化评价，才能提高其质量评价的科学性和实用性；只有加强中药饮片生产、营销、应用全过程的质量信息化管理，中药饮片行业标准才能真正"用得上、稳得住"。

（二）政策与法律保障措施

首先应制定中药饮片生产准入法。饮片生产企业的 GMP 认证应与其他药品生产企业有所区别，应遵循饮片生产的特点和规律，制定相应的法律法规；扩大饮片生产规模，兼并、淘汰作坊式的简陋小企业。饮片生产用原料药材必须做到基源、产地、采收时间明确，质量稳定可控。饮片质量必须要求传统方法与现代科学技术相结合进行评价。饮片的质量必须具可溯源性。严格禁止饮片进入农贸市场。实施饮片质量分级管理，商品饮片实行"优质优价"，鼓励创名牌、品牌。

第四章　中药饮片分级研究思路及方法

中药饮片分级是指通过一定方法对饮片相关指标进行检测分析，综合多个指标信息确定饮片等级。饮片等级的高低与饮片质量和临床疗效具有正相关性，即饮片级别高则质优效佳。影响中药饮片质量的环节多，链条长，包括从原料药材种植到饮片生产的全过程。而中药饮片分级研究主要是对质量符合《中国药典》规定的饮片进行研究，其原料药材基源和产地明确，通过规范采收加工及炮制工艺制备而得，通过分级研究，确定各级别饮片质量评价标准。对市售饮片可通过检测，将相关指标与该标准比较，确定其质量级别。

饮片分级研究是一个复杂且严谨的过程，在研究过程中既要尊重传统的经验判断特征，又要赋予其科学合理的现代科学技术内涵，综合评价饮片质量。为了保证中药饮片分级评价标准的合理性和方法的科学性，为中药饮片生产、流通和使用等环节提供科学且实用的分级方法和质控指标，制定了以下基本原则。

第一节　中药饮片分级研究的基本思路

通过饮片生产和流通市场调查，在明确原料药材基源、产地和饮片炮制方法的基础上，参考已有的原料药材分级模式及各生产企业的现行分级办法，以传统的药材和饮片分级方法为依托，充分尊重和继承传统分级方法，充实现代科学内涵。通过研究初步确定中药饮片规格分级方法和质量评价标准，对该分级方法和质量标准进行可行性认证，修订完善后，制定商品饮片规格分级方法及其质量评价标准。技术路线如图 4-1 所示。

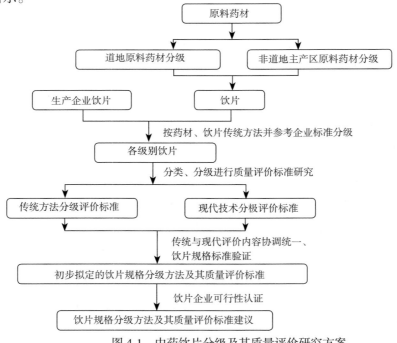

图 4-1　中药饮片分级及其质量评价研究方案

第二节　中药饮片分级及质量评价研究方法

中药饮片分级方法研究应从文献研究入手，结合市场调研情况确定具体的研究方案，然后进行实验用原料药材和商品饮片的采购，将采集到的原料药材按照《中国药典》规定进行饮片的炮制加工，与采购的商品饮片一同进行传统方法和现代方法的分级和质量评价研究。进而通过综合分析传统评价结果和现代评价结果，确定饮片的分级方法和各级别饮片质量评价标准。

一、文献研究及市场调研

通过查阅历代医药专著，对中药材的道地性及其道地产区的历史变迁情况进行分析，结合当前中药材的种植和市场流通情况，确定饮片生产原料药材的道地产区和主产区，以便采集样品。在市场调研中，应充分考察原料药材的种植情况，了解产地的种植方式、加工方法、经营及销售渠道，为饮片的分级研究积累资料，有助于饮片分级研究中分级及质量评价指标的选择。

中药饮片是中药材经炮制加工而成的制成品，因此饮片与药材的分级及质量评价方法具有一定的延续性。应对现有的药材、饮片分级及质量评价标准、方法进行认真的梳理，如1959年颁布的《36种药材商品规格标准》、1964年颁布的《54种药材商品规格标准》、1984年颁布的《七十六种药材商品规格标准》等均可作为重要依据。通过综合分析，确定饮片分级和质量评价的关键指标和方法。

二、样品采集

（一）基源选择

根据《中国药典》确定原料药材的基源，多基源的药材，首选一个市场流通量大的主流品种基源或质量明显上乘的基源进行研究，其他基源与之对比研究。例如，黄连药材有三个基源，其中以"味连"为主要应用资源，应将其作为研究对象，雅连、云连与之进行对比研究。

（二）原料药材产地选择

药材采集以道地产区、主产区以及GAP基地为主要采集地。对于道地产区明确的品种采集道地药材，若无明确的道地药材产区，则以市场流通量大、饮片生产常用的主产区或GAP基地药材为主，适当采收其他产区药材。样品采集应覆盖市场流通的主要产地。

（三）样品采集和制备

道地产区饮片：以最佳采收期采自道地产区的药材为原料，按照规范的产地加工方法和炮制工艺制备饮片。

非道地主产区饮片：以最佳采收期采自主产区或GAP基地的药材为原料，按照规范的产地加工方法和炮制工艺制备饮片。

饮片企业样品：收集道地产区饮片生产企业和非道地主产区企业生产饮片样品。

市售商品饮片：采集各地市售饮片样品。

三、传统方法分级评价

性状特征是中药材质量分级的重要指标，在中药的质量评价和商品交易中发挥了重要作用，并在长期的应用中逐渐形成了较为成熟的药材分级传统标准，是从古至今一直沿用的一种较为方便、快捷的评价方法。

中药饮片以中药材为原料经炮制加工而成，虽然还保留了药材质量评价的部分特征，如色泽、气味、质地等，但作为药材分级和质量评价最为显著的外观特征已完全消失，因此饮片的分级应在药材分级方法的基础上，寻找符合饮片分级鉴别特征的评价指标，如饮片的直径、切面结构特征等。

四、现代方法分级评价

现代质量评价方法主要是应用现代分析技术和方法，对饮片的内在质量进行评价，如色谱或光谱特征图谱、含量测定、浸出物含量、有毒有害物质限量等。这些方法都能为饮片分级和质量评价提供较为准确的实验数据。中药饮片质量管理主要依据《中国药典》和各级炮制规范，进行等级研究的样品首先都应是符合《中国药典》标准的合格品，才能在此基础上根据质量属性的差异进行等级划分。基于分级方法对饮片质量差异性的要求，现代方法分级指标的选择也应尽可能体现出不同等级饮片间的差异，可选择特征图谱、活性成分或成分群含量、浸出物含量等进行研究。同时，还应利用现有的仪器设备，对传统评价指标进行量化，为传统评价方法赋予现代科学内涵，提高饮片分级及质量评价的科学性和实用性。

第三节　中药饮片分级及质量评价标准制定的原则

一、一级饮片

1）原料药材来源于道地产区、《中国药典》收载的基源明确、足年生长期、最佳采收期采制，药材产地加工得当的头等药材。

2）严格按照《中国药典》规定的炮制方法加工，饮片片型、大小在一定范围之内，色度均匀一致。

3）饮片的外观性状及检查项目符合所制定的优级饮片标准。

4）HPLC 特征图谱和 TLC 图谱与标准图谱一致。

5）主要有效（指标性）成分含量在标准范围之内。

二、二级饮片

1）原料药材来源于非道地主产区、《中国药典》收载的明确基源、足年生长期、最佳采收期采制，药材产地加工得当的头等药材。

2）严格按照《中国药典》的炮制方法加工，饮片片型、大小在一定范围之内，色度较为均一。

3）饮片的外观性状及检查项目符合所制定的一级饮片标准。

4）HPLC 指纹图谱和 TLC 图谱与标准图谱基本一致。

5）主要有效（指标性）成分含量在标准范围之内。

三、三级饮片

1）原料药材为《中国药典》收载品种、生长年限符合要求、采收期合适的统货药材。

2）严格按照《中国药典》炮制方法加工。

3）饮片的外观性状及主要有效（指标性）成分含量符合《中国药典》所制定的标准。

第四节　各类中药饮片分级要点及方法

中药按其药用部位来源可分为根及根茎类、果实类、花类、叶类、皮类、全草类、矿物类等。每类中药都有其独特的性状和内涵特征，因此在分级的方法和质量评价指标的选择上也各不相同，应充分考虑其分级和质量评价的代表性。

一、中药饮片分级指标的选择

（一）饮片直径（或粒径）

饮片直径（或粒径）是其分级的重要特征。直径大小与原料药材生长年限、采收期有关，反映药材成熟度。饮片直径应根据片型规格分别规定，如片型为斜片和纵片时应以短径为指标。饮片直径的测量应每批样品随机取样3次，每次取20片（粒）测定直径，根据平均值确定饮片的直径范围。根及根茎类、果实类饮片需测量饮片直径，如防风、黄芪、甘草、五味子等。

（二）饮片厚度

饮片厚度与切制规格要求中对饮片厚度的要求不同，专指皮类饮片。因其厚度与其原料药材的生长年限关系密切，是传统质量评价的主要指标，可通过皮类饮片的厚度的测量实现对传统评价指标的客观量化。测定方法同饮片直径测定法，可用游标卡尺测量，如厚朴、黄柏等。

（三）切面特征

切面特征包括颜色、纹理、裂隙及肉眼可见的组织特征等，是传统质量评价的主要指标。切面颜色可用目测法预估，或以标准色卡、色差仪等测定色度值，通过对数据进行统计学分析，进行等级的划分，如色度法测白术、苍术，色差仪测定黄连、黄柏等。

（四）质地

根及根茎等药材多以质地评价其质量的优劣。对于质地的客观量化，可以通过测定饮片的密度来实现，再将密度值进行统计学处理来确定饮片的等级，如苍术、茯苓等。

（五）特征图谱

特征图谱可以从整体上反映出不同等级饮片间的主要化学差异，包括化学成分组成及主要化学成分间的量比差异，是饮片分级和质量评价的有效方法。可根据饮片所含化学成分的类别特征，采用HPLC法、GC法、TLC法进行分析，确定等级间的特征点（差异点），作为分级依据。

（六）有效成分或主成分含量

有效成分或主成分的含量测定是目前中药质量评价最主要的手段，也是较为客观的现代评价指标。饮片分级质量评价指标的选择可参考《中国药典》或各级炮制规范收载的标准，或是前期研究基础，根据对研究样本的测定和统计学分析，确定含量测定指标与分级的相关性及各等级饮片的含量范围。对于《中国药典》未收载的测定指标，应严格按照相关规定进行方法学考察。

（七）浸出物含量

对于有效成分不明确或缺乏适宜的检测方法的中药饮片，可对其浸出物（水、醇）进行测定，作为饮片分级辅助指标。有效成分或主成分明确的饮片，也可对其浸出物进行测定，作为分级质量评价指标，如玄参、黄连等。

二、各类中药饮片分级要点

本书对项目研究所涉及的七类中药饮片分级方法进行了梳理，归纳总结论各类中药饮片的分级要点，可作为同类中药饮片分级研究的参考。

1）根及根茎类：片径、外观颜色、密度、特征图谱、标识性成分含量。
2）果实类：外观颜色、50g 果实粒数、特征图谱、标识性成分含量。
3）皮类：外观性状、厚度、密度、特征图谱、标识性成分含量。
4）全草类：茎穗比例、外观颜色、特征图谱、标识性成分含量。
5）叶类：外观性状、叶片展开宽度、特征图谱、标识性成分含量。
6）花类：外观颜色、开头率、特征图谱、标识性成分含量。
7）矿物类：外观性状、标识性成分含量。

 下篇 各 论

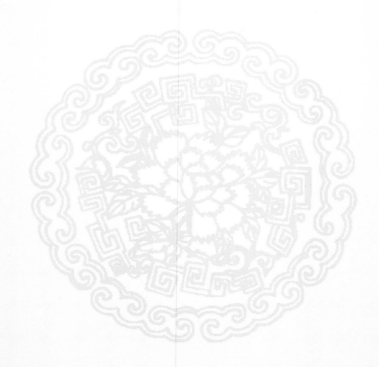

第五章　白芍饮片的分级方法及其质量评价

第一节　原料药材

　　按照《中国药典》2010 年版（一部）白芍项下的规定，本品为毛茛科植物芍药 *Paeonia lactiflora* Pall. 的干燥根。夏季、秋季两季采挖，洗净，除去头尾和细根，置沸水中煮后除去外皮或去皮后再煮，晒干。白芍在我国已有 900 多年的栽培历史，历来以安徽、浙江、四川为三大道地主产区。根据产地调研结果发现：亳芍主产于安徽亳州、涡阳、阜阳、临泉、界首、凤台等地；杭芍主产于浙江建德、临安、东阳、磐安、缙云、永康、仙居、安吉等地（习惯统称杭白芍）；川芍主产于四川中江（集凤镇）、渠县、苍溪、仪陇、宣汉、广安、金堂、达县等地。此外，山东、湖北、贵州、陕西、河南、甘肃等地亦产；各城市多有栽培。浙江产者，商品称为杭白芍，品质最佳；安徽产者，商品称为亳白芍，产量最大。

　　《七十六种药材商品规格标准》中对白芍等级的划分如下：各地栽培的白芍，除浙江白芍因生长期较长，根条粗，分为七个等级外，其他地区均按四个等级分等。安徽习惯上加工的白芍片、花芍片、花芍个、花帽、狗头等可根据质量情况和历史习惯自定标准。

　　采集安徽亳州的白芍药材 1 批，浙江磐安白芍新鲜药材 2 批、四川中江白芍新鲜药材 1 批。所有样品经北京中医药大学刘春生教授鉴定为毛茛科植物白芍 *Paeonia lactiflora* Pall. 的干燥根。

第二节　饮　　片

　　以毛茛科植物芍药 *Paeonia lactiflora* Pall. 的干燥根为原料药材，参照《中国药典》2010 年版（一部）白芍项下规定，炮制加工白芍饮片。

一、炮　　制

取白芍干燥药材除去须根和泥沙，晒后撞去粗皮，晒干，洗净，润透，切薄片，干燥。

二、性　　状

　　据调研，市场上片径常作为白芍饮片分级定价的主要依据。另外，白芍片径大小是其生长年限的外在体现，一般为 3～4 年为宜，生长年限越长，片径越大；同时含量测定结果提示，白芍饮片大小与芍药苷含量呈正相关。课题组对收集的 20 批白芍饮片 [分别来自四川科伦中药饮片有限公司（简称四川科伦）、北京市双桥燕京中药饮片厂（简称北京燕京）、北京同仁堂饮片厂（简称北京同仁堂）、四川新荷花中药饮片股份有限公司（简称四川新荷花）] 形、色、气、味、片径等外观指标进行考察研究，考察结果见表 5-1。

表 5-1 白芍饮片外观性状考察结果

编号	厂家	产地	片形、颜色	气味	片径 /mm
S1	四川科伦	亳州	类圆形、类白色	气味稍浓烈，味苦	8 ~ 18
S2	四川科伦	亳州	类圆形、浅黄棕色	气稍浓烈，味涩、微甜	8 ~ 15
S3	北京燕京	亳州	类圆形、类白色	气微，味微甜	约 24
S4	北京同仁堂	亳州	类圆形、浅黄棕色	气微，味微甜	约 20
S5	四川新荷花	亳州	类圆形、浅黄棕色	气微，味酸、微甜	约 13
S6	个体零售商	亳州	类圆形、类白色	气味稍浓烈，味微酸、涩	约 15
S7	四川科伦	浙江东阳	类圆形、浅黄棕色	气稍浓烈，味微涩	7 ~ 18
S8	四川科伦	浙江磐安	类圆形、浅黄棕色	气稍浓烈，味微甜	8 ~ 18
S9	四川科伦	浙江甘霖	类圆形、浅黄棕色	气稍浓烈，味微酸	8 ~ 5
S10	四川科伦	浙江天台	类圆形、浅黄棕色	气稍浓烈，味微酸、甜	8 ~ 20
S11	个体零售商	浙江杭州	类圆形、浅黄棕色	气微，味微苦	约 13
S12	四川科伦	四川集庆	类圆形、浅黄棕色	气稍浓烈，味微苦	8 ~ 16
S13	四川科伦	四川来凤	类圆形、浅黄棕色	气稍浓烈，味微	8 ~ 18
S14	四川科伦	四川连山	类圆形、浅黄棕色	气微，味微苦	7 ~ 20
S15	四川科伦	四川高板	类圆形、浅黄棕色	气稍浓烈，味微苦	8 ~ 16
S16	个体零售商	湖南	类圆形、类白色	气味刺激，味酸、苦、涩	约 13
S17	委托采集	亳州	类圆形、浅黄棕色	气微，味微酸、苦、涩	5 ~ 15
S18	委托采集	浙江	类圆形、浅黄棕色	气微，味微酸、苦	5 ~ 15
S19	委托采集	浙江	类圆形、浅黄棕色	气微，味微酸、苦	5 ~ 18
S20	委托采集	四川	类圆形、浅黄棕色	气微，味微酸、苦	5 ~ 15

根据所采集白芍饮片和炮制加工的白芍饮片性状特征，结合白芍饮片传统评价方法，规定白芍一级品为类圆形片，形状规则、均一，切面类白色或微带棕红色，色泽均一，片径大于 15 mm；二级品为类圆形片，切面类白色或微带棕红色，片径 11 ~ 14 mm；三级品无具体要求。

三、鉴 别

采用 TLC 和 HPLC 两种方式对初步分级的白芍饮片进行比较研究，探讨不同等级白芍饮片的质量评价方式和评价标准。

（一）TLC 鉴别

取本品粉末 0.50g，加乙醇 10ml，振摇 5min，滤过，滤液蒸干，残渣加乙醇 1ml 使溶解，作为供试品溶液。另取芍药苷对照品，加乙醇制成每 1ml 含 1mg 溶液，作为对照品溶液。按照《中国药典》2010 年版（一部）附录Ⅵ B 薄层色谱法试验，吸取上述两种溶液各 10μl，分别点于同一硅胶 G 薄层板上，以三氯甲烷 - 乙酸乙酯 - 甲醇 - 甲酸（40：5：10：0.2）为展开剂，展开，取出，晾干，喷以 5% 香草醛硫酸溶液，加热至斑点显色清晰。供试品色谱中，在与对照品色谱相应的位置上，显相同的蓝紫色斑点。如图 5-1 和图 5-2 所示。

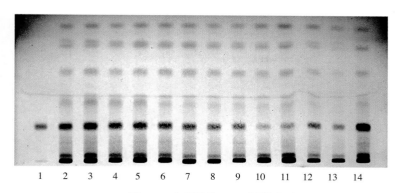

图 5-1 白芍饮片 TLC 图谱（1）

1.芍药苷；2.杭 -S7；3.杭 -S8；4.杭 -S9；5.杭 -S10；6.川 -S12；7.川 -S13；8.川 -S14；
9.川 -S15；10.亳-S1；11.亳-S2；12.亳-S5；13.亳-S3；14.亳-S4

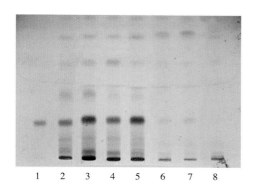

图 5-2 白芍饮片 TLC 图谱（2）

1.芍药苷；2.杭 -S18；3.杭 -S19；4.川 -S20；
5.亳-S17；6.亳-S6；7.杭 -S11；8.湘 -S16

S6、S11、S16 均购自零售商，非正规饮片厂家，故这三个批次的芍药苷斑点均不清晰，说明这三批芍药苷含量较低。这与下文芍药苷测定结果相吻合（详见下文"芍药苷含量测定"）。由于本课题研究对象为符合《中国药典》2010 年版（一部）白芍项下各项规定的白芍饮片。白芍饮片只有在符合 2010 年版《中国药典》（一部）的基础上，才能对其进行分级。

（二）HPLC 特征图谱

1. 仪器与试药

Waters e2695 型高效液相色谱仪（2998 Photodiode Array Detector 检测器，Empower2 工作站）；KH7200 DB 型数控超声波清洗器（昆山禾创超声仪器有限公司）；BBT224S 型电子分析天平（北京赛马利斯仪器系统有限公司）。乙腈为色谱纯，水为纯水，使用前均经 0.45μm 滤膜滤过，其他试剂均为分析纯。

2. 色谱条件

以十八烷基硅烷键合硅胶为填充剂（4.6mm × 250mm，5μm）；以 0.1% 磷酸水（A）-，乙腈（B）为流动相，按表 5-2 中的规定进行梯度洗脱；流速 1.0ml/min；柱温 25℃；检测波长 230nm。

表 5-2 白芍特征图谱流动相梯度表

时间 /min	乙腈 /%	0.1% 磷酸 /%
0 ~ 5	10 ~ 15	90 ~ 85
5 ~ 6	15 ~ 17	85 ~ 83
6 ~ 12	17 ~ 19	83 ~ 81
12 ~ 22	19 ~ 20	81 ~ 80
22 ~ 30	20 ~ 70	80 ~ 30
30 ~ 50	70 ~ 80	30 ~ 20
50 ~ 60	80	20

3. 供试品溶液制备

取白芍饮片粉末 0.50g，精密称定，置 25ml 容量瓶中，加入甲醇适量，超声（250W，40kHz）30min，甲醇定容至刻度，过微孔滤膜（0.45μm），即得。

4. 白芍饮片 HPLC 特征图谱分析

（1）精密度试验

取同一份白芍饮片供试样品，按上述色谱条件平行测定 5 次，结果芍药苷色谱峰保留时间的 RSD 小于 1.5%，峰面积的 RSD 小于 2.5%，结果表明仪器的精密度良好。

（2）稳定性试验

取同一份白芍饮片供试液，分别在制备样品后的 0h、4h、8h、12h、18h、24h 进样测定，记录色谱图，结果各芍药苷色谱峰的保留时间 RSD 小于 1.5%，峰面积的 RSD 小于 2.5%，结果表明供试品溶液在 24h 内稳定。

（3）重复性试验

精密称取 20 批白芍饮片混合粉末各 0.50g，按照"供试品溶液的制备"方法制备 5 份供试溶液，分别进样测定，记录色谱图，结果芍药苷色谱峰的保留时间 RSD 小于 1.5%，峰面积的 RSD 小于 2.5%，结果表明该方法的重复性良好。

（4）白芍饮片特征图谱测定

采用国家药典委员会"中药色谱指纹图谱相似度评价系统"（2004 年 A 版）评价 20 批白芍饮片指纹图谱，设定时间窗宽度为 0.5min，以均值法生成标准特征图谱，建立共有模式，如图 5-3 所示，测得样品与共有模式之间的相似度，结果见表 5-3。通过对特征图谱及数据比较归纳，共计出峰数 55 个，其中共有峰数目为 21 个。

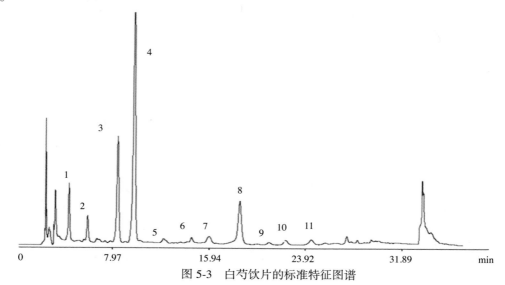

图 5-3 白芍饮片的标准特征图谱

表 5-3 白芍饮片相似度分析

编号	药材原产地	饮片生产厂家	相似度
S1	亳州	四川科伦	0.60
S2	亳州	四川科伦	0.60
S3	亳州	北京燕京	0.96
S4	亳州	北京同仁堂	0.99
S5	亳州	四川新荷花	0.10
S6	亳州	个体零售商	0.96
S7	浙江东阳	四川科伦	0.10
S8	浙江磐安	四川科伦	0.10
S9	浙江甘霖	四川科伦	0.10
S10	浙江天台	四川科伦	0.10
S11	浙江杭州	个体零售商	0.96
S12	四川集庆	四川科伦	0.99
S13	四川来凤	四川科伦	0.98
S14	四川连山	四川科伦	0.97

编号	药材原产地	饮片生产厂家	相似度
S15	四川高板	四川科伦	0.98
S16	湘白芍	个体零售商	0.40
S17	亳州（药材）	委托采集原药材亲自加工炮制	0.94
S18	浙江（药材）	委托采集原药材亲自加工炮制	0.96
S19	浙江（药材）	委托采集原药材亲自加工炮制	0.93
S20	四川（药材）	委托采集原药材亲自加工炮制	0.97

5. 不同批次白芍饮片特征图谱比较

以共有模式为基准，采用国家药典委员会"中药色谱指纹图谱相似度评价系统"（2004 年 A 版）评价 20 批白芍饮片特征图谱的相似度、特征峰检出率、各批次共有峰的峰面积之和在样品峰面积之和中所占的百分比。结果见表 5-3 和表 5-4。结果表明不同批次白芍饮片相似度及检出率无明显差异。从表 5-3 还可看出不同产地的白芍饮片的相似度及检出率也无明显差异。

表 5-4　共有峰的峰面积之和占样品峰面积的百分比

编号	药材原产地	饮片生产厂家	比例 /%
S1	亳州	四川科伦	96.40
S2	亳州	四川科伦	97.30
S3	亳州	北京燕京	97.10
S4	亳州	北京同仁堂	97.10
S5	亳州	四川新荷花	97.20
S6	亳州	个体零售商	97.40
S7	浙江东阳	四川科伦	96.70
S8	浙江磐安	四川科伦	95.40
S9	浙江甘霖	四川科伦	95.40
S10	浙江天台	四川科伦	95.40
S11	浙江杭州	个体零售商	94.90
S12	四川集庆	四川科伦	93.90
S13	四川来凤	四川科伦	94.20
S14	四川连山	四川科伦	94.00
S15	四川高板	四川科伦	95.20
S16	湘白芍	个体零售商	95.60
S17	亳州	委托采集原药材亲自加工炮制	92.10
S18	浙江	委托采集原药材亲自加工炮制	90.00
S19	浙江	委托采集原药材亲自加工炮制	93.20
S20	四川	委托采集原药材亲自加工炮制	91.70

21 个共有峰中，个别峰由于峰面积大小或者分离度欠佳，不宜作为特征峰。因此在 21 个共有峰中，综合峰面积、分离度等因素，将以下色谱峰作为特征峰，如图 5-3 中标示。

从图 5-4 可以看出，8 号峰保留时间适中，峰面积较大且稳定，峰形较好，与相邻峰的分离效果好，理论塔板数按 8 号峰计算不低于 20000，且该峰为各待检样品中所共有的色谱峰，故选择 8 号峰为内参照峰进行各供试品溶液相对保留时间（Rt）和相对峰面积（Ar）的计算。

6. 小结

所有样品中，特征峰的峰面积之和在样品峰面积总和中所占的百分比均超过 80%，说明这些峰可以代表样品的主要性质，通过对这组峰群的控制就可控制样品的质量。但从表 5-3 可看出将不符合标准的 S1、S2、S16 筛除后，其余 17 批白芍饮片样品的相似度均在 0.9 以上，共有峰的峰面积之和在样品峰面积之和中所占的百分比均 90% 以上。因此，特征图谱不适宜作为白芍饮片分级的依据，可用于质量评价。

四、检　　查

（一）水分

参照《中国药典》2010 年版（一部）附录Ⅸ H 第一法测定，取供试品 2 ~ 5g，平铺于干燥至恒重的扁形称瓶中，精密称定，打开瓶盖在 100 ~ 105℃干燥 5h，将瓶盖盖好，移置干燥器中，冷却 30min，精密称定重量，再在上述温度干燥 1h，冷却，称重，至连续两次称重的差异不超过 5mg 为止。根据减失的重量，计算供试品中含水量（%），结果见表 5-5。

表 5-5　20 批白芍饮片检查项测定结果

编号	水分 /%	浸出物 /%	总灰分 /%	酸不溶性灰分 /%	二氧化硫残留量 /（mg/kg）
S1	12.91	33.71	3.13	0.14	259.10
S2	12.66	34.62	3.20	0.14	294.00
S3	8.27	41.44	3.34	0.01	92.50
S4	8.68	45.24	3.12	0.02	10.30
S5	8.94	29.97	3.38	0.05	54.50
S6	11.53	23.40	3.09	0.01	60.30
S7	12.16	32.56	3.74	0.13	113.40
S8	12.18	33.21	3.72	0.04	138.40
S9	11.85	32.90	3.76	0.18	115.50
S10	12.21	30.73	3.72	0.12	113.80
S11	11.39	21.26	2.34	0.01	<10.00
S12	12.05	28.66	3.75	0.09	51.80
S13	11.83	26.13	3.88	0.16	80.30
S14	12.14	29.24	3.60	0.05	42.80
S15	11.52	25.84	3.59	0.15	55.30
S16	13.26	28.31	2.61	0.22	281.30

续表

编号	水分 /%	浸出物 /%	总灰分 /%	酸不溶性灰分 /%	二氧化硫残留量 /（mg/kg）
S17	5.59	33.49	3.97	0.32	<10.00
S18	5.80	43.82	3.92	0.28	<10.00
S19	6.21	33.71	2.51	0.02	<10.00
S20	5.81	38.74	3.91	0.30	<10.00

（二）浸出物

参照《中国药典》2010 年版（一部）水溶性浸出物测定法（附录Ⅹ A）项下热浸法，以水作溶剂，对白芍饮片进行水溶性浸出物含量测定。取供试品约 2g，精密称定，置 100ml 的锥形瓶中，精密加入水 50ml，密塞，称定重量，静置 1h 后，连接回流冷凝管，加热至沸腾，并保持微沸 1h。放冷后，取下锥形瓶，密塞，再称定重量，用水补足减失的重量，摇匀，用干燥滤器滤过。精密取滤液 25ml，置已干燥至恒重的蒸发皿中，在水浴上蒸干后，于 105℃干燥 3h，置干燥器中冷却 30min，迅速精密称定重量。扣除饮片中水分，计算供试品水中溶性浸出物的含量（%）。结果见表 5-5。

（三）灰分

参照《中国药典》2010 年版（一部）总灰分及酸不溶性灰分测定法（附录Ⅸ K），取供试品 3g，置炽灼至恒重的坩埚中，称定重量，缓缓炽热，注意避免燃烧，至完全炭化时，逐渐升高温度至 500 ～ 600℃，使完全灰化并至恒重。根据残渣重量，计算供试品中总灰分的含量（%）。结果见表 5-5。

取上项所得的灰分，在坩埚中小心加入稀盐酸约 10ml，用表面皿覆盖坩埚，置水浴上加热 10min，表面皿用热水 5ml 冲洗，洗液并入坩埚中，用无灰滤纸滤过，坩埚内的残渣用水洗于滤纸上，并洗涤至洗液不显氯化物反应为止，滤渣连同滤纸移至同一坩埚中，干燥，炽灼至恒重。根据残渣重量，计算供试品中酸不溶性灰分的含量（%）。结果见表 5-5。

（四）二氧化硫残留量

在对白芍产地加工与炮制过程中，为使白芍饮片外观平整、美观、洁白，经常有硫黄反复熏制等情况出现，忽略了饮片内在质量，从而导致其芍药苷含量大幅度降低。文献报道，影响芍药苷含量不合格的因素很多，但硫磺熏制是导致白芍含量不合格的主要原因。

2010 年版《中国药典》未限定白芍药材或饮片的二氧化硫残留量，但是根据市场调研情况了解到白芍饮片的硫磺熏制普遍，故增加二氧化硫残留量指标测定，更全面评价白芍饮片的质量。

参照《中国药典》2010 年版（一部）附录Ⅸ U 二氧化硫残留量测定法，取饮片细粉约 10g，精密称定，置两颈圆底烧瓶中，加水 300 ～ 400ml 和 600mol/L 盐酸溶液 10ml，连接刻度分液漏斗，并导入氮气至瓶底，连接回流冷凝管，在冷凝管的上端 E 口处连接导气管，将导气管插入 250ml 锥形瓶底部。锥形瓶内加水 125ml 和淀粉指示液 1ml 作为吸收液，置于磁力搅拌器上不断搅拌。加热两颈圆底烧瓶内的溶液至沸，并保持微沸约 3min 后开始用碘滴定液（0.01mol/L）滴定，至蓝色或蓝紫色持续 20s 不退，并将滴定的结果用空白试验矫正。测定结果见表 5-5。

（五）结果

根据测定结果，参照《中国药典》2010 年版（一部），白芍饮片水分均符合规定。一级饮片中总灰分不得过 3.4%，酸不溶灰分不得过 0.05%，水溶性浸出物不得少于 26.8%；二级饮片中总灰分不得过 3.4%，酸不溶灰分不得过 0.05%，水溶性浸出物不得少于 26.8%；三级饮片中总灰分不得过 4.0%，酸不溶灰分不得过 0.05%，水溶性浸出物不得少于 22.0%。二氧化硫残留量标准参考国家药典委员会 2013 年颁布的

136 号文件，一级白芍饮片应无二氧化硫残留量；二级白芍饮片二氧化硫残留量不得过 150mg/kg；三级白芍饮片二氧化硫残留量不得过 400mg/kg。

2010 年版《中国药典》未限定白芍药材或饮片的酸不溶性灰分的含量。为考察白芍饮片产地加工过程中添加滑石粉的情况，本试验增加了酸不溶性灰分指标的测定。根据测定结果可知，20 批白芍饮片酸不溶性灰分含量均在 0.30% 以下，含量较低。由此可知，白芍饮片在加工过程中添加滑石粉的情况不严重。

2010 年年版《中国药典》未限定白芍药材或饮片的二氧化硫残留量，但是实际白芍饮片的二氧化硫熏制普遍严重，故增加二氧化硫残留量指标测定，更全面评价白芍饮片的质量。

S17 ~ S20 批次的白芍饮片的原药材由专业人员采集，按照白芍饮片加工炮制规范加工为饮片，故二氧化硫残留量均低于 10mg/kg。其余大多数批次饮片的二氧化硫残留量均高于 10mg/kg，推测均存在硫磺熏制的现象，只是硫磺熏制的程度不同。

S1、S2、S16 的二氧化硫残留量在 20 批次中含量最高，根据芍药苷含量测定结果，这三批白芍饮片的芍药苷含量不符合《中国药典》规定。这说明硫磺熏制严重，导致芍药苷含量严重下降，该结果与文献报道相符。

S7 ~ S10 较 S12 ~ S15 批次的二氧化硫残留量高，但根据芍药苷含量测定结果，S7 ~ S10 较 S1 ~ S15 批次的芍药苷含量高。这说明影响芍药苷含量的因素除了二氧化硫熏制外，还有其他因素，如饮片加工过程中水煮时间的长短等。

五、含量测定

（一）仪器与试药

Waters e2695 型高效液相色谱仪（2998 Photodiode Array Detector 检测器，Empower2 工作站）；KH7200 DB 型数控超声波清洗器（昆山禾创超声仪器有限公司）； BBT224S 型电子分析天平（北京赛马利斯仪器系统有限公司）；乙腈为色谱纯，水为纯水，使用前均经 0.45μm 滤膜滤过，其他试剂均为分析纯。

（二）方法与结果

1. 色谱条件

以十八烷基硅烷键合硅胶为填充剂（4.6mm × 250mm，5μm）；以乙腈 –0.1% 磷酸溶液（14 ∶ 86）为流动相；流速 1.0ml/min；柱温 25℃；检测波长 230nm。

2. 供试品溶液制备

取各批次白芍粉末（过 65 目筛）约 0.10g，精密称定，置 50ml 量瓶中，加稀乙醇 35ml，超声处理（功率 240W，频率 45kHz）30min，放冷，加稀乙醇至刻度，摇匀，滤过，取续滤液，即得。

3. 对照品溶液制备

取芍药苷对照品 2.18mg，置 25ml 容量瓶中，加甲醇适量，摇匀，即得。

4. 方法学考察

（1）标准曲线制备及线性关系考察

精密称定芍药苷对照品 2.18mg，置 25ml 容量瓶中，加甲醇定容，摇匀，作为母液。分别精密量取母液 1ml、2ml、3ml、4ml、5ml 于 10ml 容量瓶中，定容，摇匀。分别精密吸取上述各溶液 10μl，注入液相色谱仪，记录峰面积，以芍药苷峰面积（Y）对样品浓度（X）进行线性回归，得标准曲线回归方程为 $Y=2 \times 10^7 X - 2161.3$，线性相关系数 $r=0.9999$。结果表明芍药苷在 0.084 ~ 0.421μg 范围内线性关系良好。

（2）精密度试验

精密量取芍药苷母液 10 μl 连续进样，重复测定 6 次，结果芍药苷峰面积值、RSD 值均符合要求，表明仪器的精密度良好。

（3）稳定性试验

精密吸取母液，分别于配制后 0h、2h、4h、6h、8h、12h、24h 进样，测定峰面积。结果平均峰面积值、RSD 值均符合要求，表明样品在 24h 内基本稳定。

（4）重复性实验

取同一批样品 6 份，按"供试品溶液的制备"方法制备供试液，测定峰面积。结果表明，该方法的重复性良好。

5. 样品测定

精密吸取各批次供试品溶液，按上述色谱条件，依法测定峰面积，计算不同批次白芍饮片中芍药苷的含量。结果见表 5-6。

表 5-6　芍药苷含量测定结果

编号	产地	厂家	芍药苷含量 /%
S1	亳州	四川科伦	0.51
S2	亳州	四川科伦	0.50
S3	亳州	北京燕京	1.57
S4	亳州	北京同仁堂	2.57
S5	亳州	四川新荷花	1.897
S6	亳州	个体零售商	1.21
S7	浙江东阳	四川科伦	1.99
S8	浙江磐安	四川科伦	1.90
S9	浙江甘霖	四川科伦	1.99
S10	浙江天台	四川科伦	1.95
S11	浙江杭州	个体零售商	1.46
S12	四川集庆	四川科伦	1.82
S13	四川来凤	四川科伦	1.79
S14	四川连山	四川科伦	1.78
S15	四川高板	四川科伦	1.74
S16	湘白芍	个体零售商	0.15
S17	亳州	委托采集加工	2.73
S18	浙江	委托采集加工	2.13
S19	浙江	委托采集加工	2.67
S20	四川	委托采集加工	2.11

6. 结果

根据含量测定结果，规定白芍一级饮片芍药苷含量不少于 2.5%；二级饮片芍药苷含量不少于 1.75%；三级品芍药苷含量不少于 1.2%。

（1）不同加工炮制方法对芍药苷含量的影响

S17 ~ S20 为委托采集的 4 批原药材经本课题组加工炮制成的饮片，其芍药苷的含量整体上高于其他各批次收集于各大饮片公司的白芍饮片所含芍药苷的含量。经分析，造成芍药苷含量差异的原因主要有两个方面。一方面，4 批本课题组加工的白芍饮片不存在硫磺熏制的情况，而各饮片公司，为了保持饮片色泽光鲜、易于储存等，都存在硫磺熏制的现象，根据文献报道，硫磺熏制是导致芍药苷流失的主要原因。另一方面，可能与"水煮"这一过程有关，各饮片公司在对白芍饮片"水煮"之前，先将原药材按个头大小分为"大、中、小"三档，小的煮 5 ~ 10min，中的煮 10 ~ 15min，大的煮 15 ~ 20min，由于饮片厂是大批量的饮片加工，分档难免粗略，有的小、中档药材被分在大档中，导致水煮时间过长，芍药苷流失较多。

（2）不同商品饮片芍药苷含量的比较

购自零售商的 2 批白芍饮片 S6、S11，其芍药苷的含量略低于其他批次，主要原因是零售商对白芍饮片的加工、炮制过程缺乏规范性。

（3）不同道地产区饮片芍药苷含量的比较

白芍历来以安徽亳州、浙江、四川为三大道地产区，并以杭白芍质量最优，从表 5-7 中数据可知，以购自四川科伦饮片公司的 10 批白芍饮片为例，S7 ~ S10（杭白芍）的芍药苷的含量略高于 S12 ~ S15（川白芍）的芍药苷含量，而 S12 ~ S15（川白芍）的芍药苷的含量又略高于 S1、S2（亳白芍）的芍药苷含量。这与"杭白芍质量最优"的历来说法相符合。具体数据见表 5-7。

表 5-7　不同道地产区饮片芍药苷含量比较

编号	药材原产地	饮片购自厂家	芍药苷含量 /%
S1	亳州	四川科伦	0.51
S2	亳州	四川科伦	0.50
S7	浙江东阳	四川科伦	1.99
S8	浙江磐安	四川科伦	1.90
S9	浙江甘霖	四川科伦	1.99
S10	浙江天台	四川科伦	1.95
S12	四川集庆	四川科伦	1.82
S13	四川来凤	四川科伦	1.79
S14	四川连山	四川科伦	1.78
S15	四川高板	四川科伦	1.74

由表 5-7 可知，就芍药苷含量而言，杭白芍 > 川白芍 > 亳白芍。这 10 批白芍饮片均来自四川科伦中药饮片厂，其加工炮制方法相一致，能够反映地域差异所引起的芍药苷含量的差别。

但在亳州为道地主产区的白芍饮片中，来自北京同仁堂的中药饮片公司的亳白芍的芍药苷的含量为 2.57%，远远高于其他各批次白芍饮片（S17、S19 除外）。这说明芍药苷含量不仅与原药材的地域、生长环境有关，还与饮片加工公司的生产工艺相关。

《中国药典》2010 年版规定，白芍饮片芍药苷的含量不得低于 1.20%。S1、S2、S16 三个批次的白芍饮片芍药苷含量不合格，其中，S16 为产自湖南的湘白芍，不属于白芍的道地产区，可能由于生长环境、地域性的差异导致芍药苷含量不合格。另外，可能硫磺熏制严重。S1、S2 是安徽亳白芍，排除地域、生长环境的影响，可能由于加工炮制过程不规范或者硫磺熏制严重导致芍药苷含量不合格。

第三节　白芍饮片分级方法及其说明

一、分　级　依　据

白芍饮片以毛茛科植物芍药 *Paeonia lactiflora* Pall. 的干燥根为原料，参照《中国药典》2010 年版（一部）、《北京市中药饮片炮制规范》白芍项下收录的炮制方法，炮制为饮片。白芍饮片分为三个等级，以白芍饮片的外观表征（片径及切面特征）为主要分级依据，二氧化硫残留量及芍药苷含量为辅助分级依据。

二、分级要点

白芍饮片分为三个等级，各等级饮片的产地、片径、二氧化硫残留量及芍药苷含量应符合下列要求。见图 5-4 和表 5-8。

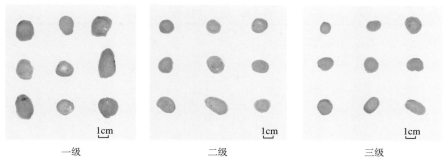

图 5-4　不同等级白芍饮片

表 5-8　白芍各等级饮片分级要点

项目	一级	二级	三级
片径 /mm	≥ 15	11 ~ 14	≤ 11
二氧化硫残留量 /（mg/kg）	无残留	150	400
异形片 /%	无异形片	不得过 3.0	无要求
含量测定 /%	芍药苷不得少于 2.50	芍药苷不得少于 1.75	芍药苷不得少于 1.20

第四节　白芍饮片质量评价标准

白　芍

Bai Shao

【原料药材】　毛茛科植物芍药 *Paeonia lactiflora* Pall. 的干燥根的炮制加工品。

【炮制】　夏季、秋季两季采挖，洗净，除去头尾和细根，置沸水中煮后除去外皮或去皮后再煮，晒干，洗净，润透，切薄片，干燥。

【性状】　本品为类圆形的薄片，表面淡棕红色或类白色，平滑。切面类白色或微带棕色，形成层环明显，可见稍隆起的筋脉纹呈放射状排列。饮片整体色泽厚度均匀、一致；片形圆整。气微或稍浓烈，味微苦、酸，或微甜。一级饮片片径大于 15 mm，二级片径 11 ~ 14 mm，三级片径 11 mm 以下。

【鉴别】

(1) TLC 特征图谱

取本品粉末 0.50g，加乙醇 10ml，振摇 5min，滤过，滤液蒸干，残渣加乙醇 1ml 使溶解，作为供试品溶液。另取芍药苷对照品，加乙醇制成每 1ml 含 1mg 溶液，作为对照品溶液。照《中国药典》2010 年版（一部）附录Ⅵ B 薄层色谱法试验，吸取上述两种溶液各 10 μl，分别点于同一硅胶 G 薄层板上，以三氯甲烷 - 乙酸乙酯 - 甲醇 - 甲酸（40∶5∶10∶0.2）为展开剂，展开，取出，晾干，喷以 5% 香草醛硫酸溶液，加热至斑点显色清晰。供试品色谱中，在与对照品色谱相应的位置上，显相同的蓝紫色斑点。

(2) HPLC 特征图谱

色谱条件与系统适用性试验 以十八烷基硅烷键合硅胶为填充剂（4.6mm×250mm，5 μm）；以0.1%磷酸水（A）- 乙腈（B）为流动相B，按表 5-9 中的规定进行梯度洗脱；流速 1.0ml/min；柱温 25℃；检测波长 230nm。

表 5-9 梯度洗脱表

时间 /min	乙腈 /%	0.1% 磷酸 /%
0 ~ 5	10 ~ 15	90 ~ 85
5 ~ 6	15 ~ 17	85 ~ 83
6 ~ 12	17 ~ 19	83 ~ 81
12 ~ 22	19 ~ 20	81 ~ 80
22 ~ 30	20 ~ 70	80 ~ 30
30 ~ 50	70 ~ 80	30 ~ 20
50 ~ 60	80	20

对照品溶液的制备 取芍药苷对照品适量，精密称定，置 10ml 容量瓶中，加甲醇溶解，摇匀，即得。

供试品溶液的制备 取本品 0.50g，精密称定，置 25ml 容量瓶中，加入甲醇适量，超声（250W，40kHz）30min，甲醇定容，过微孔滤膜（0.45μm），即得。

测定法 分别精密吸取对照品溶液和供试品溶液各 10μl，注入液相色谱仪，测定，记录色谱图，即得。本品所得图谱与标准图谱一致（图 5-5）。

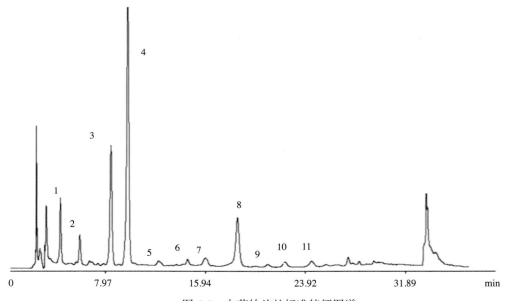

图 5-5 白芍饮片的标准特征图谱

【检查】 **水分** 照水分测定法 [《中国药典》2010 年版（一部）附录Ⅸ H 第一法] 测定，不同等级饮片均不得过 10.0%。

总灰分 照灰分测定法 [《中国药典》2010 年版（一部）附录Ⅸ K 总灰分测定法] 测定，一级、二级饮片不得过 3.4%，三级饮片不得过 4.00%。

酸不溶性灰分 照灰分测定法 [《中国药典》2010 年版（一部）附录Ⅸ K 酸不溶性灰分测定法] 测定，不同等级饮片均不得过 0.05%。

二氧化硫残留量 照二氧化硫残留量测定法 [《中国药典》2010 年版（一部）附录Ⅸ U 二氧化硫

残留量测定法] 测定，一级饮片无残留，二级饮片不得过 150mg/kg，三级饮片不得过 400mg/kg。

【浸出物】　照水溶性浸出物测定法 [《中国药典》2010 年版附录 Ⅹ A] 项下的热浸法测定，一级、二级饮片不得少于 26.8%，三级饮片不得少于 22.0%。

【含量测定】　照高效液相色谱法 [《中国药典》2010 年版（一部）附录Ⅵ D] 测定。

色谱条件与系统适用性试验　以十八烷基硅烷键合硅胶为填充剂；以乙腈 -0.1% 磷酸溶液（14∶86）为流动相；检测波长 230nm。理论塔板数按芍药苷峰计算应不低于 2000。

对照品溶液制备　取芍药苷对照品适量，精密称定，加甲醇制成每 1ml 含 60μg 的溶液，即得。

供试品溶液制备　取本品中粉约 0.10g，精密称定，置 50ml 量瓶中，加稀乙醇 35ml，超声处理（功率 240W，频率 45kHz）30min，放冷，加稀乙醇至刻度，摇匀，滤过，取续滤液，即得。

测定法　分别精密吸取对照品溶液与供试品溶液各 10μl，注入液相色谱仪，测定，即得。

本品按干燥品计算，一级饮片含芍药苷不得少于 2.50%，二级饮片含芍药苷不得少于 1.75%，三级饮片含芍药苷不得少于 1.20%。

【性味与归经】　苦、酸，微寒。归肝、脾经。

【功能与主治】　养血调经，敛阴止汗，柔肝止痛，平抑肝阳。用于血虚萎黄，月经不调，自汗，盗汗，胁痛，腹痛，四肢挛痛，头痛眩晕。

【用法与用量】　6 ~ 15g。

【注意】　不宜与藜芦同用。

【储藏】　置干燥处，防蛀。

第六章 白术饮片的分级方法及其质量评价

第一节 原料药材

按照《中国药典》2010年版（一部）白术项下的规定，本品为菊科植物白术 *Atractylodes macrocephala* Koidz. 的干燥根茎。冬季下部叶枯黄、上部叶变脆时采挖，采集时间为定植当年10月下旬至11月上旬，除去泥沙，烘干，再除去须根。根据文献考证和白术产地调研，确定白术原料药材的道地产区为浙江；安徽、河北为目前白术原料药材的主产区。传统认为道地产区浙江的白术外观黄亮、个大、肉肥、结实沉重、气清香，质量上乘，但主产区安徽的白术产量不断增加，其外观黄白、个大，河北安国产区的个头较小，多为种植一年生的小白术，是全国最大的白术苗产地。目前，白术药材产地采购不分级或分为两级，多为烘术。根据《七十六种药材商品规格标准》，白术药材分级标准主要依据药材大小，一级规格：干货，≤ 40 个 /kg。二级规格：干货，≤ 100 个 /kg。该分级标准可以作为白术饮片分级研究的参考依据。采集道地产区浙江白术药材 8 批，主产地安徽白术药材 2 批，河北白术药材 3 批，商品白术药材 4 批，所有样品基源经天津中医药大学马琳教授鉴定为菊科植物白术 *Atractylodes macrocephala* Koidz. 干燥根茎。

第二节 饮 片

以菊科植物白术 *Atractylodes macrocephala* Koidz. 的根茎为原料药材，按照《中国药典》2010年版（一部）白术项下规定，炮制加工白术饮片。

一、炮 制

取白术干燥药材，除去杂质，洗净，润透，切厚片，干燥。

二、性 状

（一）白术原料药材的传统分级

白术药材的外观特征主要与生长年限有关，与产地关系不甚密切（图 6-1，表 6-1），传统上将药材个头大小、重量、断面色泽、气味等作为药材分级和质量评价的依据。通常认为药材以个大、体重（俗称如意头）、断面黄白色、有黄色放射性纹理、外皮细、香气浓、甜味强而辣味少者为佳。白术炮制加工为饮片后主要以断面色泽、朱砂点为质量评价的依据。

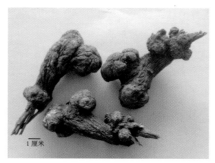 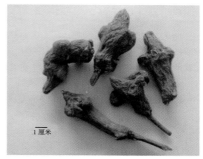

图 6-1　白术原料药材

表 6-1　白术原料药材差异

项目	一级	二级
生长年限	2 年	1 年
外形	不规则团块，体形完整，体大	不规则团块，体形完整，体小
个数	≤ 40 个 /kg	≤ 100 个 /kg
表面	表面灰棕色或黄褐色	表面灰棕色或黄褐色
质地	质坚硬	质坚硬或角质样
断面	断面黄色或黄白色，朱砂点明显，有明显裂隙	断面白色或灰白色，有朱砂点，有裂隙
气味	气清香，味甘微辛苦	气清香，味甘微辛苦

（二）白术饮片质量评价传统方法

1. 一级饮片

呈不规则的厚片（2 ~ 4mm）。外表皮灰黄色或灰棕色。切面黄色至淡棕色，散生明显棕黄色的点状油室，木部具放射状纹理，质地较坚硬有明显裂隙，切面略角质样。气清香，味甘、微辛，嚼之略带黏性。符合以上标准的为优级饮片。见图 6-2 和表 6-2。

2. 二级饮片

呈不规则的厚片（2 ~ 4mm）。外表皮灰黄色或灰棕色。切面黄白色或白色，散生黄棕色油室不明显或量少，木部具放射状纹理，质地较坚硬，切面角质样，略有裂隙或无裂隙。清香气味淡薄，味甘、微辛，嚼之略带黏性；符合以上标准的为统货饮片。见图 6-2 和表 6-2。

白术一级和二级饮片均应符合以下要求：

切制后的饮片应均匀、整齐，色泽鲜明，表面光洁，片面无机油污染，无整体，无长梗，无连刀片、掉边片，边缘卷面等不合规格的饮片。不得有霉烂品、虫蛀品等。

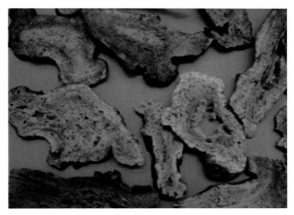

图 6-2　白术饮片

表 6-2　白术饮片性状特征

序号	饮片来源	性状特征	等级
1	浙江新昌寒风岭	色较黄，有黄色朱砂点，质硬有裂隙，片稍小	一级
2	浙江新昌上宅村	色黄，有黄色朱砂点，质硬有裂隙，片稍小	一级
3	浙江天台石梁镇	色黄，有明显黄色朱砂点，质硬有裂隙，片大	一级
4	浙江天台集云村	色黄，有明显黄色朱砂点，质硬有裂隙，片稍小	一级
5	浙江磐安	色较黄，有黄色朱砂点，质硬有裂隙，片中	一级
6	浙江磐安	黄白色，黄色朱砂点不明显，质硬较致密，片小	二级
7	浙江磐安	黄白色，黄色朱砂点不明显，质硬致密有裂隙，片小	二级
8	浙江	色黄，有明显黄色朱砂点，质硬有裂隙，片中或大均有	一级
9	安徽沪谯饮片厂 - 二级 -20111022	色黄，有黄色朱砂点，质硬有裂隙，片大	一级
10	安徽沪谯饮片厂 - 精制 -20110924	色黄，有明显黄色朱砂点，质硬有裂隙，片中	一级
11	安徽 -1	色黄，有黄色朱砂点，质硬有裂隙，片型中或个大	一级
12	安徽 -2	色黄，有黄色朱砂点，质硬有裂隙，片型大或个中	一级
13	上海康桥中药饮片厂 - 精制 -20110413	色黄，有明显黄色朱砂点，质硬裂隙明显，个大	一级
14	上海康桥中药饮片厂 - 二级 -20110920	色黄，有黄色朱砂点，质硬有裂隙，个小	一级
15	武汉刘天宝药业 -20110501	色黄，有黄色朱砂点，质硬有裂隙，片型大	一级
16	安徽永刚饮片有限公司 -111104	色黄，有黄色朱砂点，质硬有裂隙，片型大或中	一级
17	河北 -1	黄白色，略有朱砂点，质硬致密，片型小	二级
18	河北 -2	黄白色，略有黄色朱砂点，质硬致密，片型小	一级
19	河北 -3	色黄略偏白，有黄色朱砂点，质硬致密，片型小	一级
20	湖北武汉中医院 -20111109	黄白色，有黄色朱砂点，质硬较致密，片型中或偏大	二级

参照白术药材的传统分级方法，将白术饮片的片径、断面颜色、朱砂点（油室）等作为分级的关键指标。

三、鉴　别

采用 TLC 和 HPLC 两种方式对白术饮片进行比较研究，探讨不同等级白术饮片的质量评价方式和评价标准。

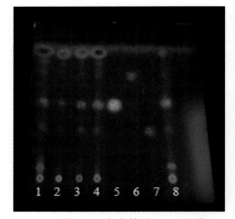

图 6-3　白术饮片 TLC 图谱

1. 浙江；2. 河北；3. 湖北；4. 安徽；5. 白术内酯Ⅰ；
6. 白术内酯Ⅱ；7. 白术内酯Ⅲ；8. 标准药材
对照品（由下至上：白术内酯Ⅲ、白术内酯Ⅰ、
白术内酯Ⅱ）

（一）TLC 鉴别

取本品粉末 1g，加入甲醇 10ml，超声提取 30min，滤过，取续滤液作为供试品溶液。另取白术对照药材 1g，同法制成对照药材溶液。取白术内酯Ⅰ、白术内酯Ⅱ、白术内酯Ⅲ对照品适量，加甲醇制成 0.2mg/ml 的溶液，作为对照品溶液。照薄层色谱法（附录Ⅵ B）试验，吸取上述新制备的三种溶液各 10μl，分别点于同一硅胶 G 薄层板上，以石油醚（60 ～ 90℃）：乙醚（1：1）为展开剂，展开，取出，晾干，喷以 10% 硫酸乙醇溶液，105℃加热 5min，置紫外灯（365nm）下检视，供试品色谱中，在与对照药材色谱和对照品色谱相应的位置上，显相同颜色的斑点。如图 6-3 所示。

浙江产白术饮片在紫外 365nm 下于 Rf 0.08 处有明显蓝色斑点，而安徽、河北和湖北产白术饮片在此处未明显显示蓝色斑点。可作为道地产地白术与非道地产地白术的区别特征。

（二）红外光谱鉴别

取白术饮片药粉（过 200 目筛）1 ~ 2mg，加入 200mg 溴化钾粉末混匀压片，采用红外光谱仪（Spectrum GX 型傅里叶变换红外光谱仪，Perkin Elmer）检测（图 6-4 ~ 图 6-7），光谱范围 400 ~ 4000 cm^{-1}，DTGS 检测器，分辨率 4 cm^{-1}、扫描次数 32 次，扫描时实时扣除水和 CO_2 的干扰。

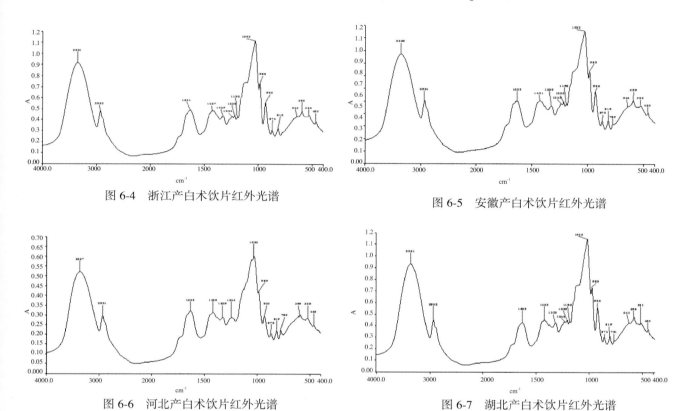

图 6-4　浙江产白术饮片红外光谱　　　　　　图 6-5　安徽产白术饮片红外光谱

图 6-6　河北产白术饮片红外光谱　　　　　　图 6-7　湖北产白术饮片红外光谱

从红外光谱检测结果看，不同产地的白术饮片没有明显的区别。

四、检　查

（一）水分

采用 SFY-20 紫外线快速水分测定仪（深圳市冠亚电子科技有限公司）进行水分测定。将白术饮片粉碎后取 2g 粉末，置于水分测定仪的托盘上，温度 105℃，时间 20min 左右，读取水分数值。结果见表 6-3，表 6-4。

表 6-3　白术一级饮片检查项测定结果　　　　　　　　　　　（单位：%）

编号	来源	水分	灰分	水溶性浸出物	醇溶性浸出物
1	浙江新昌寒风岭	6.21 ± 0.11	2.51 ± 0.01	50.03 ± 0.26	13.85 ± 0.21
2	浙江新昌上宅村	6.00 ± 0.13	3.21 ± 0.04	36.33 ± 0.09	17.20 ± 0.05
3	浙江天台石梁镇	6.28 ± 0.26	1.81 ± 0.06	38.63 ± 0.09	16.00 ± 0.10
4	浙江天台集云村	5.77 ± 0.38	3.68 ± 0.04	63.50 ± 0.02	15.43 ± 0.41
5	浙江磐安	6.73 ± 0.27	3.37 ± 0.02	34.14 ± 0.01	18.48 ± 0.03
8	浙江	8.94 ± 0.05	3.62 ± 0.08	34.16 ± 0.09	15.88 ± 0.10

续表

编号	来源	水分	灰分	水溶性浸出物	醇溶性浸出物
9	安徽沪谯饮片厂 - 二级 -20111022	8.94 ± 0.41	3.42 ± 0.01	37.96 ± 0.22	21.71 ± 0.28
10	安徽沪谯饮片厂 - 精制 -20110924	10.50 ± 0.45	4.25 ± 0.02	36.54 ± 0.05	21.50 ± 0.02
11	安徽 -1	6.86 ± 0.03	3.79 ± 0.04	35.82 ± 0.05	15.92 ± 0.02
12	安徽 -2	5.73 ± 0.13	4.56 ± 0.04	33.41 ± 0.2	17.75 ± 0.01
13	上海康桥中药饮片厂 - 精制 -20110413	5.46 ± 0.47	4.00 ± 1.17	34.08 ± 0.66	21.70 ± 0.70
14	上海康桥中药饮片厂 - 二级 -20110920	6.12 ± 0.23	3.84 ± 0.40	36.26 ± 1.62	23.90 ± 0.15
15	武汉刘天宝药业 -20110501	6.10 ± 0.18	3.60 ± 0.00	36.10 ± 0.45	22.00 ± 0.70
16	安徽永刚饮片有限公司 -111104	7.97 ± 0.40	3.43 ± 0.03	37.77 ± 0.34	21.85 ± 0.54
18	河北 -2	5.19 ± 0.23	4.48 ± 0.02	36.04 ± 0.90	38.94 ± 0.57
19	河北 -3	8.44 ± 0.43	3.96 ± 0.05	40.17 ± 0.26	35.55 ± 0.25

表 6-4　白术二级饮片检查项测定结果　　　　　　　　　　　（单位：%）

编号	来源	水分	灰分	水溶性浸出物	醇溶性浸出物
6	浙江磐安	5.97 ± 0.03	3.42 ± 0.00	33.43 ± 0.03	33.39 ± 0.10
7	浙江磐安	5.63 ± 0.30	3.34 ± 0.06	34.84 ± 0.11	36.28 ± 1.35
17	河北 -1	7.07 ± 0.32	4.49 ± 0.10	36.53 ± 0.41	35.89 ± 0.62
20	湖北武汉中医院提供 -20111109	8.79 ± 0.32	4.07 ± 0.03	41.24 ± 2.35	19.45 ± 0.40

（二）浸出物

1. 水溶性浸出物

参照《中国药典》2010 年版（一部）水溶性浸出物测定法（附录 X A）项下热浸法，以水作溶剂，对白术饮片进行水溶性浸出物含量测定。取供试品约 2g，精密称定，置 100ml 的锥形瓶中，精密加水 50ml，密塞，称定重量，静置 1h 后，连接回流冷凝管，加热至沸腾，并保持微沸 1h。放冷后，取下锥形瓶，密塞，再称定重量，用水补足减失的重量，摇匀，用干燥滤器滤过。精密取滤液 25ml，置已干燥至恒重的蒸发皿中，在水浴上蒸干后，于 105℃干燥 3h，置干燥器中冷却 30min，迅速精密称定重量。扣除饮片中水分，计算供试品水中溶性浸出物的含量（%）。结果见表 6-3，表 6-4。

2. 醇溶性浸出物

参照《中国药典》2010 年版（一部）醇溶性浸出物测定法（附录 X A）项下热浸法，以 60% 乙醇作溶剂，对白术饮片进行醇溶性浸出物含量测定。取供试品约 2g，精密称定，置 100ml 的锥形瓶中，精密加入 60% 乙醇 50ml，密塞，称定重量，静置 1h 后，连接回流冷凝管，加热至沸腾，并保持微沸 1h。放冷后，取下锥形瓶，密塞，再称定重量，用 60% 乙醇补足减失的重量，摇匀，用干燥滤器滤过。精密取滤液 25ml，置已干燥至恒重的蒸发皿中，在水浴上蒸干后，于 105℃干燥 3h，置干燥器中冷却 30min，迅速精密称定重量。扣除饮片中水分，计算供试品中醇溶性浸出物的含量（%）。结果见表 6-3，表 6-4。

（三）灰分

参照《中国药典》2010 年版（一部）总灰分及酸不溶性灰分测定法（附录 IX K），取供试品 3g，置炽灼至恒重的坩埚中，称定重量，缓缓炽热，注意避免燃烧，至完全炭化时，逐渐升高温度至 500 ~ 600℃，使完全灰化并至恒重。根据残渣重量，计算供试品中总灰分的含量（%）。结果见表 6-3，表 6-4。

（四）色度

取白术各样品最粗粉1g，精密称定，置具塞锥形瓶中，加55%乙醇200ml，用稀盐酸调节pH至2～3，连续振摇1h，滤过，吸取滤液10ml，置比色管中，照溶液颜色检查法[《中国药典》2010年版（一部）附录 XI A 第一法]试验，与黄色9号标准比色液比较，不得更深。

结果：所有白术样品的色度均浅于黄色9号标准比色液的颜色，符合2010年版《中国药典》白术项下的要求。

（五）结果

不同产地白术饮片的水分、灰分均能符合2010年版《中国药典》的要求，白术一级饮片水溶性浸出物为33.41%～63.50%，醇溶性浸出物为13.85%～38.94%；白术二级饮片水溶性浸出物为33.43%～41.24%，醇溶性浸出物为19.45%～36.28%。

五、含 量 测 定

对白术饮片中主要有效成分白术内酯Ⅰ、白术内酯Ⅱ、白术内酯Ⅲ进行了含量测定，分析成分含量与饮片分级的相关性。

（一）仪器与试药

LC-2010AHT高效液相色谱仪及工作站（岛津公司），FA210电子分析天平（上海舜宇恒科学仪器有限公司），BX7200LHP型超声波清洗器（上海新苗医疗器械制造有限公司）；甲醇（色谱纯）（天津市康科德科技有限公司），乙腈（色谱纯）（天津市协和昊鹏有限公司），水为纯水，使用前均经0.45μm滤膜滤过，其他试剂均为分析纯。

对照品白术内酯Ⅰ、白术内酯Ⅱ、白术内酯Ⅲ均由天津中新药业研究中心提供（纯度均≥98.5%），供含量测定用。

（二）方法与结果

1. 色谱条件

Kromasil C_{18} 柱（4.6mm×250mm，5μm），乙腈（A）-水（B）梯度洗脱：0～9min，60%～70%（A）；9～16min，70%（A）；16～18min，70%～100%（A），18～22min:100%（A）。白术内酯Ⅰ、白术内酯Ⅲ检测波长220nm，白术内酯Ⅱ检测波长276nm；流速1.0ml/min；柱温25℃。在此条件下白术饮片中对照品白术内酯Ⅰ、白术内酯Ⅲ、白术内酯Ⅱ与其他组分均能达到基线分离。如图6-8所示。

2. 对照品溶液制备

精密称取白术内酯Ⅰ、白术内酯Ⅱ、白术内酯Ⅲ对照品各适量，加甲醇分别配成浓度为0.0250mg/ml、0.0237mg/ml、0.0265mg/ml的对照品溶液。

3. 供试品溶液制备

精密称取白术饮片粉末（过四号筛）约2g，加甲醇50ml，称定重量超声提取45min，滤过，取滤液过微孔滤膜（0.45μm），即得供试品溶液。

4. 方法学考察

（1）线性关系考察

精密称取白术内酯Ⅰ、白术内酯Ⅱ、白术内酯Ⅲ对照品各适量，置10ml容量瓶中，加甲醇稀释得

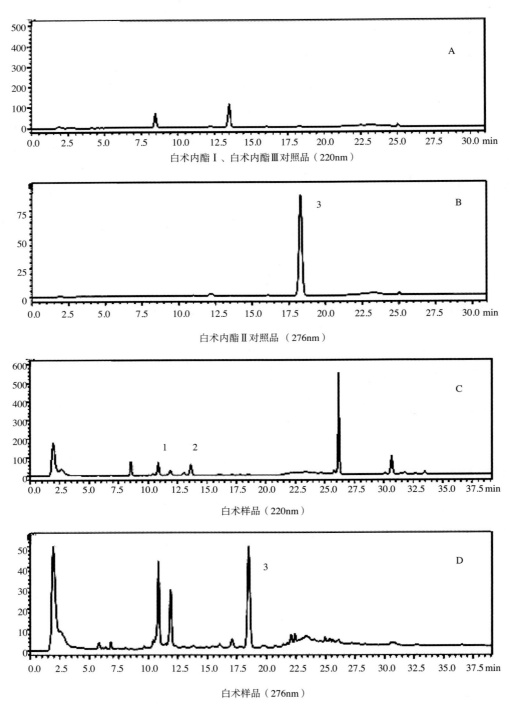

图 6-8　对照品与样品色谱图

1. 白术内酯Ⅲ；2. 白术内酯Ⅰ；3. 白术内酯Ⅱ

到一系列浓度标准对照品溶液，白术内酯Ⅰ标准对照品浓度为 0.00025mg/ml，0.00125mg/ml，0.0025mg/ml，0.005mg/ml，0.0125mg/ml，0.025mg/ml，白术内酯Ⅱ标准对照品浓度为 0.000237mg/ml，0.001185mg/ml，0.00237mg/ml，0.00475mg/ml，0.01185mg/ml，0.01896mg/ml，白术内酯Ⅲ标准对照品浓度为 0.00053mg/ml，0.00265mg/ml，0.0053mg/ml，0.0106mg/ml，0.0265mg/ml，0.0424mg/ml，0.053mg/ml。吸取 10μl 注入高效液相色谱仪，测定峰面积。以峰面积（Y）为纵坐标，质量浓度（X）为纵坐标，绘制标准曲线，

并计算回归方程。

白术内酯Ⅰ：$Y=4.7 \times 107X+8555.5$，$r=0.9991$，线性范围为 $0.0025 \sim 0.25\ \mu g$。

白术内酯Ⅱ：$Y=4.9 \times 107X+17458$，$r=0.9990$，线性范围为 $0.00237 \sim 0.1896\ \mu g$。

白术内酯Ⅲ：$Y=2.4 \times 107X+9263.4$，$r=0.9995$，线性范围为 $0.0053 \sim 0.53\ \mu g$。

结果表明，白术内酯Ⅰ在 $0.0025 \sim 0.25\mu g$，白术内酯Ⅱ在 $0.00237 \sim 0.1896\mu g$，白术内酯Ⅲ在 $0.0053 \sim 0.53\mu g$ 范围内呈现良好的线性关系。

（2）精密度试验

精密吸取对照品溶液，重复进样 6 次，结果对照品白术内酯Ⅰ、白术内酯Ⅱ、白术内酯Ⅲ的峰面积积分值的相对标准偏差分别为 0.68%、1.24%、2.10% 结果表明该仪器的精密度良好。

（3）稳定性试验

精密吸取供试液溶液 10 μl，分别于 0h、2h、4h、6h、12h、32h 重复进样共 6 次，白术内酯Ⅰ、白术内酯Ⅱ、白术内酯Ⅲ的峰面积值 RSD（%）结果分别为 2.11%、2.52%、2.96%，结果表明供试品溶液在 32h 内保持稳定。

（4）重复性试验

取白术饮片粉末 6 份，各约 2.0g，精密称定，制备成供试品溶液，并进行测定，结果所测白术内酯Ⅰ、白术内酯Ⅱ、白术内酯Ⅲ的 6 次测定值的相对标准偏差分别为 2.60%、2.81%、2.85%。结果表明该方法重复性良好。

（5）加样回收试验

精密称定已知含量的白术饮片粉末 1.0g，精密加入对照品白术内酯Ⅰ、白术内酯Ⅱ、白术内酯Ⅲ各适量，按供试品溶液制备及测定法操作，进行色谱分析。结果所测白术内酯Ⅰ（相当于生药药材中白术内酯Ⅰ、白术内酯Ⅱ、白术内酯Ⅲ的 80%、100%、120% 含量）的平均回收率分别为 101.58%、101.07%、102.75%；白术内酯Ⅱ的平均回收率分别为 102.73%、101.74%、99.10%；白术内酯Ⅲ的平均回收率分别为 98.85%、99.21%、103.33%。

5. 样品测定

以白术中白术内酯Ⅰ、白术内酯Ⅱ、白术内酯Ⅲ为指标，对采集和制备的白术饮片进行了含量分析。见表 6-5。

表 6-5　各等级白术饮片含量测定结果

编号	白术内酯Ⅰ	白术内酯Ⅱ	白术内酯Ⅲ	总量 /(mg/g)	%	等级
1	0.1880 ± 0.0426	0.1928 ± 0.0330	0.3341 ± 0.0131	0.7149	0.071	一级
2	0.2583 ± 0.0363	0.2107 ± 0.0362	0.5690 ± 0.0837	1.0379	0.104	一级
3	0.3572 ± 0.0581	0.2050 ± 0.0068	0.6317 ± 0.0146	1.1939	0.119	一级
4	0.3031 ± 0.0195	0.1661 ± 0.0157	0.6158 ± 0.0458	1.0850	0.109	一级
5	0.1666 ± 0.0244	0.2195 ± 0.0347	0.4388 ± 0.0726	0.8249	0.082	一级
8	0.6528 ± 0.0072	0.6345 ± 0.0079	0.4774 ± 0.0047	1.7647	0.176	一级
9	0.1669 ± 0.0077	0.2242 ± 0.0168	0.2470 ± 0.0214	0.6381	0.064	一级
10	0.3871 ± 0.0196	0.3412 ± 0.0179	0.5856 ± 0.0102	1.3129	0.131	一级
11	0.3676 ± 0.0102	0.6663 ± 0.0095	0.3619 ± 0.0030	1.3958	0.140	一级
12	0.2878 ± 0.0030	0.3477 ± 0.0016	0.5258 ± 0.0019	1.1613	0.116	一级

编号	白术内酯Ⅰ	白术内酯Ⅱ	白术内酯Ⅲ	总量 /(mg/g)	%	等级
13	0.5271 ± 0.0100	0.3725 ± 0.0535	0.4827 ± 0.0317	1.3824	0.138	一级
14	0.2390 ± 0.0082	0.3465 ± 0.0042	0.2265 ± 0.0255	0.8120	0.081	一级
15	0.2761 ± 0.0214	0.2367 ± 0.0195	0.38323 ± 0.0355	0.8960	0.090	一级
16	0.18832 ± 0.0051	0.2727 ± 0.0033	0.2370 ± 0.0088	0.6980	0.070	一级
18	0.13735 ± 0.0143	0.14087 ± 0.0175	0.3530 ± 0.0329	0.6312	0.063	一级
19	0.2224 ± 0.0074	0.1775 ± 0.0042	0.24289 ± 0.0108	0.6427	0.064	一级
6	0.0998 ± 0.0292	0.1418 ± 0.0359	0.1804 ± 0.0469	0.4220	0.042	二级
7	0.0769 ± 0.0034	0.1057 ± 0.0413	0.1208 ± 0.0093	0.3034	0.030	二级
17	0.0495 ± 0.0116	0.0890 ± 0.0062	0.0577 ± 0.0037	0.1962	0.020	二级
20	0.13345 ± 0.0007	0.1501 ± 0.0033	0.2619 ± 0.0014	0.5454	0.055	二级

考虑到白术内酯Ⅰ、白术内酯Ⅱ、白术内酯Ⅲ均具有一定药效，本着多指标评价更加客观的反映饮片质量的优劣，拟将三者的总量作为不同等级白术饮片的质量评价标准。白术饮片色黄或较黄、有明显黄色或红棕色朱砂点、质地硬有较大裂隙者，白术内酯类成分含量较高，白术内酯Ⅰ、白术内酯Ⅱ、白术内酯Ⅲ总量基本上均在 0.6mg/g 以上，按干燥品计算，白术内酯Ⅰ、白术内酯Ⅱ、白术内酯Ⅲ总量不得低于 0.06%。而白术饮片黄白色或白色、质地角质样略有裂隙或无裂隙者，其白术内酯类成分含量较低，其白术内酯Ⅰ、白术内酯Ⅱ、白术内酯Ⅲ总量在 0.6mg/g 以下，因此，建议白术一级饮片的白术内酯Ⅰ、白术内酯Ⅱ、白术内酯Ⅲ总量限定为不得低于 0.06%。而白术二级饮片的白术内酯Ⅰ、白术内酯Ⅱ、白术内酯Ⅲ总量限定为不低于 0.02%。

第三节　白术饮片分级方法及其说明

一、分级依据

白术饮片以菊科植物白术 *Atractylodes macrocephala* Koidz. 的根茎为原料，按照《中国药典》2010 年版（一部）白术项下收录的炮制方法，炮制为饮片。白术饮片分为两个等级，在明确白术原料药材产地的基础上，以外观性状作为主要分级指标，白术内酯Ⅰ、白术内酯Ⅱ、白术内酯Ⅲ总量为辅助分级依据。

二、分级要点

白术饮片分为两个等级，各等级饮片的性状、主要成分含量应符合下列要求。见图 6-9 和表 6-6。

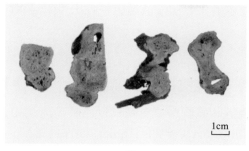 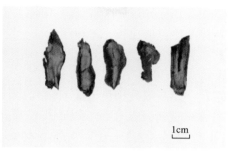

一级　　　　　　　　　　　　　二级

图 6-9　不同等级白术饮片

表 6-6　白术各等级饮片分级要点

项目	一级	二级
性状	黄色至淡棕色，有较明显的黄棕色油室，质地较坚硬有明显裂隙，切面略角质样	黄白色或白色，黄棕色油室不明显或量少，质地较坚硬，略有裂隙或无裂隙，切面角质样
含量测定	含白术内酯 Ⅰ、白术内酯 Ⅱ、白术内酯 Ⅲ 的总量不得少于 0.06%。	含白术内酯 Ⅰ、白术内酯 Ⅱ、白术内酯 Ⅲ 的总量不得低于 0.02%

第四节　白术饮片质量评价标准

白　术

Bai Zhu

【原料药材】　本品为菊科植物白术 *Atractylodes macrocephala* Koidz. 的根茎。冬季下部叶枯黄、上部叶变脆时采挖，采集时间为定植当年 10 月下旬至 11 月上旬，除去泥沙，烘干，再除去须根。道地产区为浙江、安徽、河北及湖南、湖北、河南、四川等。

【饮片】　菊科植物白术 *Atractylodes macrocephala* Koidz. 的干燥根茎的炮制加工品。

【炮制】　除去杂质，洗净，润透，切厚片，干燥。

【性状】　本品呈不规则的厚片。一级饮片表面黄色至淡棕色，有较明显的黄棕色油室，质地较坚硬有明显裂隙，切面略角质样；二级饮片表面黄白色或白色，黄棕色油室不明显或量少，质地较坚硬，略有裂隙或无裂隙，切面角质样。

【鉴别】　TLC 特征图谱：取本品粉末 1g，加入甲醇 10ml，超声提取 30min，滤过，取续滤液作为供试品溶液。另取白术对照药材 1g，同法制成对照药材溶液。取白术内酯 Ⅰ、白术内酯 Ⅱ、白术内酯 Ⅲ 对照品适量，加甲醇制成 0.2mg/ml 的溶液，作为对照品溶液。照薄层色谱法 [《中国药典》2010 年版（一部）附录Ⅵ B] 试验，吸取上述新制备的三种溶液各 10μl，分别点于同一硅胶 G 薄层板上，以石油醚（60 ~ 90℃）：乙醚（1 : 1）为展开剂，展开，取出，晾干，喷以 10% 硫酸乙醇溶液，105℃加热 5min，置紫外灯（365nm）下检视，供试品色谱中，在与对照药材色谱和对照品色谱相应的位置上，显相同颜色的斑点。

【检查】　水分　　不得过 15.0% [《中国药典》2010 年版（一部）附录Ⅸ H 第一法]。

总灰分　　不得过 5.0% [《中国药典》2010 年版（一部）附录Ⅸ K]。

色度　　取本品最粗粉 1g，精密称定，置具塞锥形瓶中，加 55% 乙醇 200ml，用稀盐酸调节 pH

至 2 ~ 3，连续振摇 1h，滤过，吸取滤液 10ml，置比色管中，照溶液颜色检查法（附录 XI A 第一法）试验，与黄色 9 号标准比色液比较，不得更深。

【浸出物】　　照水溶性浸出物测定法 [《中国药典》2010 年版（一部）附录 X A] 项下的热浸法测定，用水作溶剂，不得少于 30%。

【含量测定】　　照高效液相色谱法 [《中国药典》2010 年版（一部）附录 Ⅵ D]。

色谱条件与系统适用性试验　　以十八烷基硅烷键和硅胶为填充剂；以乙腈为流动相 A，水为流动相 B，梯度洗脱程序为（A）：0 ~ 9min，60% ~ 70%（A）；9 ~ 16min，70%（A）；16 ~ 18min，70% ~ 100%（A）；18 ~ 22min，100%（A）；白术内酯Ⅰ、白术内酯Ⅲ检测波长 220nm，白术内酯Ⅱ检测波长 276nm。理论塔板数按白术内酯Ⅰ、白术内酯Ⅲ、白术内酯Ⅱ计算不得低于 5000。

对照品溶液的制备　　取白术内酯Ⅰ、白术内酯Ⅱ、白术内酯Ⅲ对照品适量，精密称定，加甲醇制成每 1ml 含 0.0250mg、0.0237mg、0.0265mg 的溶液，即得。

供试品溶液的制备　　取本品粉末（过四号筛）约 2g，精密称定，置于具塞锥形瓶中，加入甲醇 50ml，密塞，称重，超声提取 45min，放冷，取上清液滤过，取续滤液，即得。

测定法　　分别精密吸取对照品溶液与供试品溶液各 10 μl，注入液相色谱仪，测定，即得。

本品按干燥品计算，一级白术饮片含白术内酯Ⅰ、白术内酯Ⅱ、白术内酯Ⅲ总量不得少于 0.06%；二级白术饮片白术内酯Ⅰ、白术内酯Ⅱ、白术内酯Ⅲ总量不得少于 0.02%。

【性味与归经】　　苦、甘，温。归脾、胃经。

【功能与主治】　　健脾益气，燥湿利水，止汗，安胎。用于脾虚食少，腹胀泄泻，痰饮眩悸，水肿，自汗，胎动不安。

【用法与用量】　　6 ~ 12g。

【储藏】　　置阴凉干燥处，防蛀。

第七章　板蓝根饮片的分级方法及其质量评价

第一节　原料药材

按照《中国药典》2010年版（一部）板蓝根项下的规定，本品为十字花科植物菘蓝 *Isatis indigotica* Fort. 的干燥根。板蓝根为2年生草本植物，春播（3～4月）或夏播（5～6月）板蓝根，在初霜后的12月中下旬采收，可获取药效成分含量高、质量好的板蓝根药材。

板蓝根药材，在实际生产及销售过程中，多采用传统鉴别方法，根据板蓝根药材的外观性状，以条粗长均直、体实质肥、粉性足者为优质品，其他为二级。另外药材采购者在采购过程中，往往根据产地来判断优劣，以道地产区和主产区的板蓝根为优。

根据文献调研可知，板蓝根药材有两种不同的分级方法：一种是按其外观颜色、形状、气味、质地、药材大小等分成两种等级：一等干货，呈圆柱形，头部略大，中间凹陷，边有柄痕，偶有分支，质实而脆，表面灰黄色或淡棕色，有纵皱纹，断面外部黄白色，中心黄色，气微，味微甜而后苦涩，长17 cm，芦下2 cm处直径1 cm以上，无苗茎、须根、杂质、虫蛀、霉变；二等干货，色泽、形状、气味、质地与一等干货相同，不同的是芦下直径为0.5 cm以上。另一种是按产地分级，由于不同的产地其生长环境和田间管理等不尽相同，往往会导致其所含成分的种类、含量、药效有差异。通常将板蓝根道地产区河北安国的板蓝根定为一级；来源于主产区黑龙江大庆、安徽阜阳的定为二级；其他地区产的板蓝根为统质。

采集道地产区板蓝根药材4批，主产地板蓝根药材4批，商品板蓝根饮片23批，所有样品基源经山东中医药大学张兆旺教授鉴定为十字花科植物菘蓝 *Isatis indigotica* Fort. 的干燥根。

第二节　饮　片

以十字花科植物菘蓝 *Isatis indigotica* Fort. 的干燥根为原料药材，按照《中国药典》2010年版（一部）板蓝根项下规定，炮制加工板蓝根饮片。

一、炮　制

取板蓝根干燥药材，除去杂质，洗净，润透，切厚片，干燥。

板蓝根饮片炮制过程中，易产生碎屑，因此将碎屑等杂质比例作为板蓝根饮片等级划分的辅助依据，并以此来控制饮片的质量，杜绝掺加现象。

二、性　状

（一）板蓝根原料药材的传统分级

板蓝根饮片不分等级，但根据企业分级管理情况，以符合《中国药典》2010 年版（一部）板蓝根药材各标准的道地产区及主产区的头等板蓝根药材为优质原料。由国内主要大型饮片生产企业提供的板蓝根饮片（S1，S2，S3，S4，S9，S10，S13，S14，S15，S16，S19，S20，S21，S22）严格按照《中国药典》2010 年版（一部）板蓝根项下炮制方法加工，见表 7-1。

表 7-1　板蓝根饮片样品

编号	批号	产地	采集形式	饮片加工来源	原药材质量评价
S1	111011	河北安国	饮片	安国奉义中药饮片有限公司	道地头等
S2	111120	河北安国	饮片	安国奉义中药饮片有限公司	道地头等
S3	111205	河北安国	饮片	安徽沪谯中药科技有限公司	道地头等
S4	111023	河北安国	饮片	安徽沪谯中药科技有限公司	道地头等
S5	111211	河北安国	药材	山东博康中药饮片有限公司	道地头等
S6	111213	河北安国	药材	安徽沪谯中药科技有限公司	道地头等
S7	111215	河北安国	药材	山东博康中药饮片有限公司	道地其他等
S8	111218	河北安国	药材	安徽沪谯中药科技有限公司	道地其他等
S9	111120	河北安国	饮片	安国奉义中药饮片有限公司	道地其他等
S10	111215	河北安国	饮片	安国奉义中药饮片有限公司	道地其他等
S11	111219	安徽阜阳	药材	山东博康中药饮片有限公司	主产区头等
S12	111223	安徽阜阳	药材	安徽沪谯中药科技有限公司	主产区头等
S13	111019	安徽阜阳	饮片	安徽沪谯中药科技有限公司	主产区头等
S14	111109	安徽阜阳	饮片	安徽济人药业有限公司	主产区头等
S15	111214	安徽阜阳	饮片	安国奉义中药饮片有限公司	主产区头等
S16	111112	安徽阜阳	饮片	安国奉义中药饮片有限公司	主产区头等
S17	111224	黑龙江大庆	药材	山东博康中药饮片有限公司	主产区头等
S18	111228	黑龙江大庆	药材	安徽沪谯中药科技有限公司	主产区头等
S19	111006	黑龙江大庆	饮片	安徽济人药业有限公司	主产区头等
S20	1207222492	黑龙江大庆	饮片	安徽济人药业有限公司	主产区头等
S21	1108040001	黑龙江大庆	饮片	安徽沪谯中药科技有限公司	主产区头等
S22	111014	黑龙江大庆	饮片	山东博康中药饮片有限公司	主产区头等
S23	101113	河南洛阳	饮片	河南弘景中药饮片有限公司	市售二级
S24	110724	甘肃陇南	饮片	兰州安泰堂中药饮片有限公司	市售二级
S25	110913	陕西安定	饮片	陕西天士力植物药业有限责任公司	市售二级
S26	101226	江苏泰兴	饮片	杭州胡庆余堂天然药物有限公司	市售二级
S27	110621	内蒙古赤峰	饮片	赤峰市荣兴堂药业有限责任公司	市售二级
S28	110527	山东临沂	饮片	山东博康中药饮片有限公司	市售二级
S29	111225	四川成都	饮片	新荷花中药饮片股份有限公司	市售二级
S30	111013	浙江杭州	饮片	杭州胡庆余堂天然药物有限公司	市售二级
S31	111217	山西运城	饮片	南京海源中药饮片有限公司	市售二级

市售板蓝根饮片不分等级（S23，S24，S25，S26，S27，S28，S29，S30，S31）均以二级的形式流通，见表7-1。

（二）板蓝根饮片质量评价传统方法

中药饮片传统的鉴别方法主要有观形、辨色、闻气、食味、辨质，主要内容包括片型及规格、色泽、气味、质地等，取不同产地的板蓝根饮片31批对其进行以上性状鉴别，结果见表7-2。

分别称取不同产地板蓝根饮片各100g，共31批，按《中国药典》2010年版（一部）附录ⅨA杂质检查法，依法测定，样品杂质含量见表7-2。

表7-2　不同产地板蓝根饮片传统质量评价结果

编号	性状	直径/mm	质地	杂质含量/% 及类型
S1	外表皮淡棕黄色，有纵皱纹。切面皮部黄白色，木部黄色。有放射状纹理，形成层呈环状，气微，味微甜后苦涩	10～6	质硬脆，粉性强	1.03；主要为泥土
S2	外表皮淡棕黄色，有纵皱纹。切面皮部黄白色，木部黄色。有放射状纹理，形成层呈环状，气微，味微甜后苦涩	10～6	质硬脆，粉性强	0.97；主要泥土、砂石
S3	外表皮浅棕黄色，有纵皱纹。切面皮部浅棕色，木部黄色。有放射状纹理，形成层呈环状，气微，味微甜后苦涩	10～6	质硬脆，粉性强	1.07；主要为泥土
S4	外表皮淡棕黄色，有纵皱纹。切面皮部黄白色，木部黄色。有放射状纹理，形成层呈环状，气微，味微甜后苦涩	10～6	质硬脆，粉性强	1.10；主要是泥沙
S5	外表皮浅棕黄色，有纵皱纹。切面皮浅棕色，木部黄色。有放射状纹理，形成层呈环状，气微，味微甜后苦涩	10～6	质硬脆，粉性强	1.04；主要是泥沙和掺杂的碎屑
S6	外表皮浅棕黄色，有纵皱纹。切面皮部黄白色，木部黄色。有放射状纹理，形成层呈环状，气微，味微甜后苦涩	10～6	质硬脆，粉性强	1.07；主要是泥沙和碎屑
S7	外表皮浅黄色，有纵皱纹。切面皮部黄白色，木部黄色。有放射状纹理，形成层呈环状，气微，味微甜后苦涩	7～4	质硬脆，粉性强	1.57；主要是泥沙和少量的大青叶
S8	外表皮灰黄色，有纵皱纹。切面皮部黄白色，木部黄色。有放射状纹理，形成层呈环状，气微，味微甜后苦涩	7～4	质硬脆，粉性强	1.62；主要是泥沙碎屑
S9	外表皮浅灰黄色，有纵皱纹。切面皮部浅棕色，木部黄色。有放射状纹理，形成层呈环状，气微，味微甜后苦涩	7～4	质硬脆，粉性强	1.71；主要是泥沙
S10	外表皮淡灰黄色，有纵皱纹。切面皮部黄白色，木部黄色。有放射状纹理，形成层呈环状，气微，味微甜后苦涩	7～4	质硬脆，粉性强	1.50；主要是泥沙
S11	外表皮浅棕色，有纵皱纹。切面皮浅棕色，木部黄色。有放射状纹理，形成层呈环状，气微，味微甜后苦涩	7～4	质硬脆，粉性足	1.24；主要是泥沙
S12	外表皮浅棕黄色，有纵皱纹。切面皮部黄白色，木部黄色。有放射状纹理，形成层呈环状，气微，味微甜后苦涩	7～4	质硬脆，粉性足	1.18；主要是泥沙
S13	外表皮浅棕黄色，有纵皱纹。切面皮部黄白色，木部黄色。有放射状纹理，形成层呈环状，味微甜后苦涩	10～6	质硬脆，粉性足	1.12；主要是泥沙和碎屑
S14	外表皮浅棕黄色，有纵皱纹。切面皮部黄白色，木部黄色。有放射状纹理，形成层呈环状，气微，味微甜后苦涩	10～6	质硬脆，粉性足	1.23；主要是泥沙
S15	外表皮浅棕黄色，有纵皱纹。切面皮部浅棕色，木部黄色。有放射状纹理，形成层呈环状，气微，味微甜后苦涩	10～6	质硬脆，粉性足	1.45；主要是泥沙
S16	外表皮浅棕黄色，有纵皱纹。切面皮浅棕色，木部黄色。有放射状纹理，形成层呈环状，气微，味微甜后苦涩	10～6	质硬脆，粉性足	1.11；主要是泥沙

续表

编号	性状	直径 /mm	质地	杂质含量 /% 及类型
S17	外表皮浅棕黄色，有纵皱纹。切面皮浅棕色，木部黄色。有放射状纹理，形成层呈环状，味微甜后苦涩	10 ~ 6	质硬脆，粉性足	1.17；主要是泥沙
S18	外表皮浅棕黄色，有纵皱纹。切面皮部黄白色，木部黄色。有放射状纹理，形成层呈环状，气微，味微甜后苦涩	10 ~ 6	质硬脆，粉性足	1.34；主要是是泥沙
S19	外表皮浅棕黄色，有纵皱纹。切面皮浅棕色，木部黄色。有放射状纹理，形成层呈环状，气微，味微甜后苦涩	10 ~ 6	质硬脆，粉性足	1.06；主要是泥沙
S20	外表皮浅棕黄色，有纵皱纹。切面皮浅棕色，木部黄色。有放射状纹理，形成层呈环状，气微，味微甜后苦涩	10 ~ 6	质硬脆，粉性足	1.12；主要是泥沙
S21	外表皮浅棕黄色，有纵皱纹。切面皮浅棕色，木部黄色。有放射状纹理，形成层呈环状，气微，味微甜后苦涩	10 ~ 6	质硬脆，粉性强	1.41；主要是泥沙和碎屑
S22	外表皮淡棕黄色，有纵皱纹。切面皮部黄白色，木部黄色。有放射状纹理，形成层呈环状，气微，味微甜后苦涩	10 ~ 6	质硬脆，粉性足	1.32；主要是泥沙和掺杂的大青叶
S23	外表皮浅灰黄色，有纵皱纹。切面皮浅棕色，木部黄色。有放射状纹理，形成层呈环状，气微，味微甜后苦涩	7 ~ 4	质硬脆，粉性足	2.57；主要为砂石，大青叶，其他药材的根茎
S24	外表皮浅棕黄色，有纵皱纹。切面皮部黄白色，木部黄色。有放射状纹理，形成层呈环状，气微，味微甜后苦涩	7 ~ 4	质硬脆，粉性足	2.23；主要是掺杂的大青叶、霉变品
S25	外表皮浅棕黄色，有纵皱纹。切面皮浅棕色，木部黄色。有放射状纹理，形成层呈环状，气微，味微甜后苦涩	7 ~ 4	细小易断，粉性足	3.52；主要是砂石、大青叶、其他药材的根
S26	外表皮浅灰黄色，有纵皱纹。切面皮浅棕色，木部黄色。有放射状纹理，形成层呈环状，气微，味微甜后苦涩	5 ~ 3	细小易断，粉性足	3.61；主要是泥沙。大青叶、其他药材的碎屑
S27	外表皮浅灰黄色，有纵皱纹。切面皮浅棕色，木部黄色。有放射状纹理，形成层呈环状，气微，味微甜后苦涩	5 ~ 3	细小柔软，纤维性强	2.36；主要是沙、石子、霉变品
S28	外表皮浅棕黄色，有纵皱纹。切面皮浅棕色，木部黄色。有放射状纹理，形成层呈环状，气微，味微甜后苦涩	5 ~ 3	细小柔软，纤维性强	2.90；主要是泥沙、大青叶、其他根类药材
S29	外表皮浅棕黄色，有纵皱纹。切面皮浅棕色，木部黄色。有放射状纹理，形成层呈环状，气微，味微甜后苦涩	5 ~ 3	细小易断，粉性足	3.61；主要是泥土，霉变品
S30	外表皮浅灰黄色，有纵皱纹。切面皮黄白色，木部黄色。有放射状纹理，形成层呈环状，气微，味微甜后苦涩	5 ~ 3	细小易断，粉性足	3.56；主要是砂石，其他非药用碎屑
S31	外表皮浅灰黄色，有纵皱纹。切面皮浅棕色，木部黄色。有放射状纹理，形成层呈环状，气微，味微甜后苦涩	5 ~ 3	细小易断，粉性足	4.21；泥沙，石子，霉变品

　　表 7-2 结果显示，不同产地板蓝根饮片除质地、气味上没有太大的区别，其他性状都有一定程度的差异。市售饮片切制饮片的厚度不一，为 2 ~ 4 mm，直径的大小不一，为 3 ~ 7 mm。国家中医药管理局关于《中药饮片质量标准通则（试行）》的通知中均有规定，根类杂质不得过 2.0%。从表 7-2 结果可见，市售板蓝根饮片杂质均已超标，这将影响板蓝根饮片质量及应用（本试验中供试品均已除去杂质）。道地及主产区饮片由于严格按照板蓝根饮片炮制方法加工，其杂质含量 95% 可信区间为 1.1525% ~ 1.3412%，均值为 1.2469%。

　　依据对不同产地板蓝根饮片的传统方法质量评价结果，建议将板蓝根饮片初步分为以下规格等级：

1. 一级饮片

　　本品为圆形厚片，直径 6 mm 以上，外表皮淡棕黄色，有纵皱纹，色泽及大小均一。切面皮部黄白色，木部黄色。有放射状纹理，形成层呈环状，质硬脆，粉性强，气微，味微甜后苦涩。杂质不得过1.3%。

一级饮片样品包括道地产区河北安国头等饮片S1，S2，S3，S4，S5，S6；主产区安徽阜阳头等饮片S11，S12，S13，S14，S15，S16；主产区黑龙江大庆头等饮片S17，S18，S19，S20，S21，S22。

2. 二级饮片

本品为圆形厚片，外表皮淡灰黄色或浅棕色，有纵皱纹，色泽及大小不均一，切面皮部黄白色，木部黄色。有放射状纹理，形成层呈环状，质硬脆，气微，味微甜后苦涩。杂质含量不得超过2.0%。

二级饮片样品包括道地产区河北安国其他等饮片S7，S8，S9，S10；市售河南洛阳S23；甘肃陇南S24；陕西安定S25；江苏泰兴S26；内蒙古赤峰S27；山东临沂S28；四川成都S29；浙江杭州S30；山西运城S31。

三、鉴 别

采用TLC和HPLC两种方式对初步分级的板蓝根饮片进行比较研究，探讨不同等级板蓝根饮片的质量评价方式和评价标准。

（一）TLC鉴别

取本品粉末1g，加稀乙醇40ml，超声处理20min，滤过，滤液蒸干，残渣加稀乙醇5ml使溶解，作为供试品溶液。另取板蓝根对照药材1g，同法制成对照药材溶液。再取精氨酸对照品，加稀乙醇制成每1ml含0.5mg的溶液，作为对照品溶液。照薄层色谱法（附录Ⅵ B）试验，吸取上述三种溶液各2μl，分别点于同一硅胶G薄层板（105℃活化30min）上，以正丁醇-冰醋酸-水（19：5：5）为展开剂，展开，取出，热风吹干，喷以茚三酮试液，在105℃加热至斑点显色清晰。供试品色谱中，可见光下显示5个斑点，其中在与对照药材色谱和对照品色谱相应的位置上，分别显相同颜色的斑点（图7-1）。

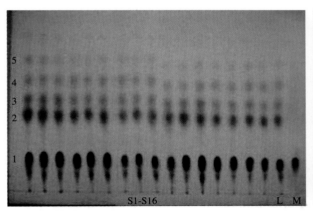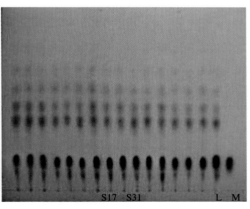

图7-1 不同产地板蓝根饮片TLC色谱（可见光）

S1～S31.板蓝根供试样品；L.板蓝根对照药材；M.精氨酸对照品

取本品粉末1g，加80%甲醇20ml，超声处理30min，滤过，滤液蒸干，残渣加甲醇1ml使溶解，作为供试品溶液。另取板蓝根对照药材1g，同法制成对照药材溶液。再取（R，S）-告依春对照品，加甲醇制成每1ml含0.5mg的溶液，作为对照品的溶液。照薄层色谱法（附录Ⅵ B）试验，吸取上述三种溶液各3μl，分别点于同一硅胶GF254薄层板（105℃活化30min）上，以石油醚（60～90℃）-乙酸乙酯（1：1）为展开剂，展开，取出，晾干，置紫外光灯（254nm）下检视。供试品色谱中，其中在与对照药材色谱和对照品色谱相应的位置上，分别显相同颜色斑点（图7-2）。

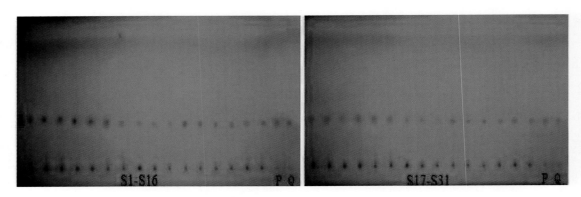

图 7-2　不同产地板蓝根饮片 TLC 色谱（254nm）

S1 ~ S31. 板蓝根供试样品；P. 板蓝根对照药材；Q. 告依春对照品

板蓝根饮片 TLC 图谱显示，所有板蓝根饮片中均能检定出精氨酸和告依春。可以作为板蓝根饮片的 TLC 鉴别特征。

（二）HPLC 特征图谱

1. 仪器与试药

Agilent 1100 型高效液相色谱仪，DAD 检测器，Chemstation 色谱工作站；电子分析天平（MA110 型，上海第二分析仪器厂）；SXZ-4-10 箱式电阻炉（上海申光仪器仪表有限公司）；KQ-250E 型医用超声波清洗器（江苏昆山超声仪器公司）；甲醇为色谱纯，水为超纯水，使用前均经 0.45μm 滤膜滤过，其他试剂均为分析纯。

2. 色谱条件

Inertsil ODS-3（4.6 mm×250 mm，5 μm）；0.17 甲酸水（A）- 甲醇（B）为流动相。流速 1.0ml/min；柱温 30 ℃；进样量 10 μl；检测波长 265nm；线性梯度洗脱时间程序为：0 ~ 25min，3% ~ 10%（B）；25 ~ 40min，10% ~ 26%（B）；40 ~ 90min，25% ~ 65.7%（B）。

3. 供试品溶液制备

取不同产地板蓝根饮片粗粉（过二号筛）各 15g，分别常压下加热回流提取 3 次，加水量依次为药量的 10 倍、8 倍、8 倍，提取时间依次为 2h、1h、0.5h，合并 3 煎提取液，滤过、离心（3500r/min）25min，定容至 500ml，得样品液（质量浓度为 30g/L）。精密吸取样品液各 50ml，分别置蒸发皿中，水浴浓缩蒸至近干，加硅藻土 1g，搅拌、干燥、研匀，转移至干燥磨口三角瓶中，加甲醇 25ml，称重，超声 30min，补足失重，滤过，浓缩定容至 5ml，摇匀，即得供试液 S1-S31（质量浓度为 30 0g/L），取供试液过微孔滤膜（0.45μm），作为供试品溶液。

4. 板蓝根饮片 HPLC 特征图谱分析

（1）精密度试验

取板蓝根饮片粗粉，制备供试品溶液，连续进样 5 次，测定 HPLC 图谱，计算相对保留时间及相对峰面积，各共有峰相对保留时间的 RSD 在 0.91% ~ 2.53%，各共有峰相对峰面积的 RSD 在 0.21% ~ 2.65%。结果表明，仪器的精密度良好。

（2）稳定性试验

取板蓝根饮片粗粉，制备供试品溶液，分别在 0h、4h、8h、12h、16h、20h 共进样 6 次，测定 HPLC 图谱，计算相对保留时间及相对峰面积，各共有峰相对保留时间的 RSD 在 0.85% ~ 2.39%，各共有峰相对峰面积的 RSD 在 0.89% ~ 1.95%。结果表明，供试品溶液在 20h 内稳定。

（3）重复性试验

取板蓝根饮片粗粉 5 份，制备供试品溶液，平行操作 5 份，测定 HPLC 图谱，计算相对保留时间及相对峰面积，各共有峰相对保留时间的 RSD 在 0.04% ~ 3.77%，各共有峰相对峰面积的 RSD 在 0.21% ~ 2.52%。结果表明，该方法的重复性良好。

（4）板蓝根饮片特征图谱测定

对板蓝根饮片进行 HPLC 特征图谱测定，将图谱导入国家药典委员会"中药色谱指纹图谱相似度评价系统"（2004 年 A 版）进行数据，设定时间窗宽度为 0.5min，以中位数法生成标准特征图谱，建立共有模式，测得样品与共有模式之间的相似度，经相似度比较剔除了相似度较小的样本，并加入新的样本，再剔除相似度较小的样本，如此反复，得到建立板蓝根饮片特征图谱分级模式的 10 批样品（即道地产区河北安国头等样品 S1 ~ S6、安徽阜阳主产区头等样品 S11、S12、S15、S16）。见图 7-3 和图 7-4、表 7-3 和表 7-4。

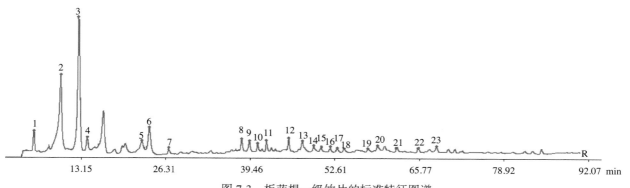

图 7-3　板蓝根一级饮片的标准特征图谱

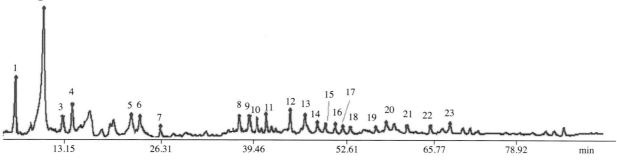

图 7-4　板蓝根二级饮片的标准特征图谱

表 7-3　不同产地板蓝根 10 批饮片指纹图谱相似度结果

编号	S1	S2	S3	S4	S5	S6	S11	S12	S15	S16	标准图谱
S1	1.000	0.928	0.909	0.897	0.963	0.876	0.830	0.947	0.857	0.793	0.973
S2	0.928	1.000	0.885	0.966	0.826	0.919	0.971	0.785	0.947	0.849	0.951
S3	0.909	0.885	1.000	0.776	0.901	0.947	0.894	0.991	0.880	0.979	0.969
S4	0.897	0.966	0.776	1.000	0.763	0.98	0.931	0.849	0.769	0.876	0.932
S5	0.963	0.826	0.901	0.763	1.000	0.916	0.751	0.879	0.890	0.984	0.937
S6	0.876	0.919	0.947	0.98	0.916	1.000	0.931	0.947	0.975	0.963	0.980
S11	0.830	0.971	0.894	0.931	0.751	0.931	1.000	0.949	0.963	0.925	0.979
S12	0.947	0.785	0.991	0.849	0.879	0.947	0.949	1.000	0.959	0.979	0.947
S15	0.857	0.947	0.880	0.769	0.890	0.975	0.963	0.959	1.000	0.975	0.961
S16	0.793	0.849	0.979	0.876	0.984	0.963	0.925	0.979	0.975	1.000	0.943
标准图谱	0.973	0.951	0.969	0.932	0.937	0.980	0.979	0.947	0.961	0.943	1.000

表 7-4　不同产地板蓝根饮片与标准图谱分析结果

编号	标准图谱相对 Rt	S1	S2	S3	S4	S5	S6	S11	S12	S15	S16	S（标准图谱）	S 相对峰面积
1	0.2494	233.984	210.592	472.080	129.464	216.433	275.887	236.88	296.733	427.928	550.416	246.160	0.3559
2	0.4294	1974.712	1777.240	1273.720	1199.864	2453.243	3426.866	948.152	1249.830	2209.176	1846.832	2940.055	4.2509
3	0.5376	2606.400	2345.760	1514.264	2243.480	3324.947	3953.999	1795.776	939.852	2260.328	1713.120	3639.473	5.2622
4	0.5966	275.320	247.784	84.080	177.608	397.498	573.993	40.160	186.188	311.768	245.256	485.746	0.7023
5	0.9619	461.680	415.512	146.920	259.616	607.891	891.327	135.464	495.287	464.320	369.048	749.609	1.0838
6	1.0000	568.704	531.280	448.192	529.632	671.110	712.150	582.104	627.740	440.600	431.392	691.630	1.0000
7	1.1253	59.616	53.656	108.376	53.320	73.755	83.678	47.520	53.860	110.552	96.248	78.717	0.1138
8	1.5873	123.408	111.064	137.016	350.752	227.775	50.491	215.800	186.188	42.248	36.624	139.133	0.2012
9	1.6549	173.632	156.272	107.120	150.744	244.150	306.011	78.872	66.666	194.160	162.552	275.081	0.3977
10	1.7514	92.400	83.160	83.048	133.536	143.014	128.614	74.720	145.133	95.640	79.824	135.814	0.1964
11	1.7167	194.752	175.280	101.512	20.272	182.475	332.004	99.216	97.362	191.352	174.072	257.240	0.3719
12	1.8938	210.784	189.704	89.776	69.528	261.062	429.783	40.024	76.145	252.376	194.680	345.423	0.4994
13	1.9872	153.448	138.104	123.208	112.936	216.232	294.047	47.160	210.481	217.784	172.504	255.140	0.3689
14	2.0602	108.864	97.976	82.736	19.192	88.050	149.765	89.744	62.397	97.800	80.824	118.908	0.1719
15	2.0926	28.120	25.304	36.888	21.360	32.817	39.952	21.968	26.867	40.040	42.384	36.385	0.0526
16	2.1854	31.912	28.720	24.112	18.152	43.689	64.663	6.416	22.096	47.144	38.976	54.176	0.0783
17	2.2077	101.728	91.552	31.688	48.912	117.713	174.121	51.152	11.048	81.800	64.936	145.917	0.2110
18	2.2429	53.920	48.528	78.792	40.344	55.434	62.669	55.480	57.313	71.376	60.456	59.052	0.0854
19	2.4010	44.792	40.312	53.064	45.504	50.199	46.717	51.168	23.352	43.672	41.248	48.458	0.0701
20	2.4645	97.064	87.360	49.840	148.376	171.469	167.355	47.616	67.545	96.408	86.936	169.412	0.2449
21	2.5925	66.944	60.248	92.552	55.712	67.514	68.865	77.400	25.235	76.024	71.536	68.190	0.0986
22	2.7545	65.952	59.360	48.632	51.344	86.305	110.312	35.624	37.602	75.432	69.496	98.309	0.1421
23	2.8586	101.04	90.936	139.296	23.352	76.708	123.060	98.52	31.199	131.512	107.536	99.884	0.1444

5. 不同产地板蓝根饮片特征图谱相似度的比较

以板蓝根饮片标准特征图谱为基准,采用国家药典委员会"中药色谱指纹图谱相似度评价系统"(2004年 A 版),对不同产地板蓝根 31 批饮片进行特征图谱相似度评价。结果表明不同产地板蓝根饮片相似度存在较大的差异。结果见表 7-5。

表 7-5　不同产地板蓝根饮片指纹图谱相似度

样品	相似度	样品	相似度	样品	相似度
S1	0.973	S12	0.947	S23	0.836
S2	0.951	S13	0.917	S24	0.872
S3	0.969	S14	0.908	S25	0.886
S4	0.932	S15	0.961	S26	0.832
S5	0.937	S16	0.943	S27	0.753
S6	0.980	S17	0.927	S28	0742
S7	0.841	S18	0.884	S29	0.717
S8	0.877	S19	0.818	S30	0.761
S9	0.848	S20	0.842	S31	0.751
S10	0.821	S21	0.864		
S11	0.979	S22	0.801		

6. 不同等级板蓝根饮片特征图谱比较

板蓝根一级和二级的 HPLC 特征图谱有明显的差异，图 7-5 中标示的 a、b、c 三块区域的峰面积中一级明显高于二级，一级中 6 号峰（R，S）- 告依春的峰面积高于二级，且差异显著。

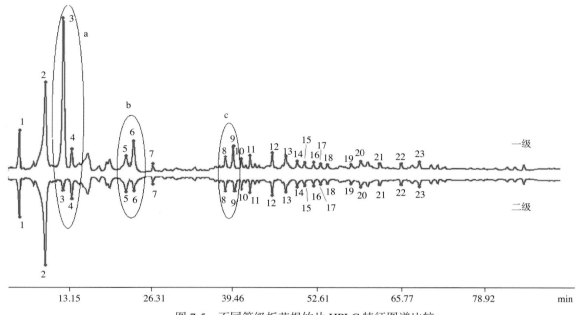

图 7-5　不同等级板蓝根饮片 HPLC 特征图谱比较

7. 小结

建立了板蓝根饮片的 HPLC 特征图谱分析方法，并用于不同等级板蓝根饮片的分级和质量评价。研究结果显示，HPLC 特征图谱可用于一级板蓝根饮片和二级板蓝根饮片的鉴别，具有分级的可行性和实用性，可以作为板蓝根饮片分级的辅助依据。

四、检　查

（一）杂质

参照《中国药典》2010 年版（一部）附录Ⅸ A 杂质检查法，分别称取不同产地板蓝根饮片各 100g，摊开，用肉眼或放大镜（5 ~ 10 倍）观察，将杂质拣出；如其中有可以筛分的杂质，则通过适当的筛，将杂质分出。将各类杂质分别称重，计算其在供试品中的含量（%），样品杂质含量见表 7-6。

表 7-6　不同产地板蓝根饮片检测项测定结果

样品	杂质含量 /%	含水量 /%	总灰分含量 /%	酸不溶性灰分含量 /%	醇浸出物含量 /%
S1	1.03	7.64	5.82	0.73	45.22
S2	0.97	9.01	5.70	1.28	40.00
S3	1.07	8.51	4.73	0.54	45.54
S4	1.10	8.65	5.58	0.74	40.06
S5	1.04	7.74	3.78	0.74	42.52
S6	1.07	8.47	4.07	1.24	41.69
S7	1.57	8.62	5.17	1.42	35.39
S8	1.62	8.68	5.35	1.38	32.57
S9	1.71	9.62	5.35	0.71	31.14

样品	杂质含量 /%	含水量 /%	总灰分含量 /%	酸不溶性灰分含量 /%	醇浸出物含量 /%
S10	1.50	9.37	5.57	1.24	27.38
S11	1.24	7.43	3.99	0.98	34.45
S12	1.18	8.11	4.76	0.84	37.62
S13	1.12	8.02	4.55	0.55	34.94
S14	1.23	8.75	4.71	1.58	35.22
S15	1.45	9.66	5.59	0.73	36.67
S16	1.11	8.69	5.19	0.65	37.53
S17	1.17	9.13	4.89	1.6	39.34
S18	1.34	9.23	6.33	0.54	31.04
S19	1.06	9.41	5.47	1.65	35.56
S20	1.12	9.15	5.83	1.15	35.61
S21	1.41	9.42	6.32	1.41	28.90
S22	1.32	10.34	6.19	1.63	28.45
S23	2.57	10.24	6.22	1.34	32.48
S24	2.23	10.55	5.96	1.26	33.52
S25	3.52	9.66	6.38	1.42	34.58
S26	3.61	9.29	3.64	0.75	27.5
S27	2.36	10.82	5.83	1.34	29.59
S28	2.90	10.47	7.31	1.47	30.53
S29	3.61	10.15	5.67	1.97	31.64
S30	3.53	12.06	6.51	1.23	34.6
S31	4.21	9.58	5.49	1.69	27.38

注：①S1 ~ S6 为道地产区河北安国头等样品，S7 ~ S10 为河北安国其他等样品；S11 ~ S16 为主产区安徽阜阳头等样品，S17 ~ S22 为主产区黑龙江大庆头等样品；S23 ~ S31 为市售样品二级，产地分别为河南洛阳、甘肃陇南、陕西安定、江苏泰兴、内蒙古赤峰、山东临沂、四川成都、浙江杭州、山西运城。

②表中数据均为平行测定三次的平均值。

（二）水分

参照《中国药典》2010 年版（一部）附录Ⅸ H 水分测定法（第一法），取供试品 4g，平铺于干燥至恒重的扁形称瓶中，精密称定，打开瓶盖在 100 ~ 105℃干燥 5h，将瓶盖盖好，移置干燥器中，冷却 30min，精密称定重量，再在上述温度干燥 1h，冷却，称重，至连续两次称重的差异不超过 5mg 为止。根据减失的重量，计算供试品中含水量（%），结果见表 7-6。

（三）浸出物

参照《中国药典》2010 年版（一部）醇溶性浸出物测定法（附录ⅩA）项下热浸法，以 45% 乙醇作溶剂，对板蓝根饮片进行醇溶性浸出物含量测定。取供试品约 4g，精密称定，置 100ml 的锥形瓶中，精密加入 45% 乙醇 50ml，密塞，称定重量，静置 1h 后，连接回流冷凝管，加热至沸腾，并保持微沸 1h。放冷后，取下锥形瓶，密塞，再称定重量，用 45% 乙醇补足减失的重量，摇匀，用干燥滤器滤过。精密取滤液 25ml，置已干燥至恒重的蒸发皿中，在水浴上蒸干后，于 105℃干燥 3h，置干燥器中冷却 30min，迅速精密称定重量。扣除饮片中水分，计算供试品中醇溶性浸出物的含量（%）。结果见表 7-6。

（四）灰分

参照《中国药典》2010 年版（一部）总灰分及酸不溶性灰分测定法（附录Ⅸ K），取供试品 4g，置炽灼至恒重的坩埚中，称定重量，缓缓炽热，注意避免燃烧，至完全炭化时，逐渐升高温度至 500 ~ 600℃，使完全灰化并至恒重。根据残渣重量，计算供试品中总灰分的含量（%）。结果见表 7-6。

取上述方法所得的灰分，在坩埚中小心加入稀盐酸约 10ml，用表面皿覆盖坩埚，置水浴上加热 10min，表面皿用热水 5ml 冲洗，洗液并入坩埚中，用无灰滤纸滤过，坩埚内的残渣用水洗于滤纸上，并洗涤至洗液不显氯化物反应为止，滤渣连同滤纸移至同一坩埚中，干燥，炽灼至恒重。根据残渣重量，计算供试品中酸不溶性灰分的含量（%）。结果见表 7-6。

（五）结果

根据《中国药典》2010 年版（一部）规定，板蓝根饮片水分不得过 15.0%，总灰分不得过 9.0%，酸不溶性灰分不得过 2.0%，醇溶性浸出物不得少于 25.0%，样品均符合《中国药典》标准。此外，在《中国药典》标准的基础上，补充制定了板蓝根饮片的杂质含量标准。

五、含量测定

对板蓝根饮片中（R，S）- 告依春成分进行了含量测定，分析成分含量与饮片分级的相关性。

（一）仪器与试药

Agilent 1100 型高效液相色谱仪，DAD 检测器，Chemstation 色谱工作站；电子分析天平（MA110 型，上海第二分析仪器厂）；SXZ-4-10 箱式电阻炉（上海申光仪器仪表有限公司）；KQ-250E 型医用超声波清洗器（江苏昆山超声仪器公司）。

对照品（R，S）- 告依春（批号：111753—201103），购自中国食品药品检定研究院，甲醇为色谱纯，水为超纯水，使用前均经 0.45μm 滤膜滤过，其他试剂均为分析纯。

（二）方法与结果

1. 色谱条件

色谱柱为 DiamonsiL（TM）钻石 C_{18} 5 μm（4.6 mm × 250 mm，5 μm）；以甲醇 -0.02% 磷酸水（15 : 85）为流动相；检测波长 245nm；流速 1.0ml/min；进样量 20 μl；柱温 30 ℃；供试品和对照液色谱如图 7-6 所示。

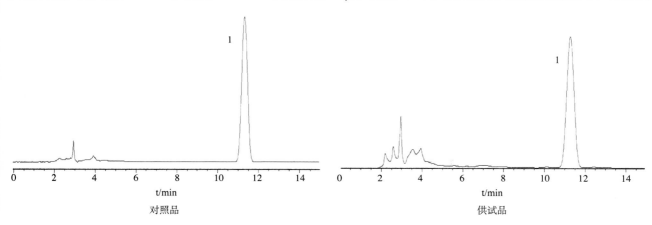

图 7-6　对照品及供试品 HPLC 色谱
1.（R，S）- 告依春

2. 对照品溶液制备

精密称定对照品（R，S）-告依春 6.1mg，置于 10ml 容量瓶中，加甲醇定容，精密吸取 2.5ml，置于 50ml 容量瓶中，甲醇定容，即得对照溶液（30.5mg/L）。

3. 供试品溶液制备

分别称取不同产地板蓝根饮片粉末（过四号筛）各 1g，精密称定，共 31 批，分别置圆底烧瓶中，精密加水 50ml，称定重量，煎煮 2h，放冷，再称重，用水补足减失的重量，摇匀，滤过，取续滤液，即得供试液。

4. 方法学考察

（1）线性关系考察

精密吸取对照液，按上述色谱条件，各进样 2 μl、5 μl、8 μl、11 μl、14 μl、17 μl，以峰面积为纵坐标（Y），（R，S）-告依春的含量（μg）为横坐标（X），得回归方程为：$Y=7900.5X-53.4$，$r=0.9991$，结果表明，在上述色谱条件下，（R，S）-告依春在 0.061 ～ 0.5185 μg 与峰面积呈良好的线性关系。

（2）精密度试验

精密吸取对照品溶液 14 μl，按上述色谱条件测定，连续进样 5 次，结果 RSD 为 2.9%，表明仪器精密度良好。

（3）稳定性试验

精密吸取供试液 20 μl，按上述色谱条件测定。每隔 3h 测定 1 次，测定 5 次，结果 RSD 为 1.29%，结果表明供试液在 12h 内稳定性良好。

（4）重复性试验

取板蓝根饮片粉末 5 份，各约 0.5g，精密称定，制备成供试品溶液，并进行测定，结果测定值的相对标准偏差为 1.4%。结果表明试验重复性良好。

（5）回收率试验

精密吸取供试液 5ml，6 份，精密加入对照液（30.5mg/L）3ml，按上述色谱条件测定，计算回收率，结果所测成分的平均回收率为 99.09%。

（6）板蓝根饮片含量测定

以板蓝根饮片中（R，S）-告依春为指标，对采集和制备的板蓝根饮片进行了含量测定，结果见表7-7。

表 7-7 不同产地板蓝根饮片含量测定结果　　（单位：mg/g）

样品	（R，S）-告依春含量	样品	（R，S）-告依春含量	样品	（R，S）-告依春含量
S1	0.8560	S12	0.8882	S23	0.4819
S2	0.8137	S13	0.5804	S24	0.3692
S3	0.7856	S14	0.6047	S25	0.358
S4	0.8072	S15	0.7333	S26	0.5317
S5	0.9081	S16	0.6957	S27	0.3234
S6	0.9603	S17	0.5768	S28	0.3236
S7	0.5307	S18	0.6522	S29	0.3016
S8	0.5042	S19	0.6264	S30	0.3509
S9	0.3587	S20	0.5751	S31	0.3293
S10	0.3734	S21	0.6534		
S11	0.8791	S22	0.6413		

注：①S1 ～ S6 为道地产区河北安国头等样品，S7 ～ S10 为河北安国其他等样品；S11 ～ S16 为主产区安徽阜阳头等样品，S17 ～ S22 为主产区黑龙江大庆头等样品；S23 ～ S31 为市售样品二级，产地分别为河南洛阳、甘肃陇南、陕西安定、江苏泰兴、内蒙古赤峰、山东临沂、四川成都、浙江杭州、山西运城。

②表中数据均为平行测定三次的平均值。

5. 饮片综合质量评价

（1）主成分分析（PCA）

以不同产地板蓝根饮片 HPLC 总峰面积、醇浸出物含量、（R，S）- 告依春含量为指标，运用主成分分析对 31 批不同产地板蓝根饮片进行综合分析评价，结果见表 7-8 和图 7-7。

表 7-8　不同产地板蓝根饮片综合主成分值

样品	第一主成分 F1	排名	第二主成分 F2	排名	综合主成分 F	排名
S1	2.714	3	0.581	4	2.230	3
S2	1.800	5	0.026	18	1.439	5
S3	1.889	4	1.388	1	1.661	4
S4	1.482	6	0.369	9	1.223	6
S5	3.079	2	−0.431	24	2.409	2
S6	3.834	1	−1.347	31	2.911	1
S7	−0.484	16	0.536	7	−0.327	16
S8	−0.956	20	0.204	11	−0.740	19
S9	−1.125	24	−0.357	23	−0.937	25
S10	−1.575	27	−0.873	30	−1.354	29
S11	0.782	10	−0.250	20	0.597	10
S12	1.199	8	0.196	13	0.979	8
S13	−0.175	13	0.199	12	−0.118	13
S14	−0.018	12	0.165	14	0.004	12
S15	1.431	7	−0.687	28	1.066	7
S16	1.093	9	−0.177	19	0.853	9
S17	0.454	11	0.725	2	0.443	11
S18	−0.578	17	−0.269	21	−0.491	17
S19	−0.250	14	0.560	5	−0.137	14
S20	−0.315	15	0.522	8	−0.194	15
S21	−0.690	18	−0.735	29	−0.632	18
S22	−0.926	19	−0.634	26	−0.809	23
S23	−0.973	22	0.144	16	−0.761	21
S24	−0.967	21	0.154	15	−0.755	20
S25	−1.090	23	0.551	6	−0.809	22
S26	−1.380	26	−0.670	27	−1.175	26
S27	−1.623	28	−0.333	22	−1.332	28
S28	−1.723	30	0.034	17	−1.371	30
S29	−1.675	29	0.236	10	−1.310	27
S30	−1.170	25	0.626	3	−0.864	24
S31	−2.065	31	−0.451	25	−1.698	31

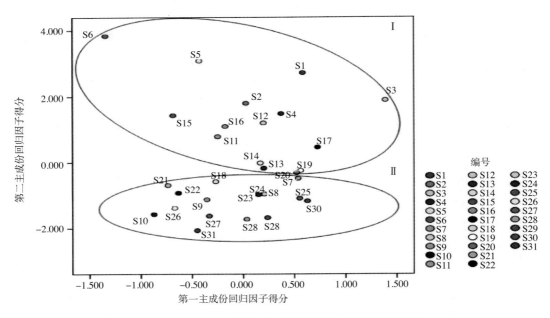

图 7-7　不同产地板蓝根饮片主成分分析散点图

由表7-8和图7-7可知，第 I 类中均为道地或主产区头等板蓝根饮片，除样品S19(总峰面积为 3.24×10^3) 外，总峰面积均大于 3.53×10^3，醇浸出物含量均大于28.45%，（ R , S)- 告依春含量均大于0.058%，道地或主产区头等板蓝根饮片 HPLC 总峰面积95% 可信区间为 4.6787×10^3 ~ 6.7013×10^3；醇浸出物95% 可信区间为34.8040% ~ 39.6805%；（ R , S)- 告依春含量95% 可信区间为0.6715 ~ 0.7993mg/g。

综上所述，采用现代科学分析方法测定并评价板蓝根饮片质量，结果表明头等板蓝根饮片内在质量品质上优于其他等级，与传统鉴别方法结果相一致。

（2）聚类分析

将所有样品色谱峰相对峰面积作为特征，采用组间联接法（between-group linkage），以欧式平方距离（squared euclidean distance）对不同产地的样品进行聚类分析，结果表明 31 批样品分为两类（与 PCA 结果基本一致），得到聚类分析树状图，如图 7-8 所示。结合表 7-5 不同产地板蓝根饮片相似度的比较，

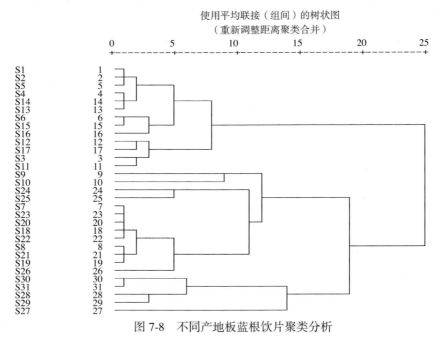

图 7-8　不同产地板蓝根饮片聚类分析

得出第 1 类样品相似度均大于 0.900；第 2 类相似度均小于 0.900。此方法验证了建立标准特征指纹，利用相似度参数进行质量评价的可行性。

（3）板蓝根饮片综合质量评价

PCA、系统聚类分析结合相似度结果，将 31 批不同产地板蓝根饮片分为两类。

第一类：相似度 > 0.900，样品包括：道地产区河北安国头等板蓝根饮片 S1、S2、S3、S4、S5、S6；安徽阜阳头等板蓝根饮片 S11、S12、S13、S1、S15、S16；黑龙江大庆头等板蓝根饮片 S17。

第二类：相似度在一级标准之下，各检查项目符合《中国药典》2010 年版所制定的标准。样品包括：道地产区河北安国其他等板蓝根饮片 S7、S8、S9、S10；主产区黑龙江大庆头等板蓝根饮片 S18、S19、S20、S21、S22；市售饮片河南洛阳 S23、甘肃陇南 S24、陕西安定 S25、江苏泰兴 S26、内蒙古 S27、山东临沂 S28、四川成都 S29、浙江杭州 S30、山西运城 S31。

根据以上分类计算第一类样品醇浸出物 95% 可信区间为 37.0639% ～ 41.5207%，均值为 39.2923%；（R，S）- 告依春 95% 可信区间为 0.6983 ～ 0.8539mg/g，均值为 0.7761mg/g。第二类样品醇浸出物 95% 可信区间为 30.0969% ～ 32.9987%，均值为 31.5478%；（R，S）- 告依春含量 95% 可信区间为 0.3955 ～ 0.5251mg/g，均值为 0.4603mg/g。结合《中国药典》规定板蓝根饮片醇浸出物含量不得少于 25.0%；（R，S）- 告依春含量不得少于 0.030%。

由于 S1 ～ S22 是严格按照《中国药典》2010 年版炮制规范加工而成的饮片，其水分 95% 可信区间为 8.4809% ～ 9.1236%；总灰分 95% 可信区间为 4.9035% ～ 5.5456%；酸不溶性灰分 95% 可信区间为 0.8852% ～ 1.2357%。而市场流通的饮片，水分 95% 可信区间为 9.6799% ～ 10.9467%；总灰分 95% 可信区间为 5.1199% ～ 6.6601%；酸不溶性灰分 95% 可信区间为 1.1291% ～ 1.6420%，依照《中国药典》规定水分不得过 13.0%，总灰分不得过 8.0%，酸不溶灰分不得过 2.0%。

国家中医药管理局关于《中药饮片质量标准通则（试行）》的通知中均有规定，根类杂质不得过 2.0%。由表 7-2 可见，市售板蓝根饮片杂质均已超标，这将影响板蓝根饮片质量及应用（本试验中供试品均已除去杂质）。道地及主产区饮片由于严格按照板蓝根饮片炮制方法加工，其杂质含量 95% 可信区间为 1.1525% ～ 1.3412%。

利用现代科学分析方法结合传统鉴别方法将板蓝根饮片划分为两个规格等级。

第三节　板蓝根饮片分级方法及其说明

一、分 级 依 据

板蓝根饮片以十字花科植物菘蓝 *Isatis indigotica* Fort. 的干燥根为原料，按照《中国药典》2010 年版（一部）板蓝根项下收录的炮制方法，炮制为饮片。板蓝根饮片分为两个等级，在明确板蓝根原料药材产地的基础上，以外观性状、片径作为主要分级指标，HPLC 特征图谱及（R，S）- 告依春含量为辅助分级依据。

二、分 级 要 点

板蓝根饮片分为两个等级，各等级饮片的产地、性状、片径、HPLC 特征图谱及（R，S）- 告依春含量应符合下列要求。见图 7-9 和表 7-9。

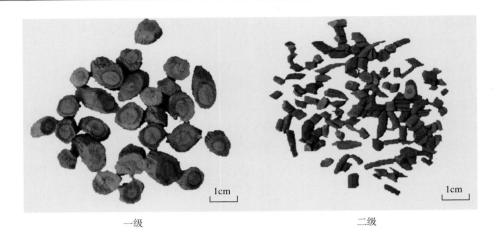

图 7-9 不同产地板蓝根饮片

表 7-9 板蓝根各等级饮片分级要点

项目	一级	二级
产地	河北安国头等药材	河北安国其他等级及安徽、黑龙江、甘肃、陕西、山东、江苏、山西、四川、河南、内蒙古等地
性状	外表皮淡棕黄色	外表皮淡灰黄色
片径	6 mm 以上	3 ~ 5 mm
HPLC 特征图谱	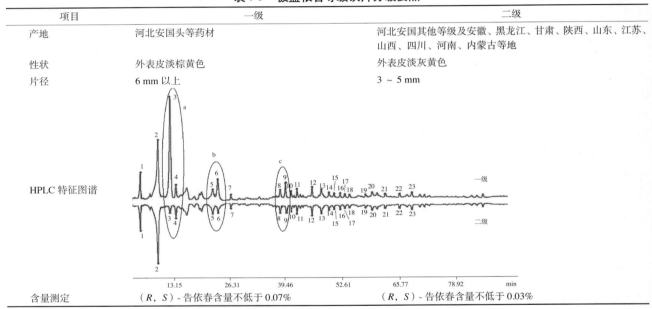	
含量测定	（R，S）- 告依春含量不低于 0.07%	（R，S）- 告依春含量不低于 0.03%

第四节 板蓝根饮片质量评价标准

板 蓝 根

Ban Lan Gen

【原料药材】 十字花科植物菘蓝 *Isatis indigotica* Fort. 的干燥根。秋季采挖，除去泥沙，晒干。道地产区河北安国。

【饮片】 十字花科植物菘蓝 *Isatis indigotica* Fort. 干燥根的炮制加工品。

【炮制】 取除去杂质的净板蓝根药材每 100 kg，加水 60 kg，浸润 16h，切厚片（3 mm），60 ℃烘干，即得。

【性状】 本品为圆形厚片。

一级饮片：直径为 6 mm 以上，外表皮淡棕黄色，有纵皱纹，色泽及大小均一。切面皮部黄白色，木部黄色。有放射状纹理，形成层呈环状，气微，味微甜后苦涩。

二级饮片：直径为 3 ~ 5 mm，外表皮淡灰黄色或淡棕黄色，有纵皱纹，片形大小不均匀。切面皮部黄白色，木部黄色。有放射状纹理，形成层呈环状，气微，味微甜后苦涩。

【鉴别】

(1) TLC 特征图谱

1）取本品粉末 1g，加稀乙醇 40ml，超声处理 20min，滤过，滤液蒸干，残渣加稀乙醇 5ml 使溶解，作为供试品溶液。另取板蓝根对照药材 1g，同法制成对照药材溶液。再取精氨酸对照品，加稀乙醇制成每 1ml 含 0.5mg 的溶液，作为对照品溶液。照薄层色谱法（附录Ⅵ B）试验，吸取上述三种溶液各 2 μl，分别点于同一硅胶 G 薄层板（105℃活化 30min）上，以正丁醇 - 冰醋酸 - 水（19：5：5）为展开剂，展开，取出，热风吹干，喷以茚三酮试液，在 105 ℃加热至斑点显色清晰。供试品色谱中，可见光下显示 5 个斑点，在与对照药材色谱和对照品色谱相应的位置上，显相同颜色的斑点。

2）取本品粉末 1g，加 80% 甲醇 20ml，超声处理 30min，滤过，滤液蒸干，残渣加甲醇 1ml 使溶解，作为供试品溶液。另取板蓝根对照药材 1g，同法制成对照药材溶液。再取（R，S）- 告依春对照品，加甲醇制成每 1ml 含 0.5mg 的溶液，作为对照品的溶液。照薄层色谱法（附录Ⅵ B）试验，吸取上述三种溶液各 3 μl，分别点于同一硅胶 GF_{254} 薄层板（105 ℃活化 30min）上，以石油醚（60 ~ 90 ℃）乙酸乙酯（1：1）为展开剂，展开，取出，晾干，置紫外光灯（254nm）下检视。供试品色谱中，在与对照药材色谱和对照品色谱相应的位置上，分别显相同颜色斑点。

(2) HPLC 特征图谱

色谱条件与系统适用性试 十八烷基硅烷键合硅胶为填充剂（4.6 mm×250 mm，5 μm）；以 0.17 甲酸水（A）- 甲醇（B）为流动相。流速 1.0ml/min；柱温 30 ℃；进样量 10 μl；检测波长 265nm；线性梯度洗脱时间程：0 ~ 25min，3% ~ 10%（B）；25 ~ 40min，10% ~ 26%（B）、40 ~ 90min，26% ~ 65.7%（B）。

对照品溶液制备 取（R，S）- 告依春、水杨酸对照品适量，精密称定，加甲醇溶解并稀释成每 1ml 中含（R，S）- 告依春 50 μg、水杨酸 50 μg 的溶液。

供试品溶液制备 取本品 15g 常压下加热回流提取 3 次，加水量依次为药量的 10 倍、8 倍、8 倍，提取时间依次为 2h、1h、0.5h，合并 3 煎提取液，滤过、离心（3500 r/min）25min，定容至 500ml，精密量取定容至 500ml 的样品液 50ml，置蒸发皿中，水浴浓缩蒸至近干，加硅藻土 1g，搅拌、干燥、研匀，转移至干燥磨口三角瓶中，加甲醇 25ml，称重，超声 30min，补足失重，滤过，浓缩定容至 5ml，摇匀，过微孔滤膜（0.45 μm），即得。

测定法 分别精密吸取对照品溶液和供试品溶液各 10 μl，注入液相色谱仪，测定，记录色谱图，即得。按中药色谱指纹图谱相似度评价系统，计算供试品指纹图谱与对照指纹图谱相似度。

一级饮片：与标准特征图谱（图 7-10）相似度不得低于 0.900。

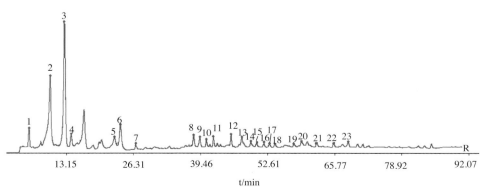

图 7-10　板蓝根一级饮片标准特征图谱

二级饮片：与标准特征图谱（图 7-11）相似度不得低于 0.717。

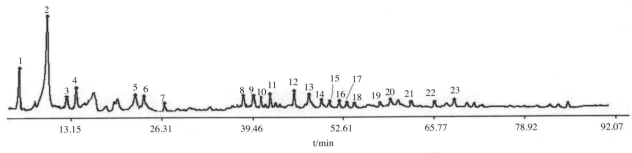

图 7-11　板蓝根二级饮片标准特征图谱

【检查】　杂质　照杂质检查法 [《中国药典》2010 年版（一部）附录Ⅸ A] 检查，一级饮片不得过 1.3%，二级饮片不得过 2.0%。

水分　照水分测定法 [《中国药典》2010 年版（一部）附录Ⅸ H 第一法] 测定，不得过 13.0%。

总灰分　照总灰分测定法 [《中国药典》2010 年版（一部）附录Ⅸ K] 测定，一级饮片不得过 5.5%，二级饮片不得过 8.0%。

酸不溶性灰分　照酸不溶性灰分测定法 [《中国药典》2010 年版（一部）附录Ⅸ K] 测定，一级饮片不得过 1.2%，二级饮片不得过 2.0%。

【浸出物】　照醇溶性浸出物测定法 [《中国药典》2010 年版（一部）附录 X A] 项下的热浸法测定，用 45% 乙醇作溶剂，一级饮片不得少于 37.0%，二级饮片不得少于 25.0%。

【含量测定】　照高效液相色谱法 [《中国药典》2010 年版（一部）附录Ⅵ D] 测定。

色谱条件与系统适用性试验　十八烷基硅烷键合硅胶为填充剂；甲醇 -0.02% 磷酸溶液（15 : 85）为流动相；检测波长 245nm。理论塔板数按（R, S）- 告依春峰计算应不低于 5000。

对照品溶液制备　取（R, S）- 告依春对照品适量，精密称定，加甲醇制成每 1ml 含 30.5 μg 的溶液，即得。

供试品溶液制备　取本品粉末(过四号筛)约 1g，精密称定，置圆底瓶中，精密加入水 50ml，称定重量，煎煮 2h，放冷，再称定重量，用水补足减失的重量，摇匀，滤过，取续滤液，即得。

测定法　分别精密吸取对照品溶液与供试品溶液各 20 μl，注入液相色谱仪，测定，即得。

本品按干燥品计算，一级饮片含（R, S）- 告依春（C_5H_7NOS）不得少于 0.07%；本品按干燥品计算，二级饮片含（R, S）- 告依春（C_5H_7NOS）不得少于 0.03%。

【性味与归经】　苦，寒。归心、胃经。

【功能与主治】　清热解毒，凉血利咽。用于瘟疫时毒，发热咽痛，温毒发斑，痄腮，烂喉丹痧，大头瘟疫，丹毒，痈肿。

【用法与用量】　9 ~ 15g。

【储藏】　置干燥处，防霉，防蛀。

第八章　苍术饮片的分级方法及其质量评价

第一节　原料药材

按照《中国药典》2010 年版（一部）苍术项下的规定，本品来源于菊科植物茅苍术 *Atractylodes lancea*（Thunb.）DC. 或北苍术 *Atractylodes chinensis*（DC.）Koidz. 的干燥根茎。苍术药材于春季、秋季两季采挖，除去泥沙，晒干，撞去须根。始载于《神农本草经》。苍术药材有南北苍术之分，南苍术又称为茅苍术。因南苍术疗效好，临床常用，本研究选择南苍术为研究对象。综合古今文献研究，结合市场调查，确定江苏句容为苍术道地产区，湖北英山、罗田、蕲春、安徽六安、河南桐柏为苍术主产区。目前，苍术药材分级主要依据药材大小，根据《中药材加工学》中苍术药材出口商品分类标准，分为三级：大苍术 50～60 个 /kg；小苍术 60 个 /kg 以上者均称"小苍术"，但不得掺入毛须和碎末；统货不分等级、大小均有，但不得掺入毛须和碎末。该分级标准可以作为苍术饮片分级研究的重要参考依据。采集道地产区苍术药材 7 批，主产地苍术药材 15 批，商品苍术饮片 5 批，所有样品基源经湖北中医药大学药学院生药教研室张秀桥教授鉴定为菊科植物茅苍术 *Atractylodes lancea*（Thunb.）DC.

第二节　饮　　片

以菊科植物茅苍术 *Atractylodes lancea*（Thunb.）DC. 的干燥根茎为原料药材，按照《中国药典》2010 年版加工成苍术饮片。

一、炮　　制

取苍术干燥药材，除去杂质，洗净，润透，切厚片，干燥。

苍术饮片在炮制过程中容易产生碎屑，颜色和气味可能会产生变化，将其作为苍术饮片等级划分的传统特征依据，并以此来控制饮片的质量。

二、性　　状

（一）苍术原料药材的传统分级

苍术药材传统分级是以个重（或个数 /kg）、大小和断面朱砂点及香气为主要特点。这些特点也可以作为苍术饮片等级划分的依据（图 8-1）。

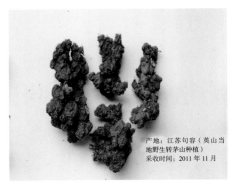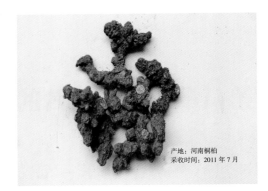

产地：江苏句容（英山当地野生转茅山种植）
采收时间：2011 年 11 月

产地：河南桐柏
采收时间：2011 年 7 月

图 8-1　不同产地苍术药材

（二）苍术饮片的传统分级

测定不同产地苍术饮片的直径、质地，观察色泽、断面朱砂点，闻其气味，结果见表 8-1、部分样品性状如图 8-2 所示。

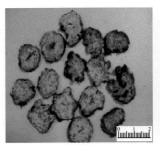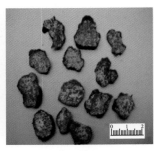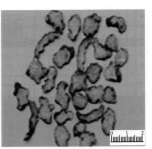

江苏茅山　　　　　　　　湖北英山　　　　　　　　河南桐柏

图 8-2　不同产地苍术饮片

表 8-1　苍术饮片传统评价

编号	饮片来源	直径 /mm	质地	性状特征	杂质含量 /%
S1	河南桐柏 -1	20.60 ± 1.89	0.7224	断面浅黄，白霜多，质地疏松，朱砂点少，气芳香	2.00 多为皮屑物部位、沙土泥土
S2	河南桐柏 -2	19.90 ± 1.18	0.6777	断面浅黄色，略带白霜，质地疏松，有朱砂点，气香带有辛味	1.98；多为皮屑物部位、沙土泥土
S3	河南桐柏 -3	19.96 ± 1.73	0.8882	断面浅黄色，带有白霜，质地坚实，气芳香	1.89；多为皮屑物部位、沙土泥土
S4	河南桐柏 -4	18.07 ± 2.07	0.9167	断面浅黄色，朱砂点少，质地坚实，气芳香	0.55；多为皮屑物部位、沙土泥土
S5	安徽六安霍山 -1	18.55 ± 1.50	0.7563	断面深黄色，带有白霜，朱砂点多，质地坚实，气味芳香	0.36；多为皮屑物部位、沙土泥土
S6	亳州（饮片）	26.92 ± 6.11	0.6687	断面颜色淡黄色，朱砂点少，质地疏松，气味芳香	1.68；多为皮屑物部位、沙土泥土
S7	湖北蕲春（饮片）-1	28.25 ± 10.18	0.8968	断面深黄色，朱砂点多，质地坚实，气味芳香	0.29；多为皮屑物部位、沙土泥土
S8	湖北蕲春（饮片）-2	22.50 ± 3.18	0.7385	表面颜色深灰褐色，朱砂点少，气味芳香	1.90；多为其他药材混着、沙土泥土
S9	江苏句容茅山	19.00 ± 3.27	0.8664	断面颜色黄色，朱砂点多，质地坚实，气味芳香	0.88；多为皮屑物、须根、沙土泥土
S10	湖北英山 -1	20.73 ± 2.08	1.213	断面颜色深黄色，朱砂点多，质地坚实，气味芳香	0.46；多为皮屑物部位、沙土泥土
S11	江苏茅山 -1	20.35 ± 1.42	1.3356	断面颜色为深黄色，朱砂点多布，质地坚实，气味芳香	0.49；多为皮屑物部位、沙土泥土

续表

编号	饮片来源	直径 /mm	质地	性状特征	杂质含量 /%
S12	江苏茅山 -2	20.01 ± 1.76	1.1273	断面颜色深黄色，朱砂点多，质地坚实，气味芳香	0.23；多为皮屑物部位、沙土泥土
S13	江苏茅山 - 英山移栽 -1	22.36 ± 0.99	1.4297	断面颜色黄色，朱砂点密集，质地坚实，气味芳香	0.39；多为皮屑物部位、沙土泥土
S14	江苏茅山 - 英山移栽 -2	20.22 ± 1.55	1.2008	断面颜色黄色，朱砂点略多，质地坚实，气味芳香	0.36；多为皮屑物部位、沙土泥土
S15	江苏茅山 -3	20.04 ± 2.66	1.0723	断面颜色深黄色，朱砂点多，质地坚实，气味淡香	0.74多为皮屑物部位、沙土泥土
S16	江苏茅山 -4	19.28 ± 2.63	1.0502	形成层与皮层无明显分界，均为淡黄棕色，有明显裂隙，木质部亮黄色，有放射状裂隙，中心偶见髓部。毛须及须根等碎渣 5%	1.21；多为皮屑物部位、沙土泥土
S17	湖北英山 -2	23.95 ± 0.86	0.8899	木质部黄白色，外围形成层与皮层无明显分界，均为淡黄棕色，无明显裂隙；毛须及须根等碎渣 5%	1.53；多为皮屑物部位、沙土泥土
S18	安徽六安霍山 -2	23.39 ± 1.56	0.923	部分饮片带有纤维状毛须。木质部黄白色，有放射状纹理，偶有髓，皮部深棕色。毛须及须根等碎渣 1%	1.76；多为皮屑物部位、沙土泥土
S19	安徽六安霍山 -3	22.55 ± 1.59	1.0264	断面颜色黄色，朱砂点多，质地坚实，气味香	0.91；多为皮屑物部位、沙土泥土
S20	湖北蕲春（饮片）	33.96 ± 7.92	0.8047	断面颜色呈灰白色，朱砂点少，质地疏松，气味淡香	1.58；多为皮屑物部位、沙土泥土
S21	河南（刘天保饮片厂）（100501）	30.92 ± 1.28	0.8455	断面颜色浅黄色，质地疏松，朱砂点散在，气味浓郁	0.34；多为皮屑物部位、沙土泥土
S22	湖北英山 -3	24.82 ± 4.03	0.9290	断面颜色浅黄色，质地疏松，朱砂点散在，气味淡香	4.30多为皮屑、沙土泥土；
S23	河南桐柏县毛集镇	23.23 ± 6.17	0.8880	断面颜色深黄色，质地坚实，朱砂点多，气味淡香	0.89；多为皮屑物、沙土泥土
S24	河南桐柏 -5	21.59 ± 4.79	1.0653	断面颜色浅黄色，质地坚硬，朱砂点散在，气味淡香	0.89；多为皮屑物部位、沙土泥土
S25	河南桐柏 -6	23.72 ± 4.81	0.8405	断面颜色黄色，质地坚硬，朱砂点多，气味淡香	1.28；多为皮屑物部位、沙土泥土
S26	湖北英山石正镇	24.85 ± 4.72	0.8697	断面颜色黄色，质地坚硬，朱砂点多，气味淡香	1.61；多为皮屑物部位、沙土泥土
S27	湖北英山草盘镇	23.37 ± 5.12	1.1138	断面颜色黄色，质地坚实，朱砂点多，气味香	1.35；多为皮屑物部位、沙土泥土

注：饮片质地测定方法　称取定量样品，装入已知体积的量筒中（刻度精确到 0.1ml），用细沙填实至振动量筒沙不再下沉为止，此时细沙填满量筒，然后整体倒出，量取细沙的体积，计算即得。$V_{饮片} = V_{量筒} - V_{细沙}$，质地 $= M_{饮片} / V_{饮片}$。

测定结果显示，不同产地苍术饮片在外观颜色、断面、气味及质地都有一定程度的差异。

苍术药用部位为根茎，不同产地、不同季节采收的药材质地坚实度不同，单个重量不同，传统经验将药材按个重分等。对饮片而言，可将其质地作为质量评价的重要依据。

杂质含量应符合相关规定。国家中医药管理局关于《中药饮片质量标准通则（试行）》的通知中均有规定，根、根茎、藤木类杂质不得过 2%。可进一步通过控制杂质限量来控制饮片等级。

苍术饮片颜色、朱砂点及气味应与其主要成分、浸出物含量有关。将通过测定有关成分含量，分析它们与传统特征之间的相关性，确定关键指标，并将其作为其分级的重要依据。

依据不同产地苍术饮片的传统方法质量评价结果，建议将苍术饮片初步分为两级：

一级饮片：包括饮片 S5，S7，S9，S10，S11，S12，S13，S14，S15，S16，S20，S25，S26，S27。其断面颜色为黄色或者深黄色，朱砂点多而密集，气味浓香，相对密度均在 0.85 以上，杂质含量不超过 1%。

二级饮片：包括饮片 S1，S2，S3，S4，S8，S18，S19，S21，S23，S24。其断面颜色为浅黄色，朱砂点少，气味略香，相对密度均在 0.80 至 0.65 之间杂质含量不超过 2%。

三、鉴　别

采用 TLC 和 HPLC 两种方法对初步分级的苍术饮片进行比较研究，探讨不同等级苍术饮片的质量评价方式和评价标准。

（一）TLC 鉴别

取本品粉末 0.8g，加甲醇 10ml，超声处理 15min，滤过，取滤液作为供试品溶液。取苍术对照药材 0.8g，同法制成对照药材溶液。取苍术素对照品，加甲醇制成每 1ml 含 0.2mg 的溶液，作为对照品溶液。吸取供试品溶液和对照药材溶液各 6 μl、对照品溶液 2 μl，分别点于同一硅胶 G 薄层板上，以石油醚（60 ~ 90℃）-丙酮（9：2）为展开剂，展开，取出，晾干，喷以 10% 硫酸乙醇溶液，在 105℃加热至斑点显色清晰，结果如图 8-3 所示。

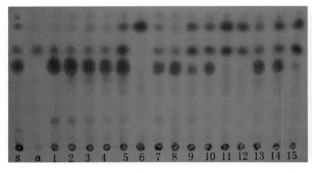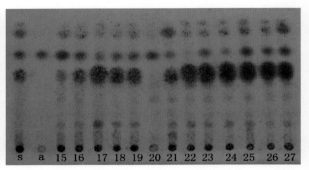

图 8-3　不同产地苍术饮片 TLC 特征图谱

S. 对照品；a. 苍术素对照品；1 ~ 27. 不同产地苍术饮片样品

苍术饮片 TLC 图谱显示，所有苍术饮片中均能在与对照品相应的位置上清晰地检定出对应的 6 个相同颜色的斑点，可以作为苍术饮片的 TLC 鉴别特征。

（二）HPLC 特征图谱

1. 仪器和试剂

ULtiMate 3000 液相色谱仪（美国戴安公司），DAD 紫外检测器（美国戴安公司），Chromeleon 色谱工作站（美国戴安公司），色谱柱为 Syncronis C_{18} 柱（4.6 mm × 250 mm，5 μm），电子分析天平（Sartorius 公司）；色谱纯甲醇（Mtedia 公司），分析纯甲醇（国药集团化学试剂有限公司），分析纯乙腈（Mtedia 公司）；苍术素对照品（批号：130304，中国食品药品检定研究院）。

2. 色谱条件

综合考虑固定相、流动相、流速、柱温等因素的影响，经过多次梯度考察进行优化，确定最佳色谱条件：色谱柱为 Syncronis C_{18} 柱（4.6 mm × 250mm，5 μm）；流动相 A 相为乙腈，B 相为水溶液；流速 1.0ml/min；检测波长 315nm；柱温 30 ℃；供试液进样 20 μl。梯度洗脱条件见表 8-2。

表 8-2　HPLC 指纹图谱线性洗脱条件

T/min	流动相 A/%	流动相 B/%
0 ~ 35	30 → 65	70 → 35
35 ~ 65	65 → 85	35 → 15

3. 供试品溶液制备

精密称取苍术粉末 0.7g，置具塞锥形瓶中，精密加入甲醇 50ml，称重，超声提取 60min，放冷，称重，用甲醇补足失重，静置；取上清液用微孔滤膜（0.45 μm）滤过，取续滤液作为供试品备用，在避光条件下进行溶液制备和保存。

4. 对照品溶液制备

取苍术素对照品适量，精密称定，加甲醇制成每 1ml 含 0.03mg 的溶液，即得。

5. 检测波长的确定

取供试液 20 μl，进样，以水、乙腈二元性梯度洗脱，利用 DAD 检测器在 200 ~ 400nm 进行全波段扫描分析，结果表明在 315nm 下有较显著的特征色谱峰，能体现苍术饮片的整体特征，且基线较平稳，干扰小，故选择 315nm 为特征图谱的检测波长。

6. 苍术饮片 HPLC 特征图谱分析

（1）精密度试验

取同一份苍术供试品溶液，连续进样 5 次，测定 HPLC 图谱，计算相对保留时间及相对峰面积，各共有峰相对保留时间的 RSD 在 0.49% 以下，各共有峰相对峰面积的 RSD 在 2.00% 以下。

（2）稳定性试验

取同一供试品（S7）溶液，分别在 2h、4h、6h、8h、12h 进行测定，计算相对保留时间及相对峰面积，各共有峰相对保留时间的 RSD 在 0.01% ~ 0.36%，各共有峰相对峰面积的 RSD 在 0.23% ~ 1.56%。结果表明，供试品溶液在 12h 内保持稳定。

（3）重复性试验

取同一供试品（S7），平行 5 份，按供试品溶液制备方法制备，测定 HPLC 图谱，计算相对保留时间及相对峰面积，各共有峰相对保留时间的 RSD 在 0.02% ~ 0.63%，各共有峰相对峰面积的 RSD 在 0.14% ~ 1.75%。

（4）苍术饮片特征图谱测定

取一级的 14 个不同产地苍术饮片供试品溶液，测定 HPLL 图谱，其中样品 S7 出峰数为 53 个，最少的为 S11 和 S20，出峰 37 个，其中共有峰数目为 17 个。16 号峰峰面积较大且稳定，与相邻峰的分离度较好，且该峰为各样品中所共有的色谱峰，故选择 16 号峰苍术素为参照峰进行各供试品相对保留时间和相对峰面积的计算。共有峰峰面积之和占总峰面积的 90% 以上，可全面反映苍术饮片化学特征。如图 8-4 所示。

取二级的 10 个不同产地苍术饮片供试品溶液，测定 HPLC 图谱，其中样品 S23 出峰数为 58 个，最少的为 S1 和 S2，出峰 43 个，其中共有峰数目为 25 个。24 号峰（苍术素）峰面积较大且稳定，峰形较好，与相邻峰的分离度较好，且该峰为各样品中所共有的色谱峰，故选择 24 号峰为参照峰进行各供试品相对保留时间和相对峰面积的计算。共有峰峰面积之和占总峰面积的 90% 以上，可全面反映苍术饮片的化学特征。如图 8-5 所示。

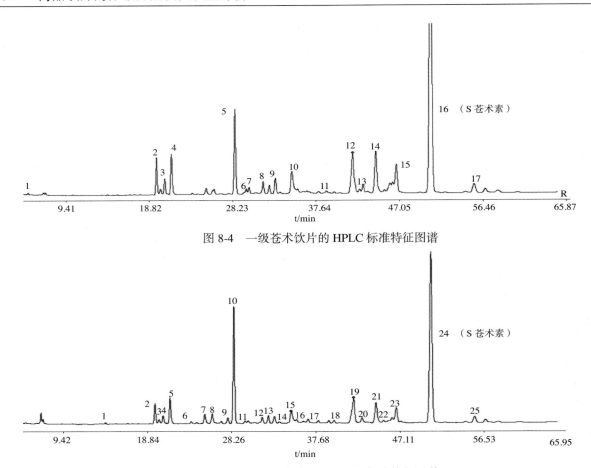

图 8-4　一级苍术饮片的 HPLC 标准特征图谱

图 8-5　二级苍术饮片的 HPLC 标准特征图谱

　　根据传统评价指标结果，选取一级饮片和二级饮片，分别建立共有模式导入"中药色谱指纹图谱相似度评价系统"（2004 年 A 版），生成对照谱图，建立共有模式，计算相似度，同时将一级共有模式与二级共有模式进行比较，结果见图 8-6 和表 8-3、表 8-4。

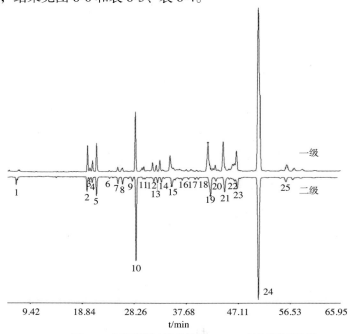

图 8-6　不同等级苍术饮片 HPLC 特征图谱比较

表 8-3　一级苍术饮片相似度计算结果

编号	S1	S2	S3	S4	S5	S6	S7	S8	S9	S10	S11	S12	S13	S14	R（对照图谱）
S1	1	0.985	0.993	0.995	0.989	0.988	0.992	0.996	0.986	0.956	0.946	0.961	0.913	0.942	0.994
S2	0.95	1	0.984	0.968	0.957	0.951	0.989	0.983	0.948	0.915	0.9	0.971	0.905	0.934	0.973
S3	0.993	0.984	1	0.985	0.98	0.977	0.987	0.989	0.974	0.947	0.937	0.963	0.921	0.946	0.988
S4	0.995	0.968	0.985	1	0.998	0.997	0.987	0.993	0.992	0.956	0.948	0.938	0.895	0.924	0.99
S5	0.989	0.957	0.98	0.998	1	0.999	0.983	0.99	0.991	0.953	0.947	0.927	0.887	0.915	0.986
S6	0.988	0.951	0.977	0.997	0.999	1	0.979	0.986	0.993	0.956	0.949	0.92	0.883	0.911	0.984
S7	0.992	0.989	0.987	0.987	0.983	0.979	1	0.997	0.971	0.929	0.917	0.956	0.894	0.925	0.982
S8	0.996	0.983	0.989	0.993	0.99	0.986	0.997	1	0.985	0.953	0.944	0.963	0.915	0.943	0.993
S9	0.986	0.948	0.974	0.992	0.991	0.993	0.971	0.985	1	0.981	0.975	0.939	0.915	0.939	0.992
S10	0.956	0.915	0.947	0.956	0.953	0.956	0.929	0.953	0.981	1	0.997	0.947	0.957	0.968	0.98
S11	0.946	0.9	0.937	0.948	0.947	0.949	0.917	0.944	0.975	0.997	1	0.938	0.955	0.964	0.973
S12	0.961	0.971	0.963	0.938	0.927	0.92	0.956	0.963	0.939	0.947	0.938	1	0.97	0.984	0.972
S13	0.913	0.905	0.921	0.895	0.887	0.883	0.894	0.915	0.915	0.957	0.955	0.97	1	0.995	0.947
S14	0.942	0.934	0.946	0.924	0.915	0.911	0.925	0.943	0.939	0.968	0.964	0.984	0.995	1	0.967
R	0.994	0.973	0.988	0.99	0.986	0.984	0.982	0.993	0.992	0.980	0.973	0.972	0.947	0.967	1

表 8-4　10 批二级苍术饮片相似度计算结果

编号	S1	S2	S3	S4	S5	S6	S7	S8	S9	S10	R（对照图谱）
S1	1.0000	0.9960	0.9910	0.9870	0.8950	0.9870	0.9760	0.8760	0.8220	0.8550	0.9630
S2	0.9960	1.0000	0.9820	0.9710	0.8540	0.9700	0.9540	0.8540	0.7870	0.8200	0.9410
S3	0.9910	0.9820	1.0000	0.9930	0.9150	0.9900	0.9810	0.8940	0.8430	0.8760	0.9730
S4	0.9870	0.9710	0.9930	1.0000	0.9470	0.9980	0.9950	0.9070	0.8760	0.9080	0.9880
S5	0.8950	0.8540	0.9150	0.9470	1.0000	0.9470	0.9570	0.8600	0.8880	0.9200	0.9530
S6	0.9870	0.9700	0.9900	0.9980	0.9470	1.0000	0.9970	0.9070	0.8780	0.9090	0.9870
S7	0.9760	0.9540	0.9810	0.9950	0.9570	0.9970	1.0000	0.9240	0.9040	0.9330	0.9940
S8	0.8760	0.8540	0.8940	0.9070	0.8600	0.9070	0.9240	1.0000	0.9800	0.9780	0.9570
S9	0.8220	0.7870	0.8430	0.8760	0.8880	0.8780	0.9040	0.9800	1.0000	0.9950	0.9400
S10	0.8550	0.8200	0.8760	0.9080	0.9200	0.9090	0.9330	0.9780	0.9950	1.0000	0.9610
R	0.9630	0.9410	0.9730	0.9880	0.9530	0.9870	0.9940	0.9570	0.9400	0.9610	1.0000

（5）小结

相似度结果表明，一级饮片与其标准特征图谱比较相似度均高于 0.94；二级饮片与其标准特征图谱比较相似度均高于 0.94。苍术一级饮片和二级饮片的特征图谱有明显的差异，24 号峰（50.0min）与 10 号峰（28.2min）面积比值，一级饮片大于或等于 4，二级饮片小于 4。

规定苍术一级饮片：与一级饮片标准特征图谱比较相似度不低于 0.90。苍术二级饮片：与二级饮片标准特征图谱比较相似度不低于 0.90。

四、检　查

（一）水分

依据《中国药典》2010 年版，采用甲苯法，取供试品 30g 置于圆底烧瓶中，加大约 200ml 甲苯，加入沸石。

将各部分连接，自冷凝管中加入甲苯，到水分测定管的狭小部分。圆底烧瓶在电热套中加热，待甲苯加热沸腾时，控制温度，2 滴 /s。待水分完全蒸馏时，即测水管的刻度不再增加时，将冷凝管内部用甲苯冲洗，再用饱蘸甲苯的长刷将壁上附着的甲苯推下，继续蒸馏 5min，放冷至室温，拆卸装置，结果见表 8-5。

表 8-5　苍术饮片检查项测定结果　（单位 %，n=3）

样品编号	饮片来源	水分	水浸出物	醇浸出物	挥发性醚浸出物	总灰分	酸不溶灰分
S1	河南桐柏 -1	10.14	21.50	6.63	5.77	4.08	0.43
S2	河南桐柏 -2	10.53	23.23	5.84	6.66	4.44	0.20
S3	河南桐柏 -3	10.14	31.41	9.75	6.1	4.63	0.58
S4	河南桐柏 -4	10.71	25.79	7.73	6.22	4.53	0.51
S5	安徽六安霍山 -1	10.92	31.07	13.00	7.46	4.72	1.13
S6	天济（饮片）	9.44	42.63	18.09	1.80	4.89	0.27
S7	湖北蕲春（饮片）-1	9.94	43.45	16.34	3.61	4.09	0.81
S8	湖北蕲春（饮片）-2	9.25	21.76	6.70	4.04	4.68	2.24
S9	江苏句容茅山	10.34	32.17	8.65	4.39	4.88	1.44
S10	湖北英山 -1	9.43	38.32	9.88	3.42	4.41	0.30
S11	江苏茅山 -1	10.21	38.47	8.36	11.68	4.34	0.23
S12	江苏茅山 -2	10.20	39.18	10.66	13.54	4.10	0.16
S13	江苏茅山 - 英山移栽 -1	10.82	29.60	12.16	6.55	3.07	0.41
S14	江苏茅山 - 英山移栽 -2	9.12	39.48	12.39	12.17	4.25	0.25
S15	江苏茅山 -3	8.14	26.66	5.45	6.71	3.46	0.33
S16	江苏茅山 -4	11.00	27.91	6.59	5.70	4.42	1.35
S17	湖北英山 -2	10.48	41.12	6.59	11.60	4.76	0.82
S18	安徽六安霍山 -2	9.88	43.38	7.76	9.19	3.56	0.16
S19	安徽六安霍山 -3	8.55	50.71	8.38	8.61	4.01	0.36
S20	湖北蕲春（饮片）	10.20	46.93	5.83	25.20	3.06	0.49
S21	刘天保（饮片）河南	9.96	42.28	8.60	32.71	4.78	0.49
S22	湖北英山 -3	10.81	40.75	13.37	28.57	4.62	0.36
S23	河南桐柏县毛集镇	9.30	38.15	13.46	12.27	4.14	0.50
S24	河南桐柏 -5	10.88	39.75	11.52	11.37	4.02	0.44
S25	河南桐柏 -6	7.83	33.40	8.24	7.00	4.54	0.56
S26	湖北英山石正镇	9.82	44.10	17.81	4.86	3.88	0.53
S27	湖北英山草盘镇	8.49	36.85	15.14	5.85	3.97	0.28

（二）浸出物

1. 水溶性浸出物测定

依据《中国药典》2010 年版（一部）附录 X A 中冷浸法测定水浸出物，取样品粉末约 4g，精密称定，置 250ml 锥形瓶中，精密量取 100ml 蒸馏水，密塞，冷浸，前 6h 时时振摇，再静置 18h，滤过，精密量取续滤液 20ml，置干燥至恒重的蒸发皿中，水浴蒸干后，放于 105℃烘箱中干燥 3h，取出，放置于干燥器中冷却 30min，迅速精密称定其质量，计算其结果见表 8-5。

2. 醇溶性浸出物测定

依据《中国药典》2010 年版（一部）附录ⅩA 中冷浸法测定醇（95% 乙醇）浸出物，取样品粉末 4g 左右，精密称定，置 250ml 锥形瓶中，精密量取 95% 乙醇 100ml，冷浸，前 6h 时时振摇，再静置 18h，滤过，精密量取续滤液 20ml，置干燥至恒重的蒸发皿中，水浴蒸干后，放于 105℃烘箱中干燥 3h，置干燥器中冷却 30min，迅速精密称定其质量，计算其结果见表 8-5。

3. 挥发性醚浸出物测定

依据《中国药典》2010 年版（一部）附录ⅩA 中冷浸法测定挥发性醚浸出物，取供试品 2 ~ 5g，精密称定，置五氧化二磷干燥器中干燥 12h，置索氏提取器中，加乙醚适量，除另有规定外，加热回流 8h，取乙醚液，置干燥至恒重的蒸发皿中，放置，挥去乙醚，残渣置五氧化二磷干燥器中干燥 18h，精密称定，记录为 m1，再放置烘箱中缓慢加热至 105℃，直至恒重，记录为 m_2，其挥发性醚浸出物的重量 $m_3 = m_1 - m_2$，计算其结果见表 8-5。

（三）灰分

依据《中国药典》2010 年版（一部），供试品粉碎，过二号筛（24 目），混合均匀后，取供试品 2 ~ 3g（如需测定酸不溶性灰分，可取供试品 3 ~ 5g），置炽热至恒重的坩埚中，称定重量（准确至 0.01g），缓缓炽热，至完全炭化时，逐渐升高温度至 500 ~ 600℃，灼烧至无炭粒（不少于 2h），待炉温降至 200 ~ 300℃时，取出坩埚。置于干燥器内冷却至室温，称量，再移入高温炉内，灼烧 30min，取出，冷却至室温。称量，重复此操作，直至恒重，结果见表 8-5。

依据《中国药典》2010 年版（一部），将总灰分在坩埚内加入 10% 盐酸约 10ml，用表面皿覆盖坩埚置水浴加热 10min，洗液并入坩埚中，用无灰滤纸滤过，坩埚内的残渣用水洗于滤纸上，并洗涤至洗液不显氯化物反应为止。滤渣连同滤纸移置同一坩埚中，干燥，炽灼至恒重，结果见表 8-5。

（四）结果

不同产地苍术饮片水浸出物和醇浸出物、醚浸出物与传统指标间无相关性，水分、灰分等检查结果与苍术饮片分级无明显的相关性，因此，均不作为分级依据，只作为质量评价指标。

五、含量测定

（一）仪器与试药

UltiMate 3000 液相色谱仪（美国戴安公司），DAD 紫外检测器（美国戴安公司），Chromeleon 色谱工作站（美国戴安公司），色谱柱为 Syncronis C$_{18}$ 柱（4.6mm × 250mm，5μm），电子分析天平（Sartorius 公司）；色谱纯甲醇（Mtedia 公司），分析纯甲醇（国药集团化学试剂有限公司），分析纯乙腈（Mtedia 公司）；苍术素对照品（批号：130304，中国食品药品检定研究院）。

（二）方法与结果

1. 色谱条件

色谱柱为 Syncronis C$_{18}$ 柱（4.6mm × 250mm，5μl）；流动相为甲醇 - 水（79：21），进样量 10

μl；流速 1ml/min；柱温 30℃；检测波长 340nm。理论塔板数按苍术素计算应不低于 5000。

2. 对照品溶液制备

取苍术素对照品适量，精密称定，加甲醇制成每 1ml 含 20μg 的溶液，即得。

3. 供试品溶液制备

取本品粉末（过三号筛）约 0.2g，精密称定，置具塞锥形瓶中，精密加入甲醇 50ml，密塞，称定重量，浸泡 1h，超声处理（功率 250W，频率 40kHz）1h，放冷，再称定重量，用甲醇补足减失的重量，摇匀，滤过，取续滤液，即得。

4. 方法学考察

（1）线性关系考察

分别配制 5 个浓度分别为 0.008mg/ml、0.024mg/ml、0.08mg/ml、0.16mg/ml、0.20mg/ml 的标准品，以峰面积为纵坐标，进样浓度（mg/ml）为横坐标，得回归方程为 $Y=38398X-0.4245$，$r^2=0.9998$（$n=5$）。结果表明苍术素在 8.0 ~ 200μg/ml 范围内与峰面积呈良好的线性关系。

（2）精密度试验

精密吸取对照品溶液 10 μl，连续进样 5 次，结果对照品峰面积积分值的相对标准偏差为 1.41%。

（3）稳定性试验

精密吸取供试品溶液 10 μl，分别在 2h、4h、6h、8h、10h 进样测定，共 5 次，峰面积值 RSD（%）结果为 1.12%，供试品溶液在 12h 内保持稳定。

（4）加样回收试验

精密称取苍术饮片（S7）5 份，每份 0.1g，分别加入对照品 1.12mg，制备供试品溶液进行色谱分析。结果平均回收率为（98.818 ± 1.0710）%。

（5）不同等级苍术饮片含量测定

精密吸取各供试品溶液，按色谱条件，依法测定，计算不同产地苍术中苍术素的含量。结果见表 8-6。

表 8-6　苍术素含量测定结果表（$n=3$）

样品编号	苍术素含量 /%	$\overline{X} \pm S$	RSD/%
S1	0.34	0.34 ± 0.0062	1.82
S2	0.33	0.33 ± 0.0021	0.64
S3	0.42	0.42 ± 0.0055	1.31
S4	0.43	0.43 ± 0.0023	0.53
S5	0.69	0.69 ± 0.0062	0.90
S6	0.06	0.06 ± 0.0005	0.83
S7	0.48	0.48 ± 0.00181	0.38
S8	0.43	0.43 ± 0.0068	1.58
S9	0.51	0.51 ± 0.0067	1.31
S10	0.59	0.59 ± 0.0063	1.07
S11	0.58	0.58 ± 0.0021	0.36
S12	0.64	0.64 ± 0.0023	0.36
S13	0.49	0.49 ± 0.0032	0.65
S14	0.50	0.50 ± 0.0021	0.42

样品编号	苍术素含量/%	$\overline{X} \pm S$	RSD/%
S15	0.62	0.62 ± 0.0028	0.45
S16	0.70	0.70 ± 0.0106	1.51
S17	0.08	0.08 ± 0.0012	1.50
S18	0.41	0.41 ± 0.0026	0.63
S19	0.44	0.44 ± 0.0036	0.82
S20	0.53	0.53 ± 0.0025	0.47
S21	0.32	0.32 ± 0.0016	0.50
S22	0.07	0.07 ± 0.0012	1.71
S23	0.40	0.40 ± 0.0014	0.35
S24	0.30	0.30 ± 0.0015	0.50
S25	0.48	0.48 ± 0.0016	0.33
S26	0.45	0.45 ± 0.0012	0.27
S27	0.46	0.46 ± 0.00151	1.11

5. 结果

根据《中国药典》2010年版（一部）规定，苍术饮片含苍术素不得少于0.3%，结果显示，编号为S6、S17、S22均为市场购买的饮片，含量少于0.3%，质量不合格，不作为分级研究样本。

苍术素含量的高低是衡量苍术饮片质量的重要指标，根据以上结果，S5、S7、S9、S10、S11、S12、S13、S14、S15、S16、S25、S26、S27样品含量均不低于0.45%，确定一级饮片苍术素含量不得低于0.40%。

S1、S2、S4、S7、S8、S18、S19、S20、S21、S23、S24样品，苍术素含量为0.30%～0.45%，将其确定为二级，规定二级饮片苍术素含量符合《中国药典》规定不低于0.30%。

第三节　苍术饮片分级方法及其说明

一、分 级 依 据

苍术饮片以菊科植物茅苍术 *Atractylodes lancea*（Thunb.）DC.的干燥根茎为原料，按照《中国药典》（一部）苍术项下收录的炮制方法，炮制为饮片。苍术饮片分为两个等级，在明确苍术原料药材产地的基础上，其外观性状（颜色、朱砂点、质地及气味）是其分级的重要传统指标，质地、HPLC特征图谱及苍术素含量为辅助分级依据。

二、分 级 要 点

苍术饮片分为两个等级，各等级饮片的产地、性状、质地、HPLC特征图谱及苍术素含量应符合下列要求，见图8-7和表8-7。

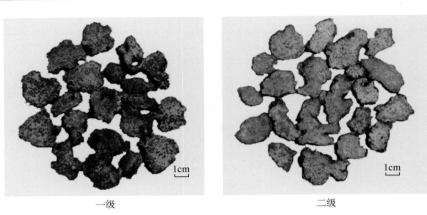

一级　　　　　　　　　　　二级

图 8-7　不同等级苍术饮片

表 8-7　苍术各等级饮片分级要点

项目	一级	二级
产地	道地产区：江苏句容 主产区：湖北英山、罗田	河南桐柏、安徽六安等地
性状	呈不规则圆形或条形厚片，外表皮灰棕色至黄棕色，有皱纹，有时可见根痕。其断面颜色为黄色或深黄色，朱砂点密集，可析出白色细针状结晶，气香浓	断面颜色为黄色，朱砂点稀疏，气香。其他同一级饮片
质地	密度 0.80g/cm³ 以上	密度 0.80~0.65g/cm³
HPLC 特征图谱	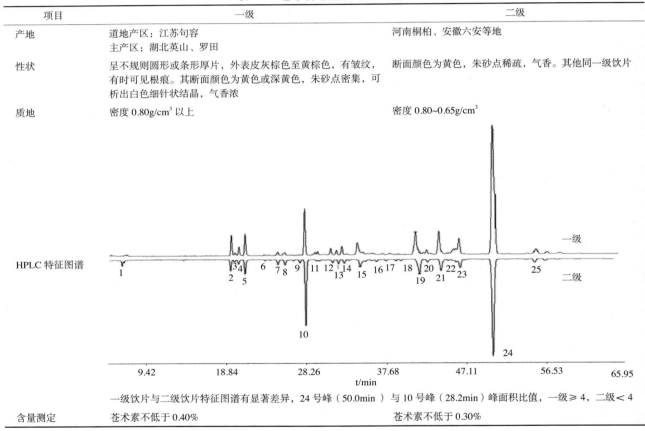 一级饮片与二级饮片特征图谱有显著差异，24 号峰（50.0min）与 10 号峰（28.2min）峰面积比值，一级 ≥ 4，二级 < 4	
含量测定	苍术素不低于 0.40%	苍术素不低于 0.30%

第四节　苍术饮片质量评价标准

苍　术
Cang Zhu

【原料药材】　本品为菊科植物茅苍术 *Atractylodes lancea*（Thunb.）DC. 的干燥根茎。三年生，11 ~ 12 月采收，去须根、泥沙。主要来源于江苏句容、湖北英山、安徽霍山和河南桐柏等地。

【饮片】　苍术为菊科植物茅苍术 *Atractylodes lancea*（Thunb.）DC. 的干燥根茎的炮制加工品。

【炮制】　取茅苍术药材，除去杂质，洗净，润透，切厚片，干燥。

【性状】　本品呈不规则圆形或条形厚片，外表皮灰棕色至黄棕色，有皱纹，有时可见根痕。其断面颜色为黄色或深黄色，有朱砂点密集，可析出白色细针状结晶；一级饮片密度不小于 0.8g/cm³，二级饮片密度为 0.8 ~ 0.65g/cm³。气香，微甘、辛、苦。

【鉴别】

(1) TLC 特征图谱

取本品粉末 0.8g，加甲醇 10ml，超声处理 15min，滤过，取滤液作为供试品溶液。取苍术对照药材 0.8g，同法制成对照药材溶液。取苍术素对照品，加甲醇制成每 1ml 含 0.2mg 的溶液，作为对照品溶液。吸取供试品溶液和对照药材溶液各 6μl、对照品溶液 2μl，分别点于同一硅胶 G 薄层板上，以石油醚（60 ~ 90℃）-丙酮（9：2）为展开剂，展开，取出，晾干，喷以 10% 硫酸乙醇溶液，在 105℃加热至斑点显色清晰。所有供试品均能在与对照品相应的位置上清晰地检定出对应的 6 个相同颜色的斑点。

(2) HPLC 特征图谱

色谱条件与系统适用性　以十八烷基硅烷键合硅胶为填充剂（4.6mm×250mm，5μm）；流动相 A 相为乙腈，B 相为水溶液，梯度洗脱程序见表 8-8；流速 1.0ml/min；检测波长 315nm；柱温 30℃；供试液进样 20μl。

表 8-8　梯度洗脱程序

时间 /min	流动相 A/%	流动相 B/%
0 ~ 35	30 → 65	70 → 35
35 ~ 65	65 → 85	35 → 15

供试品溶液制备　精密称取苍术粉末 0.7g，置具塞锥形瓶中，精密加入甲醇 50ml，称重，超声提取 60min，放冷，称重，用甲醇补足失重，静置；取上清液用微孔滤膜（0.45μm）滤过，取续滤液作为供试品备用，在避光条件下进行溶液制备和保存。

对照品溶液制备　取苍术素对照品适量，精密称定，加甲醇制成每 1ml 含 0.03mg 的溶液，即得。

测定法　分别精密吸取参照物溶液和供试品溶液各 20μl，注入液相色谱仪，测定，记录色谱图，即得。本品所得图谱应与各级饮片标准特征图谱一致（图 8-8、图 8-9）。

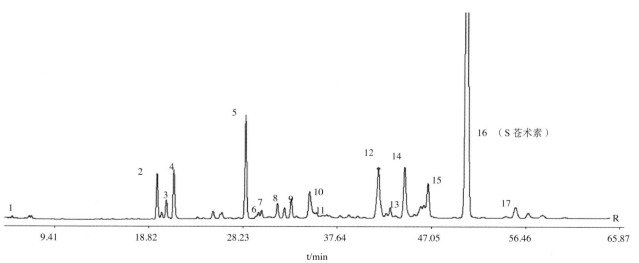

图 8-8　一级苍术饮片 HPLC 标准特征图谱

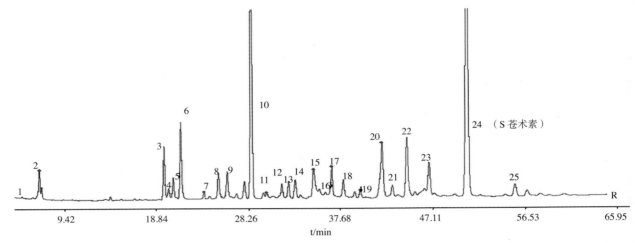

图 8-9　二级苍术饮片 HPLC 标准特征图谱

【检查】　水分　　不得过 11.0%[《中国药典》2010 年版（一部）附录Ⅸ H 第二法]。

总灰分　　不得过 5.0%[《中国药典》2010 年版（一部）附录Ⅸ K]。

杂质　　不得过 1.0% [《中国药典》2010 年版（一部）附录Ⅸ A]。

【含量测定】　照高效液相色谱法 [《中国药典》2010 年版（一部）附录Ⅵ D] 测定。

色谱条件与系统适用性　　色谱柱为 Syncronis C$_{18}$ 柱（4.6mm×250mm，5μm）；流动相为甲醇 - 水（79 : 21）；进样量 10μl；流速 1ml/min；柱温 30℃；检测波长 340nm。理论塔板数按苍术素峰计算均应不低于 5000。

对照品溶液制备　　取苍术素对照品适量，精密称定，加甲醇制成每 1ml 含 20 μg 的溶液，即得。

供试品溶液制备　　取本品粉末（过三号筛）约 0.2g，精密称定，置具塞锥形瓶中，精密加入甲醇 50ml，密塞，称定重量，浸泡 1h，超声处理（功率 250W，频率 40kHz）1h，放冷，再称定重量，用甲醇补足减失的重量，摇匀，滤过，取续滤液，即得。

测定法　　精密称取对照品溶液、供试品溶液各 10μl，注入液相色谱仪，测定，即得。

本品按干燥品计算，一级饮片含苍术素（C$_{13}$H$_{10}$O）不得少于 0.40%，二级饮片含苍术素（C$_{13}$H$_{10}$O）不得少于 0.30%。

【性味与归经】　辛、甘、苦。归脾胃肝经。

【功能与主治】　燥湿健脾，祛风散寒，明目。用于湿阻中焦，脘腹胀满，泄泻，水肿，脚气痿躄，风湿痹痛，风寒感冒，夜盲，眼目昏涩。

【用法与用量】　3 ～ 9g。

【储藏】　置阴凉干燥处。

第九章　川牛膝饮片的分级方法及其质量评价

第一节　原料药材

按照《中国药典》2010 年版（一部）川牛膝项下的规定，本品来源于苋科植物川牛膝 *Cyathula officinalis* Kuan 的干燥根。川牛膝药材于每年秋季、冬季采挖，除去芦头、须根及泥沙。根据本草考证和川牛膝的产地调研，确定川牛膝原料药材的道地产区为四川的金口河；四川的宝兴和湖北恩施为目前川牛膝原料药材的主产区。道地产区和主产区的川牛膝原料药材在外观性状上和主成分含量上都有显著的差异，可以作为川牛膝饮片分级研究的参考依据。根据《七十六种药材商品规格标准》中川牛膝药材的传统分级要点，川牛膝药材分为三个等级，川牛膝饮片仅一个等级，故亟须制定科学合理的分级标准。采收四川金口河、宝兴、湖北恩施的川牛膝药材 7 个批次，并委托四川新荷花中药饮片股份有限公司（简称四川新荷花）加工成川牛膝饮片；采集其他产区饮片生产企业饮片共计 15 个批次，所有样品基源经成都中医药大学中药鉴定教研室严铸云教授鉴定为来源于苋科植物川牛膝 *Cyathula officinalis* Kuan 的干燥根。

第二节　饮　　片

以苋科植物川牛膝 *Cyathula officinalis* Kuan 的干燥根为原料药材，按照《中国药典》2010 年版（一部）川牛膝项下规定，炮制加工川牛膝饮片。

一、炮　　制

取川牛膝干燥药材，除去杂质及芦头，洗净，润透，切薄片，干燥。

川牛膝饮片炮制过程中，易产生碎屑，因此将碎屑等杂质比例作为川牛膝饮片等级划分的辅助依据，并以此来控制饮片的质量，杜绝掺杂现象。

二、性　　状

（一）川牛膝原料药材的传统分级

产地的差异等赋予了川牛膝药材明显的外观特征（图 9-1，表 9-1），可以作为药材分级以及质量评价的依据，但这些特征在将川牛膝药材炮制加工为饮片后已基本消失，仅保留有直径大小可作为川牛膝饮片分级的参考。见图 9-2 和表 9-2。

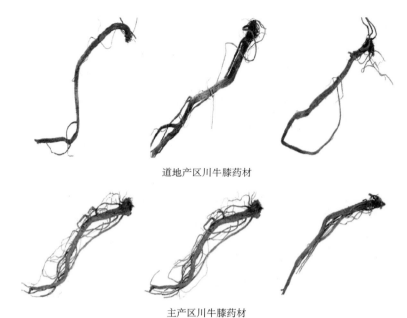

道地产区川牛膝药材

主产区川牛膝药材

图 9-1　川牛膝原料药材

表 9-1　不同种植方式川牛膝原料药材差异

项目	道地产区川牛膝	主产区川牛膝
生长年限	3~4 年	1 ~ 3 年，2 年居多
田间管理	施肥、浇水、喷洒农药	施肥、浇水、喷洒农药
外形	近圆柱形，微扭曲，向下略细或有少数分枝，长 30 ~ 60cm，直径 0.5 ~ 3cm	近圆柱形，微扭曲，向下略细及多分枝，长 20 ~ 50cm，直径 0.5 ~ 3cm
表面	表面黄棕色，具纵皱纹、支根痕和多数横长的皮孔样突起	表面黄棕色或灰褐色，具纵皱纹、支根痕和多数横长的皮孔样突起
质地	质韧，不易折断	质韧，不易折断
断面	断面浅黄色，维管束点状，排列成数轮同心环	断面浅黄色或棕黄色，维管束点状，排列成数轮同心环
气味	气微，味甜	气微，味甜

（二）川牛膝饮片质量评价传统方法

按产地差异对川牛膝饮片进行传统评价，详细内容见图 9-2 和表 9-2。

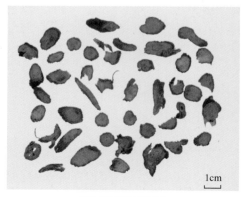

道地产区川牛膝饮片

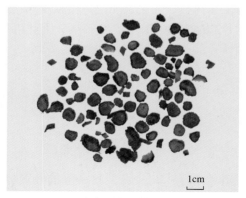

主产区川牛膝饮片

图 9-2　道地产区及主产区川牛膝饮片

表 9-2　川牛膝饮片传统评价结果

饮片来源	外皮颜色	直径 /mm	性状特征
四川金口河 -1	黄棕色	5 ~ 24	外表皮黄棕色，切面浅黄色，可见多数排列成数轮同心环的黄色点状维管束
四川金口河 -2	黄棕色	5 ~ 19	外表皮黄棕色，切面浅黄色，可见多数排列成数轮同心环的黄色点状维管束
四川宝兴 -1	灰褐色	4 ~ 17	外表皮灰褐色，切面棕黄色，可见多数排列成数轮同心环的黄色点状维管束
四川宝兴 -2	灰褐色	4-16	外表皮灰褐色，切面棕黄色，可见多数排列成数轮同心环的黄色点状维管束
四川天全 -1	黄棕色	5 ~ 17	外表皮黄棕色，切面浅黄色，可见多数排列成数轮同心环的黄色点状维管束
湖北恩施宣县	灰褐色	4 ~ 15	外表灰褐色，切面棕黄色，可见多数排列成数轮同心环的黄色点状维管束
湖北恩施茅田乡	灰褐色	4 ~ 17	外表灰褐色，切面棕黄色，可见多数排列成数轮同心环的黄色点状维管束
湖北恩施新塘乡	灰褐色	4 ~ 16	外表灰褐色，切面棕黄色，可见多数排列成数轮同心环的黄色点状维管束
四川新荷花（1006137）	黄棕色	9 ~ 15	外表皮黄棕色。切面浅黄色至棕黄色。可见多数排列成数轮同心环的黄色点状维管束，毛须及须根等碎渣 2%
四川新荷花（1205139）	黄棕色	80 ~ 14	外表皮黄棕色。切面浅黄色至棕黄色。可见多数排列成数轮同心环的黄色点状维管束，毛须及须根等碎渣 2%
四川新荷花（1209039）	黄棕色	9 ~ 16	外表皮黄棕色。切面浅黄色至棕黄色。可见多数排列成数轮同心环的黄色点状维管束，毛须及须根等碎渣 2%
四川科伦（121001）	黄棕色	6 ~ 14	外表皮黄棕色。切面浅黄色至棕黄色。可见多数排列成数轮同心环的黄色点状维管束，毛须及须根等碎渣 5%
四川科伦（121003）	黄棕色	6 ~ 16	外表皮黄棕色。切面浅黄色至棕黄色。可见多数排列成数轮同心环的黄色点状维管束，毛须及须根等碎渣 5%
四川科伦（121004）	黄棕色	6 ~ 17	外表皮黄棕色。切面浅黄色至棕黄色。可见多数排列成数轮同心环的黄色点状维管束，毛须及须根等碎渣 5%
四川科伦（121005）	黄棕色	5 ~ 18	外表皮黄棕色。切面浅黄色至棕黄色。可见多数排列成数轮同心环的黄色点状维管束，毛须及须根等碎渣 5%
四川科伦（121006）	黄棕色	5 ~ 17	外表皮黄棕色。切面浅黄色至棕黄色。可见多数排列成数轮同心环的黄色点状维管束，毛须及须根等碎渣 5%
成都康美药业（120501501）	灰褐色	6 ~ 18	外表皮灰褐色，切面浅黄色至棕黄色，可见多数排列成数轮同心环的黄色点状维管束，毛须及须根等碎渣 1%
四川康美药业（120501301）	灰褐色	6 ~ 18	外表皮灰褐色，切面浅黄色至棕黄色，可见多数排列成数轮同心环的黄色点状维管束，毛须及须根等碎渣 1%
四川康美药业（120900121）	灰褐色	6 ~ 17	外表皮灰褐色，切面浅黄色至棕黄色，可见多数排列成数轮同心环的黄色点状维管束，毛须及须根等碎渣 1%
亳州千草药业（120201）	灰褐色	5 ~ 18	外表皮灰褐色，切面浅黄色至棕黄色，可见多数排列成数轮同心环的黄色点状维管束，有裂痕，毛须及须根等碎渣 3%
安徽新兴中药材（120801）	灰褐色	4 ~ 18	外表皮灰褐色，切面浅黄色至棕黄色，可见多数排列成数轮同心环的黄色点状维管束，有裂痕，毛须及须根等碎渣 3%
天马（安徽）中药饮片（120901）	灰褐色	10 ~ 26	外表皮灰褐色，切面浅黄色至棕黄色，可见多数排列成数轮同心环的黄色点状维管束，有裂痕，毛须及须根等碎渣 5%
四川中药饮片（121116）	黄棕色	5 ~ 15	外表皮黄棕色，切面浅黄色至棕黄色，可见多数排列成数轮同心环的黄色点状维管束，毛须及须根等碎渣 3%

　　结合川牛膝药材的传统分级方法，将川牛膝饮片的片径作为分级的关键指标。

　　人工栽培是川牛膝药材及饮片的来源，川牛膝药材颜色因产地变化而出现差异，但表皮颜色主要为黄棕色和灰褐色，道地产区以黄棕色为主，主产区黄棕色和灰褐色皆有，因此，颜色不再作为饮片等级划分的指标，而以道地产区和主产区进行等级划分。

　　饮片传统分级方法认为片大者为优，而以饮片产区划分等级后，一级饮片样品中存在明显的片径差异。因此，课题组对初步划分为一级的川牛膝饮片进行了片径分析，结果显示，全部批次的川牛膝饮片片径均差异明显，大小分布范围为：4 ～ 26 mm，因此综合考虑，将川牛膝饮片分为两个等级。一级川牛膝饮片，直径不小于 10mm；二级川牛膝饮片，直径为 4 ～ 10mm。

三、鉴　别

采用 TLC 和 HPLC 两种方式对初步分级的川牛膝饮片进行比较研究，探讨不同等级川牛膝饮片的质量评价方式和评价标准。

（一）TLC 鉴别

本品粉末 2g，加甲醇 50ml，加热回流 1h，滤过，滤液浓缩至约 1ml，加于中性氧化铝柱（100 ～ 200 目，2g，内径 1cm）上，用甲醇 - 乙酸乙酯（1 ：1）40ml 洗脱，收集洗脱液，蒸干，残渣加甲醇 1ml 使溶解，作为供试品溶液。另取川牛膝对照药材 2g，同法制成对照药材溶液。再取杯苋甾酮对照品，加甲醇制成每 1ml 含 0.5mg 的溶液，作为对照品溶液。照薄层色谱法（附录 VI B）试验，吸取供试品溶液 5 ～ 10μl、对照药材溶液及对照品溶液各 5μl，分别点于同一硅胶 G 薄层板上，以三氯甲烷 - 丙酮 - 甲酸（6 ：2 ：1）为展开剂，展开，取出，晾干，喷以 10% 硫酸乙醇溶液，在 105℃加热至斑点显色清晰，置紫外光灯（365nm）下检视。供试品色谱中，在与对照药材和对照品色谱相应的位置上，显相同颜色的荧光斑点。如图 9-3 所示。

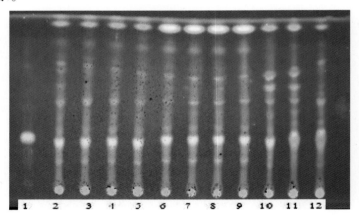

图 9-3　川牛膝饮片 TLC 图谱

1. 杯苋甾酮对照品；2. 川牛膝对照药材；3. 四川金口河 -1；4. 四川宝兴 -1；5. 湖北恩施宣县；6. 湖北恩施茅田乡；7. 湖北恩施新塘乡；8. 四川新荷花中药饮片（1205139）；9. 四川科伦天然药业（121001）；10. 成都康美药业 120501501）；11. 亳州千草药业（120201）；12. 四川中药饮片（121116）

川牛膝饮片 TLC 图谱显示，所有川牛膝饮片中均能清晰地检定出杯苋甾酮。可用于川牛膝片的特征鉴别。

（二）HPLC 特征图谱

1. 仪器与试药

安捷伦 1100 液相色谱仪（ Waters 2695 pump，Waters 2996 检测器， Chenmstaion 化学工作站）；BP211D 分析天平（十万分之一型，德国赛多利斯公司）乙腈为色谱纯，水为纯水，使用前均经 0.45μm 滤膜滤过，其他试剂均为分析纯。

2. 色谱条件

Agilent C_{18} 色谱柱（4.6 mm × 150 mm，5μm），phenomenex 保护柱，以甲醇 （A）- 水（B）为流动相进行梯度洗脱：0 ～ 5min，5% ～ 46%（A）；5 ～ 32min，46% ～ 66%（A）；32 ～ 40min，66% ～

100%（A）；检测波长 266nm；流速 0.6ml/min；柱温 30℃。

3. 供试品溶液制备

取本品粉末（过三号筛）约 1g，精密称定，置具塞锥形瓶中，精密加入甲醇 20ml，密塞，称定重量，加热回流 1h，放冷，再称定重量，用甲醇补足减失的重量，摇匀，滤过，取续滤液，即可。

4. 川牛膝饮片 HPLC 特征图谱分析

（1）精密度试验

取川牛膝饮片粉末，制备供试品溶液，连续进样 5 次，测定 HPLC 图谱，计算相对保留时间及相对峰面积，各共有峰相对保留时间的 RSD 均小于 0.11%，各共有峰相对峰面积的 RSD 为 2.36% ~ 2.75%，结果表明仪器的精密度良好。

（2）稳定性试验

取川牛膝饮片粉末，制备供试品溶液，分别在 0h、2h、4h、8h、12h、24h 共进样 6 次，测定 HPLC 图谱，计算相对保留时间及相对峰面积，各共有峰相对保留时间的 RSD 均小于 0.33%，各共有峰相对峰面积的 RSD 为 1.64% ~ 2.79%，结果表明供试品在 24h 内稳定。

（3）重复性试验

取川牛膝饮片粉末 6 份，制备供试品溶液，平行操作 6 份，测定 HPLC 图谱，计算相对保留时间及相对峰面积，各共有峰相对保留时间的 RSD 在 0.00% ~ 0.35%，各共有峰相对峰面积的 RSD 为 0.85% ~ 2.93%，结果表明该方法的重复性良好。

（4）川牛膝饮片特征图谱测定

对初步分级的川牛膝饮片进行 HPLC 特征图谱测定，并运用中药色谱指纹图谱相似度评价系统 A 版（2004），对初步划分的等级进行比较分析。川牛膝三个等级饮片均有 12 个共有峰，以 6 号峰为参照峰（S）计算其余各峰的相对保留时间和相对峰面积，结果显示两个等级川牛膝饮片相对保留时间 RSD 值均为 0.41% 以内，相对峰面积 RSD 在 13.31% ~ 91.67%。如图 9-4 所示。

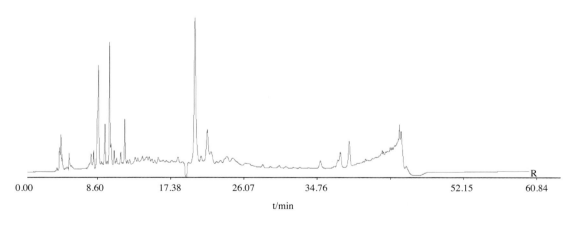

图 9-4　川牛膝饮片 HPLC 标准特征图谱

不同等级川牛膝饮片均在 60min 内洗脱完全，计算相似度结果显示，一级饮片和二级饮片均高于 0.9，川牛膝一级饮片和二级饮片的 HPLC 特征图谱无显著差异。

5. 小结

建立了川牛膝饮片的 HPLC 特征图谱分析方法，并用于不同等级川牛膝饮片的分级和质量评价。研究结果显示，一级川牛膝和二级川牛膝饮片的 HPLC 特征图谱无显著差异，因此不宜作为川牛膝饮片分级指标，但可用于川牛膝饮片质量评价研究。

四、检　查

（一）水分

参照《中国药典》2010 年版（一部）附录Ⅸ H 水分测定法（第一法），取供试品 3g，平铺于干燥至恒重的扁形称瓶中，精密称定，打开瓶盖在 100 ~ 105℃干燥 5h，将瓶盖盖好，移置干燥器中，冷却 30min，精密称定重量，再在上述温度干燥 1h，冷却，称重，至连续两次称重的差异不超过 5mg 为止。根据减失的重量，计算供试品中含水量（％）。结果见表 9-3。

（二）总灰分

参照《中国药典》2010 年版（一部）总灰分测定法（附录Ⅸ K），取供试品 2g，置炽灼至恒重的坩埚中，称定重量，缓缓炽热，注意避免燃烧，至完全炭化时，逐渐升高温度至 500 ~ 600℃，使完全灰化并至恒重。根据残渣重量，计算供试品中总灰分的含量（％）。结果见表 9-3。

（三）浸出物

参照《中国药典》2010 年版（一部）水溶性浸出物测定法（附录 X A）项下热浸法，以水作溶剂，对川牛膝饮片进行水溶性浸出物含量测定。取本品粉末（过三号筛）约 4g，精密称定，置 250ml 的锥形瓶中，精密加水 100ml，密塞，冷浸，前 6h 内时时振摇，再静置 18h，用干燥滤器迅速滤过，精密量取续滤液 20ml，置已干燥至恒重的蒸发皿中，在水浴上蒸干后，于 105℃干燥 3h，置干燥器中冷却 30min，迅速精密称定重量。扣除饮片中水分，计算供试品水中溶性浸出物的含量（％）。结果见表 9-3。

（四）结果

经 SPSS 19.0 统计软件分析，川牛膝一级饮片、二级饮片水溶性浸出物含量为 60.0% ~ 68.4%。结果见表 9-3。

表 9-3　川牛膝饮片检查项测定结果　　　　　　　　　　　　（单位：%）

样品编号	水分	总灰分	浸出物
四川金口河 -1	5.1	6.1	65.5
四川金口河 -2	7.2	5.2	62.6
四川宝兴 -1	5.3	6.6	60.4
四川宝兴 -2	5.4	5.4	60.9
四川天全 -1	5.2	5.7	61.5
湖北恩施宣县	5.2	6.8	60.0
湖北恩施茅田乡	5.9	7.0	60.8
湖北恩施新塘乡	4.6	7.1	60.5
四川新荷花中药饮片（1006137）	4.6	6.8	66.0
四川新荷花中药饮片（1205139）	9.6	6.3	68.4
四川新荷花中药饮片（1209039）	7.1	6.4	67.1
四川科伦天然药业（121001）	9.7	6.3	60.2
四川科伦天然药业（121003）	9.8	6.6	60.1
四川科伦天然药业（121004）	9.6	6.3	60.4

样品编号	水分	总灰分	浸出物
四川科伦天然药业（121005）	10.2	6.5	62.0
四川科伦天然药业（121006）	10.2	6.8	61.7
成都康美药业（120501501）	7.7	6.5	63.7
四川康美药业（120501301）	8.8	6.5	62.1
四川康美药业（120900121）	6.6	6.4	61.9
亳州千草药业（120201）	8.3	7.2	60.3
安徽新兴中药材（120801）	11.1	7.3	61.3
天马（安徽）中药饮片（120901）	5.8	6.8	65.7
四川中药饮片（121116）	8.8	6.9	62.1

根据《中国药典》2010年版规定，川牛膝饮片水分不得过12.0%，总灰分不得过8.0%，水溶性浸出物不得少于60.0%。所测定的川牛膝饮片均符合《中国药典》标准。

五、含量测定

对川牛膝饮片中杯苋甾酮及多糖两种主要有效成分进行了含量测定，分析成分含量与饮片分级的相关性。

（一）杯苋甾酮含量测定

1. 仪器与试药

HP1100液相色谱仪（G1322在线脱气装置，G1311A泵，G1313A自动进样器，G1316柱温箱，G1314A检测器，ChemStation色谱工作站）；液相色谱流动相用甲醇、乙腈为色谱纯，水为纯水，使用前均经0.45μm滤膜滤过，其他试剂均为分析纯。

杯苋甾酮对照品由成都瑞芬思生物科技有限公司提供纯度均为98%以上，可供含量测定用。

2. 方法与结果

（1）色谱条件

Boston Green C$_{18}$柱（4.6mm×250mm，5μm）；甲醇-乙腈-水（24：11：65）为流动相；流速1ml/min；柱温30℃；进样量10μl；检测波长247nm，在此条件下杯苋甾酮与其他组分均能达到基线分离。如图9-5所示。

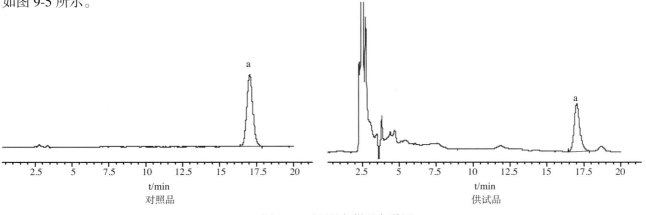

图9-5　对照品与样品色谱图

a. 杯苋甾酮

（2）对照品溶液制备

精密称取杯苋甾酮对照品适量，加甲醇配成浓度为 0.05mg/ml 的对照溶液。

（3）供试品溶液制备

取川牛膝饮片粉末各约 1.0g，精密称定，分别加甲醇 20ml，称定重量，回流提取 1h，取出，放至室温，称重，以甲醇补足减失的重量，摇匀，滤过，过微孔滤膜（0.45μm），作为供试品溶液。

（4）方法学考察

a. 线性关系考察

精密称取杯苋甾酮对照品 6.44mg，置 25ml 量瓶中，加甲醇溶解并稀释定容至刻度，摇匀，制成 0.2576mg/ml 的对照品溶液。取上述对照品溶液分别制成以下六种浓度：10.304μg/ml、20.608μg/ml、25.760μg/ml、51.520μg/ml、128.800μg/ml、257.600μg/ml，分别精密吸取 10μl 注入液相色谱仪，以样品浓度为横坐标（X），峰面积为纵坐标（Y）绘制标准曲线，并计算回归方程：

$Y=11.116X-1.7712$，$r=0.9998$。

结果表明，杯苋甾酮在 0.103 ~ 2.576μg 范围内线性关系良好。

b. 精密度试验

精密吸取对照品溶液，重复进样 6 次，结果杯苋甾酮峰面积积分值的相对标准偏差为 1.12%。表明仪器精密度良好。

c. 稳定性试验

精密吸取供试液溶液 10μl，分别于 0h、2h、4h、10h、16h，22h 重复进样共 6 次，峰面积值 RSD（%）结果为 2.25%，供试品溶液在 22h 内保持稳定。

d. 重复性试验

取川牛膝饮片粉末 6 份，各约 1g，精密称定，制备成供试品溶液，并进行测定，结果所测杯苋甾酮峰面积的相对标准偏差为 0.92%。表明试验重复性良好。

e. 加样回收试验

精密称定已知含量的川牛膝饮片粉末 0.5g，精密加入杯苋甾酮对照品适量，按供试品溶液制备及测定法操作，进行色谱分析。结果所测杯苋甾酮的平均回收率为 99.2%。

f. 不同等级川牛膝饮片含量测定

以川牛膝中杯苋甾酮成分为指标，对采集和制备的川牛膝饮片进行了含量分析，见表 9-4。

表 9-4　各等级川牛膝饮片含量比较

样品编号	杯苋甾酮质量分数 /%	RSD/%
四川金口河 -1	0.114	0.92
四川金口河 -2	0.123	1.53
四川宝兴 -1	0.067	1.17
四川宝兴 -2	0.107	1.66
四川天全 -1	0.088	2.33
湖北恩施宣县	0.091	0.58
湖北恩施茅田乡	0.087	1.18
湖北恩施新塘乡	0.077	1.38
四川新荷花中药饮片（1006137）	0.102	2.81
四川新荷花中药饮片（1205139）	0.073	0.12
四川新荷花中药饮片（1209039）	0.073	1.84
四川科伦天然药业（121001）	0.097	2.49
四川科伦天然药业（121003）	0.071	1.77
四川科伦天然药业（121004）	0.083	1.20

续表

样品编号	杯苋甾酮质量分数 /%	RSD/%
四川科伦天然药业（121005）	0.089	1.75
四川科伦天然药业（121006）	0.091	0.93
成都康美药业（120501501）	0.070	1.94
四川康美药业（120501301）	0.070	0.59
四川康美药业（120900121）	0.102	1.45
亳州千草药业（120201）	0.098	1.36
安徽新兴中药材（120801）	0.105	0.41
天马（安徽）中药饮片（120901）	0.114	2.25
四川中药饮片（121116）	0.069	2.49

（5）结果

川牛膝一级饮片、二级饮片杯苋甾酮含量均在0.06%以上。考虑到评价标准的实用性。综合《中国药典》2010年版中对川牛膝饮片的质量限度，将川牛膝一级饮片含量限度定为杯苋甾酮不低于0.06%，二级饮片杯苋甾酮不低于0.03%。

（二）多糖含量测定

1. 仪器与试药

UV-210A紫外分光光度仪（日本岛津公司）；BP211D分析天平（十万分之一型，德国赛多利斯公司）；无水葡萄糖标准品，批号：110833—200904，购于中国食品药品检定研究院；苯酚（AR），硫酸（AR），重蒸馏水。

2. 方法与结果

（1）对照品溶液制备

取无水葡萄糖对照品30mg，精密称定，置100ml量瓶中，加水适量，稀释至刻度，摇匀，即得（每1ml中含无水葡萄糖0.3mg）。

（2）供试品溶液制备

精密称取川牛膝饮片粉末（过三号筛）1.0g，置索氏提取器中以80%乙醇提取6h，药渣挥尽乙醇，连同滤纸置于烧瓶中，加蒸馏水150ml，加热提取1h，趁热过滤，残渣用热水洗涤（10ml×3），洗液与滤液合并，冷却后移入250ml容量瓶，定容。精密吸取该溶液1.0ml于50ml容量瓶中，定容，作供试液；精密吸取供试液2.0ml，加入5%苯酚试剂1ml，迅速加入5.0ml浓硫酸振摇5min，在沸水浴上加热15min，冷却，制得供试品溶液。

（3）多糖的提取与精制

称取川牛膝粗粉50g于索氏提取器中，依次以石油醚250ml、乙醚250ml、80%乙醇250ml，分别提取12h，残渣挥干溶剂后，用水500ml回流提取4h，滤液减压浓缩至100ml，浓缩液用Sevage法反复处理多次以除去蛋白质，用乙醇调含醇量至80%，静置过夜，滤过，沉淀以95%乙醇、丙酮反复抽洗多次，真空干燥即得川牛膝精制多糖。

（4）换算因素测定

精密称取精制多糖10mg，用水溶解置100ml容量瓶中，用蒸馏水稀释至刻度，摇匀，作储备液。精密吸取多糖储备液0.5ml，加水1.5ml，照标准曲线制备项下的方法测定吸收度，按回归方程计算供试液中葡萄糖浓度。按下式计算换算因素 $f = W/CD$，其中 W 为多糖的质量，C 为多糖液的葡萄糖浓度，D 为多糖的稀释因素。

（5）方法学考察

a. 线性关系考察

精密称取葡萄糖 32.48mg，以蒸馏水定容至 100ml 容量瓶中，摇匀。精密吸取该溶液 1.0ml、2.0ml、3.0ml、4.0ml、5.0ml、6.0ml 于 25ml 容量瓶中，用蒸馏水定容，摇匀。精密吸取上述各浓度葡萄糖溶液 2.0ml 于具塞试管中，分别加入 5% 苯酚试剂 1ml，迅速加入 5.0ml 浓硫酸振摇 5min，在沸水浴上加热 15min，冷却，得到对照品溶液；另取蒸馏水 2.0ml，加入苯酚试剂和浓硫酸同上操作，作为空白对照溶液；取上述六种溶液分别于 490nm 处测定吸收度，。以吸收度（A）为纵坐标（Y），葡萄糖供试品溶液浓度（C）为横坐标（X）绘制标准曲线。并计算回归方程：$Y=0.01X-0.0027$，$r=0.9993$。

结果表明，川牛膝多糖在 12.192 ~ 73.152μg/ml 范围内有较好的线性关系。

b. 精密度试验

精密吸取对照品溶液，重复测定 6 次，结果葡萄糖对照品的吸收度相对标准偏差为 0.52%。表明仪器精密度良好。

c. 稳定性试验

精密吸取供试液溶液 2ml，加入 5% 苯酚试剂 1ml，迅速加入 5.0ml 浓硫酸振摇 5min，在沸水浴上加热 15min，冷却分别放置 0min、30min、60min、90min、120min、150min，测定吸收度值，吸收度 RSD（%）结果为 1.59%，表明供试品溶液在 150min 内保持稳定。

d. 重复性试验

取川牛膝饮片粉末 6 份，各约 1g，精密称定，制备成供试品溶液，并进行测定，结果所测川牛膝多糖成分 6 次测定值的相对标准偏差分别为 1.18%。表明试验重复性良好。

e. 加样回收试验

精密称定已知含量的川牛膝饮片粉末 6 份，各约 0.5g，精密加入精制多糖适量，按供试品溶液制备及测定法操作，进行色谱分析。结果所测川牛膝多糖的平均回收率为 101.38%。

f. 不同等级川牛膝饮片多糖含量测定

以川牛膝多糖为指标，对采集和制备的川牛膝饮片进行了含量分析。见表 9-5。

精密称取各批次川牛膝饮片样品 1.0g，各 3 份，制备为供试品溶液制备方法处理，测定吸收度，按回归方程求出供试液中葡萄糖含量，按下式计算多糖含量：

$$多糖含量 (\%)=\frac{CDF}{W} \times 100$$

式中，C 为供试液的葡萄糖浓度（mg/ml）；D 为供试液的稀释因素；F 为换算因素；W 为供试品重量（mg）。

表 9-5　各等级川牛膝饮片多糖含量

样品编号	多糖质量分数 /%	RSD/%
四川金口河 -1	52.70	2.48
四川金口河 -2	53.64	1.67
四川宝兴 -1	54.32	2.64
四川宝兴 -2	50.74	1.56
四川天全 -1	53.5	1.97
湖北恩施宣县	43.51	1.78
湖北恩施茅田乡	40.16	1.33
湖北恩施新塘乡	39.98	1.75
四川新荷花中药饮片（1006137）	53.74	1.21
四川新荷花中药饮片（1205139）	48.88	0.90
四川新荷花中药饮片（1209039）	54.71	2.27

样品编号	多糖质量分数 /%	RSD/%
四川科伦天然药业（121001）	49.61	0.88
四川科伦天然药业（121003）	53.25	0.75
四川科伦天然药业（121004）	51.04	0.79
四川科伦天然药业（121005）	51.66	1.92
四川科伦天然药业（121006）	51.03	0.89
成都康美药业（120501501）	53.11	1.99
四川康美药业（120501301）	52.31	1.68
四川康美药业（120900121）	52.84	1.61
亳州千草药业（120201）	41.51	2.13
安徽新兴中药材（120801）	44.08	0.97
天马（安徽）中药饮片（120901）	39.38	1.37
四川中药饮片（121116）	49.05	1.81

（6）结果

川牛膝一级饮片、二级饮片多糖含量均在39.0%以上，其中17个批次高于45.0%；综合考虑，将川牛膝一级饮片多糖含量不低于45.0%，二级饮片多糖含量不低于35.0%。

第三节　川牛膝饮片分级方法及其说明

一、分级依据

川牛膝饮片以苋科植物川牛膝 *Cyathula officinalis* Kuan 的干燥根为原料，按照《中国药典》（一部）川牛膝项下收录的炮制方法，炮制为饮片。川牛膝饮片分为两个等级，在明确川牛膝原料药材产地的基础上，以外观性状（片径）作为主要分级指标，甾醇成分（杯苋甾酮）及多糖含量为辅助分级依据。

二、分级要点

川牛膝饮片分为两个等级，各等级饮片的产地、片径及主要成分含量应符合下列要求。见图9-6和表9-6。

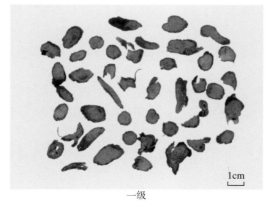
一级

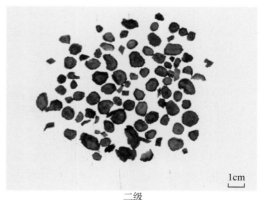
二级

图9-6　各等级川牛膝饮片

表 9-6　川牛膝各等级饮片分级要点

项目	一级	二级
产地	四川金口河	湖北恩施等
片径	不小于 10mm	4~10mm
含量测定	杯苋甾酮含量：不得少于 0.060%；多糖含量：不得少于 45.0%	杯苋甾酮含量：不得少于 0.030%；多糖含量：不得少于 35.0%

第四节　川牛膝饮片质量评价标准

川　牛　膝

Chuan Niuxi

【原料药材】　川牛膝饮片以苋科植物川牛膝 *Cyathula officinalis* Kuan 的干燥根，于每年秋季、冬季采挖，除去残茎、须根及泥土。

【饮片】　苋科植物川牛膝 *Cyathula officinalis* Kuan 的炮制加工品，除去杂质及芦头，洗净，润透，切薄片，干燥。

【炮制】　除去残茎、须根及泥土，洗净，润透，切厚片，干燥，无杂质及碎屑。

【性状】　本品呈圆形或椭圆形薄片。外表皮黄棕色或灰褐色。切面浅黄色至黄棕色。可见多数排列成数轮同心环的黄色点状维管束。气微，味甜。片径 5 ~ 30 mm，其中一级饮片不小于 10 mm，二级饮片为 4 ~ 10mm。

【鉴别】

(1) TLC 特征图谱

取本品粉末 2g，加甲醇 50ml，加热回流 1h，滤过，滤液浓缩至约 1ml，加于中性氧化铝柱（100 ~ 200 目，2g，内径 1cm）上，用甲醇 - 乙酸乙酯（1：1）40ml 洗脱，收集洗脱液，蒸干，残渣加甲醇 1ml 使溶解，作为供试品溶液。另取川牛膝对照药材 2g，同法制成对照药材溶液。再取杯苋甾酮对照品，加甲醇制成每 1ml 含 0.5mg 的溶液，作为对照品溶液。照薄层色谱法（附录Ⅵ B）试验，吸取供试品溶液 5 ~ 10μl、对照药材溶液及对照品溶液各 5μl，分别点于同一硅胶 G 薄层板上，以三氯甲烷 - 丙酮 - 甲酸（6：2：1）为展开剂，展开，取出，晾干，喷以 10% 硫酸乙醇溶液，在 105℃加热至斑点显色清晰，置紫外光灯（365nm）下检视。供试品色谱中，在与对照药材和对照品色谱相应的位置上，显相同颜色的荧光斑点。

(2) HPLC 特征图谱

色谱条件及系统适用性　十八烷基硅烷键合硅胶为填充剂；甲醇（A）- 水（B）为流动相梯度洗脱；0 ~ 5min，5% ~ 46%（A）；5 ~ 32min，46% ~ 66%（A）；32-40min，66% ~ 100%（A）；40 ~ 50min，100% ~ 5%（A）；50 ~ 60min，5% ~ 5%（A）。检测波长 266nm；流速 0.6ml/min；柱温 20℃。

供试品溶液制备　取川牛膝饮片粉末（过 40 目筛）约 1g，精密称定，置具塞锥形瓶中，精密加入甲醇 20ml，密塞，称定重量，加热回流 1h，放冷，密塞，再称定重量，用甲醇补足减失的重量，摇匀，滤过，取续滤液以微孔滤膜（0.45 μm）滤过，即得。

测定法　分别精密吸取对照品溶液与供试品溶液各 10μl，注入液相色谱仪，测定，即得。

本品所得图谱与标准特征图谱一致（图 9-7）。

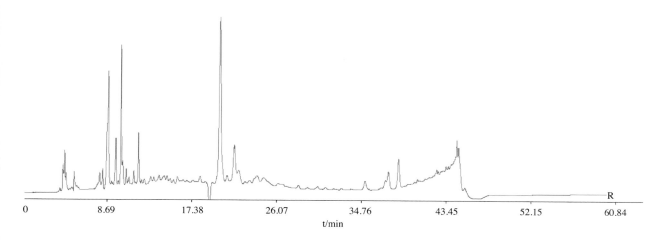

图 9-7　川牛膝饮片 HPLC 标准特征图谱

【检查】　水分　　不得过 12.0% [2010 年版《中国药典》（一部）附录Ⅸ H 第一法]。

总灰分　　不得过 8.0% [2010 年版《中国药典》（一部）附录Ⅸ K]。

【浸出物】　照水溶性浸出物测定法项下的冷浸法 [2010 年版《中国药典》（一部）附录 X A] 测定，不得少于 60.0%。

【含量测定】

(1) 川牛膝多糖

对照品溶液制备　　取无水葡萄糖对照品 30mg，精密称定，置 100ml 量瓶中，加水适量，稀释至刻度，摇匀，即得（每 1ml 中含无水葡萄糖 0.3mg）。

标准曲线制备　　精密吸取该溶液 1.0ml、2.0ml、3.0ml、4.0ml、5.0ml、6.0ml 于 25ml 容量瓶中，用蒸馏水定容，摇匀。精密吸取上述各浓度葡萄糖溶液 2.0ml 于具塞试管中，分别加入 5% 苯酚试剂 1ml，迅速加入 5.0ml 浓硫酸振摇 5min，在沸水浴上加热 15min，迅速冷却至室温，得到对照品溶液；另取蒸馏水 2.0ml，加入苯酚试剂和浓硫酸同上操作，作为空白对照溶液；照紫外 - 可见光分光光度法（附录Ⅴ A），在 490nm 的波长处测定吸光度，以吸光度为纵坐标，浓度为横坐标绘制标准曲线。

多糖的提取与精制　　称取川牛膝粗粉 50g 于索氏提取器中，依次以石油醚 250ml、乙醚 250ml、80% 乙醇 250ml，分别提取 12h，残渣挥干溶剂后，用水 500ml 回流提取 4h，滤液减压浓缩至 100ml，浓缩液用 Sevage 法反复处理多次以除去蛋白质，用乙醇调含醇量至 80%，静置过夜，滤过，沉淀以 95% 乙醇、丙酮反复抽洗多次，真空干燥即得川牛膝精制多糖。

换算因素测定　　精密称取精制多糖 10mg，用水溶解置 100ml 容量瓶中，用蒸馏水稀释至刻度，摇匀，作贮备液。精密吸取多糖储备液 0.5ml，加水 1.5ml，照标准曲线制备项下的方法测定吸收度，按回归方程计算供试液中葡萄糖浓度。按下式计算换算因素 $f = W/CD$，其中 W 为多糖的质量，C 为多糖液的葡萄糖浓度，D 为多糖的稀释因素。

测定法　　精密称取川牛膝饮片粉末（过三号筛）1.0g，置索氏提取器中以 80% 乙醇提取 6h，药渣挥尽乙醇，连同滤纸置于烧瓶中，加蒸馏水 150ml，加热提取 1h，趁热过滤，残渣用热水洗涤（10ml×3），洗液与滤液合并，冷却后移入 250ml 容量瓶，定容。精密吸取该溶液 1.0ml 于 50ml 容量瓶中，定容，作供试液；精密吸取供试液 2.0ml，照标准曲线的制备项下自"个精密加入 5% 苯酚溶液 1ml"，依法测定吸光度，从标准曲线上读出供试品溶液中含葡萄糖的重量（mg），按下式计算多糖含量：

$$多糖含量 (\%) = \frac{CDF}{W} \times 100\%$$

式中，C 为供试液的葡萄糖浓度（mg/ml）；D 为供试液的稀释因素；f 为换算因素；W 为供试品重量（mg）。

本品按干燥品计算，川牛膝一级饮片含多糖不得少于 45.0%；二级饮片含多糖不得少于 35.0%。

(2) 杯苋甾酮

照高效液相色谱法（附录Ⅵ D）测定。

色谱条件与系统适用性试验　　十八烷基硅烷键合硅胶为填充剂；甲醇 - 乙腈 - 水（24 ： 11 ： 65）为流动相；检测波长 247nm；进样量 10μl。理论塔板数按杯苋甾酮峰计算应不低于 3000。

对照品溶液制备　　取杯苋甾酮对照品适量，精密称定，加甲醇制成每 1ml 含 50μg 的溶液，即得。

供试品溶液制备　　取本品粉末（过三号筛）约 1g，精密称定，置具塞锥形瓶中，精密加入甲醇 20ml，密塞，称定重量，加热回流 1h，放冷，再称定重量，用甲醇补足减失的重量，摇匀，滤过，取续滤液，即得。

测定法　　分别精密吸取对照品溶液 10μl 与供试品溶液 5 ~ 20μl，注入液相色谱仪，测定，即得。

本品按干燥品计算，川牛膝一级饮片含杯苋甾酮（$C_{29}H_{44}O_8$）不得少于 0.060%；二级饮片含杯苋甾酮（$C_{29}H_{44}O_8$）不得少于 0.030%。

【性味与归经】　　甘、微苦，平。归肝、肾经。

【功能与主治】　　逐瘀通经，通利关节，利尿通淋。用于经闭癥瘕，胞衣不下，关节痹痛，足痿筋挛，尿血血淋，跌扑损伤。

【用法与用量】　　4.5 ~ 9g。

【注意】　　孕妇禁用。

【储藏】　　置阴凉干燥处，防潮。

第十章　川芎饮片的分级方法及其质量评价

第一节　原料药材

按照《中国药典》2010 年版（一部）川芎项下的规定，本品来源于伞形科植物川芎 *Ligusticum chuanxiong* Hort. 的干燥根茎。川芎药材于夏季当茎上的节盘显著突出，并略带紫色时采挖。除去泥沙，晒后烘干，再去须根。根据本草考证和川芎的产地调研，确定川芎原料药材的道地产区为四川彭州，主产区在都江堰、什邡等地，其他产区还有湖北恩施、云南大理、江苏如皋等。道地产区和主产区的川芎原料药材在种植方式和外观性状上都有显著的差异，可以作为川芎饮片分级研究的参考依据。根据《七十六种药材商品规格标准》中川芎药材的传统分级要点，规定川芎饮片一级品来源于道地产区四川彭州，川芎饮片二级品原料药材产地为四川都江堰、云南、湖北、江苏。采集道地产区川芎药材 6 批，非道地产区川芎药材 3 批，药厂生产饮片 14 批，将 9 批川芎药材加工成饮片。所有样品基源经成都中医药大学标本中心卢先明教授鉴定为伞形科植物川芎 *Ligusticum chuanxiong* Hort.。

第二节　饮　　片

以伞形科植物川芎 *Ligusticum chuanxiong* Hort. 的干燥根茎为原料药材，按照《中国药典》2010 年版（附录 Ⅱ D 炮制通则，炮制加工川芎饮片。

一、炮　　制

取川芎干燥药材，除去杂质，润透后切厚片，晾干。

川芎饮片炮制过程中，易产生碎屑，并常有毛须残留，因此将碎屑、毛须等杂质比例作为川芎饮片等级划分的辅助依据，并以此来控制饮片的质量，杜绝掺杂现象。

二、性　　状

（一）川芎原料药材的传统分级

产地、种植方式以及生长年限的差异等赋予了川芎药材显著的外观特征，可以作为药材分级以及质量评价的依据，但将药材炮制加工为饮片后这些特征已基本消失。因此，首先对不同来源的川芎药材和饮片进行性状外观的传统评价。1984 年，国家医药管理局和卫生部颁发《七十六中药材商品规格标准》，其中川芎分级情况见表 10-1。

表 10-1　不同等级川芎药材性状描述

等级	性状描述
一级	干货。呈绳结状，质坚实。表面黄褐色。断面灰白色或黄白色。有特异香气，味苦辛、麻舌。44 个 /kg 以内，单个的重量不低于 20g。无山川芎、空心、焦枯、杂质、虫蛀、霉变
二级	干货。呈结绳状，质坚实。表面黄褐色。断面灰白色或黄白色。有特异香气，味苦辛、麻舌。70 个 /kg 以内。无山川芎、空心、焦枯、杂质、虫蛀、霉变

另外，《中药商品学》中，除了对川芎药材进行上述等级划分之外，还对川芎饮片的性状做了相关要求。

川芎片：为不规则的纵切片，形如蝴蝶，习称"蝴蝶片"，厚约 2.5mm，直径 15 ～ 70mm，周边黄褐色或棕褐色，粗糙不整齐，多有深缺刻，有时可见须根痕、茎节及环节。切面光滑，黄白色或灰黄色，形成层环纹波状，隐显不规则的维管束筋脉纹，散有黄棕色油室小点。质坚硬。具特意香气，味苦辛、微回甜，稍有麻舌感。

综上所述，川芎传统的等级划分依据主要为质地、颜色、个头大小等，其中个头大小为主要的量化指标，可为川芎饮片的等级划分奠定一定的基础。

（二）川芎饮片质量评价传统方法

按照传统的饮片分级方法，将川芎饮片分为两个等级，详细内容见表 10-2。

表 10-2　川芎饮片传统分级方法

等级	外观	气味	产地
一级	呈不规则蝴蝶片，饮片直径 40 ～ 70mm，片厚 2 ～ 4 mm。外表皮黄褐色，切面黄白色或灰黄色，具有明显波状环纹或多角形纹理，散生黄棕色油点	气浓香，味苦辛，微甜	四川彭州
二级	呈不规则蝴蝶片，饮片直径不限，片厚 2 ～ 4 mm。外表皮黄褐色，切面黄白色或灰黄色，具有明显波状环纹或多角形纹理，散生黄棕色油点	气浓香，味苦辛，微甜	不限

传统的川芎饮片分级方法多注重于外观性状，通常是根据药材的个头大小，质地，颜色，味道等。除个头大小和杂质含量以外，质地，颜色，味道等的判定偏于主观，只有经验丰富的中药工作者才能辨别其质量的优劣。因此传统的川芎饮片分级方法缺乏现代科学内涵且不易掌握，只能作为辅助手段（图 10-1）。

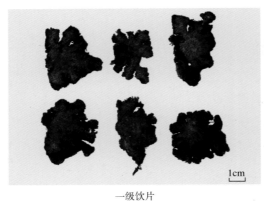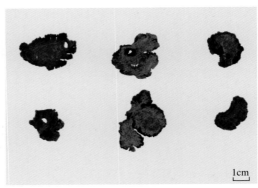

一级饮片　　　　　　　　　　　　　　　二级饮片

图 10-1　不同等级川芎饮片

三、鉴　　别

采用 TLC 和 HPLC 两种方式对初步分级的川芎饮片进行比较研究，探讨不同等级川芎饮片的质量评价方式和评价标准。

（一）TLC 鉴别

1. 欧当归内酯 A 薄层鉴别

取本品粉末 1g 于 250ml 锥形瓶中，精密加入乙醚 20ml，加热回流 1h，滤过，滤液挥干，再将残渣加入乙酸乙酯 2ml 溶解，作为供试品溶液。取川芎对照药材 1g，精密加入乙醚 20ml，同法制成对照药材溶液。精密称取欧当归内酯 A 对照品适量，加乙酸乙酯制成浓度为 0.1mg/ml 的溶液，置棕色容量瓶中，作为对照品溶液。照薄层色谱法（附录ⅥB）试验，吸取上述三种溶液各 10μl，分别点于同一硅胶 GF254 薄层板上，以正己烷 - 乙酸乙酯（3∶1）作为展开剂，预饱和，展开，取出，晾干，置紫外光灯（254nm）下检视。供试品色谱中，在与对照品色谱相应的位置上，显相同颜色的斑点。如图 10-2 所示。

从图 10-2 中可以看出，各等级样品色谱与对照药材在相同位置显示相同颜色的斑点，且与对照品欧当归内酯 A 在相同位置显相同颜色斑点，说明购买的 25 批样品确实为川芎药材。同时可以看出，各等级饮片斑点大小不同，且颜色深浅也不同，说明不同等级川芎饮片欧当归内酯 A 含量存在差异。所有川芎饮片中均能清晰地检定出欧当归内酯 A。

2. 藁本内酯的薄层鉴别

取本品药材粉末 1g 于 100ml 锥形瓶中，精密加入稀盐酸 20ml，超声提取 20min，再用乙醚（30ml、20ml）萃取 2 次，合并两次乙醚提取液，滤液挥干，残渣加入无水乙醇 1ml 使溶解，作为供试品溶液。取川芎对照药材 1g，精密加入稀盐酸 20ml，同法制成对照药材溶液。精密称取藁本内酯对照品适量，加无水乙醇制成每 1ml 含 1.0mg 的溶液，置棕色容量瓶中，作为对照品溶液。照薄层色谱法（附录ⅥB）试验，吸取上述三种溶液各 5μl，分别点于同一硅胶 GF254 薄层板上，以环己烷 - 乙酸乙酯 - 冰醋酸（3∶1.5∶0.2）作为展开剂，预饱和，展开，取出，晾干，置紫外光灯（365nm）下检视。供试品色谱中，在与对照品色谱相应的位置上，显示相同颜色的斑点。如图 10-3 所示。

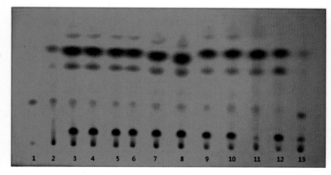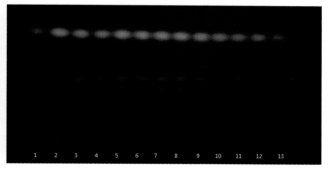

图 10-2　川芎饮片欧当归内酯 A 薄层鉴别　　　　　图 10-3　川芎饮片藁本内酯薄层鉴别

1. 欧当归内酯 A 对照品；2. 川芎对照药材；3 ~ 13. 川芎饮片供试品　　　1. 藁本内酯对照品；2. 川芎对照药材；3 ~ 13. 川芎饮片供试品

从图 10-3 中可以看出，各等级样品色谱与对照药材在相同位置显示相同颜色斑点，且与对照品藁本内酯在相同位置显相同颜色斑点，但斑点大小和颜色深浅有少许差异，说明不同等级川芎饮片藁本内酯含量存在差异。

（二）HPLC 特征图谱

1. 仪器与试药

美国 Agilent 1200 高效液相色谱仪（G1322A 二元泵，G1315D 型 DAD 检测器）；十万分之一分析天平（BP211D）；数控超声波清洗器（KQ5200DB）；万分之一电子分析天平（BP-61，Sartorius）；电子天平（YP30002）。

阿魏酸（中国食品药品检定研究院，批号：110773—201012），藁本内酯（成都曼斯特生物科技有限公司，批号：MUST—11072416）、欧当归内酯A对照品（成都曼斯特生物科技有限公司，批号：MUST—12020211）。水为超纯水，甲醇为色谱纯，其他为分析纯。

2. 色谱条件

BDSHYPERSIL C$_{18}$色谱柱（250 mm×4.6 mm，5μm）；检测波长294nm；进样量10μl；流速1ml/min；柱温30℃；流动相甲醇（A）-0.1%磷酸溶液（B），梯度洗脱：0～3min，32%（A）；3～36min，32%～85%（A）；36～43min，85%～100%（A）。

3. 供试品溶液的制备

取各等级川芎饮片样品粉末（过四号筛）约0.5g，精密称定，置100ml具塞锥形瓶中，加入50%甲醇25ml，称重，超声处理40min，用50%甲醇补足减失的重量，摇匀，取上清液滤过，取续滤液过0.45μm微孔滤膜，即得。

4. 川芎饮片HPLC特征图谱分析

（1）精密度试验

取川芎饮片粉末，制备供试品溶液，连续进样5次，测定HPLC图谱，计算相对保留时间及相对峰面积，各共有峰相对保留时间的RSD在0.04%～1.27%，各共有峰相对峰面积的RSD在0.13%～2.40%。

（2）稳定性试验

取川芎饮片粉末，制备供试品溶液，分别在0h、4h、8h、12h、24h共进样5次，测定HPLC图谱，计算相对保留时间及相对峰面积，各共有峰相对保留时间的RSD在0.01%～2.49%，各共有峰相对峰面积的RSD在0.65%～2.58%。结果表明，供试品溶液在24h内保持稳定。

（3）重复性试验

取川芎饮片粉末5份，制备供试品溶液，平行操作5份，测定HPLC图谱，计算相对保留时间及相对峰面积，各共有峰相对保留时间的RSD在0.01%～1.35%，各共有峰相对峰面积的RSD在0.92%～2.62%。

（4）川芎饮片特征图谱测定

对初步分级的川芎饮片进行HPLC特征图谱测定，并运用"中药色谱指纹图谱相似度评价系统"（2004年A版），对初步划分的等级进行比较分析。川芎两个等级饮片均有13个共有峰，以10号峰为参照峰（S）计算其余各峰的相对保留时间和相对峰面积。如图10-4所示。

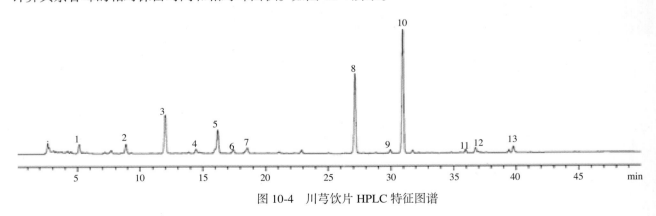

图10-4　川芎饮片HPLC特征图谱

相似度结果显示，除样品S11、S14、S15相似度在0.7左右，其他样品相似度均在0.9。结果见表10-3。

表 10-3 川芎饮片图谱与标准特征图谱的相似度

样品	相似度	样品	相似度	样品	相似度	样品	相似度	样品	相似度
S1	0.991	S6	0.983	S11	0.703	S16	0.991	S21	0.989
S2	0.992	S7	0.991	S12	0.980	S17	0.997	S22	0.997
S3	0.984	S8	0.997	S13	0.941	S18	0.987	S23	0.987
S4	0.992	S9	0.926	S14	0.779	S19	0.980	S24	0.995
S5	0.987	S10	0.922	S15	0.789	S20	0.990	S25	0.998

5. 小结

由结果可知，20批川芎饮片特征图谱与共有模式图谱比较，相似度好。但通过特征图谱，不能有效区分川芎饮片等级，可用于川芎饮片质量评价。

四、检 查

（一）水分

参照《中国药典》2010 年版（一部）附录 IX H 水分测定法（第一法），取供试品 2 ~ 5g，平铺于干燥至恒重的扁形称瓶中，精密称定，打开瓶盖在 100 ~ 105℃干燥 5h，将瓶盖盖好，移置干燥器中，冷却 30min，精密称定重量，再在上述温度干燥 1h，冷却，称重，至连续两次称重的差异不超过 5mg 为止。根据减失的重量，计算供试品中含水量（%），结果见表 10-4。

表 10-4 川芎样品测定结果 （单位：%）

编号	产地	水分	总灰分	酸不溶性灰分	浸出物	挥发油
S1	四川彭州	5.87	4.58	1.67	31.22	0.77
S2	四川彭州	7.38	4.62	1.34	30.49	0.68
S3	四川彭州	9.61	5.33	1.48	26.16	0.43
S4	四川彭州	8.95	4.98	1.66	28.17	0.55
S5	四川都江堰	9.25	4.33	1.59	25.75	0.57
S6	四川都江堰	8.76	4.54	1.78	28.43	0.25
S7	四川都江堰	9.07	4.38	1.62	25.37	0.42
S8	四川都江堰	8.59	4.63	1.76	26.39	0.35
S9	江苏如皋	8.54	4.32	1.52	29.16	0.15
S10	云南大理	7.89	5.43	1.49	30.52	0.13
S11	湖北恩施	9.63	5.67	1.79	15.41	0.13
S12	四川科伦天然药业有限公司	9.87	5.21	1.69	28.94	0.33
S13	四川科伦天然药业有限公司	9.69	5.33	1.88	28.76	0.41
S14	湖北金贵中药饮片有限公司	7.65	5.66	1.94	28.38	0.15
S15	湖北金贵中药饮片有限公司	7.94	5.57	1.66	31.90	0.17
S16	广安福鼎中药饮片有限公司	7.88	4.87	1.59	23.37	0.60
S17	广安福鼎中药饮片有限公司	9.58	4.69	1.79	24.77	0.54
S18	成都市益诚药业有限公司	6.79	5.88	1.86	26.87	0.45
S19	成都市益诚药业有限公司	8.99	4.79	1.64	28.92	0.57
S20	巴中科伦医药贸易有限公司	9.56	5.45	1.52	21.72	0.43

续表

编号	产地	水分	总灰分	酸不溶性灰分	浸出物	挥发油
S21	巴中科伦医药贸易有限公司	9.77	5.68	1.94	24.12	0.51
S22	北京同仁堂健康药业（福州）有限公司	8.99	4.93	1.53	28.34	0.64
S23	北京同仁堂健康药业（福州）有限公司	8.54	5.07	1.49	28.86	0.52
S24	四川利民中药饮片有限公司	9.12	5.59	1.71	25.98	0.42
S25	四川利民中药饮片有限公司	9.54	5.77	1.86	25.31	0.49

（二）浸出物

参照《中国药典》2010 年版（一部）醇溶性浸出物测定法（附录 X A）项下热浸法，以 95% 乙醇作溶剂，对川芎饮片进行醇溶性浸出物含量测定。取供试品约 2g，精密称定，置 100ml 的锥形瓶中，精密加入 95% 乙醇 50ml，密塞，称定重量，静置 1h 后，连接回流冷凝管，加热至沸腾，并保持微沸 1h。放冷后，取下锥形瓶，密塞，再称定重量，用 95% 乙醇补足减失的重量，摇匀，用干燥滤器滤过。精密取滤液 25ml，置已干燥至恒重的蒸发皿中，在水浴上蒸干后，于 105℃ 干燥 3h，置干燥器中冷却 30min，迅速精密称定重量。扣除饮片中水分，计算供试品中醇溶性浸出物的含量（%）。结果见表 10-4。

（三）灰分

参照《中国药典》2010 年版（一部）总灰分及酸不溶性灰分测定法（附录 IX K），取供试品 3g，置炽灼至恒重的坩埚中，称定重量，缓缓炽热，注意避免燃烧，至完全炭化时，逐渐升高温度至 500 ～ 600℃，使完全灰化并至恒重。根据残渣重量，计算供试品中总灰分的含量（%）。结果见表 10-4。

取上项所得的灰分，在坩埚中小心加入稀盐酸约 10ml，用表面皿覆盖坩埚，置水浴上加热 10min，表面皿用热水 5ml 冲洗，洗液并入坩埚中，用无灰滤纸滤过，坩埚内的残渣用水洗于滤纸上，并洗涤至洗液不显氯化物反应为止，滤渣连同滤纸移至同一坩埚中，干燥，炽灼至恒重。根据残渣重量，计算供试品中酸不溶性灰分的含量（%）。结果见表 10-4。

（四）挥发油

照《中国药典》2010 年版（一部）附录 X D 挥发油测定法项下乙法测定，计算川芎饮片中挥发油的含量（%）。结果见表 10-4。

（五）结果

通过对不同等级川芎饮片中杂质、水分、灰分、浸出物及挥发油的含量进行测定，发现川芎饮片中水分和灰分的含量与其等级的划分没有明显的关系，而杂质、浸出物及挥发油的含量与其等级的划分具有一定相关性，可作为分级的辅助依据。

五、含量测定

对川芎饮片中阿魏酸和藁本内酯等两种主要有效成分进行了含量测定，分析成分含量与饮片分级的相关性。

（一）阿魏酸含量测定

1. 仪器与试药

美国 Agilent 1200 高效液相色谱仪（G1322A 二元泵，G1315D 型 DAD 检测器）；十万分之一分析天平（BP211D）；数控超声波清洗器（KQ5200DB）；电子天平（LT502）。水为超纯水，甲醇为色谱纯，其他试剂为分析纯。

阿魏酸对照品（中国食品药品检定研究院，批号：110773-201012）。

2.方法与结果

（1）色谱条件

BDSHYPERSIL C$_{18}$ 色谱柱（250 mm×4.6 mm，5μm）；流动相甲醇 -1% 乙酸溶液（30：70）；柱温 30℃；进样量 10 μl；检测波长 321nm；流速 1ml/min。阿魏酸峰理论塔板数不低于 4000。在此色谱条件下，阿魏酸与其他色谱峰达到基线分离，如图 10-5 所示。

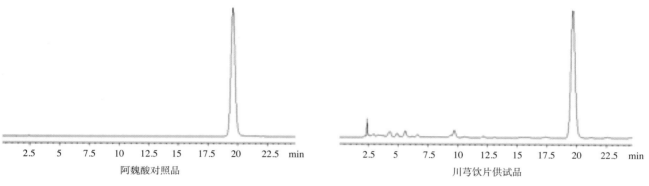

图 10-5　对照品及川芎饮片 HPLC 色谱

（2）对照品溶液制备

精密称取阿魏酸对照品适量，置棕色容量瓶中，用 70% 甲醇溶解制成浓度为 20.72 μg/ml 的阿魏酸对照品溶液，摇匀，备用。

（3）供试品溶液制备

取各等级川芎饮片粉末约 0.5g（四号筛），精密称定，置具塞锥形瓶中，精密加入 70% 甲醇 50ml，称定重量，加热回流 30min，放冷，用 70% 甲醇补足减失重量，摇匀，滤过，取续滤液过 0.45μm 微孔滤膜，即得。

（4）方法学考察

a.线性关系考察

精密吸取阿魏酸对照 2 μl、4 μl、8 μl、10 μl、12 μl、16 μl 进样，以峰面积值（Y）对进样量（X）进行线性回归，得到的回归方程为：$Y= 4246.6X–2.58$，$r = 0.9999$，线性范围为 0.04 ~ 0.30 μg。

b.精密度试验

精密吸取阿魏酸对照品溶液 10 μl 重复进样 6 次，得到阿魏酸峰面积的 RSD 为 0.22%，说明仪器精密度良好。

c.稳定性试验

精密称取同一川芎样品粉末约 0.5g（过四号筛），制备成相应的供试品溶液，于 0h、2h、6h、12h、18h、24h 分别进样测定，结果阿魏酸的峰面积的 RSD 为 0.14%，表明供试品溶液在 24h 内稳定。

d.重复性试验

精密称取同一批川芎样品粉末约 0.5g（过四号筛）6 份，制备供试液，精密量取各 10 μl，进样测定，记录色谱图。结果阿魏酸含量的 RSD 为 0.33%，表明测定阿魏酸的方法重复性良好。

e.加样回收试验

精密称取 6 份已知含量的川芎饮片粉末 0.4g（过四号筛），准确加入阿魏酸对照品适量，测定阿魏酸含量，计算出其平均回收率为 99.72%，RSD 为 1.32%。表明此含量测定方法准确度良好。

f. 不同等级饮片含量测定

精密称取各等级样品 0.5g（过四号筛），制备供试品溶液，分别精密吸取供试品溶液 10 μl，在根据各色谱条件下进行测定，以外标两点法用峰面积值计算阿魏酸含量，结果见表 10-5。

表 10-5　川芎样品含量测定结果

编号	产地	阿魏酸 /%
S1	四川彭州	0.26
S2	四川彭州	0.24
S3	四川彭州	0.20
S4	四川彭州	0.17
S5	四川都江堰	0.20
S6	四川都江堰	0.19
S7	四川都江堰	0.18
S8	四川都江堰	0.20
S9	江苏如皋	0.11
S10	云南大理	0.20
S11	湖北恩施	0.10
S12	四川科伦天然药业有限公司	0.22
S13	四川科伦天然药业有限公司	0.21
S14	湖北金贵中药饮片有限公司	0.08
S15	湖北金贵中药饮片有限公司	0.09
S16	广安福鼎中药饮片有限公司	0.21
S17	广安福鼎中药饮片有限公司	0.22
S18	成都市益诚药业有限公司	0.21
S19	成都市益诚药业有限公司	0.19
S20	巴中科伦医药贸易有限公司	0.22
S21	巴中科伦医药贸易有限公司	0.20
S22	北京同仁堂健康药业（福州）有限公司	0.22
S23	北京同仁堂健康药业（福州）有限公司	0.24
S24	四川利民中药饮片有限公司	0.20
S25	四川利民中药饮片有限公司	0.22

（5）结果

结果显示，25 批川芎样品阿魏酸含量在 0.08% ~ 0.26%，其中样品 S14、S15 阿魏酸含量只有 0.08%、0.09%，未达到《中国药典》要求的 0.1%，故应该视为不合格样品，不作为分级研究样本，其余批次样品均符合《中国药典》要求的最低限量 0.1%。实验结果表明，不同产地川芎饮片中阿魏酸含量不同，其中四川川芎中阿魏酸含量普遍较高，湖北、江苏的较差。

从表 10-5 可以看出，一级饮片 S1、S2 阿魏酸含量最高，川芎饮片等级越高阿魏酸含量越高，说明川芎饮片等级标准与阿魏酸含量相关。

（二）藁本内酯含量测定

1. 仪器与试药

美国 Agilent 1200 高效液相色谱仪（G1322A 二元泵，G1315D 型 DAD 检测器）；十万分之一分析天平（BP211D）；数控超声波清洗器（KQ5200DB）；电子天平（LT502）。水为超纯水，甲醇为色谱纯，其他试剂为分析纯。

藁本内酯对照品（成都曼斯特生物科技有限公司，批号：MUST-11072416）。

2. 方法与结果

（1）色谱条件

BDS HYPERSIL C_{18} 色谱柱（250 mm×4.6 mm，5μm）；流动相甲醇 - 水（70 ：30）；柱温30℃；进样量 10 μl；检测波长 326nm；流速 1ml/min。藁本内酯峰理论塔板数不低于 3000（图 10-6）。

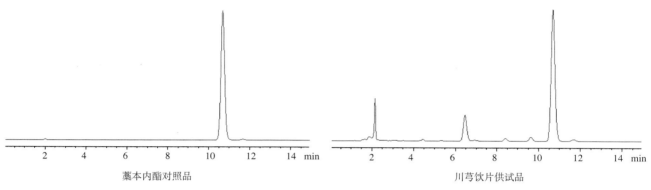

藁本内酯对照品　　　　　　　　　　　　　　川芎饮片供试品

图 10-6　对照品及川芎饮片 HPLC 色谱

（2）对照品溶液制备

精密称取藁本内酯对照品适量，置棕色容量瓶中，用甲醇溶解制成浓度为 276.2 μg/ml 的藁本内酯对照品溶液，摇匀，备用。

（3）供试品溶液制备

取各等级川芎饮片粉末约0.5g(过四号筛)，精密称定，置具塞锥形瓶中，精密加入甲醇25ml，称定重量，超声处理 30min，用甲醇补足减失重量，摇匀，滤过，取续滤液，精密量取滤液 2ml，置 5ml 容量瓶中，加甲醇稀释至刻度，摇匀，过 0.45 μm 微孔滤膜，即得。

（4）方法学考察

a. 线性关系考察

精密吸取藁本内酯对照品 0.5 μl、2 μl、4 μl、8 μl、12 μl 进样，以峰面积值（Y）对进样量（X）进行线性回归，得到的回归方程为 $Y=1299.7X+1.3481$，$r=0.9999$，线性范围在 0.14 ～ 3.31 μg。

b. 精密度试验

精密吸取藁本内酯对照品溶液 10 μl，重复进样 6 次，得到藁本内酯峰面积的 RSD 为 0.10%，说明仪器有良好的精密度。

c. 重复性试验

精密称取同一批川芎样品粉末约0.5g（过四号筛）6 份，制备供试液，精密量取各 10 μl，进样测定，记录色谱图。结果藁本内酯含量的 RSD 为 1.43%，表明测定藁本内酯的方法重复性良好。

d. 稳定性试验

精密称取同一川芎样品粉末约0.5g（过四号筛），制备成相应的供试品溶液，于 0h、2h、6h、12h、18h、24h 进样测定，结果藁本内酯的峰面积 RSD 为 0.31%，表明供试品溶液在 24h 内稳定。

e. 加样回收试验

精密称取 6 份已知含量的川芎饮片粉末 0.25g（过四号筛，藁本内酯含量 3.10%），其中准确加入藁本内酯对照品适量，测定藁本内酯含量，计算出其平均回收率为 98.42%，RSD=0.91%。表明此含量测定方法准确度良好。

f. 不同等级川芎饮片含量测定

精密称取各等级样品 0.5g（过四号筛），制备供试品溶液，精密吸取供试品溶液 10 μl，在根据各色谱条件下进行测定，以外标两点法用峰面积值计算藁本内酯含量，结果见表 10-6。

表 10-6 川芎样品含量测定结果

编号	产地	藁本内酯 /%
S1	四川彭州	3.10
S2	四川彭州	3.17
S3	四川彭州	2.11
S4	四川彭州	2.43
S5	四川都江堰	2.84
S6	四川都江堰	2.10
S7	四川都江堰	2.24
S8	四川都江堰	2.15
S9	江苏如皋	1.88
S10	云南大理	1.94
S11	湖北恩施	0.32
S12	四川科伦天然药业有限公司	1.84
S13	四川科伦天然药业有限公司	1.93
S14	湖北金贵中药饮片有限公司	0.65
S15	湖北金贵中药饮片有限公司	0.67
S16	广安福鼎中药饮片有限公司	2.28
S17	广安福鼎中药饮片有限公司	2.16
S18	成都市益诚药业有限公司	2.25
S19	成都市益诚药业有限公司	1.65
S20	巴中科伦医药贸易有限公司	2.19
S21	巴中科伦医药贸易有限公司	2.06
S22	北京同仁堂健康药业（福州）有限公司	2.46
S23	北京同仁堂健康药业（福州）有限公司	2.47
S24	四川利民中药饮片有限公司	2.05
S25	四川利民中药饮片有限公司	2.13

（5）结果

结果显示，25 批川芎样藁本内酯含量为 0.32% ~ 3.17%，其中样品 S11、S14、S15 藁本内酯含量只有 0.32% ~ 0.67%。实验结果表明不同产地川芎中藁本内酯含量不同，其中四川川芎中藁本内酯含量普遍偏高，湖北含量最低。

从表 10-6 可以看到，一级饮片 S1、S2 样品藁本内酯含量最高，二级饮片藁本内酯含量分布散乱，川芎样品等级越高藁本内酯含量越高，说明川芎饮片等级与藁本内酯含量相关。

上述实验结果表明，川芎饮片中阿魏酸和藁本内酯含量与其等级的划分成正比关系，即等级越高，阿魏酸和藁本内酯的含量越高。含量测定结果显示，不管是阿魏酸还是藁本内酯的含量，都是四川产区高于其他产区，可能跟四川独特的地理环境、气候及药农的种植经验等有关。说明四川为川芎的道地产区具有一定的科学性。

六、川芎饮片分级的综合分析

聚类分析是一种探索性的分类方法，可以将没有分类信息的资料按相近或相似程度分类，原则是最相似或距离最近的聚为一类，聚在同一类中的个体具有较大的相似性。本课题将每个川芎样品的饮片直径、杂质含量、浸出物含量、挥发油含量、有效成分（阿魏酸及藁本内酯）含量作为聚类指标，运用 SPSS 19.0 统计分析软件对 22 批川芎饮片样品进行聚类分析，结果如图 10-7 所示。

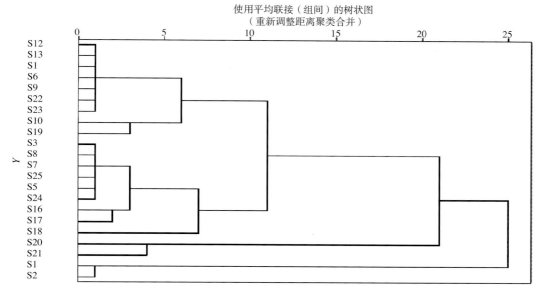

图 10-7　川芎饮片各指标聚类分析树状图

由图 10-7 可以看出，当距离标尺大约在 21 时，22 批川芎样品聚为两类。样品 S1、S2 聚为一类，为一级饮片，其他各样品聚为一类，为二级饮片。所以，将川芎饮片分为两个等级，具有科学性和合理性。

现结合《中国药典》中规定的各指标最低限量，将一级饮片和统货饮片中各指标标准暂定为：

一级饮片直径为 40 ~ 70 mm；二级饮片直径大小不限；一级饮片杂质含量不得超过 1%，二级杂质含量不得超过 5%；一级饮片浸出物含量不得少于 25%，二级饮片浸出物含量不得少于 12%；一级饮片挥发油含量不得少于 0.5%，二级饮片挥发油含量不得少于 0.1%；一级饮片阿魏酸含量不得少于 0.22%，二级饮片阿魏酸含量不得少于 0.1%；一级饮片藁本内酯含量不得少于 2.5%，二级饮片不得少于 1.0%。

第三节　川芎饮片分级方法及其说明

一、分 级 依 据

川芎饮片伞形科植物川芎 *Ligusticum chuanxiong* Hort. 的干燥根茎为原料，按照《中国药典》2010 年版（一部）川芎项下收录的炮制方法，炮制为饮片。川芎饮片分为两个等级，在明确川芎原料药材产地的基础上，以外观性状作为主要分级指标，阿魏酸和藁本内酯含量为辅助分级依据。

二、分 级 要 点

川芎饮片分为两个等级，各等级饮片的产地、性状、片径、杂质限量及主要成分含量应符合下列要求。

见图 10-8 和表 10-7。

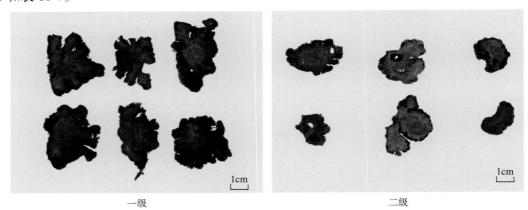

图 10-8　不同等级川芎饮片

表 10-7　川芎各等级饮片分级要点

项目	一级	二级
产地	四川彭州	四川都江堰、云南、湖北、江苏
片径	不小于 40 mm	大小不限
含量测定	阿魏酸 ≥ 0.22%，藁本内酯 ≥ 2.5%	阿魏酸 ≥ 0.10%，藁本内酯 ≥ 1.0%
杂质	碎屑毛须等杂质不得过 1.0%	碎屑毛须等杂质不得过 3.0%

第四节　川芎饮片质量评价标准

川　芎
Chuan Xiong

【原料药材】　本品为伞形科植物川芎 *Ligusticum chuanxiong* Hort. 的干燥根茎。夏季当茎上的节盘显著突出，并略带紫色时采挖。除去泥沙，晒后烘干，再去须根。道地产区在四川彭州，主产区在四川彭州、都江堰、什邡等地，其他产区还有湖北恩施、云南大理、江苏如皋等。

【饮片】　伞形科植物川芎 *Ligusticum chuanxiong* Hort. 的干燥根茎的炮制加工品。

【炮制】　除去杂质，润透后切厚片，晾干。

【性状】　本品呈不规则蝴蝶片（片厚 20 ~ 40mm）。外表皮黄褐色，有皱缩纹。切面黄白色或灰黄色，具有明显波状环纹或多角形纹理，散生黄棕色油点。质坚实。气浓香，味苦、辛，微甜。一级饮片片径不小于 40 mm，二级饮片片径不做限制。

【鉴别】

（1）TLC 特征图谱

取本品粉末 1g，加乙醚 20ml，热回流 1h，滤过，滤液挥干，残渣加乙酸乙酯 2ml 使溶解，作为供试品溶液。另取川芎对照药材 1g，同法制成对照药材溶液。再取欧当归内酯 A 对照品，加乙酸乙酯制成每 1ml 含 0.1mg 的溶液（置棕色量瓶中），作为对照品溶液。照薄层色谱法（附录 Ⅵ B）试验，吸取上述三种溶液各 10 μl，分别点于同一硅胶 GF254 薄层板上，以正己烷 - 乙酸乙酯（3：1）为展开剂，展开，取出。晾干，置紫外光灯（254nm）下检视。供试品色谱中，在与对照药材色谱和对照品色谱相应的位置上，显相同颜色斑点。

取本品粉末 1g，加稀盐酸 20ml，超声提取 30min，用乙醚（30ml、20ml）萃取 2 次，合并乙醚提取液，滤过，滤液挥干，残渣加无水乙醇 1ml 使溶解，作为供试品溶液。另取川芎对照药材 1g，同法制成对照药材溶液。再取藁本内酯对照品适量，加无水乙醇溶解，制成每 1ml 含 1mg 的对照溶液（置棕色容量瓶中），作为对照品溶液。照薄层色谱法（附录Ⅵ B）试验，吸取上述三种溶液各 5 μl，分别点于同一硅胶 G 薄层板上，以环己烷 - 乙酸乙酯 - 冰醋酸（3：1.5：0.2）为展开剂，展开，取出，晾干，置紫外光灯（365nm）下检视。供试品色谱中，在与对照药材色谱和对照品色谱相应的位置上，显相同颜色斑点。

（2）HPLC 特征图谱

照高效液色谱法 [《中国药典》2010 年版（一部）附录Ⅵ D] 测定。

色谱条件与系统适用性 Dimasial C_{18}（250mm×4.6mm，5μm）为色谱柱；甲醇为流动相 A，0.1% 磷酸水为流动相 B；流速 1.0ml/min；检测波长 294nm；柱温 30℃。梯度见表 10-8。

表 10-8 梯度洗脱表

时间 /min	流动相 A/%	流动相 B/%
0 ~ 3	32	68
3 ~ 36	32 → 85	68 → 15
36 ~ 43	85 → 100	15 → 0
43 ~ 50	100	0

供试品溶液制备 精密称取川芎饮片粉末（过四号筛）0.5g，置具塞锥形瓶中，加入 50% 甲醇 25ml，称重，超声提取 40min，放冷至室温，用 50% 甲醇补足减失的重量，摇匀，滤过，取续滤液，用 0.45μm 微孔滤膜过滤，即得。

对照品溶液制备 精密称取阿魏酸与藁本内酯对照品适量，加 50% 甲醇配制成每 1ml 含阿魏酸、藁本内酯和欧当归内酯 A 分别为 60 μg、200μg 和 40 μg 的对照品溶液。吸取 10 μl 注入高效液相色谱仪。

测定法 分别精密吸取对照品溶液与供试品溶液各 10 μl，注入液相色谱仪，测定，即得。

本品所得图谱与标准特征图谱一致（图 10-9）。

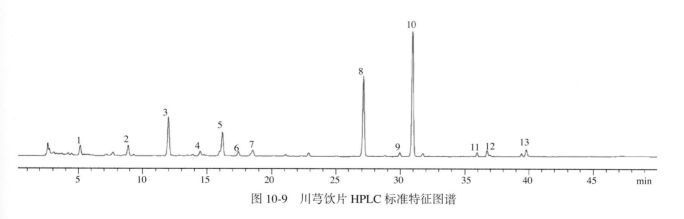

图 10-9 川芎饮片 HPLC 标准特征图谱

【检查】 水分 不得过 12%[《中国药典》2010 年版（一部）附录Ⅸ H 第二法]。

总灰分 不得过 6.0%[《中国药典》2010 年版（一部）附录Ⅸ K]。

酸不溶性灰分 不得过 2.0%[《中国药典》2010 年版（一部）附录Ⅸ K]。

杂质 不得过 1%。

【浸出物】 照醇溶性浸出物测定法 [《中国药典》2010 年版（一部）附录Ⅹ A] 项下的热浸法测定，用乙醇作溶剂，不得少于 12.0%。

【挥发油】　照挥发油测定法 [《中国药典》2010 年版（一部）附录 X D] 测定，本品含挥发油不得少于 0.1%（ml/g）。

【含量测定】　照高效液相色谱法 [《中国药典》2010 年版（一部）附录 VI D] 测定。

(1) 阿魏酸

色谱条件与系统适用性　十八烷基硅烷键合硅胶为填充剂；甲醇 -1% 乙酸溶液（30：70）为流动相；检测波长 321nm。理论塔板数按阿魏酸峰计算应不低于 4000。

对照品溶液制备　取阿魏酸对照品适量，精密称定，置棕色量瓶中，加 70% 甲醇制成每 1ml 含 20μg 的溶液，即得。

供试品溶液制备　取本品粉末（过四号筛）约 0.5g，精密称定，置具塞锥形瓶中，精密加入 70% 甲醇 50ml，密塞，称定重量，加热回流 30min，放冷，再称定重量，用 70% 甲醇补足减失的重量，摇匀，静置，取上清液，滤过，取续滤液，即得。

测定法　分别精密吸取对照品溶液与供试品溶液各 10 μl，注入液相色谱仪，测定，即得。

本品按干燥品计算，一级饮片含阿魏酸不得少于 0.22%，二级饮片含阿魏酸不得少于 0.10%。

(2) 藁本内酯

色谱条件与系统适用性　十八烷基硅烷键合硅胶为填充剂；甲醇 - 水（70：30）为流动相；检测波长 326nm。理论塔板数按阿魏酸峰计算应不低于 3000。

对照品溶液制备　取藁本内酯对照品适量，精密称定，置棕色量瓶中，加甲醇制成每 1ml 含 25mg 的溶液，即得。

供试品溶液制备　精密称取川芎饮片粉末约 0.5g（过四号筛），置具塞锥形瓶中，精密加入甲醇 25ml，摇匀，称重，超声处理 30min，用甲醇补足减失的重量，滤过，再精密量取续滤液 2ml，置 5ml 容量瓶中，加甲醇稀释至刻度，摇匀，过 0.45μm 微孔滤膜，即得。

测定法　分别精密吸取对照品溶液与供试品溶液各 10 μl，注入液相色谱仪，测定，即得。

本品按干燥品计算，一级饮片含藁本内酯不得少于 2.5%，二级饮片含藁本内酯不得少于 1.0%。

【性味与归经】　辛，温。归肝、胆、心包经。

【功能与主治】　活血行气，祛风止痛。用于胸痹心痛，胸胁刺痛，跌扑肿痛，月经不调，经闭痛经，癥瘕腹痛，头痛，风湿痹痛。

【用法与用量】　3 ~ 10g。

【储藏】　置阴凉干燥处，防蛀。

第十一章 丹参饮片的分级方法及其质量评价

第一节 原料药材

按照《中国药典》2010 年版（一部）丹参项下的规定，本品来源于唇形科鼠尾草属植物丹参 *Salvia miltiorrhiza* Bge 的干燥根和根茎。丹参药材于每年春季、秋季两季采挖，除去杂质，干燥。《七十六种药材商品规格标准》中将丹参药材分成不同规格等级，有野生和家种两类，市场货源以家种为主。野生丹参规格为统货，家种丹参分为一等和二等两个级别，主要以表皮颜色和主根中部直径等指标分等。表面紫红色或黄棕色，主根上中部直径在 1 cm 以上者为一等；表面紫红色或黄红色，主根上中部直径 1 cm 以下，但不得低于 0.4 cm 者为二等。丹参药材分级标准是其饮片分等的重要参考依据。丹参野生资源稀缺，临床以家种品为主要来源。根据本草考证和丹参的产地调研，确定丹参原料药材的道地产区为山东、四川、陕西，主产区为河南、湖北等地。采集道地产区丹参药材 9 批、非道地产区丹参药材 6 批，所有样品基源均经湖北中医药大学张林碧教授鉴定为唇形科植物丹参 *Salvia miltiorrhiza* Bge 的干燥根和根茎。

第二节 饮 片

以唇形科植物丹参 *Salvia miltiorrhiza* Bge 的干燥根和根茎为原料药材，按照《中国药典》2010 年版（一部）丹参项下规定，炮制加工丹参饮片。

一、炮 制

取丹参干燥药材，除去杂质和残茎，抢水洗，润透，切厚片，干燥。

丹参饮片在炮制过程中，易产生碎屑，并常有外皮脱落。通常以紫红色、条粗、质坚实、无断碎者为优；外皮脱落，灰褐色，条细为次。

二、性 状

（一）丹参原料药材的传统分级

丹参药材来源有野生和种植两种，其药材性状差异较大，不同产地、不同采收期和加工方法的种植丹参，其药材粗细、外皮和断面颜色、质地亦有明显差异（图 11-1）。其中粗细和外皮颜色是药材分级的主要特征。加工成饮片后，这些特征也具有重要分级意义。

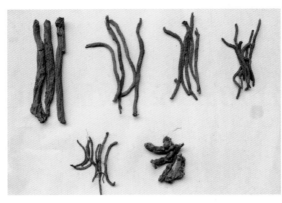 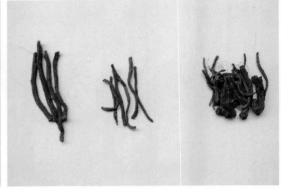

四川凤集 陕西商洛

图 11-1 不同产地丹参药材

（二）丹参饮片的传统分级

对不同产地丹参饮片的形状特征，包括形状、直径、外观及断面颜色、质地和气味等进行描述。部分样品性状见图 11-2，结果见表 11-1。

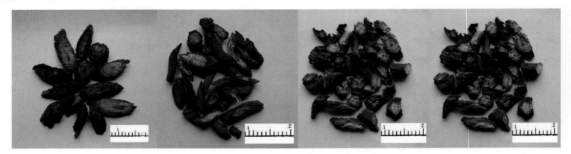

四川中江 陕西商洛 河南方城 安徽

图 11-2 不同产地丹参饮片

表 11-1 丹参饮片传统评价结果

编号	样品来源	质地 /（g/cm³）	直径 /mm	性状特征
S1	四川中江 -1	1.25	12.94 ± 1.57	本品为不规则斜片；外表皮棕红色，粗糙，具纵皱纹；质坚，沉于水下；断面致密，黄棕色，纹理明显。气微，味微苦、涩
S2	四川中江 -2	1.25	8.37 ± 1.43	本品为不规则斜片；外表皮暗棕红色，粗糙，具纵皱纹；质坚，沉于水下；断面致密，黄褐色；气微，味微苦、涩
S3	四川中江 -3	1.16	6.80 ± 0.85	本品为类圆形斜片；外表皮暗棕红色，粗糙，具纵皱纹；质坚，沉于水下；断面致密，黄白色；气微，味微苦、涩
S4	四川中江 -4	1.16	5.35 ± 0.69	本品为的类圆柱形片；外表皮暗棕红色，粗糙，具纵皱纹；质坚，沉于水下；断面致密，黄褐色；气微，味微苦、涩
S5	四川中江 -5	1.18	9.29 ± 1.70	本品为不规则斜片；外表皮棕红色，粗糙，具纵皱纹；质坚，沉于水下；断面致密，黄棕色，纹理明显。气微，味微苦、涩
S6	四川中江 -6	1.14	7.09 ± 1.08	本品为不规则斜片；外表皮棕红色，粗糙，具纵皱纹；质坚，沉于水下；断面致密，黄棕色，纹理明显。气微，味微苦、涩
S7	陕西商洛 -1	1.10	7.97 ± 1.54	本品为不规则斜片；外表皮棕红色，粗糙，具纵皱纹；质坚，沉于水下；断面致密，黄棕色，纹理明显。气微，味微苦、涩
S8	陕西商洛 -2	1.10	6.53 ± 1.29	本品为类圆柱形片；外表皮暗棕红色，粗糙，具纵皱纹；质坚，沉于水下；断面致密，黄褐色。气微，味微苦、涩

续表

编号	样品来源	质地 / (g/cm³)	直径 /mm	性状特征
S9	陕西商洛 -3	1.09	5.36 ± 2.84	本品为不规则斜片；外表皮暗棕红色，粗糙，具纵皱纹；质坚，沉于水下；断面致密，灰黄放射纹理。气微，味微苦、涩
S10	河南方城	1.00	4.75 ± 1.84	本品为不规则斜片；外表皮深棕红色，粗糙，具纵皱纹；质脆，浮于水面；断面致密，有黄白色放射纹理。气微，味微苦、涩
S11	湖北英山	0.95	7.01 ± 2.44	本品为不规则斜片；外表皮暗棕红色，粗糙，具纵皱纹；质坚，浮于水面；断面疏松，有裂隙，有黄白色放射纹理。气微，味微苦、涩
S12	湖北蕲春 -1	1.22	8.60 ± 1.45	本品为不规则斜片；外表皮棕红色，粗糙，具纵皱纹；质坚，沉于水下；断面致密，黄棕色，纹理明显。气微，味微苦、涩
S13	湖北蕲春 -2	1.09	5.84 ± 0.99	本品为类圆形斜片；外表皮棕红色，粗糙，具纵皱纹；质坚，沉于水下；断面致密，黄棕色，纹理明显。气微，味微苦、涩
S14	湖北蕲春 -3	0.84	3.71 ± 0.69	本品为不规则斜片；外表皮棕红色，粗糙，具纵皱纹；质坚，浮于水面；断面致密，黄棕色，纹理明显。气微，味微苦、涩。纤维较多
S15	湖北蕲春 -4	1.05	7.16 ± 1.37	本品为类圆柱形片；外表皮灰褐色，粗糙，具纵皱纹；质坚，沉于水下；断面致密，黄棕色，纹理明显。气微，味微苦、涩
S16	安徽 -1（110623）	1.05	4.92 ± 2.30	本品为不规则斜片；外表皮棕红色，粗糙，具纵皱纹；质坚，沉于水下；断面致密，黄棕色，纹理明显。气微，味微苦、涩
S17	安徽 -2（110816）	1.15	7.36 ± 1.56	本品为不规则斜片；外表皮棕红色，粗糙，具纵皱纹；质坚，沉于水下；断面致密，黄棕色，纹理明显。气微，味微苦、涩
S18	山东 -1（110908）	1.15	7.2 ± 1.58	本品为不规则斜片；外表皮棕红色，粗糙，具纵皱纹；质坚，沉于水下；断面致密，黄棕色，纹理明显。气微，味微苦、涩
S19	四川 -1（110729）	1.25	7.70 ± 1.38	本品为不规则斜片；外表皮棕红色，粗糙，具纵皱纹；质坚，沉于水下；断面致密，黄棕色，纹理明显。气微，味微苦、涩
S20	四川 -2（110729）	1.25	7.76 ± 1.47	本品为类圆形斜片；外表皮棕红色，粗糙，具纵皱纹；质坚，沉于水下；断面致密，黄棕色，纹理明显。气微，味微苦、涩
S21	山东 -2（120802）	1.14	7.74 ± 1.63	本品为不规则斜片；外表皮棕红色，粗糙，具纵皱纹；质坚，沉于水下；断面致密，黄棕色，纹理明显。气微，味微苦、涩
S22	山东 -3（120802）	1.14	7.54 ± 1.89	本品为不规则斜片；外表皮棕红色，粗糙，具纵皱纹；质坚，沉于水下；断面致密，黄棕色，纹理明显。气微，味微苦、涩
S23	甘肃（110814）	1.00	6.73 ± 1.44	本品为类圆柱形片；外表皮棕红色，粗糙，具纵皱纹；质坚，沉于水下；断面致密，黄棕色，纹理明显。气微，味微苦、涩
S24	山东 -4（110917）	0.94	8.32 ± 2.34	本品为不规则斜片；外表皮棕红色，粗糙，具纵皱纹；质坚，浮于水面；断面致密，黄棕色，纹理明显。气微，味微苦、涩
S25	河南（111021）	0.88	5.54 ± 2.28	本品为不规则斜片；外表皮棕红色，粗糙，具纵皱纹；质坚，浮于水面；断面致密，黄棕色，纹理明显。气微，味微苦、涩
S26	河北 -1（111019）	1.08	7.45 ± 1.53	本品为不规则斜片；外表皮棕红色，粗糙，具纵皱纹；质坚，沉于水下；断面致密，黄棕色，纹理明显。气微，味微苦、涩
S27	河北 -2（120728）	1.03	13.06 ± 2.74	本品为不规则斜片；外表皮棕红色，粗糙，具纵皱纹；质坚，沉于水下；断面致密，黄棕色，纹理明显。气微，味微苦、涩
S28	安徽 -3（120731）	0.95	11.39 ± 3.23	本品为不规则斜片；外表皮棕红色，粗糙，具纵皱纹；质坚，浮于水面；断面致密，黄棕色，纹理明显。气微，味微苦、涩

注：饮片质地测定方法：称取定量样品，装入已知体积的量筒中（刻度精确到 0.1ml），用细沙填实至振动量筒沙不再下沉为止，此时细沙填满量筒，然后整体倒出，量取细沙的体积，计算即得。$V_{饮片} = V_{量筒} - V_{细沙}$，质地 $= M_{饮片}/V$。

依据上述评价结果，建议将丹参饮片初步分为以下规格等级：

一级饮片：为直径>8 mm类圆形片状。皮部红棕色，粗糙，具纵皱纹，断面疏松，有裂隙或略平整而致密，木部灰黄色或紫褐色，导管束黄白色，呈放射状菊花排列，质坚硬，气微，味微苦涩。饮片样品包括道地产区四川中江饮片 S1、S2、S5，市售丹参饮片 S26、S27、S28。

二级饮片：为直径6 ~ 9 mm类圆形片状。皮部红棕色或暗红棕色，断面疏松，有裂隙或略平整而致密，质坚硬，气微，味微苦涩。木部灰黄色或紫褐色，导管束黄白色，呈放射菊花状排列叶。饮片样品包括道地产区四川中江其他等饮片 S3、S6；道地产区陕西商洛头等饮片 S7，主产区湖北蕲春头等 S12；其他市售饮片 S21、S23；S17、S18、S19、S20、S21、S22、S23。

三级饮片：为直径6 mm以下类圆形片状或不规则的碎段，有破碎饮片。皮部暗红棕色或灰褐色，断面疏松，有裂隙或略平整而致密，质坚硬，气微，味微苦涩。木部灰黄色或紫褐色，导管束黄白色。饮片样品包括道地产区四川中江其他等饮片 S4，道地产区陕西商洛 S7、S8。主产区河南方城 S10，湖北蕲春其他等 S13、S14、S15，湖北英山统货 S11，市售饮片 S16、S14、S24。

三、鉴　　别

采用 TLC 和 HPLC 对初步分级的丹参饮片进行比较研究，探讨不同等级丹参饮片的质量评价方式和评价标准。

（一）TLC 鉴别

甲醇部位：称取干燥丹参样品粉末各 0.2g，加 75% 甲醇 25ml，加热回流 1h，滤过，滤液浓缩至 1ml，得供试品溶液 A。另称取丹酚酸 B 对照品，加 75% 甲醇制成每 ml 含 2mg 的溶液，作为对照品溶液 A。吸取供试品溶液 A 各 5 μl、对照品溶液 5 μl，分别点于同一 0.5%CMC-Na- 硅胶 GF254 薄层板上，在温度为 20 ℃、相对湿度为 45% 下，以甲苯 - 三氯甲烷 - 乙酸乙酯 - 甲醇 - 甲酸（2：3：4：0.5：2）为展开剂，展开，取出，晾干。置于紫外灯光 254nm 下检视。供试品色谱中，在与对照品色谱相对应的位置上，分别显相同的黑色斑点，结果如图 11-3 所示。

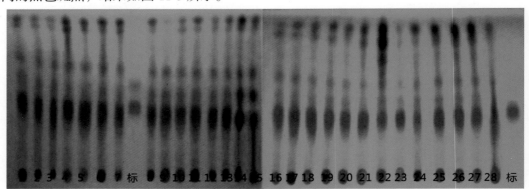

图 11-3　不同产地丹参饮片 TLC 特征图谱（254nm）
标 . 丹酚酸 B；1 ~ 28. 丹参饮片供试品

乙酸乙酯部位：称取干丹参样品粉末 1g，加乙醚 5ml，振摇，放置 1h，滤过，滤液挥干，残渣加乙酸乙酯 1ml 使溶解，作为供试品溶液。称取丹参对照药材 1g，同法制成对照药材溶液，再取丹参酮Ⅱ A 对照品，加乙酸乙酯，制成每 1ml 含 1mg 的溶液，作为对照品溶液 B。不同产地供试品溶液 A 各 5 μl、对照品溶液 B 5 μl，分别点于同一 0.5%CMC-Na- 硅胶 G 薄层板（105℃活化 30min）上，以石油醚 - 乙酸乙酯（4：1）为展开剂，展开，取出，热风吹干，置于可见光下检视。供试品色谱中，在与对照品色谱相应的位置上，显相同颜色的斑点。结果如图 11-4 所示。

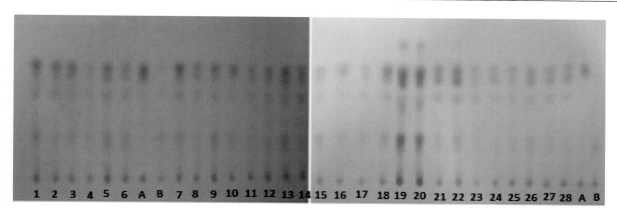

图 11-4 不同产地丹参饮片 TLC 特征图谱（可见光）

A.丹参酮ⅡA；B.丹参对照药材；1～28.丹参饮片

丹参饮片 TLC 图谱显示，所有丹参饮片中均能清晰地检定出丹酚酸 B 和丹参酮ⅡA。可以作为丹参饮片的 TLC 鉴别特征。

（二）HPLC 特征图谱

1. 仪器与试药

戴安 U3000 型高效液相色谱仪，DAD 检测器，变色龙色谱工作站；sartorius 电子分析天平（上海嘉鹏科技有限公司）；医用超声波清洗器（KQ-250E 型，黄山市超声仪器有限公司）；电热鼓风干燥箱（101A-3 型，黄石市恒丰医疗器械有限公司）；减压干燥机（XMTD-8222 型，常熟市中盛医用仪表有限公司）。

丹参酮ⅡA（批号：110766—200619）、丹酚酸 B（自制，≥98%）、迷迭香酸（批号：100327—200702）、二氢丹参酮Ⅰ（批号：100106—201108）均购自中国食品药品检定研究院；硅胶 G 薄层板（100mm×200mm，薄层层析用）；硅胶 GF254 薄层板（100mm×200mm，薄层层析用），甲醇为色谱纯，其余试剂均为分析纯，均购自武汉民权化玻仪器有限公司，水为超纯水。

2. 供试品溶液制备

精密称取干燥丹参饮片粉末（过二号筛）各 1.50g，加 0.8% 冰醋酸的甲醇 50ml，超声（25W，40kHz）30min，滤过，取续滤液，过微孔滤膜（0.45μm），得供试品溶液。

3. 对照品溶液制备

精密称取丹参酮ⅡA、丹酚酸 B、二氢丹参酮Ⅰ、迷迭香酸对照品，分别用甲醇溶解并制备成每 1ml 含 17μg、150μg、50μg、60μg 四种对照品的对照品溶液。

4. 色谱条件

依利特 ODS-BP（4.6 mm×250 mm，5μm）；0.8% 冰醋酸甲醇（A）-0.8% 冰醋酸水溶液（B）为流动相；流速 0.8ml/min；检测波长 270nm；柱温 30 ℃；供试液进样 10μl；梯度洗脱条件见表 11-2。

表 11-2 梯度洗脱条件表

时间 /min	流动相 A/%	流动相 B/%
0 ~ 20	45 → 80	55 → 20
20 ~ 55	80	20

5. 丹参饮片 HPLC 特征图谱分析

（1）精密度试验

取同一供试品（S3）溶液，按色谱条件测定，连续进样 5 次，将数据导入国家药典委员会"中药色谱指纹图谱相似度评价系统"（2004 年 A 版），设定匹配模板，将谱峰自动匹配，生成对照图谱，然后进行谱峰差异性评价和整体相似性评价，考察色谱峰相似度的一致性，结果显示相似度均在 0.999 以上，其主要共有峰相对保留时间 RSD 在 0.01% ~ 0.21%，主要共有峰面积 RSD 在 0.21% ~ 1.65%，表明仪器精密度良好。

（2）稳定性试验

取同一供试品（S3）溶液，在室温下放置，分别在 0h、2h、4h、8h、12h 进行测定，将数据导入国家药典委员会"中药色谱指纹图谱相似度评价系统"（2004 年 A 版），设定匹配模板，将谱峰自动匹配，生成对照图谱，然后进行谱峰差异性评价和整体相似性评价，考察色谱峰相似度的一致性，结果显示相似度均在 0.999 以上，其主要共有峰相对保留时间 RSD 在 0.04% ~ 0.38%，主要共有峰面积 RSD 在 0.27% ~ 1.80%，表明供试品溶液在 12h 内稳定。

（3）重复性试验

取同一供试品（S3），平行 5 份，按供试品溶液制备方法制备，按色谱条件测定，将数据导入《中国药典》委员会"中药色谱指纹图谱相似度评价系统"（2004 年 A 版），设定匹配模板，将谱峰自动匹配，生成对照图谱，然后进行谱峰差异性评价和整体相似性评价，考察色谱峰相似度的一致性，结果显示相似度均在 0.99 以上，其主要共有峰相对保留时间 RSD 在 0.05% ~ 0.26%，主要共有峰面积 RSD 在 0.21% ~ 1.69%，表明试验方法重现性较好。

（4）丹参饮片特征图谱分级模式的建立

对初步分级的丹参饮片进行 HPLC 特征图谱测定，并运用"中药色谱指纹图谱相似度评价系统"（2004 年 A 版），对初步划分的等级进行比较分析。丹参一级饮片有 14 个共有峰（图 11-5），二级饮片有 11 个共有峰（图 11-6），三级饮片有 13 个共有峰（图 11-7）。

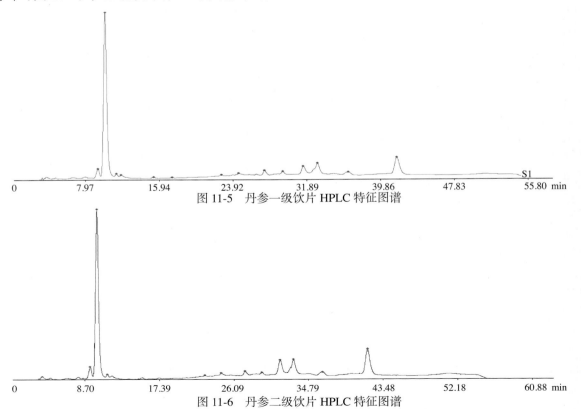

图 11-5　丹参一级饮片 HPLC 特征图谱

图 11-6　丹参二级饮片 HPLC 特征图谱

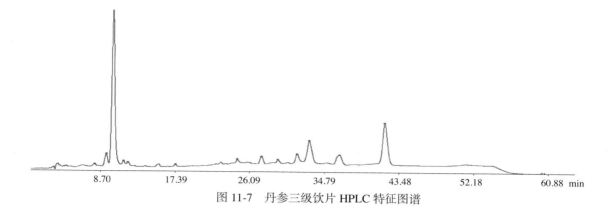

图 11-7 丹参三级饮片 HPLC 特征图谱

  不同等级丹参饮片均在 55min 内洗脱完全，计算相似度结果显示，6 批一级饮片和 11 批二级饮片相似度均高于 0.9，说明一级饮片之间、二级饮片之间相似度较高。7 批三级饮片中有 2 批饮片相似度低于 0.9，其余 5 批均高于 0.9，说明三级饮片之间差异较小。结果见表 11-3 ~ 表 11-5。

表 11-3 丹参一级饮片 HPLC 特征图谱相似度分析结果

编号	S1	S2	S3	S4	S5	S9	R（对照图谱）
S1	1	0.995	0.997	0.996	0.972	0.993	0.994
S2	0.995	1	0.999	0.996	0.988	0.995	0.999
S3	0.997	0.999	1	0.997	0.986	0.995	0.999
S4	0.996	0.996	0.997	1	0.983	0.999	0.998
S5	0.972	0.988	0.986	0.983	1	0.983	0.991
S6	0.993	0.995	0.995	0.999	0.983	1	0.996
R（对照图谱）	0.994	0.999	0.999	0.998	0.991	0.996	1

表 11-4 丹参二级饮片 HPLC 特征图谱相似度分析结果

编号	S1	S2	S3	S4	S5	S6	S7	S8	S9	S10	S11	R（对照图谱）
S1	1	0.981	0.984	0.996	0.976	0.98	0.993	0.998	0.984	0.999	0.976	0.991
S2	0.981	1	0.981	0.978	0.994	0.997	0.971	0.99	0.981	0.98	0.994	0.997
S3	0.984	0.981	1	0.993	0.986	0.984	0.989	0.988	0.978	0.987	0.986	0.992
S4	0.996	0.978	0.993	1	0.981	0.978	0.995	0.995	0.993	0.996	0.981	0.991
S5	0.976	0.994	0.986	0.981	1	0.991	0.97	0.986	0.986	0.974	0.976	0.994
S6	0.98	0.997	0.984	0.978	0.991	1	0.972	0.988	0.984	0.981	0.991	0.996
S7	0.993	0.971	0.989	0.995	0.97	0.972	1	0.991	0.989	0.994	0.97	0.985
S8	0.998	0.99	0.988	0.995	0.986	0.988	0.991	1	0.988	0.997	0.986	0.996
S9	0.984	0.981	0.978	0.993	0.986	0.984	0.989	0.988	1	0.987	0.986	0.992
S10	0.999	0.98	0.987	0.996	0.974	0.981	0.994	0.997	0.987	1	0.974	0.991
S11	0.976	0.994	0.986	0.981	0.976	0.991	0.97	0.986	0.986	0.974	1	0.994
R（对照图谱）	0.991	0.997	0.992	0.991	0.994	0.996	0.985	0.996	0.992	0.991	0.994	1

表 11-5 丹参三级饮片 HPLC 特征图谱相似度分析结果

编号	S1	S2	S3	S4	S5	S6	S7	R（对照图谱）
S1	1	0.87	0.913	0.888	0.961	0.974	0.884	0.891
S2	0.870	1	0.992	0.994	0.959	0.846	0.998	0.998
S3	0.913	0.992	1	0.995	0.985	0.903	0.996	0.998

编号	S1	S2	S3	S4	S5	S6	S7	R（对照图谱）
S4	0.888	0.994	0.995	1	0.969	0.872	0.997	0.997
S5	0.961	0.959	0.985	0.969	1	0.961	0.969	0.974
S6	0.974	0.846	0.903	0.872	0.961	1	0.867	0.876
S7	0.884	0.998	0.996	0.997	0.969	0.867	1	0.999
R（对照图谱）	0.891	0.998	0.998	0.997	0.974	0.876	0.999	1

以标准特征图谱为基准，采用国家药典委员会"中药色谱指纹图谱相似度评价系统"（2004 年 A 版）评价 25 批丹参饮片特征图谱的相似度结果表明不同产地丹参饮片相似度有差异。剔除统货中差异较大的样本 S10，得到各级别相似度：一级在 0.97 以上；二级在 0.97 以上；三级在 0.84 以上。

6. 不同产地丹参饮片特征图谱比较

将丹参三个等级饮片的 HPLC 标准特征图谱进行比较。结果显示，三个等级饮片主要在色谱峰 3 号峰、14 号峰、15 号峰上有较为显著的差异。如图 11-8 所示。

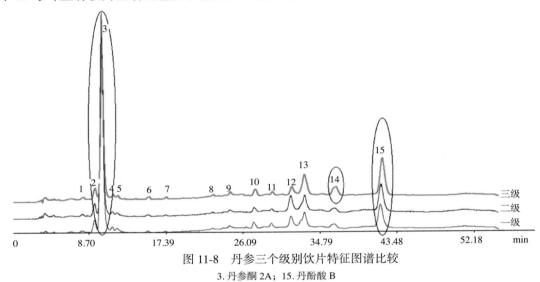

图 11-8　丹参三个级别饮片特征图谱比较

3. 丹参酮 2A；15. 丹酚酸 B

7. 小结

建立了丹参饮片的 HPLC 特征图谱分析方法，并用于不同等级丹参饮片的分级和质量评价。研究结果显示，HPLC 特征图谱可用于一级、二级和三级丹参饮片的鉴别，具有分级的可行性和实用性，可以作为丹参饮片分级的辅助依据。

四、检　　查

（一）水分

参照《中国药典》2010 年版（一部）附录Ⅸ H 水分测定法（第一法），分别取 28 批丹参饮片粉末（过二号筛）各 3g，平铺于干燥至恒重的扁形称瓶中，精密称定，打开瓶盖在 100 ~ 105℃干燥 5h，将瓶盖盖好，移置干燥器中，冷却 30min，精密称定重量，再在上述温度干燥 1h，冷却，称重，至连续两次称重的差异不超过 5mg 为止。根据减失的重量，计算供试品中含水量（％）。结果见表 11-6。

表 11-6 丹参饮片检查项测定结果 （单位：%，$\overline{X} \pm S$）

编号	来源	水分	总灰分	酸不溶灰分	水溶性浸出物	醇溶性浸出物
S1	四川中江	12.34 ± 0.05	7.12 ± 0.10	1.42 ± 0.03	61.46 ± 0.17	20.64 ± 0.10
S2	四川中江	12.26 ± 0.09	8.11 ± 0.09	1.90 ± 0.04	57.23 ± 0.14	14.85 ± 0.16
S3	四川中江	12.30 ± 0.21	6.24 ± 0.13	1.73 ± 0.03	69.22 ± 0.23	27.95 ± 0.27
S4	四川中江	12.60 ± 0.12	7.52 ± 0.11	1.93 ± 0.04	60.12 ± 0.10	20.26 ± 0.15
S5	四川中江	11.12 ± 0.12	4.91 ± 0.05	0.61 ± 0.01	73.16 ± 0.08	14.38 ± 0.07
S6	四川中江	9.78 ± 0.08	4.45 ± 0.09	0.72 ± 0.02	73.12 ± 0.30	11.24 ± 0.07
S7	陕西商洛	12.66 ± 0.13	9.11 ± 0.05	1.89 ± 0.04	63.23 ± 0.13	25.10 ± 0.14
S8	陕西商洛	12.14 ± 0.08	7.88 ± 0.07	1.81 ± 0.04	66.63 ± 0.61	28.26 ± 0.15
S9	陕西商洛	12.63 ± 0.21	8.87 ± 0.11	2.58 ± 0.05	66.28 ± 0.26	15.34 ± 0.07
S10	河南方城	11.46 ± 0.18	9.06 ± 0.09	1.51 ± 0.04	50.72 ± 0.09	23.61 ± 0.12
S11	湖北英山	11.27 ± 0.07	8.68 ± 0.09	2.71 ± 0.04	52.71 ± 0.11	18.45 ± 0.11
S12	湖北蕲春	12.33 ± 0.14	4.18 ± 0.09	0.54 ± 0.02	79.02 ± 0.11	15.24 ± 0.08
S13	湖北蕲春	12.53 ± 0.24	4.68 ± 0.09	0.71 ± 0.01	71.19 ± 0.18	13.43 ± 0.09
S14	湖北蕲春	11.22 ± 0.13	6.26 ± 0.06	1.06 ± 0.03	70.99 ± 0.44	11.58 ± 0.06
S15	湖北蕲春	11.75 ± 0.15	5.61 ± 0.08	0.89 ± 0.02	63.64 ± 0.20	10.67 ± 0.08
S16	山东	11.75 ± 0.13	7.56 ± 0.06	1.95 ± 0.04	47.78 ± 0.19	26.73 ± 0.20
S17	安徽	10.52 ± 0.20	7.39 ± 0.09	1.41 ± 0.02	65.44 ± 0.48	13.87 ± 0.13
S18	安徽	10.65 ± 0.13	7.43 ± 0.11	1.62 ± 0.03	63.28 ± 0.11	13.54 ± 0.19
S19	四川	9.71 ± 0.10	7.01 ± 0.15	1.71 ± 0.04	60.53 ± 0.23	17.77 ± 0.12
S20	四川	9.61 ± 0.10	6.95 ± 0.08	1.68 ± 0.03	60.35 ± 0.09	17.37 ± 0.09
S21	山东	11.88 ± 0.2	7.84 ± 0.09	1.44 ± 0.03	66.72 ± 0.21	20.85 ± 0.11
S22	山东	11.82 ± 0.12	7.74 ± 0.09	1.39 ± 0.03	66.33 ± 0.13	21.18 ± 0.15
S23	甘肃	12.72 ± 0.13	7.83 ± 0.15	1.83 ± 0.04	63.82 ± 0.14	21.06 ± 0.05
S24	山东	11.84 ± 0.13	7.97 ± 0.09	1.91 ± 0.04	44.15 ± 0.11	18.86 ± 0.11
S25	河南	11.25 ± 0.12	10.72 ± 0.04	1.15 ± 0.01	39.67 ± 0.11	13.31 ± 0.15
S26	河北	12.15 ± 0.12	7.38 ± 0.08	1.89 ± 0.04	57.38 ± 0.19	24.29 ± 0.15
S27	河北	11.85 ± 0.13	6.55 ± 0.05	0.97 ± 0.03	72.38 ± 0.10	14.15 ± 0.13
S28	山东	9.96 ± 0.02	6.96 ± 0.11	1.05 ± 0.02	64.28 ± 0.11	27.42 ± 0.07

（二）浸 出 物

1. 水溶性浸出物

参照《中国药典》2010 年版（一部）水溶性浸出物测定法（附录 X A）项下冷浸法，以水作溶剂，对丹参饮片进行水溶性浸出物含量测定。称取 28 批丹参饮片粉末（过二号筛）各 4g，精密称定，置 250 ~ 300ml 的锥形瓶中，精密加入水 100ml，密塞，冷浸。前 6h 时时振摇，再静置 18h，用干燥滤器迅速滤过。精密量取续滤液 20ml，置已干燥至恒重的蒸发皿中，在水浴上蒸干后，于 105℃ 干燥 3h，置干燥器中冷却 30min，迅速精密称定重量。扣除饮片中水分，计算供试品水中溶性浸出物的含量（%）。结果见表 11-6。

2. 醇溶性浸出物

参照《中国药典》2010 年版（一部）醇溶性浸出物测定法（附录 X A）项下热浸法，以 95% 乙醇作溶剂，对丹参饮片进行醇溶性浸出物含量测定。称取 28 批丹参粉末（过二号筛）各 3g，精密称定，置 100ml 的锥形瓶中，精密加入 95% 乙醇 50ml，密塞，称定重量，静置 1h 后，连接回流冷凝管，加热至沸腾，并保持微沸 1h。放冷后，取下锥形瓶，密塞，再称定重量，用 95% 乙醇补足减失的重量，摇匀，用干燥滤器滤过。精密取滤液 25ml，置已干燥至恒重的蒸发皿中，在水浴上蒸干后，于 105℃干燥 3h，置干燥器中冷却 30min，迅速精密称定重量。扣除饮片中水分，计算供试品中醇溶性浸出物的含量（%）。结果见表 11-6。

（三）灰分

参照《中国药典》2010 年版（一部）总灰分及酸不溶性灰分测定法（附录Ⅸ K），取 28 批丹参饮片粉末（过二号筛）各 4g，置炽灼至恒重的坩埚中，称定重量，缓缓炽热，注意避免燃烧，至完全炭化时，逐渐升高温度至 500 ~ 600℃，使完全灰化并至恒重。根据残渣重量，计算供试品中总灰分的含量（%）。结果见表 11-6。

取上项所得的灰分，在坩埚中小心加入稀盐酸约 10ml，用表面皿覆盖坩埚，置水浴上加热 10min，表面皿用热水 5ml 冲洗，洗液并入坩埚中，用无灰滤纸滤过，坩埚内的残渣用水洗于滤纸上，并洗涤至洗液不显氯化物反应为止，滤渣连同滤纸移至同一坩埚中，干燥，炽灼至恒重。根据残渣重量，计算供试品中酸不溶性灰分的含量（%）。结果见表 11-6。

以上数据分析可知，各等级丹参饮片，水溶性浸出物和醇溶性浸出物含量与传统特征没有相关性关系，故符合《中国药典》规定即可。根据《中国药典》2010 年版规定，丹参饮片水分不得过 13.0%，总灰分不得过 10%，酸不溶灰分不得过 3%，水溶性浸出物不得少于 35.0%，醇溶性浸出物不得少于 15.0%。所测定的丹参饮片中有个别企业饮片的酸不溶灰分超标，其余样品均符合《中国药典》标准。

（四）重金属

1. 砷盐检测

（1）标准砷溶液制备

称取三氧化二砷 0.132g，置 1000ml 量瓶中，加 20% 氢氧化钠溶液 5ml 溶解后，用适量的稀硫酸中和，再加稀硫酸 10ml，用水稀释至刻度，摇匀，作为储备液。

临用前，精密量取储备液 10ml，置 1000ml 量瓶中，加稀硫酸 10ml，用水稀释至刻度，摇匀，即得（每 1ml 相当于 1 μg 的 As）。

（2）标准砷斑制备

分别精密量取标准砷溶液 1.0ml、1.5ml、2.0ml、2.5ml，置 A 瓶中，加盐酸 5ml 与水 21ml，再加碘化钾试液 5ml 与酸性氯化亚锡试液 5 滴，在室温放置 10min 后，加锌粒 2g，立即将照上法装妥的导气管 C 密塞于 A 瓶上，并将 A 瓶置 40℃水浴中，反应 45min，取出溴化汞试纸，即得。

（3）供试品制备

取供试品粉末（过三号筛）约 1g，加无水碳酸钠 1g，混匀，加少量水搅匀，烘干，用小火缓缓炽灼至炭化，放冷，加硫酸 0.5ml，使恰湿润，用低温加热至硫酸挥尽后，放冷，再在 550℃炽灼 5h 至完全灰化，放冷，加盐酸 5ml 与水 21ml，置 A 瓶中，照标准砷斑的制备，自"再加碘化钾试液 5ml"起，依法操作，即得。

（4）测定方法

照《中国药典》2010 年版（一部）附录Ⅸ F 砷盐检查法中的第一法（古蔡氏法）测定。

（5）结果

不同产地级别的丹参饮片所制得砷斑的颜色均较标准砷斑（1ppm）浅，丹参饮片中除购自河南的丹参饮片颜色介于标准砷斑（1.5ppm、2ppm）之间，其他颜色均较标准砷斑（1 ppm）浅。均符合《中国药典》2010 年版丹参项下规定。

2. 铅盐检测

（1）标准铅溶液制备

称取硝酸铅 0.1615g，置 100ml 量瓶中，加硝酸 0.5ml 与水 5ml 溶解后，用水稀释至刻度，摇匀，作为 ml 备液。精密量取 ml 备液 10ml，置 100ml 量瓶中，加水稀释至刻度，摇匀，即得（每 1ml 相当于 10 μg 的 Pb），当日使用。

（2）供试品溶液制备

取供试品粉末（过三号筛）约 1.0g，缓缓炽灼至炭化，放冷，加硫酸 0.5ml，使恰湿润，用低温加热至硫酸除尽后，加硝酸 0.5ml，蒸干，至氧化氮蒸气除尽后，放冷，再 550℃炽灼 5h 至完全炭化，放冷，加盐酸 2ml，置水浴上蒸干后加水 15ml，滴加氨试液至对酚酞指示液显微粉红色，再加乙酸盐缓冲液（pH3.5）2ml，微热溶解后，移置纳氏比色管中，加水稀释成 25ml。

（3）标准铅溶液对照的制备

取配制供试品溶液的试剂（硫酸 0.5ml、硝酸 0.5ml、盐酸 2ml）4 份，依次置瓷皿中蒸干后，加乙酸盐缓冲液（pH3.5）2ml 与水 15ml，微热溶解后，分别移置 4 支纳氏比色管中，依次加标准铅溶液 1.0ml、1.5ml、2.0ml、2.5ml，再分别用水稀释成 25ml。

再在上述 5 支纳氏比色管中，分别加硫代乙酰胺试液各 2ml，摇匀，放置 2min，同置白纸上，自上向下透视，比较供试品管中与各标准铅管的颜色，计算，即得供试品中铅盐含量范围。

（4）测定方法

照《中国药典》2010 年版（一部）附录IX E 重金属检查法第二法。

（5）结果

不同产地级别的丹参饮片所制得铅斑的颜色均较标准铅斑（2.5ppm）浅，均符合《中国药典》2010 年版丹参项下规定。

（五）农药残留

1. 仪器及标准品

1）岛津 GC-14C 气相色谱，ECD 检测器（63Ni），氮气（N_2）。

2）AB-1701（30 m×0.25 mm ×0.25 μm），购自美国 Delaware 公司；HP-5（30 m×0.25 mm ×0.25 μm），购自美国 Agilent 公司。

3）α-BHC，β-BHC，γ-BHC，PCNB，δ-BHC，p, p'-DDE，p, p'-DDD，o, p'-DDT，p, p'-DDT，购自农业部环境保护科研监测所，浓度是 0.1mg/ml。

2. 对照品储备液制备

精密称取六六六（BHC）（α-BHC，β-BHC，γ-BHC，γ-BHC）、滴滴涕（DDT）（p, p'-DDE，p, p'-DDD，o, p'-DDT，p, p'-DDT）及五氯硝基苯（PCNB）农药对照品适量，用色谱正丁醇分别制成每 1ml 约含 4 μg 的溶液，即得。

3. 混合对照品储备液制备

精密量取上述各对照品储备液 0.5ml，置 10ml 量瓶电，用色谱正丁醇稀释至刻度，摇匀，即得。

4. 混合对照品溶液制备

精密量取上述混合对照品储备液，用色谱正丁醇制成每 1L 分别含 0 μg、1 μg、5 μg、10 μg、50 μg、100 μg、200 μg 的溶液，存放在 −5℃冰箱内保存。

5. 供试品制备

供试品粉末（过三号筛）于 60℃干燥 4h 后，取约 2g，精密称定，置 100ml 具塞锥形瓶中，加水

20ml 浸泡过夜，精密加丙酮 40ml，称定重量，超声处理 30min，放冷，再称定重量，用丙酮补足减失的重量，再加氯化钠约 6g，精密加二氯甲烷 30ml，称定重量，超声处理 15min，再称定重量，用二氯甲烷补足减失的重量，静置分层，将有机相迅速移入装有 5g 无水硫酸钠的 100ml 具塞锥形瓶中，放置 4h。精密量取 35ml，于 40℃水浴上减压浓缩至近干，加少量色谱正丁醇如前反复操作至二氯甲烷及丙酮除净，用色谱正丁醇溶解并转移至 10ml 具塞刻度离心管中、加色谱正丁醇精密稀释至 5ml，小心加入硫酸1ml，振摇 1min，离心（3000r/min）10min，精密量取上清液 2ml，置具刻度的浓缩瓶中，连接旋转蒸发器，40℃下将溶液浓缩至适量，精密稀释至 1ml，即得。

6. 测定方法

照《中国药典》2010 年版（一部）有机氯农药残留量测定法（附录Ⅸ Q）。

7. 色谱条件

进样量 1 μl；进样器温度 230℃；ECD 检测器；温度 300℃；载气为高纯氮气（99.9995%）；柱流量 1.0ml/min；升温程序：初始温度 100℃，保持 2min；每分钟上升 13℃至 170℃，保持 1min；每分钟上升 3℃至250℃，保持 5min。

8. 标准曲线的绘制

分别吸取不同浓度的混合对照品溶液按上述色谱条件进行测定，结果见表 11-7。

表 11-7　各标准品的标准曲线参数

有机氯	线性回归方程	r	线性范围
α-BHC	$y=15041x+9830.6$	0.99956	0 ~ 200μg/L
β-BHC	$y=5552.1x+9157.8$	0.99902	0 ~ 200μg/L
γ-BHC	$y=14476x+17701$	0.99948	0 ~ 200μg/L
δ-BHC	$y=11549x+15254$	0.99908	0 ~ 200μg/L
PCNB	$y=14477x+42805$	0.99915	0 ~ 200μg/L
p,p'-DDE	$y=9941.2x+17540$	0.99914	0 ~ 200μg/L
p,p'-DDD	$y=6550.5x+13536$	0.99948	0 ~ 200μg/L
o,p'-DDT	$y=5435.3x+1960.7$	0.99956	0 ~ 200μg/L
p,p'-DDT	$y=5201.37x-5395.3$	0.99954	0 ~ 200μg/L

9. 结果

参照《中国药典》2010 年版（一部）甘草对有机氯农药残留量的规定：六六六（总 BHC）不得过千万分之二，即 0.2ppm；滴滴涕（总 DDT）不得过千万分之二；五氯硝基苯（PCNB）不得过千万分之一。所检查的各批次丹参饮片均符合标准。

五、含　量　测　定

对丹参饮片中丹参酮Ⅱ A 和丹酚酸 B 两种主要有效成分进行了含量测定，分析成分含量与饮片分级的相关性。

（一）仪器与试药

戴安 U3000 型高效液相色谱仪，DAD 检测器，变色龙色谱工作站；sartorius 电子分析天平（上海嘉鹏科技有限公司）；医用超声波清洗器（KQ-250E 型，黄山市超声仪器有限公司）；电热鼓风干燥箱（101A-3 型，黄石市恒丰医疗器械有限公司）。

丹参酮ⅡA（批号：110766—200619）、丹酚酸B（自制，≥98%）均购自中国食品药品检定研究院；甲醇为色谱纯，其余试剂均为分析纯，均购自武汉民权化玻仪器有限公司，水为超纯水，使用前均经 0.45μm 滤膜滤过。

（二）方法与结果

1. 丹参酮ⅡA含量测定

（1）色谱条件

依利特 ODS-BP（4.6 mm × 250 mm，15 μm）；流动相甲醇 - 水（87 ∶ 13）；检测波长 270nm；流速 1.0ml/min；进样量 10 μl；柱温 30 ℃。如图 11-9 所示。

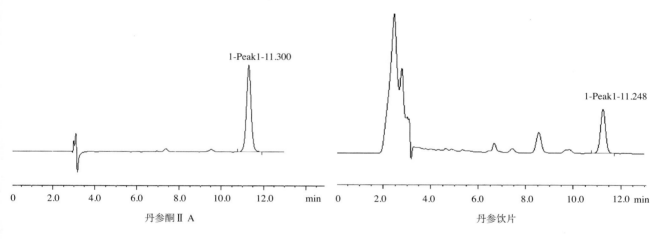

图 11-9 对照品和供试品色谱图

（2）对照品溶液制备

取丹参酮ⅡA对照品适量，精密称定，加甲醇制成每 1ml 含 17.7μg 的溶液，即得。

（3）供试品溶液制备

取不同产地丹参饮片细粉约 0.3g，精密称定，置具塞锥形瓶中，精密加入甲醇 50ml，称定重量，加热回流 1h，放冷，再称定重量，用甲醇补足减失的重量，摇匀，滤过，取续滤液，即得。

（4）方法学考察

a. 线性关系考察

吸取 50.4 μg/ml 对照品溶液，按上述色谱条件，各进样 1μl、4μl、8μl、12μl、20μl，以峰面积为纵坐标（Y），进样体积（μl）为横坐标（X），得回归方程为 $Y=5.20087X - 1.2125$，$r^2=0.9992$（$n=5$）。结果表明丹参酮ⅡA 在 0.0504 ~ 1.008μg 范围内与峰面积呈良好的线性关系。

b. 精密度试验

精密吸取对照品溶液 10μl，连续进样 5 次，结果丹参酮ⅡA峰面积积分值的相对标准偏差为 0.30%，表明仪器的精密度良好。

c. 稳定性试验

精密吸取对照品溶液 10μl，每隔 3h 进样一次，共 5 次，结果丹参酮ⅡA峰面积值的相对标准偏差为

0.32%，表明对照品在 12h 内稳定性良好。

d. 回收率试验

精取四川中江产丹参饮片（S3）5 份，每份 0.08g，分别加入对照品溶液 10ml，依据上述方法测定，计算回收率。结果所测丹参酮ⅡA 的平均回收率为 98.4%，回收率的相对标准偏差为 1.07%。

（5）样品测定

精密吸取各供试品溶液，依据上述方法测定峰面积，计算不同产地丹参饮片丹参酮ⅡA 的含量。结果见表 11-8。

表 11-8　不同产地丹参饮片丹参酮ⅡA 含量测定结果

样品编号	样品来源	$\overline{X} \pm S$	RSD/%
S1	四川中江 -1（110609）	0.1579 ± 0.0018	1.13
S2	四川中江 -2（120625）	0.1008 ± 0.0009	0.91
S3	四川中江 -3	0.1842 ± 0.0004	0.22
S4	四川中江 -4（120617）	0.2855 ± 0.0011	0.37
S5	四川中江 -5（110611）	0.1049 ± 0.0012	1.12
S6	四川中江 -6（110716）	0.1485 ± 0.0006	0.40
S7	陕西商洛 -1（110912）	0.0516 ± 0.0010	1.99
S8	陕西商洛 -2（110612）	0.0704 ± 0.0004	0.57
S9	陕西商洛 -3	0.0791 ± 0.0018	2.17
S10	河南方城	0.7037 ± 0.0002	0.03
S11	湖北英山	0.0849 ± 0.0005	0.54
S12	湖北蕲春 -1	0.0982 ± 0.0006	0.63
S13	湖北蕲春 -2	0.1855 ± 0.0004	0.23
S14	湖北蕲春 -3	0.2791 ± 0.0024	0.84
S15	湖北蕲春 -4	0.0551 ± 0.0011	1.92
S16	安徽 -1（110623）	0.4031 ± 0.0016	0.40
S17	安徽 -2（110816）	0.0942 ± 0.0005	0.53
S18	山东 -1（110908）	0.0911 ± 0.0006	0.67
S19	四川 -1（110729）	0.1363 ± 0.0009	0.62
S20	四川 -2（110729）	0.1327 ± 0.0018	1.34
S21	山东 -2（120802）	0.0689 ± 0.0012	1.72
S22	山东 -3（120802）	0.0733 ± 0.0007	1.02
S23	甘肃（110814）	0.0701 ± 0.0007	1.04
S24	山东 -4（110917）	0.1081 ± 0.0007	0.63
S25	河南（111021）	0.0667 ± 0.0012	1.77
S26	河北 -1（111019）	0.1234 ± 0.0004	0.33
S27	河北 -2（120728）	0.0515 ± 0.0010	1.99
S28	安徽 -3（120731）	0.0693 ± 0.0004	0.58

（6）结果

丹参酮ⅡA 与传统外观的直径基本呈负相关，故丹参酮ⅡA 的含量不适宜作为分级指标。

2. 丹酚酸 B 含量测定

（1）色谱条件

依利特 ODS-BP（4.6 mm×250 mm，15 μm）；流动相甲醇（A）-0.5% 甲酸水溶液（B）梯度洗脱：0～15min，40%～60%（A）；检测波长 286nm；流速 1.0ml/min；进样量 10 μl；柱温 30 ℃。如图 11-10 所示。

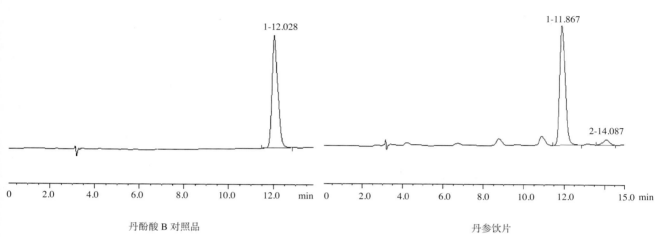

图 11-10　对照品与样品色谱图

（2）对照品溶液制备

取丹酚酸 B 对照品适量，精密称定，加 75% 甲醇制成每 1ml 含 0.149mg 的溶液，即得。

（3）供试品溶液制备

取不同产地丹参饮片细粉约 0.2g，精密称定，置具塞锥形瓶中，精密加入 75% 甲醇 50ml，称定重量，加热回流 1h，放冷，再称定重量，用 75% 甲醇补足减失的重量，摇匀，滤过，取续滤液，即得。

（4）方法学考察

a. 线性关系考察

吸取 0.6mg/ml 对照品溶液，按上述色谱条件，各进样 2 μl、4 μl、6 μl、10 μl、16 μl，以峰面积为纵坐标（Y），进样体积（μl）为横坐标（X），得回归方程为 $Y=11.673X+1.5388$，$r^2=0.9993$（$n=5$）。结果表明丹酚酸 B 在 1.20～9.60 μg 范围内与峰面积呈良好的线性关系。

b. 精密度试验

精密吸取对照品溶液 10 μl，连续进样 5 次，结果丹酚酸 B 峰面积积分值的相对标准偏差为 0.31%，表明仪器的精密度良好。

c. 稳定性试验

精密吸取对照品溶液 10 μl，每隔 3h 进样一次，共 5 次，结果丹酚酸 B 峰面积值的相对标准偏差为 0.33%，表明对照品在 12h 内稳定性良好。

d. 回收率试验

精取四川中江产丹参饮片（S4）5 份，每份 0.1g，分别加入 0.956mg/ml 的对照品溶液 5ml，依法测定，计算回收率。结果所测丹酚酸 B 的平均回收率为 99.8%，回收率的相对标准偏差为 0.63%。

（5）含量测定

精密吸取各供试品溶液，依法测定峰面积，计算不同产地丹参饮片丹酚酸 B 的含量。结果见表 11-9。

表 11-9　不同产地丹参饮片丹酚酸 B 的含量测定结果

样品编号	产地	$\overline{X} \pm S$	RSD/%
S1	四川中江	9.17 ± 0.09	0.98
S2	四川中江	8.04 ± 0.08	1.00
S3	四川中江	7.16 ± 0.07	0.98
S4	四川中江	4.78 ± 0.01	0.21
S5	四川中江	7.95 ± 0.01	0.07
S6	四川中江	6.35 ± 0.05	0.71
S7	陕西商洛	6.95 ± 0.02	0.22
S8	陕西商洛	5.39 ± 0.05	0.93
S9	陕西商洛	2.65 ± 0.05	1.78
S10	河南方城	3.43 ± 0.01	0.17
S11	湖北英山	2.35 ± 0.04	1.85
S12	湖北蕲春	6.43 ± 0.01	0.16
S13	湖北蕲春	5.47 ± 0.02	0.28
S14	湖北蕲春	4.88 ± 0.01	0.20
S15	湖北蕲春	3.68 ± 0.05	1.37
S16	山东	2.30 ± 0.03	1.30
S17	安徽	6.86 ± 0.06	0.88
S18	安徽	6.78 ± 0.07	1.04
S19	四川	6.42 ± 0.07	1.09
S20	四川	6.38 ± 0.07	1.10
S21	山东	6.91 ± 0.04	0.58
S22	山东	7.03 ± 0.11	1.51
S23	甘肃	6.52 ± 0.06	0.92
S24	山东	5.48 ± 0.03	0.46
S25	河南	4.88 ± 0.06	1.13
S26	河北	8.50 ± 0.10	1.12
S27	河北	9.54 ± 0.29	3.09
S28	山东	7.77 ± 0.10	1.23

（6）结果

从丹酚酸 B 的含量可以看出，丹酚酸 B 的含量与传统分级是一致的，即道地产区头等的要优于其他等级饮片。总体分为 3 个趋势，即含量大于 7.4% 的为一级饮片，含量在 5.8% ~ 7.4% 的为二级饮片，含量在 5.8% ~ 3.0% 的为三级饮片。

第三节　丹参饮片分级方法及其说明

一、分级依据

丹参饮片以唇形科丹参 *Salvia miltiorrhiza* Bge 的干燥根和根茎为原料，按照《中国药典》2010 年版（一部）丹参项下收录的炮制方法，炮制为饮片。丹参饮片分为三个等级，在明确丹参原料药材产地的基础上，以直径为主要分级依据，以丹酚酸 B 为主要分级辅助依据。

二、分级要点

丹参饮片分为三个等级，各等级饮片的产地、性状、丹酚酸 B 含量应符合下列要求。见图 11-11 和表 11-10。

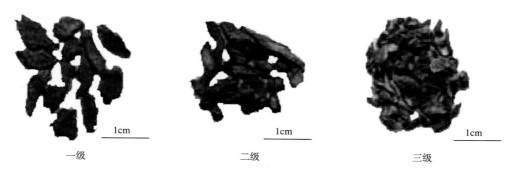

一级　　　　　　　　二级　　　　　　　　三级

图 11-11　各等级丹参饮片

表 11-10　丹参各等级饮片分级要点

	一级	二级	三级
产地	四川中江	四川中江、陕西商洛	四川中江、陕西商洛、河南等
片径	8 mm 以上	6~8 mm	6 mm 以下
性状	皮部红棕色或暗棕红色，粗糙，具纵皱纹，切面较少裂隙，略平整而致密，木部灰黄色或紫褐色，导管束黄白色，呈放射状菊花排列，质坚硬，气微，味微苦涩	皮部红棕色或暗棕红色，粗糙，具纵皱纹，切面较少裂隙，略平整而致密，木部灰黄色或紫褐色，导管束黄白色，呈放射状菊花排列，质坚硬，气微，味微苦涩	灰褐色，或颜色红棕色，切面较疏松，有裂隙或略平整而致密，多见有破碎饮片。其他同一级饮片
丹酚酸 B 含量	不少于 7.40%	5.8%~7.4%	5.8%~3.0%

第四节　丹参饮片质量评价标准

丹　参
Dan Shen

【原料药材】　丹参为唇形科植物丹参 *Salvia miltiorrhiza* Bge 的干燥根和根茎。春季、秋季两季采挖，除去杂质，干燥。道地产区山东临沂、四川中江、陕西商洛，主产区河南、湖北蕲春等。

【饮片】　唇形科植物丹参 *Salvia miltiorrhiza* Bge 的干燥根和根茎的炮制加工品。

【炮制】　除去杂质和残茎，洗净，润透，切厚片，干燥。

【性状】　丹参一级饮片为片径不小于 8 mm 的类圆形或椭圆形厚片。外表皮棕红色或暗棕红色，粗糙，具纵皱纹。切面较少裂隙，略平整而致密。木部灰黄色或紫褐色，有黄白色放射状纹理，气微，味微苦涩。

二级饮片为片径不小于 6 ~ 8 mm 的类圆形或椭圆形厚片。外表皮棕红色或暗棕红色，粗糙，具纵皱纹。切面较少裂隙，略平整而致密。木部灰黄色或紫褐色，有黄白色放射状纹理，气微，味微苦涩。

三级饮片为直径 6 mm 以下类圆形片状或不规则的碎段。皮部灰褐色，或皮部红棕色、有破碎饮片。切面疏松，有裂隙或略平整而致密，质坚硬，木部灰黄色或紫褐色，有黄白色放射状纹理，气微，味微苦涩。

【鉴别】

(1) TLC 特征图谱

甲醇部位　称取干燥丹参样品粉末各 0.2g，加 75% 甲醇 25ml，加热回流 1h，滤过，滤液浓缩至 1ml，得供试品溶液 A。另称取丹酚酸 B 对照品，加 75% 甲醇制成每 ml 含 2mg 的溶液，作为对照品溶液 A。吸取供试品溶液 A 各 5μl、对照品溶液 5 μl，分别点于同一 0.5%CMC-Na- 硅胶 GF254 薄层板上，在温度为 20 ℃、相对湿度为 45% 下，以甲苯 - 三氯甲烷 - 乙酸乙酯 - 甲醇 - 甲酸（2∶3∶4∶0.5∶2）为展开剂，展开，取出，晾干。置于紫外灯光 254nm 下检视。供试品色谱中，在与对照品色谱相对应的位置上，分别显相同的黑色斑点。

乙酸乙酯部位　称取干丹参样品粉末 1g，加乙醚 5ml，振摇，放置 1h，滤过，滤液挥干，残渣加乙酸乙酯 1ml 使溶解，作为供试品溶液。称取丹参对照药材 1g，同法制成对照药材溶液，再取丹参酮 Ⅱ A 对照品，加乙酸乙酯，制成每 1ml 含 1mg 的溶液，作为对照品溶液 B。不同产地供试品溶液 A 各 5μl、对照品溶液 B 5μl，分别点于同一 0.5%CMC-Na- 硅胶 G 薄层板（105℃活化 30min）上，以石油醚 - 乙酸乙酯（4∶1）为展开剂，展开，取出，热风吹干，置于可见光下下检视。供试品色谱中，在与对照品色谱相应的位置上，显相同颜色的斑点。

(2) HPLC 特征图谱

照高效液相色谱法 [《中国药典》2010 年版（一部）附录Ⅵ D] 测定。

色谱条件与系统适用性　依利特 ODS-BP（4.6 mm × 250 mm，5 μm）；0.8% 冰醋酸甲醇溶液（A）-0.8% 冰醋酸水溶液（B）为流动相；按表 11-11 中的比例进行梯度洗脱；流速 0.8ml/min；检测波长 270nm；柱温 30 ℃。

表 11-11　梯度洗脱条件表

时间 /min	流动相 A/%	流动相 B/%
0 ~ 20	45 → 80	55 → 20
20 ~ 55	80	20

对照品溶液的制备　精密称取丹参酮 Ⅱ A、丹酚酸 B、二氢丹参酮 Ⅰ、迷迭香酸对照品，分别用甲醇溶解并制备成每 1ml 含 17 μg、50 μg、60μg 四种标准品的对照品溶液。

供试品溶液制备　精密称取干燥丹参饮片粉末（过二号筛）各 1.50g，加 0.8% 冰醋酸的甲醇 50ml，超声（25W，40kHz）30min，滤过，取续滤液，过微孔滤膜（0.45μm），得供试品溶液。

测定法　分别精密吸取参照物溶液和供试品溶液各 10μl，注入液相色谱仪，测定，记录色谱图，即得。本品所得图谱与标准特征图谱一致（图 11-12）。

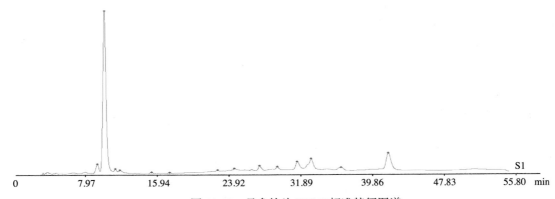

图 11-12　丹参饮片 HPLC 标准特征图谱

【检查】　水分　不得过 13.0%[《中国药典》2010 年版（一部）附录 IX H 第一法]。

总灰分　不得过 10.0%[《中国药典》2010 年版（一部）附录 IX K]。

酸不溶灰分　不得过 2.0%[《中国药典》2010 年版（一部）附录 IX K]。

重金属及有害元素　铅、砷测定法 [《中国药典》2010 年版（一部）附录 IX B 铅、镉、砷、汞、铜测定法中原子吸收分光光度法或电感耦合等离子体质谱法] 测定，铅不得过百万分之五；砷不得过百万分之二。

有机氯农药残留量　照农药残留量测定法 [《中国药典》2010 年版（一部）附录 IX Q 中有机氯类农药残留量测定] 六六六（总 BHC）不得过千万分之二，即 0.2 ppm；滴滴涕（总 DDT）不得过千万分之二；五氯硝基苯（PCNB）不得过千万分之一。

【浸出物】　照水溶性浸出物测定法 [《中国药典》2010 年版（一部）附录 X A] 项下冷浸法测定，不得少于 35.0%。照醇溶性浸出物测定法 [《中国药典》2010 年版（一部）附录 X A] 项下热浸法测定，不得少于 11.0%。

【含量测定】　照高效液相色谱法 [《中国药典》2010 年版（一部）附录 VI D] 测定。

色谱条件与系统适用性试验　十八烷基硅烷键合硅胶为填充剂；甲醇 -0.5% 甲酸水溶液为流动相，洗脱程序见表 11-12；检测波长为 286nm。理论塔板数丹酚酸 B 峰计算应不低于 4000。

表 11-12　梯度洗脱条件表

时间 /min	流动相 A/%	流动相 B/%
0 ~ 15	40 ~ 60	60 ~ 40

对照品溶液制备　取丹酚酸 B 对照品适量，精密称定，加 75% 甲醇制成每 1ml 含 0.149mg 的溶液，即得。

供试品溶液制备　取不同产地丹参饮片细粉约 0.2g，精密称定，置具塞锥形瓶中，精密加入 75% 甲醇 50ml，称定重量，加热回流 1h，放冷，再称定重量，用 75% 甲醇补足减失的重量，摇匀，滤过，取续滤液，即得。

测定法　分别精密吸取对照品溶液与供试品溶液各 10 μl，注入液相色谱仪，测定，即得。

本品按干燥品计算，一级饮片含丹酚酸 B（$C_{16}H_{10}N_2O_2$）应不得少于 7.4%；二级饮片含丹酚酸 B 应为 7.4% ~ 5.8%；三级饮片含丹酚酸 B 应为 5.8% ~ 3.0%。

【性味与归经】　苦、微寒。归心、肝经。

【功能与主治】　活血祛瘀、通经止痛、清心除烦，凉血消痈。用于胸痹心痛，脘腹肋痛，癥瘕积聚，热痹疼痛，心烦不眠，月经不调，痛经经闭，疮疡肿痛。

【用法与用量】　10 ~ 15g。

【注意】　不宜与藜芦同用。

【储藏】　置干燥处。

第十二章 防风饮片的分级方法及其质量评价

第一节 原料药材

按照《中国药典》2010 年版（一部）防风项下的规定，本品来源于伞形科植物防风 *Saposhnikovia divaricata*（Turcz.） Schischk. 未抽花茎植株的干燥根。防风药材于每年 10 ~ 11 月采挖，除去残茎、须根及泥土。根据本草考证和防风的产地调研，确定防风原料药材的道地产区为内蒙古和东北三省（松嫩平原一带）等地；河北和山西为目前防风原料药材的主产区。道地产区和主产区的防风原料药材在种植方式和外观性状上都有显著的差异，可以作为防风饮片分级研究的参考依据。根据《七十六种药材商品规格标准》中防风药材的传统分级要点，规定防风饮片一级品、二级品原料药材来源于海拉尔、杜尔伯特、安达等地区的仿野生种植防风（黑龙江松嫩平原一带），防风饮片三级品原料药材产地为河北、赤峰、山西等地。采集道地产区防风药材 8 批，主产地防风药材 6 批，商品防风饮片 6 批，所有样品基源经中国中医科学院中药研究所胡世林研究员鉴定为伞形科植物防风 *Saposhnikovia divaricata*（Turcz.） Schischk.。

第二节 饮 片

以伞形科植物防风 *Saposhnikovia divaricata*（Turcz.） Schischk. 未抽花茎植株的干燥根为原料药材，按照《中国药典》2010 年版（一部）防风项下规定，炮制加工防风饮片。

一、炮 制

取防风干燥药材，除去残茎、须根及泥土，洗净，润透，切厚片，干燥。

防风饮片炮制过程中，易产生碎屑，并常有毛须残留，因此将碎屑、毛须等杂质比例作为防风饮片等级划分的辅助依据，并以此来控制饮片的质量，杜绝掺杂现象。

二、性 状

（一）防风原料药材的传统分级

产地、种植方式以及生长年限的差异等赋予了防风药材显著的外观特征（图 12-1，表 12-1），可以作为药材分级以及质量评价的依据，但将药材炮制加工为饮片后这些特征已基本消失，最具有分级特性的指标是饮片的外皮颜色，而外皮颜色又与饮片的种植方式（仿野生/栽培）有着密切的关系。因此，首先对不同来源的防风药材和饮片进行性状外观的传统评价。见图 12-2 和表 12-2。

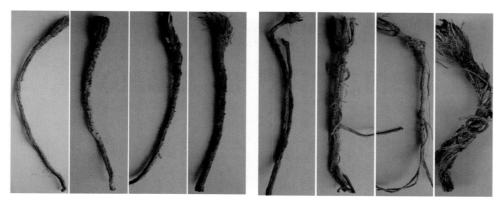

仿野生防风药材　　　　　　　　　栽培防风药材

图 12-1　防风原料药材

表 12-1　不同种植方式防风原料药材差异

项目	仿野生防风	人工栽培防风
生长年限	3～5年	1～3年，1年居多
田间管理	个别施底肥	施肥、浇水、喷洒农药
外形	圆锥形，稍弯曲，长15～25cm，芦下直径0.5～0.9cm，分支少	长圆柱形，稍弯曲，长15～30cm，直径0.6～1.4cm，分支多
表面	粗糙，根头部有明显密集的环纹，表面灰黄色或灰棕色，蚯蚓头明显	稍粗糙，根头部有稀疏环纹，药材全体有纵皱，表面黄色或黄白色，蚯蚓头不明显或不甚明显
顶端	环纹上残存棕褐色毛状叶基，地上茎基一般较细	少见残存毛状叶基，地上茎基粗大
质地	体轻，质松软	体重，质较硬
断面	不平坦，木质部浅黄，皮部浅棕，有裂隙，菊花心，红眼圈明显	较平坦，木质部浅黄，皮部类白色，裂隙不明显，菊花心色浅，红眼圈不明显
气味	气特异，浓烈，味微甘而涩	气稍淡，味微甘

（二）防风饮片质量评价传统方法

对采集制备和购买的商品防风饮片性状外观进行传统评价，详细内容见图 12-2 和表 12-2。

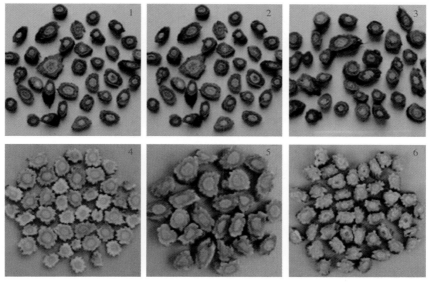

图 12-2　仿野生及人工栽培防风饮片

1～3.仿野生防风饮片；4～6.人工栽培防风饮片

表 12-2　防风饮片传统评价

饮片来源	外皮颜色	直径 /mm	性状特征
黑龙江大庆	黄棕色	4 ~ 8	木质部黄色，放射状裂隙明显，形成层为棕色环，皮部淡黄棕色，有裂隙
黑龙江杜尔伯特	灰褐色	6 ~ 9	木质部黄色，放射状裂隙明显，形成层为淡棕色环，皮部淡黄白色，有裂隙
黑龙江安达	灰褐色	6 ~ 13	木质部淡黄色，形成层为棕黄色环，皮部深黄棕色，无裂隙
内蒙古海拉尔	灰褐色	6 ~ 12	木质部淡黄白色，有放射状裂隙，中心偶见髓部，形成层与皮层无明显分界，均为淡黄棕色，有明显裂隙
河北安国 -1	淡黄色	4 ~ 8	木质部淡黄色，形成层为棕黄色环，皮部淡黄白色，无裂隙，角质样。
河北安国 -2	淡黄色	8 ~ 11	木质部亮黄色，形成层较宽、黄棕色环，皮部淡黄白色，无裂隙，角质样
河北安国 -3	淡黄色	6 ~ 12	木质部深黄色，形成层为深棕色环，皮部淡黄棕色，无裂隙，角质样
内蒙古扎兰屯 -1	黄白色	5 ~ 8	木质部亮黄色，形成层为淡棕色环，皮部淡黄白色，无裂隙
内蒙古扎兰屯 -2	黄白色	6 ~ 9	木质部黄色，形成层为深黄棕色环，皮部淡黄棕色，无裂隙
内蒙古赤峰	黄白色	7 ~ 11	木质部黄色，形成层带较宽、深黄棕色环，皮部淡黄白色，黄色射线明显，无裂隙，角质样
黑龙江富锦市	灰棕色	6 ~ 12	木质部淡黄色，有放射状裂隙，中心偶见髓部，形成层与皮层无明显分界，均为黄棕色，有明显裂隙
亳州沪谯药业（20110602）	灰棕色	7 ~ 10	断面形成环深棕色，木部浅黄色；有毛须及须根等碎渣 2%
安徽济人药业（110712）	灰棕色	6 ~ 10	断面形成环深棕色，木部浅黄色；有毛须及须根等碎渣 2%
安徽中正药业（110628）	灰棕色	6 ~ 9	断面形成环深棕色，木部类白色或微黄；有毛须及须根等碎渣 3%
安徽海鑫药业	灰棕色	6 ~ 15	断面形成环深棕色，木部浅黄棕色；毛须及须根等碎渣 5%
上海华宇药业	灰棕色	3 ~ 10	形成层与皮层无明显分界，均为淡黄棕色，有明显裂隙，木质部亮黄色，有放射状裂隙，中心偶见髓部。毛须及须根等碎渣 5%
武汉中医医院（20111120）	黄棕色	3 ~ 9	木质部黄白色，外围形成层与皮层无明显分界，均为淡黄棕色，无明显裂隙；毛须及须根等碎渣 5%
安徽协和成药业（11110801）	灰棕色	5 ~ 9	部分饮片带有纤维状毛须。木质部黄白色，有放射状纹理，偶有髓，皮部深棕色。毛须及须根等碎渣 1%

参照防风药材的传统分级方法，将防风饮片的外皮颜色、片径及断面形态作为分级的关键指标。

（三）防风饮片的颜色分析

鉴于防风饮片外皮颜色的差异，课题组采用色差计测定色差的方式对不同防风饮片进行外皮颜色的客观量化，以探讨饮片外皮颜色作为分级指标的可行性。

1. 仪器

HP-C220 色差测定仪。仪器测量口径，8mm；测量光源，D65 卤素灯；重复性 $\Delta E*ab \leqslant 0.08$，Colorimeter2011 V2.28 数据采集分析软件。

2. 方法与结果

取各防风饮片，以色差仪测定饮片表皮颜色，测定 10 次，取平均值，得表皮颜色数据，颜色数据统一用 $L*a*b*$ 色空间表示，并通过公式 $E*ab =$，其中 $E*ab$ 为总色值，$L*$ 为亮度，$a*$ 和 $b*$ 为色度坐标，计算出各样品的总色值。

将测定结果以 SPSS 19.0 软件进行聚类分析。结果显示，所测定的 18 批防风饮片色差值存在较大差异。其中，1 ~ 4 号、12 号、14 号、15 号、16 号、18 号等 9 个样品色差值接近，可聚为一类（Ⅰ类）；其余 9 个样品色差值聚为一类（Ⅱ类）（图 12-3）。色彩聚类分析结果与防风饮片原料药材的种植方式相一致，即Ⅰ类均为仿野生种植的防风饮片，Ⅱ类均为人工栽培种植的防风饮片。Ⅰ类防风饮片的 $E*ab$ 值范围为35.49～39.18，Ⅱ类防风饮片的$E*ab$值范围为48.11～56.10，二者平均色差值$\Delta E*ab$为14.7，差异显著。

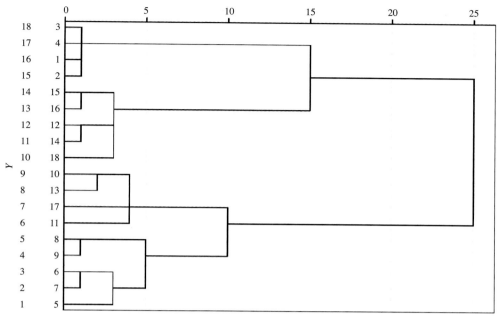

图12-3　防风饮片色彩聚类分析树状图

以颜色为分级关键指标，综合防风原料药材的产地、种植方式、生长年限等多种评价内容，将防风饮片初步分为一级和二级两个等级，即一级防风饮片为来源于道地产区仿野生种植的防风药材炮制加工，外皮为灰棕色或棕黄色；二级防风饮片为来源于主产区人工栽培的防风药材炮制加工，外皮为黄色或黄白色。见表12-3。

表12-3　防风饮片初步分级结果

等级	饮片来源	颜色
一级	黑龙江大庆市	黄棕色
	黑龙江杜尔伯特	灰棕色
	黑龙江安达市	灰棕色
	内蒙古海拉尔	灰棕色
	亳州沪谯药业	灰棕色
	安徽济人药业	灰棕色
	安徽中正药业	灰棕色
	安徽协和成药业	灰棕色
	武汉中医医院	黄棕色
二级	内蒙古扎兰屯 -1	黄白色
	内蒙古扎兰屯 -2	黄白色
	内蒙古赤峰	黄白色
	河北安国 -1	淡黄色
	河北安国 -2	淡黄色
	河北安国 -3	淡黄色
	黑龙江富锦市	黄棕色
	上海华宇药业	黄棕色
	安徽海鑫药业	黄棕色

饮片传统分级方法认为片大者为优，且以饮片外皮颜色划分等级后，一级饮片样品中存在明显的片径差异。因此，课题组对初步划分为一级的防风饮片进行了片径分析，结果显示，杜尔伯特、安达、海拉尔、协和城药业和济人药业等 5 个样品的饮片直径在 6 mm 上；大庆、沪谯药业、中正药业和武汉中医院等 4 个样品的饮片直径在 6 mm 以下，因此综合外皮颜色和饮片直径将防风饮片分为三个等级。即一级防风饮片，直径 6 ~ 12 mm，外皮颜色为灰棕色或灰褐色；二级防风饮片，直径 3 ~ 6 mm，外皮颜色为灰棕色或灰褐色；三级防风饮片，外皮黄色或黄白色。

三、鉴　　别

采用 TLC 和 HPLC 两种方式对初步分级的防风饮片进行比较研究，探讨不同等级防风饮片的质量评价方式和评价标准。

（一）TLC 鉴别

取本品粉末约 1g，加甲醇 20ml，超声处理 20min，过滤，滤液加甲醇 1ml 溶解，作为供试品溶液。另取升麻苷与 5-O- 甲基维斯阿米醇苷对照品，加甲醇制成每 1ml 含 1mg 的溶液，作为对照品溶液。照薄层色谱法（附录Ⅵ B）试验，吸取上述两种溶液各 2 μl，分别点于同一硅胶 GF254 薄层板上，以三氯甲烷 - 甲醇（4：1）作为展开剂，预饱和，展开，取出，晾干，置紫外光灯（254nm）下检视。供试品色谱中，在与对照品色谱相应的位置上，显相同颜色的斑点。见图 12-4。

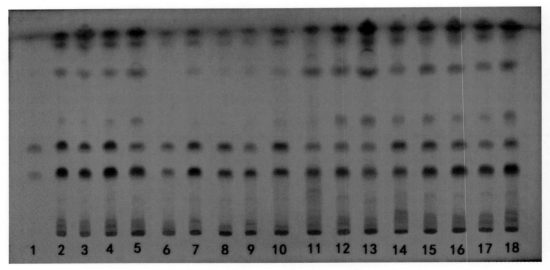

图 12-4　防风饮片 TLC 图谱

1. 对照品（由下至上：升麻苷、5-O- 甲基维斯阿米醇苷）；2. 黑龙江杜尔伯特；3. 黑龙江安达；4. 黑龙江大庆；5. 内蒙古海拉尔；6. 河北安国 -1；7. 河北安国 -2；8. 内蒙古扎兰屯 -1；9. 内蒙古扎兰屯 -2；10. 黑龙江富锦市；11. 内蒙古赤峰；12. 武汉中医院；13. 安徽协和成药业；14. 安徽海鑫药业；15. 亳州沪谯药业；16. 安徽济人药业；17. 上海华宇药业；18. 安徽中正药业

防风饮片 TLC 图谱显示，所有防风饮片中均能清晰地检定出升麻苷和 5-O- 甲基维斯阿米醇苷。此外，6 ~ 9 号饮片（人工栽培防风）中 Rf 0.5 和 Rf 0.7 的两个斑点与其他饮片相比荧光较弱。可以作为防风饮片的 TLC 鉴别特征。

（二）HPLC 特征图谱

1. 仪器与试药

Waters 液相色谱仪（Waters 2695 pump，Waters 2996 检测器，Empower2 数据处理软件）；KQ-100

型超声波清洗器（昆山市超声仪器有限公司）；乙腈为色谱纯，水为纯水，使用前均经0.45μm滤膜滤过，其他试剂均为分析纯。

2. 色谱条件

Agilent C_{18} 色谱柱（4.6 mm×150 mm，5 μm），phenomenex 保护柱，乙腈（A）-水（B）梯度洗脱：0 ~ 5min，4% ~ 15%（A）；5 ~ 15min，15% ~ 25%（A）；15 ~ 30min，25% ~ 50%（A）；30 ~ 60min，50% ~ 62%（A）；60 ~ 70min，62% ~ 80%（A）。检测波长254nm；流速1.0ml/min；柱温30℃。

3. 供试品溶液制备

精密称取防风饮片粉末0.6g，加甲醇20ml，超声提取20min，滤过，取滤液过微孔滤膜（0.45μm），作为供试品溶液。

4. 防风饮片HPLC特征图谱分析

（1）精密度试验

取防风饮片粉末，制备供试品溶液，连续进样5次，测定HPLC图谱，计算相对保留时间及相对峰面积，各共有峰相对保留时间的RSD在0.04% ~ 1.09%，各共有峰相对峰面积的RSD在1.13% ~ 2.19%。

（2）稳定性试验

取防风饮片粉末，制备供试品溶液，分别在0、2h、4h、8h、12h、24h共进样6次，测定HPLC图谱，计算相对保留时间及相对峰面积，各共有峰相对保留时间的RSD在0.07% ~ 1.13%，各共有峰相对峰面积的RSD在1.01% ~ 2.17%。结果表明，供试品溶液在24h内保持稳定。

（3）重复性试验

取防风饮片粉末5份，制备供试品溶液，平行操作5份，测定HPLC图谱，计算相对保留时间及相对峰面积，各共有峰相对保留时间的RSD在0.04% ~ 1.33%，各共有峰相对峰面积的RSD在1.03% ~ 2.32%。

（4）防风饮片特征图谱测定

对初步分级的防风饮片进行HPLC特征图谱测定，并运用"中药色谱指纹图谱相似度评价系统"（2004年A版），对初步划分的等级进行比较分析。防风三个等级饮片均有12个共有峰，以5号峰为参照峰（S）计算其余各峰的相对保留时间和相对峰面积，结果显示三个等级防风饮片相对保留时间RSD值均为0.41%以内，相对峰面积RSD在13.31% ~ 91.67%（图12-5）；相对保留时间RSD值均为0.38%以内，相对峰面积RSD在37.53% ~ 145.81%，见图12-6。

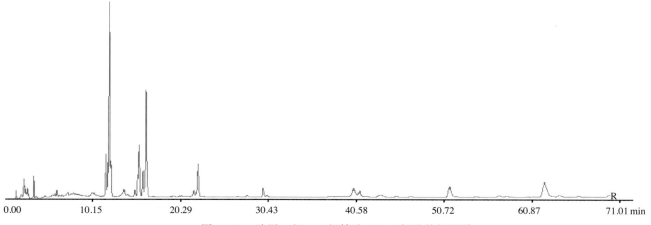

图12-5　防风一级、二级饮片HPLC标准特征图谱

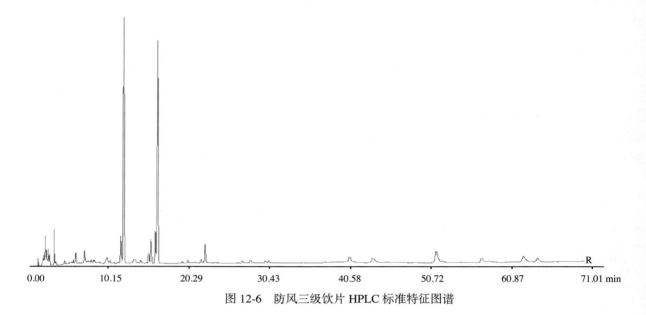

图 12-6　防风三级饮片 HPLC 标准特征图谱

　　不同等级防风饮片均在 70min 内洗脱完全，计算相似度结果显示，一级和二级饮片中除武汉中医医院饮片相似度低于 0.9，其余 8 批均高于 0.9，说明一级、二级饮片之间差异较小。8 批三级饮片相似度均高于 0.9，三级饮片之间相似度较高。结果见表 12-4 和表 12-5。

表 12-4　防风一级饮片和二级饮片相似度结果

样品	S1	S2	S3	S4	S5	S6	S7	S8	S9
S1	1	0.996	0.948	0.960	0.977	0.992	0.917	0.722	0.959
S2	0.996	1	0.940	0.951	0.974	0.991	0.905	0.698	0.954
S3	0.948	0.940	1	0.956	0.982	0.939	0.979	0.857	0.987
S4	0.960	0.951	0.956	1	0.977	0.961	0.965	0.851	0.973
S5	0.977	0.974	0.982	0.977	1	0.971	0.965	0.805	0.993
S6	0.992	0.991	0.939	0.961	0.971	1	0.911	0.717	0.952
S7	0.917	0.905	0.979	0.965	0.965	0.911	1	0.917	0.980
S8	0.722	0.698	0.857	0.851	0.805	0.717	0.917	1	0.843
S9	0.959	0.954	0.987	0.973	0.993	0.952	0.980	0.843	1
对照图谱	0.984	0.979	0.983	0.985	0.995	0.980	0.970	0.821	0.991

表 12-5　防风三级饮片相似度结果

样品	S1	S2	S3	S4	S5	S6	S7	S8
S1	1.000	0.964	0.985	0.994	0.944	0.981	0.877	0.908
S2	0.964	1.000	0.985	0.978	0.987	0.941	0.942	0.856
S3	0.985	0.985	1.000	0.991	0.964	0.979	0.917	0.908
S4	0.994	0.978	0.991	1.000	0.966	0.972	0.893	0.890
S5	0.944	0.987	0.964	0.966	1.000	0.913	0.944	0.838
S6	0.981	0.941	0.979	0.972	0.913	1.000	0.885	0.958
S7	0.877	0.942	0.917	0.893	0.944	0.885	1.000	0.863
S8	0.908	0.856	0.908	0.890	0.838	0.958	0.863	1.000
对照图谱	0.983	0.987	0.995	0.988	0.974	0.979	0.944	0.924

5. 不同等级防风饮片特征图谱比较

防风一级和二级饮片的 HPLC 特征图谱有明显的差异。一级、二级饮片中升麻苷、5-O-甲基维斯阿米醇苷、亥茅酚苷、升麻素、5-O-甲基维斯阿米醇的峰面积均高于三级饮片，特别是升麻素和亥茅酚苷峰面积差异较为显著。此外，一级、二级饮片保留时间 30 ~ 60min 的色谱峰数量和峰面积也明显高于三级饮片。见图 12-7。

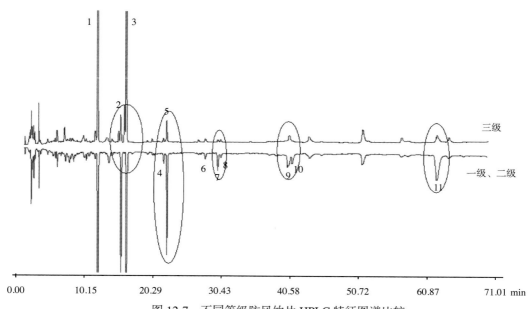

图 12-7　不同等级防风饮片 HPLC 特征图谱比较

1. 升麻苷；2. 升麻素；3. 5-O-甲基维斯阿米醇苷；4. 5-O-甲基维斯阿米醇；
5. 亥茅酚苷；6. 花椒毒素；7. 亥茅酚；8. 香柑内酯

6. 小结

建立了防风饮片的 HPLC 特征图谱分析方法，并用于不同等级防风饮片的分级和质量评价。研究结果显示，HPLC 特征图谱可用于一级、二级防风饮片和三级防风饮片的鉴别，具有分级的可行性和实用性，可以作为防风饮片分级的辅助依据。

四、检　　查

（一）水分

参照《中国药典》2010 年版（一部）附录Ⅸ H 水分测定法（第一法），取供试品 2 ~ 5g，平铺于干燥至恒重的扁形称瓶中，精密称定，打开瓶盖在 100 ~ 105℃干燥 5h，将瓶盖盖好，移置干燥器中，冷却 30min，精密称定重量，再在上述温度干燥 1h，冷却，称重，至连续两次称重的差异不超过 5mg 为止。根据减失的重量，计算供试品中含水量（%），结果见表 12-6。

表 12-6　防风饮片检查项测定结果　　　　　　　　　　　　　　（单位：%）

编号	来源	水分	总灰分	酸不溶灰分	水溶性浸出物	醇溶性浸出物
1	黑龙江大庆	8.46	5.81	0.80	23.47	42.85
2	黑龙江杜尔伯特	8.78	4.73	1.50	24.07	37.72
3	黑龙江安达	5.49	5.13	0.66	28.95	29.29
4	内蒙古海拉尔	4.48	5.25	1.04	23.35	18.98

编号	来源	水分	总灰分	酸不溶灰分	水溶性浸出物	醇溶性浸出物
5	内蒙古扎兰屯 -1	8.63	4.43	0.73	56.88	34.91
6	内蒙古扎兰屯 -2	8.28	4.31	0.72	51.92	41.45
7	内蒙古赤峰	8.95	3.78	0.88	55.67	37.76
8	河北安国 -1	8.71	3.98	0.56	51.67	27.86
9	河北安国 -2	6.76	4.65	0.61	30.53	33.66
10	河北安国 -3	6.55	3.87	0.63	49.19	29.45
11	黑龙江富锦市	7.08	4.79	0.77	44.47	23.68
12	亳州沪谯药业	10.67	6.38	1.92	22.45	20.51
13	安徽济人药业	9.05	5.21	0.20	26.12	23.29
14	安徽中正药业	11.39	5.36	1.00	22.49	20.42
15	安徽海鑫药业	8.22	4.24	0.44	27.09	24.81
16	安徽协和成药业	11.13	9.09	3.97	21.10	19.45
17	上海华宇药业 - 统	12.93	5.43	0.70	23.66	28.34
18	武汉中医医院	10.54	8.53	2.20	23.16	21.57

（二）浸出物

1. 水溶性浸出物

参照《中国药典》2010 年版（一部）水溶性浸出物测定法（附录 X A）项下热浸法，以水作溶剂，对防风饮片进行水溶性浸出物含量测定。取供试品约 2g，精密称定，置 100ml 的锥形瓶中，精密加入水 50ml，密塞，称定重量，静置 1h 后，连接回流冷凝管，加热至沸腾，并保持微沸 1h。放冷后，取下锥形瓶，密塞，再称定重量，用水补足减失的重量，摇匀，用干燥滤器滤过。精密取滤液 25ml，置已干燥至恒重的蒸发皿中，在水浴上蒸干后，于 105℃干燥 3h，置干燥器中冷却 30min，迅速精密称定重量。扣除饮片中水分，计算供试品水中溶性浸出物的含量（%）。结果见表 12-6。

2. 醇溶性浸出物

参照《中国药典》2010 年版（一部）醇溶性浸出物测定法（附录 X A）项下热浸法，以 95% 乙醇作溶剂，对防风饮片进行醇溶性浸出物含量测定。取供试品约 2g，精密称定，置 100ml 的锥形瓶中，精密加入 95% 乙醇 50ml，密塞，称定重量，静置 1h 后，连接回流冷凝管，加热至沸腾，并保持微沸 1h。放冷后，取下锥形瓶，密塞，再称定重量，用 95% 乙醇补足减失的重量，摇匀，用干燥滤器滤过。精密取滤液 25ml，置已干燥至恒重的蒸发皿中，在水浴上蒸干后，于 105℃干燥 3h，置干燥器中冷却 30min，迅速精密称定重量。扣除饮片中水分，计算供试品中醇溶性浸出物的含量（%）。结果见表 12-6。

（三）灰分

参照《中国药典》2010 年版（一部）总灰分及酸不溶性灰分测定法（附录 IX K），取供试品 3g，置炽灼至恒重的坩埚中，称定重量，缓缓炽热，注意避免燃烧，至完全炭化时，逐渐升高温度至 500 ~ 600℃，使完全灰化并至恒重。根据残渣重量，计算供试品中总灰分的含量（%）。结果见表 12-6。

取上述方法所得的灰分，在坩埚中小心加入稀盐酸约 10ml，用表面皿覆盖坩埚，置水浴上加热 10min，表面皿用热水 5ml 冲洗，洗液并入坩埚中，用无灰滤纸滤过，坩埚内的残渣用水洗于滤纸上，并洗涤至洗液不显氯化物反应为止，滤渣连同滤纸移至同一坩埚中，干燥，炽灼至恒重。根据残渣重量，计算供试品中酸不溶性灰分的含量（%）。结果见表 12-6。

（四）结果

经 SPSS 19.0 统计软件分析，防风一级、二级饮片水溶性浸出物含量为 21.3% ~ 28.1%，醇溶性浸出物含量为 19.8% ~ 28.7%；三级饮片水溶性浸出物含量为 30.1% ~ 51.3%，醇溶性浸出物含量为 29.3% ~ 38.5%。三个等级饮片的浸出物含量无显著性差异。

根据《中国药典》2010 年版规定，防风饮片水分不得过 10.0%，总灰分不得过 6.5%，酸不溶灰分不得过 1.5%，醇溶性浸出物不得少于 13.0%。所测定的防风饮片中有个别企业饮片的水分、总灰分超标，其余样品均符合《中国药典》标准。此外，在《中国药典》标准的基础上，补充制定了防风饮片的水溶性浸出物含量标准。

五、含量测定

对防风饮片中升麻苷、升麻素、5-O-甲基维斯阿米醇苷、5-O-甲基维斯阿米醇和亥茅酚苷等 5 种主要有效成分进行了含量测定，分析成分含量与饮片分级的相关性。

（一）仪器与试药

Waters 液相色谱仪（ Waters 2695 pump，Waters 2996 检测器，Empower 2 数据处理软件）；KQ-100 型超声波清洗器（昆山市超声仪器有限公司）；液相色谱流动相用甲醇为色谱纯，水为纯水，使用前均经 0.45μm 滤膜滤过，其他试剂均为分析纯。

对照品升麻苷（a）、升麻素（b）、5-O-甲基维斯阿米醇苷（c）、亥茅酚苷（d）由本实验室分离鉴定，纯度均为 98% 以上，可供含量测定用。

（二）方法与结果

1. 色谱条件

Agilent C$_{18}$ 色谱柱（4.6 mm×250mm，5μm），Phenomenex 保护柱，柱芯（3 mm×4mm）。流动相为甲醇（A）- 水（B）梯度洗脱：0 ~ 15min，35%A，15 ~ 25min，35% ~ 55%A，25 ~ 35min、55%A，35 ~ 40min、55% ~ 100%A，检测波长 254nm；流速 1.0ml/min；柱温 35℃。在此条件下防风饮片中对照品 a、b、c、d 与其他组分均能达到基线分离。如图 12-8 所示。

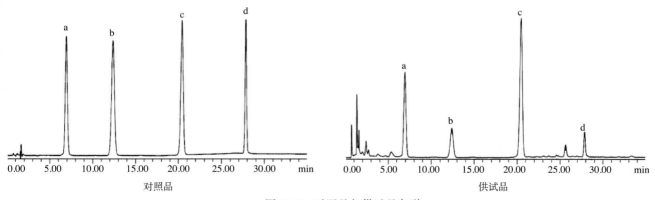

图 12-8　对照品与供试品色谱
a.升麻苷；b.升麻素；c.5-O-甲基维斯阿米醇苷；d.亥茅酚苷

2. 对照品溶液制备

精密称取 a、b、c、d 对照品各适量，加甲醇分别配成浓度为 0.0410mg/ml、0.0292mg/ml、0.0438mg/

ml、0.0212mg/ml、0.0178mg/ml 的对照品溶液。

3. 供试品溶液制备

取防风饮片粉末各约 0.5g，精密称定，分别加甲醇 25ml，称定重量，回流提取 2h，取出，放至室温，称重，以甲醇补足减失的重量，摇匀，滤过，过微孔滤膜（0.45μm），作为供试品溶液。

4. 方法学考察

（1）线性关系考察

精密称取 a、b、c、d 对照品各适量，加甲醇配制成 0.0388mg/ml、0.0396mg/ml、0.0292mg/ml、0.0270mg/ml 的对照品溶液，a、b、c 分别进样 1μl、3μl、5μl、7μl、9μl，d 分别进样 2μl、4μl、6μl、8μl、10μl，每个体积进样 2 次，以进样量（μg）为横坐标，峰面积为纵坐标绘制标准曲线，并计算回归方程：

升麻苷：$Y = -7.482 + 1604.90X$ $r = 0.9999$

升麻素：$Y = -6.975 + 3238.12X$ $r = 0.9999$

5-O-甲基维斯阿米醇苷：$Y = -4.23 + 1771.31X$ $r = 0.9999$

亥茅酚苷：$Y = -19.425 + 2808.167X$ $r = 0.9998$

结果表明，升麻苷在 0.0388 ~ 0.3492μg，5-O-甲基维斯阿米醇苷在 0.0396 ~ 0.3564μg，升麻素在 0.0292 ~ 0.2628μg，亥茅酚苷在 0.054 ~ 0.270μg 有较好的线性关系。

（2）精密度试验

精密吸取对照品溶液，重复进样 5 次，结果对照品 a、b、c、d 峰面积积分值的相对标准偏差分别为 0.95%、1.5%、1.1%、2.2%。

（3）稳定性试验

精密吸取供试液溶液 4μl，分别于 0、2h、4h、6h、12h 重复进样共 6 次，峰面积值 RSD（%）结果分别为 1.92%、1.83%、1.50%、2.08%，供试品溶液在 12h 内保持稳定。

（4）重复性试验

取防风饮片粉末 5 份，各约 0.5g，精密称定，制备成供试品溶液，并进行测定，结果所测四种成分 5 次测定值的相对标准偏差分别为 2.2%、1.4%、2.4%、2.2%。试验重复性良好。

（5）加样回收试验

精密称定已知含量的防风饮片粉末 0.25g，精密加入对照品 a、b、c、d 各适量，按供试品溶液制备及测定法操作，进行色谱分析。结果所测四种成分的平均回收率分别为 99.6%、101.2%、100.1%、100.2%。

（6）不同等级防风饮片含量测定

以防风中 5 种主要色原酮成分为指标，对采集和制备的防风饮片进行了含量分析（表 12-7）。

表 12-7 各等级防风饮片含量比较   （单位：%）

编号	饮片来源	a	b	c	d	a+c	总量
1	内蒙古海拉尔	0.9164	0.0098	0.2085	0.0518	1.1249	1.1865
2	黑龙江安达市	0.9404	0.0803	0.5998	0.0683	1.5402	1.6888
3	黑龙江大庆市	1.1706	0.0805	0.7275	0.0688	1.8981	2.0474
4	黑龙江杜尔伯特	0.9848	0.0911	0.6557	0.0737	1.6405	1.8053
5	亳州市沪谯药业	0.5010	0.1267	0.2957	0.0513	0.7967	0.9747
6	安徽省济人药业	0.6599	0.1114	0.2439	0.0540	0.9038	1.0692
7	安徽省中正药业	0.6722	0.1241	0.2882	0.0518	0.9604	1.1363
8	安徽省协和成药业	0.4417	0.2282	0.1805	0.1305	0.6222	0.9809
9	湖北武汉中医医院	0.4701	0.1093	0.1958	0.0570	0.6659	0.8322

续表

编号	饮片来源	a	b	c	d	a+c	总量
10	河北省安国市 -1	0.4370	0.0091	0.3509	0.0138	0.7878	0.8108
11	河北省安国市 -2	0.3360	0.0162	0.3786	0.0212	0.7146	0.7520
12	河北省安国市 -3	0.4633	0.0082	0.3688	0.0178	0.8320	0.8581
13	内蒙古扎兰屯 -1	0.2629	0.0100	0.1484	0.0213	0.4113	0.4426
14	内蒙古扎兰屯 -2	0.4411	0.0021	0.2181	0.0246	0.6592	0.6859
15	内蒙古赤峰市	0.2840	0.0015	0.3404	0.0310	0.6243	0.6569
16	黑龙江富锦市	0.4031	0.0310	0.3920	0.0259	0.7951	0.8520
17	上海华宇药业	0.4514	0.0664	0.1772	0.0377	0.6286	0.7327
18	安徽省海鑫药业	0.2127	0.0597	0.2410	0.0465	0.4537	0.5599

5. 结果

一级、二级防风饮片4种成分总量均在0.8%以上；三级饮片5种成分的总量在0.4%～0.8%以内。考虑到评价标准的实用性，将指标成分确定为《中国药典》收载的升麻苷和5-O-甲基维斯阿米醇苷，并以二者的总量进行不同等级防风饮片的质量评价。经SPSS 19.0软件分析，防风一级、二级饮片中两种成分总量的95%置信区间为0.78%～1.48%；三级饮片两种成分总量的95%置信区间为0.51%～0.75%，综合《中国药典》2010年版中对防风饮片的质量限度，将防风一级饮片与二级饮片含量限度定为升麻苷和5-O-甲基维斯阿米醇苷总量不低于0.7%，三级饮片升麻苷和5-O-甲基维斯阿米醇苷不低于0.24%。

第三节　防风饮片分级方法及其说明

一、分　级　依　据

防风饮片以伞形科植物防风 *Saposhnikovia divaricata*（Turcz.）Schischk. 未抽花茎植株的干燥根为原料，按照《中国药典》2010年版（一部）防风项下收录的炮制方法，炮制为饮片。防风饮片分为三个等级，在明确防风原料药材产地的基础上，以外观性状作为主要分级指标，HPLC特征图谱及两种色原酮成分（升麻苷、5-O-甲基维斯阿米醇苷）含量为辅助分级依据。

二、分　级　要　点

防风饮片分为三个等级，各等级饮片的产地、性状、片径、杂质限量、HPLC特征图谱及主要成分含量应符合下列要求，见图12-9和表12-8。

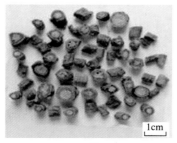
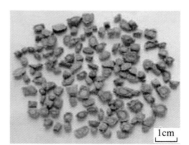

一级　　　　　　　　　　二级　　　　　　　　　　三级

图12-9　防风各等级饮片

表 12-8　防风各等级饮片分级要点

项目	一级	二级	三级
产地	黑龙江西北部及内蒙古东北部地区	黑龙江西北部及内蒙古东北部地区	中国北方地区栽培品
性状	外皮灰褐色，形成层环棕黄色，切面质地疏松有裂隙	外皮灰褐色，形成层环棕黄色，切面质地疏松有裂隙	外皮黄白色，形成层环黄色，切面角质样无裂隙
片径	6~12 mm	3~6 mm	3~12 mm
杂质限量	无杂质及碎屑	碎屑毛须等杂质不得过 3.0%	碎屑毛须等杂质不得过 5.0%
HPLC 特征图谱	一级、二级防风饮片应含有 1~11 个特征峰，且色谱峰 2 号峰、5 号峰面积均显著高于三级防风饮片		
含量测定	升麻苷、5-O-甲基维斯阿米醇苷总量不低于 0.70%	升麻苷、5-O-甲基维斯阿米醇苷总量不低于 0.70%	升麻苷、5-O-甲基维斯阿米醇苷总量不低于 0.24%

第四节　饮片质量评价标准

防　风
Fang Feng

【原料药材】　伞形科植物防风 *Saposhnikovia divaricata*（Turcz.）Schischk. 未抽花茎植株的干燥根，于每年 10 ~ 11 月采挖，除去残茎、须根及泥土。道地产区为杜尔伯特、安达、海拉尔等地（黑龙江松嫩平原一带）。

【饮片】　伞形科植物防风 *Saposhnikovia divaricata*（Turcz.）Schischk. 的炮制加工品。

【炮制】　除去残茎、须根及泥土，洗净，润透，切厚片，干燥，无杂质及碎屑。

【性状】　本品类圆形厚片。一级饮片片径 6 ~ 12 mm，外皮灰褐色，形成层环棕黄色，切面质地疏松有裂隙；二级饮片片径 3 ~ 6 mm，外皮灰褐色，形成层环棕黄色，切面质地疏松有裂隙；三级饮片片径 3 ~ 12 mm，外皮黄白色，形成层环黄色，切面角质样无裂隙。

【鉴别】

(1) TLC 特征图谱

取本品粉末约 1g，加甲醇 20ml，超声处理 20min，滤过，滤液加甲醇 1ml 溶解，作为供试品溶液。另取取升麻苷与 5-O-甲基维斯阿米醇苷对照品，加甲醇制成每 1ml 含 1mg 的溶液，作为对照品溶液。照薄层色谱法（附录Ⅵ B）试验，吸取上述溶液各 2 μl，分别点于同一硅胶 GF$_{254}$ 薄层板上，以三氯甲烷-甲醇（4：1）作为展开剂，展开，取出，晾干，置紫外光灯（254nm）下检视。供试品色谱中，在与对照品色谱相应的位置上，显相同颜色的荧光斑点。

(2) HPLC 特征图谱

色谱条件及系统适用性 十八烷基硅烷键合硅胶为填充剂；乙腈为流动相 A，水为流动相 B 梯度洗脱：0～5min，4%～15%（A）；5～15min，15%～25%（A）；15～30min，25%～50%（A）；30～60min，50%～62%（A）；60～70min，62%～80%（A）。检测波长 254nm，流速 1.0ml/min，柱温 30℃。

供试品溶液制备 取防风饮片粉末（过40目筛）约0.6g，精密称定，置具塞锥形瓶中，精密加入甲醇20ml，密塞，称定重量，超声提取20min，放冷，密塞，再称定重量，用甲醇补足减失的重量，摇匀，滤过，取续滤液以微孔滤膜（0.45 μm）滤过，即得。

测定法 分别精密吸取对照品溶液与供试品溶液各 10 μl，注入液相色谱仪，测定，即得。

本品所得图谱与标准特征图谱一致（图 12-10、图 12-11）。

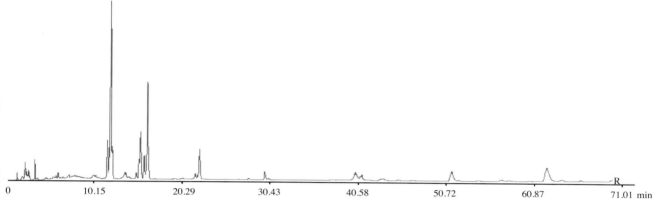

图 12-10 防风一级、二级饮片 HPLC 特征图谱

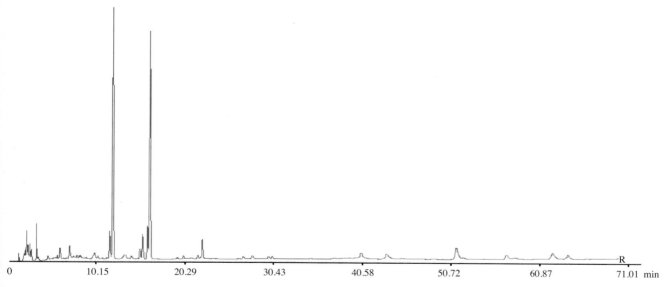

图 12-11 防风三级饮片 HPLC 特征图谱

【检查】 水分 不得过 10.0%[《中国药典》2010 年版（一部）附录Ⅸ H 第一法]。

总灰分 不得过 6.5%[《中国药典》2010 年版（一部）附录Ⅸ K]。

酸不溶灰分 不得过 1.5%[《中国药典》2010 年版（一部）附录Ⅸ K]。

【浸出物】 照水溶性浸出物测定法 [《中国药典》2010 年版（一部）附录 X A] 项下热浸法测定，不得少于 24.0%。照醇溶性浸出物测定法 [《中国药典》2010 年版（一部）附录 X A] 项下热浸法测定，不得少于 21.0%。

【含量测定】 照高效液相色谱法 [《中国药典》2010 年版（一部）附录ⅥD] 测定。

色谱条件与系统适用性 以十八烷基硅烷键合硅胶为填充剂；甲醇为流动相 A，水为流动相 B 梯度洗脱：0 ~ 15min、35% A，15 ~ 25min、35% ~ 55% A，25 ~ 35min、55% A，35 ~ 40min、55% ~ 100% A；流速 1ml/min；检测波长 254nm；柱温 35℃。

对照品溶液制备 取升麻苷（$C_{22}H_{28}O_{11}$）和 5-O- 甲基维斯阿米醇苷（$C_{22}H_{28}O_{10}$）对照品各适量，精密称定，加甲醇溶解制成每 1ml 分别含升麻苷 41.0 μg 和 5-O- 甲基维斯阿米醇苷 43.8 μg 的溶液。

供试品溶液制备 取防风饮片粉末（过 40 目筛）0.5g，精密称定，置具塞锥形瓶中，精密加入甲醇 25ml，密塞，称定重量，回流提取 2h，取出密塞，放至室温，再称定重量，用甲醇补足减失的重量，摇匀，滤过，取续滤液，以微孔滤膜（0.45 μm）滤过，即得。

测定法 精密称取对照品溶液 5 μl，供试品溶液 10 μl，注入液相色谱仪，测定，即得。

本品按照干燥品计算，一级、二级饮片含升麻苷（$C_{22}H_{28}O_{11}$）和 5-O- 甲基维斯阿米醇苷（$C_{22}H_{28}O_{10}$）不得低于 0.7%。三级饮片含升麻苷（$C_{22}H_{28}O_{11}$）和 5-O- 甲基维斯阿米醇苷（$C_{22}H_{28}O_{10}$）不得低于 0.24%。

【性味与归经】 辛、甘、微温。归膀胱、肝、脾经。

【功能与主治】 祛风解表，胜湿止痛，止痉。用于感冒头痛，风湿痹痛，风疹瘙痒，破伤风。

【用法与用量】 5 ~ 10g。

【储藏】 置阴凉干燥处，防蛀。

第十三章　茯苓饮片的分级方法及其质量评价

第一节　原料药材

按照《中国药典》2010 年版（一部）茯苓项下的规定，本品为多孔菌科真菌茯苓 *Poria cocos*（Schw.）Wolf 的干燥菌核。多于 7～9 月采挖，挖出后除去泥沙，堆置"发汗"后，摊开晾至表面干燥，再"发汗"。反复数次至现皱纹、内部水分大部分散失后，阴干，称之为"茯苓个"；或将鲜茯苓按不同部位切制，阴干，分别称为"茯苓块"及"茯苓片"。现在多为栽培品，采集时间不固定，但一般在春季或秋季采收。我国茯苓资源丰富，分布较为广泛，近年来，河南、福建、广东、广西等地已很少种植茯苓，浙江、四川茯苓产量锐减。目前，全国茯苓主要产区仅集中为两个，第一为湖北、安徽传统产区，商品集散地为安徽亳州；第二为湖南、贵州，商品集散地为湖南靖州，其中湖北、安徽产量相对稳定，产品质量优良，为主要外贸出口基地。目前野生资源濒临灭绝，市场的茯苓药材主要为人工种植。根据本草考证和茯苓的产地调研，确定茯苓原料药材的道地产地：湖北、安徽，主产地：湖南、贵州，其他产区：云南、河南、福建、广东、广西等。采集道地产地切制饮片：湖北罗田 GAP 基地 4 批、安徽岳西 4 批，非道地产地切制饮片：湖南靖州 3 批、其他 5 批；饮片厂饮片：11 批，所有样品基源经鉴定为多孔菌科真菌茯苓 *Poria cocos*（Schw.）Wolf 的干燥菌根。

第二节　饮　　片

以多孔菌科真菌茯苓 *Poria cocos*（Schw.）Wolf 的干燥菌核为原料药材，按照《中国药典》2010 年版（一部）茯苓项下规定，炮制加工茯苓饮片。

一、炮　　制

挖出后除去泥沙，去皮于产地趁鲜切制，阴干。或取茯苓个，浸泡，洗净，润后稍蒸，及时削去外皮，切制成块或厚片，阴干。

茯苓饮片炮制过程中，易产生碎屑，并常有裂纹，因此将完整性、色泽、质地等作为茯苓饮片等级划分的辅助依据，并以此来控制饮片的质量。

二、性　　状

（一）茯苓原料药材的传统分级

茯苓药材呈类球形、椭圆形、扁圆形或不规则团块状，大小不一，小者如拳，大者直径达 20～30 cm。外皮薄而粗糙，棕褐色至黑褐色，有明显的皱缩纹。一般认为体坚实，皮细，断面白色，无霉变者为一等品；体轻泡，皮粗，质松，断面白色至黄棕色者为二等品。产地趁鲜切制后，通常根据切制后商品药材形状、质地、色泽及破碎情况再进行简单分级，见图 13-1 和表 13-1。

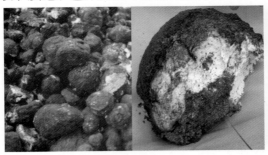
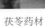
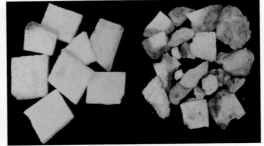

茯苓药材　　　　　　　　　　　　　产地切制药材（茯苓块）

图 13-1　茯苓药材

表 13-1　茯苓药材商品规格分级标准

规格	等级	分级标准
个苓	一级	不规则圆球形或块状，表面黑褐色或棕褐色。体坚实，皮细。断面白色。大小不分，无霉变
	二级	体轻泡，皮粗，质松。断面白色至黄棕色
白苓片	一级	为薄片，白色或灰白色，质细，毛边。厚度 7 片 /cm。片面宽长不小于 3cm，无霉变
	二级	厚度 5 片 /cm，余同一等
白苓块	统货	为扁平方块，白色，厚 9 ~ 6 mm，长、宽均为 9 ~ 5 cm。边缘的苓块可不成方形，间有长、宽均在 1.5 cm 以上的碎块，无霉变
赤苓块	统货	块为赤色或浅红色，余同白苓块
骰方	统货	呈立方形块，白色，质坚实，长、宽、厚在 1cm 以内，均匀整齐，间有不规则碎块，但不超过 10%。无粉末，无霉变
白碎苓	统货	碎块或碎屑，白色或灰白色。无粉末，无霉变
赤碎苓	统货	赤黄色，余同白碎苓

（二）茯苓饮片质量评价传统方法

结合茯苓药材的传统分级方法，将茯苓饮片色泽、质地等作为茯苓饮片等级的关键指标。见图 13-2 和表 13-2。

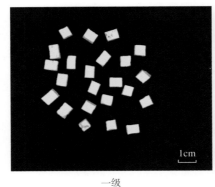

一级　　　　　　　　　　　　　　　二级

图 13-2　茯苓饮片

表 13-2　茯苓饮片传统评价

编号	饮片来源	采集时间或批号	颜色	密度 /(g/cm³)	性状特征
S1	湖北罗田 -1	2011.07	白色	0.951	多数为正方形，长方形，少数呈不规则形，片面平整，色白，无黄白斑，无裂隙，纹细，质坚，无臭，味淡，嚼之黏牙

编号	饮片来源	采集时间或批号	颜色	密度/(g/cm³)	性状特征
S2	湖北罗田-2	2011.07	黄白色	0.763	多数为正方形、长方形，少数呈不规则形，片面稍粗糙，少数边缘不规则，色黄白，有黄斑，有少量裂隙，质泡松，无臭，味淡，嚼之黏牙
S3	湖北罗田-3	2011.10	白色	1.215	多数为长方形，少数呈不规则形，片面平整，色白，无黄白斑，无裂隙，纹细，质坚，无臭，味淡，嚼之黏牙
S4	湖北罗田-4	2011.10	黄白色	1.013	多数为长方形，少数呈不规则形，片面稍粗糙，少数边缘不规则，色黄白，有黄斑，有少量裂隙，质泡松，无臭，味淡，嚼之黏牙
S5	湖北卫尔康-1	20110713	白色	1.160	多数为正方形、长方形，少数呈不规则形，片面较平整，色白，无黄白斑，无裂隙，纹细，质坚，无臭，味淡，嚼之黏牙
S6	湖北卫尔康-2	20110713	黄白色	0.992	多数为正方形、长方形，少数呈不规则形，片面稍粗糙，少数边缘不规则，色黄白，有黄斑，有少量裂隙，质泡松，无臭，味淡，嚼之黏牙
S7	湖北天济-1	20110917	白色	0.991	多数为正方形、长方形，少数呈不规则形，片面，色白，无黄白斑，无裂隙，纹细，质坚，无臭，味淡，嚼之黏牙
S8	湖北天济-2	20110917	黄白色	0.820	多数为正方形、长方形，少数呈不规则形，片面稍粗糙，少数边缘不规则，色黄白，有黄斑，有少量裂隙，质泡松，无臭，味淡，嚼之黏牙
S9	安徽岳西-1	20110729	白色	1.025	多数为正方形、长方形，少数呈不规则形，片面平整，色白，无黄白斑，无裂隙，纹细，质坚，无臭，味淡，嚼之黏牙
S10	安徽岳西-2	20110729	黄白色	0.947	多数为正方形、长方形，少数呈不规则形，片面稍粗糙，少数边缘不规则，色黄白，有黄斑，有少量裂隙，质泡松，无臭，味淡，嚼之黏牙
S11	安徽岳西-3	20110718	灰棕色	0.953	多数为正方形、长方形，少数呈不规则形，片面较平整，色较白，黄斑少，无裂隙，纹细，质坚，无臭，味淡，嚼之黏牙
S12	安徽岳西-4	20110718	灰棕色	0.916	多数为正方形、长方形，少数呈不规则形，片面稍粗糙，少数边缘不规则，色黄白，有黄斑，有少量裂隙，质泡松，无臭，味淡，嚼之黏牙
S13	安徽沪谯-1	20110716	灰棕色	1.078	多数为正方形、长方形，少数呈不规则形，片面平整，色较白，无黄白斑，无裂隙，纹细，质坚，无臭，味淡，嚼之黏牙
S14	安徽沪谯-2	20110716	灰棕色	0.986	多数为正方形、长方形，少数呈不规则形，片面稍粗糙，少数边缘不规则，色黄白，有黄斑，有少量裂隙，质泡松，无臭，味淡，嚼之黏牙
S15	湖南靖州-1	20111019	白色	0.825	多数为正方形、长方形，少数呈不规则形，片面较平整，色白，无黄白斑，无裂隙，纹细，质坚，无臭，味淡，嚼之黏牙
S16	湖南靖州-2	20111019	黄白色	0.735	多数为正方形、长方形，少数呈不规则形，片面稍粗糙，少数边缘不规则，色黄白，有黄斑，有少量裂隙，质泡松，无臭，味淡，嚼之黏牙
S17	湖南靖州-3	20111017	白色	0.844	多数为正方形、长方形，少数呈不规则形，片面平整，色白，无黄白斑，无裂隙，纹细，质坚，无臭，味淡，嚼之黏牙
S18	湖南靖州-4	20111017	黄白色	0.990	多数为正方形、长方形，少数呈不规则形，片面稍粗糙，多数边缘不规则，色黄白，有黄斑，有少量裂隙，质泡松，无臭，味淡，嚼之黏牙
S19	湖南芷江	20111018	黄白色	0.892	多数为正方形、长方形，少数呈不规则形，片面稍粗糙，少数边缘不规则，色黄白，有黄斑，有少量裂隙，质泡松，无臭，味淡，嚼之黏牙（市售二级）
S20	湖南振兴中药-1	20111028	白色	1.072	多数为正方形、长方形，少数呈不规则形，片面平整，色白，无黄白斑，无裂隙，纹细，质坚，无臭，味淡，嚼之黏牙
S21	湖南振兴中药-2	20111028	黄白色	0.902	多数为正方形、长方形，少数呈不规则形，片面稍粗糙，少数边缘不规则，色黄白，有黄斑，有少量裂隙，质泡松，无臭，味淡，嚼之黏牙
S22	云南丽江-1	20110827	白色	0.995	多数为正方形、长方形，少数呈不规则形，片面较平整，色白，无黄白斑，无裂隙，纹细，质坚，无臭，味淡，嚼之黏牙
S23	云南丽江-2	20110827	黄白色	0.896	多数为正方形、长方形，少数呈不规则形，片面稍粗糙，多数数边缘不规则，色黄白，有黄斑，有少量裂隙，质泡松，无臭，味淡，嚼之黏牙

编号	饮片来源	采集时间或批号	颜色	密度/(g/cm³)	性状特征
S24	贵州凯里 -1	20110915	白色	0.871	多数为正方形，长方形，少数呈不规则形，片面，色白，无黄白斑，无裂隙，纹细，质坚，无臭，味淡，嚼之黏牙
S25	贵州凯里 -2	20110915	黄白色	0.783	多数为正方形，长方形，少数呈不规则形，片面稍粗糙，少数边缘不规则，色黄白，有黄斑，有少量裂隙，质泡松，无臭，味淡，嚼之黏牙
S26	湖北圣峰药业	20110923	黄白色	0.886	多数为正方形，长方形，少数呈不规则形，片面稍粗糙，少数边缘不规则，色黄白，有黄斑，有少量裂隙，质泡松，无臭，味淡，嚼之黏牙

（三）茯苓饮片的密度（质地）分析

鉴于茯苓饮片质地的差异，课题组采用细沙包埋法对不同茯苓饮片进行质地的客观量化，以探讨饮片质地作为分级指标的可行性。

1. 仪器

电子分析天平（METTLER TOLEDO AL204 型，梅特勒 - 托利多仪器上海有限公司）；细沙（过 60 目筛）；量筒。

2. 方法与结果

取 26 个批次的茯苓饮片各 50g，精密称定，采用细沙包埋法，分别测定 26 个批次茯苓饮片的密度，按下列公式计算，结果见表 13-2。

$$P_{密度} = \frac{M_{饮片}}{V_{量筒} - V_{细沙}}$$

通过对 26 个批次的茯苓饮片进行外观描述，质地的定量指标即密度的测定，结果表明不同产地不同级别的茯苓饮片在颜色、质地等方面都有一定程度的差异。其中一级饮片色泽较白，密度大于二级饮片，质地紧密，二级饮片色泽偏黄，质地泡松。

因茯苓药材是去皮切制后制成饮片，靠近外皮质地泡松的部分被当做统货出售，市场俗称"边丁"，而靠近药材正心的部分色泽较白，质地紧密，市场俗称"白丁"质量为佳，出售价格也不一，可见茯苓饮片传统分级标准主要与其颜色、质地相关。通过对饮片外观的描述、密度的测定可在一定程度上评价茯苓饮片的质量。色泽偏白，质密者为一级饮片，色泽偏黄，质泡松者为二级饮片。

依据对不同产地茯苓饮片的传统方法质量评价结果，建议将茯苓饮片初步分为以下规格等级：

一级饮片：多数为白色立方块，无黄白斑，片面平整，无裂隙，纹细，质地致密，密度不低于 0.90g/cm³，杂质不得过 2%。

二级饮片：多数为黄白色立方块，有黄斑，片面稍粗糙，少数边缘不规则，有少量裂隙，质地泡松，密度不低于 0.70g/cm³，杂质不得过 2%。

三、鉴　　别

采用 TLC 和 HPLC 两种方式对初步分级的茯苓饮片进行比较研究，探讨不同等级茯苓饮片的质量评价方式和评价标准。

（一）TLC 鉴别

取本品粉末 2g，分别置具塞锥形瓶中，加入 50ml 甲醇，超声提取 60min，滤过，滤液减压回收溶剂，残渣加水 20ml 分散，分别加入乙醚 20ml 萃取 2 次，合并上层溶液，减压回收乙醚，残留物加乙酸乙酯溶解，转移至 2ml 量瓶中，加乙酸乙酯稀释至刻度，摇匀，作为供试品溶液。同法制备对照药材溶液。按照薄层色谱法 [《中国药典》2010 年版（一部）附录Ⅵ B] 试验，以定量毛细管吸取对照药材溶液及供试品溶液各 10 μl，分别点于同一以羧甲基纤维素钠为黏合剂的硅胶 G 薄层板上，以氯仿 - 乙酸乙酯 - 甲酸（8 ∶ 1 ∶ 1.5）为展开剂，在层析缸中饱和 30min，避光展开，取出，晾干，喷以 10% 硫酸乙醇溶液，在紫外灯 365nm 下观察（图 13-3、图 13-4）。

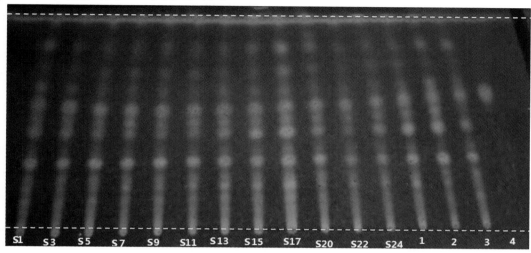

图 13-3　茯苓饮片一级品薄层色谱图

1. 罗田药材；2. 岳西药材；3. 靖州药材；4. 茯苓酸；S1 ~ S24. 不同产地茯苓饮片

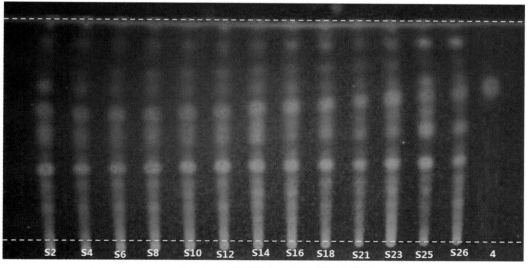

图 13-4　茯苓饮片二级品薄层色谱图

4. 茯苓酸；S2 ~ S26. 茯苓饮片

　　茯苓饮片 TLC 图谱显示，所有茯苓饮片中均能清晰地检定出茯苓酸，且一级茯苓饮片与二级茯苓饮片并无明显的薄层鉴别特征。

（二）HPLC 特征图谱

1. 仪器与试药

Dionex Ultimate3000 高效液相色谱仪（四元泵、蒸发光散射检测器及配套色谱工作站），GZX-9146MBE 数显鼓风干燥箱（上海博讯实业有限公司医疗设备厂），SK7200HP 超声清洗器（上海科导超声仪器有限公司），AL204 型万分之一分析天平（上海梅特勒 - 托利多仪器有限公司），乙腈（色谱纯），水（重蒸水并经 0.45 μm 水系滤膜过滤），0.2% 甲酸溶液，其他试剂均为分析纯。

2. 色谱条件

Alltima C_{18}（4.6 mm × 250 mm，5μm）；流动相为 0.045% 甲酸乙腈溶液（A）-0.2% 甲酸水溶液（B）梯度洗脱：0 ~ 45min，50%→70%A；45 ~ 70min，70%→100%A。流速 1.0ml/min；检测波长 242nm；柱温 25℃；供试液进样 10 μl。

3. 供试品溶液制备

称取本品粉末 2.00g，置具塞锥形瓶中，精密量取 25ml 甲醇，称重，超声提取 60min，冷却，补足重量，过滤，精密吸取续滤液 15ml，置于蒸发皿中，水浴蒸干，残留物用甲醇定容至 5ml 容量瓶中，用微孔滤膜（0.45μm）滤过，即得。

4. 茯苓饮片 HPLC 特征图谱分析

（1）精密度试验

取茯苓饮片粉末，制备供试品溶液，按上述色谱条件，连续进样 6 次，测定 HPLC 图谱，计算相对保留时间及相对峰面积，各共有峰相对保留时间的 RSD 在 0.17% ~ 0.78%，各共有峰相对峰面积的 RSD 在 0.15% ~ 2.95%。表明仪器的精密度良好。

（2）稳定性试验

取茯苓饮片粉末，制备供试品溶液，分别在 0、2h、4h、8h、12h、24h 共进样 6 次，测定 HPLC 图谱，计算相对保留时间及相对峰面积，各共有峰相对保留时间的 RSD 在 0.17% ~ 0.79%，各共有峰相对峰面积的 RSD 在 0.09% ~ 2.90%。结果表明，供试品溶液在 24h 内保持稳定。

（3）重复性试验

取茯苓饮片粉末 6 份，制备供试品溶液，平行操作 6 份，测定 HPLC 图谱，计算相对保留时间及相对峰面积，各共有峰相对保留时间的 RSD 在 0.18% ~ 1.79%，各共有峰相对峰面积的 RSD 在 0.08% ~ 2.74%。表明该方法重复性良好。

（4）茯苓饮片特征图谱测定

对初步分级的茯苓饮片进行 HPLC 特征图谱测定，并运用"中药色谱指纹图谱相似度评价系统"（2004 年 A 版），对初步划分的等级进行比较分析。茯苓两个等级饮片中，其中一级饮片样品共有峰有 16 个，二级饮片样品共有峰有 21 个。从图 13-5、图 13-6 可以看出，特征图谱中 18 号峰保留时间适中，峰面积较大且稳定，峰形较好，与相邻峰的分离效果好，故选择 18 号峰为参照峰进行各供试品溶液相对保留时间和相对峰面积的计算。结果显示一级茯苓饮片相对保留时间 RSD 值均为 1.41% 以内，相对峰面积 RSD 在 12.82% ~ 116.73%，如图 13-5 所示；二级茯苓饮片相对保留时间 RSD 值均为 1.76% 以内，相对峰面积 RSD 在 27.39% ~ 132.85%，如图 13-6 所示。

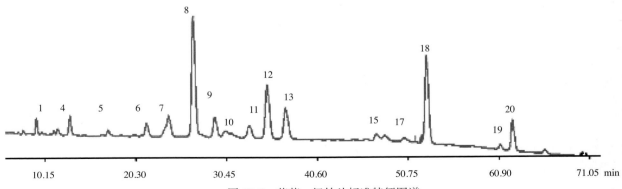

图 13-5　茯苓一级饮片标准特征图谱

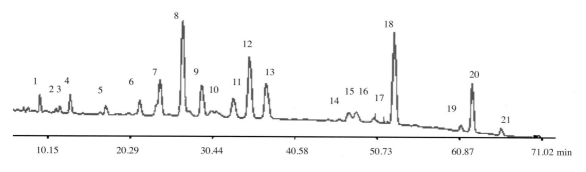

图 13-6　茯苓二级饮片标准特征图谱

不同等级茯苓饮片均在 70min 内洗脱完全，计算相似度结果显示，以两个等级的共有模式为基准，采用国家药典委员会"中药色谱指纹图谱相似度评价系统"（2004A 版）评价茯苓饮片特征图谱的相似度，结果表明，各一级茯苓饮片的相似度在 0.922 ~ 0.987，各二级茯苓饮片的相似度在 0.909 ~ 0.987，显示两个级别饮片内部具有良好的一致性。结果见表 13-3、表 13-4。

表 13-3　茯苓一级饮片的相似度分析结果

样品	S1	S3	S5	S7	S9	S11	S13	S15	S17	S20	S22	S24	R（对照图谱）
S1	1.000	0.975	0.860	0.852	0.993	0.982	0.979	0.970	0.929	0.944	0.864	0.914	0.977
S3	0.975	1.000	0.861	0.850	0.982	0.985	0.985	0.984	0.950	0.943	0.866	0.893	0.979
S5	0.860	0.861	1.000	0.984	0.881	0.859	0.834	0.888	0.926	0.947	0.980	0.884	0.937
S7	0.852	0.850	0.984	1.000	0.872	0.845	0.818	0.872	0.917	0.941	0.976	0.833	0.922
S9	0.993	0.982	0.881	0.872	1.000	0.980	0.981	0.980	0.945	0.961	0.888	0.918	0.987
S11	0.982	0.985	0.859	0.845	0.980	1.000	0.991	0.989	0.918	0.939	0.860	0.895	0.977
S13	0.979	0.985	0.834	0.818	0.981	0.991	1.000	0.989	0.906	0.929	0.836	0.898	0.970
S15	0.970	0.984	0.888	0.872	0.980	0.989	0.989	1.000	0.932	0.961	0.893	0.908	0.986
S17	0.929	0.950	0.926	0.917	0.945	0.918	0.906	0.932	1.000	0.959	0.934	0.886	0.966
S20	0.944	0.943	0.947	0.941	0.961	0.939	0.929	0.961	0.959	1.000	0.962	0.883	0.979
S22	0.864	0.866	0.980	0.976	0.888	0.860	0.836	0.893	0.934	0.962	1.000	0.857	0.936
S24	0.914	0.893	0.884	0.833	0.918	0.895	0.898	0.908	0.886	0.883	0.857	1.000	0.938
R（对照图谱）	0.977	0.979	0.937	0.922	0.987	0.977	0.970	0.986	0.966	0.979	0.936	0.938	1.000

表 13-4　茯苓二级饮片的相似度分析

样品	S2	S4	S6	S8	S10	S12	S14	S16	S18	S19	S21	S23	S25	S26	R（对照图谱）
S2	1.000	0.925	0.872	0.922	0.863	0.946	0.814	0.884	0.894	0.968	0.937	0.902	0.879	0.912	0.946
S4	0.925	1.000	0.950	0.895	0.809	0.987	0.936	0.949	0.951	0.910	0.978	0.895	0.877	0.965	0.972
S6	0.872	0.950	1.000	0.820	0.748	0.937	0.987	0.996	0.992	0.837	0.970	0.837	0.811	0.920	0.948
S8	0.922	0.895	0.820	1.000	0.980	0.939	0.762	0.841	0.860	0.981	0.907	0.991	0.958	0.955	0.958
S10	0.863	0.809	0.748	0.980	1.000	0.869	0.681	0.777	0.798	0.939	0.831	0.978	0.952	0.904	0.909
S12	0.946	0.987	0.937	0.939	0.869	1.000	0.910	0.940	0.947	0.946	0.978	0.936	0.915	0.983	0.987
S14	0.814	0.936	0.987	0.762	0.681	0.910	1.000	0.973	0.963	0.775	0.936	0.783	0.771	0.891	0.911
S16	0.884	0.949	0.996	0.841	0.777	0.940	0.973	1.000	0.998	0.854	0.977	0.858	0.830	0.930	0.958
S18	0.894	0.951	0.992	0.860	0.798	0.947	0.963	0.998	1.000	0.870	0.983	0.875	0.842	0.939	0.966
S19	0.968	0.910	0.837	0.981	0.939	0.946	0.775	0.854	0.870	1.000	0.928	0.958	0.919	0.938	0.956

续表

样品	S2	S4	S6	S8	S10	S12	S14	S16	S18	S19	S21	S23	S25	S26	R（对照图谱）
S21	0.937	0.978	0.970	0.907	0.831	0.978	0.936	0.977	0.983	0.928	1.000	0.907	0.868	0.965	0.983
S23	0.902	0.895	0.837	0.991	0.978	0.936	0.783	0.858	0.875	0.958	0.907	1.000	0.968	0.960	0.962
S25	0.879	0.877	0.811	0.958	0.952	0.915	0.771	0.830	0.842	0.919	0.868	0.968	1.000	0.931	0.936
S26	0.912	0.965	0.920	0.955	0.904	0.983	0.891	0.930	0.939	0.938	0.965	0.960	0.931	1.000	0.987
R（对照图谱）	0.946	0.972	0.948	0.958	0.909	0.987	0.911	0.958	0.966	0.956	0.983	0.962	0.936	0.987	1.000

5. 各等级茯苓饮片特征图谱比较

茯苓一级和二级饮片的 HPLC 特征图谱有明显的差异：一级饮片图谱的 8 号峰与 18 号峰峰面积比值大于 1，二级饮片比值小于 1。二级饮片图谱中 20 号峰与 8 号峰的峰面积比显著大于一级饮片。如图 13-7 所示。

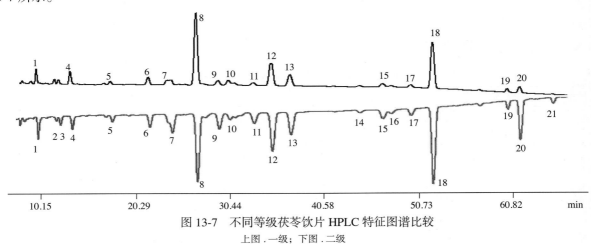

图 13-7　不同等级茯苓饮片 HPLC 特征图谱比较
上图．一级；下图．二级

6. 小结

建立了茯苓饮片的 HPLC 特征图谱分析方法，并用于不同等级茯苓饮片的分级和质量评价。研究结果显示，HPLC 特征图谱可用于一级茯苓饮片和二级茯苓饮片的鉴别，具有分级的可行性和实用性，可以作为茯苓饮片分级的辅助依据。

四、检　查

（一）水分

参照《中国药典》2010 年版（一部）附录Ⅸ H 水分测定法（第一法），取供试品 3g，精密称定，平铺于干燥至恒重的扁形称瓶中，精密称定，打开瓶盖在 100 ~ 105℃干燥 5h，将瓶盖盖好，移置干燥器中，冷却 30min，精密称定重量，再在上述温度干燥 1h，冷却，称重，至连续两次称重的差异不超过 5mg 为止。根据减失的重量，计算供试品中含水量（%），结果见表 13-5。

表 13-5　茯苓饮片检查项测定结果　　　　　　　　　　　　　　　　　　（单位：%）

编号	饮片来源	水分	总灰分	酸不溶性灰分	水溶性浸出物	醇溶性浸出物
1	湖北罗田 -1	16.62	0.16	0.07	3.32	5.96
2	湖北罗田 -2	15.56	0.33	0.05	4.09	7.85

续表

编号	饮片来源	水分	总灰分	酸不溶性灰分	水溶性浸出物	醇溶性浸出物
3	湖北罗田 -3	16.73	0.23	0.06	4.67	7.08
4	湖北罗田 -4	15.49	0.50	0.07	5.42	8.91
5	湖北卫尔康 -1	17.34	0.21	0.04	7.64	8.29
6	湖北卫尔康 -2	16.05	0.25	0.05	2.83	7.06
7	湖北天济 -1	13.35	0.44	0.06	3.76	4.58
8	湖北天济 -2	13.03	0.27	0.11	4.61	5.83
9	安徽岳西 -1	15.93	0.40	0.09	5.70	5.43
10	安徽岳西 -2	17.15	0.26	0.05	4.23	7.41
11	安徽岳西 -3	14.96	0.34	0.03	4.67	3.50
12	安徽岳西 -4	17.10	0.3	0.04	3.10	4.98
13	安徽沪谯 -1	16.22	0.15	0.03	5.35	3.85
14	安徽沪谯 -2	15.97	0.26	0.04	3.25	6.02
15	湖南靖州 -1	14.03	0.18	0.05	1.73	4.11
16	湖南靖州 -2	12.64	0.49	0.07	5.54	3.79
17	湖南靖州 -3	15.33	0.27	0.06	1.54	4.93
18	湖南靖州 -4	14.93	0.38	0.07	4.75	6.84
19	湖南芷江	14.80	0.18	0.04	4.54	4.97
20	湖南振兴中药 -1	17.61	0.47	0.05	3.12	5.03
21	湖南振兴中药 -2	16.48	0.2	0.05	3.06	3.38
22	云南丽江 -1	17.61	0.15	0.03	3.96	3.35
23	云南丽江 -2	16.48	0.4	0.2	2.25	6.91
24	贵州凯里 -1	17.61	0.43	0.11	4.20	5.68
25	贵州凯里 -2	16.48	0.35	0.07	3.31	5.95
26	湖北圣峰药业	16.15	0.38	0.05	4.09	6.23

（二）浸 出 物

1. 水溶性浸出物

参照《中国药典》2010 年版（一部）水溶性浸出物测定法（附录 X A）项下热浸法，以水作溶剂，对茯苓饮片进行水溶性浸出物含量测定。取供试品约 4g，精密称定，置 100ml 的锥形瓶中，精密加入水 50ml，密塞，称定重量，静置 1h 后，连接回流冷凝管，加热至沸腾，并保持微沸 1h。放冷后，取下锥形瓶，密塞，再称定重量，用水补足减失的重量，摇匀，用干燥滤器滤过。精密取滤液 25ml，置已干燥至恒重的蒸发皿中，在水浴上蒸干后，于 105℃干燥 3h，置干燥器中冷却 30min，迅速精密称定重量。扣除饮片中水分，计算供试品水中溶性浸出物的含量（%）。结果见表 13-6。

2. 醇溶性浸出物

参照《中国药典》2010 年版（一部）醇溶性浸出物测定法（附录 X A）项下热浸法，以 50% 乙醇作溶剂，对茯苓饮片进行醇溶性浸出物含量测定。取供试品约 4g，精密称定，置 100ml 的锥形瓶中，精密加入 95% 乙醇 50ml，密塞，称定重量，静置 1h 后，连接回流冷凝管，加热至沸腾，并保持微沸 1h。放冷后，取下锥形瓶，密塞，再称定重量，用 95% 乙醇补足减失的重量，摇匀，用干燥滤器滤过。精密取滤液 25ml，置已干燥至恒重的蒸发皿中，在水浴上蒸干后，于 105℃ 干燥 3h，置干燥器中冷却 30min，迅速精密称定重量。扣除饮片中水分，计算供试品中醇溶性浸出物的含量（%）。结果见表 13-6。

（三）灰分

参照《中国药典》2010 年版（一部）总灰分及酸不溶性灰分测定法（附录 IX K），取供试品 4g，精密称定，置炽灼至恒重的坩埚中，称定重量，缓缓炽热，注意避免燃烧，至完全炭化时，逐渐升高温度至 500 ~ 600℃，使完全灰化并至恒重。根据残渣重量，计算供试品中总灰分的含量（%）。结果见表 13-6。

取上项所得的灰分，在坩埚中小心加入稀盐酸约 10ml，用表面皿覆盖坩埚，置水浴上加热 10min，表面皿用热水 5ml 冲洗，洗液并入坩埚中，用无灰滤纸滤过，坩埚内的残渣用水洗于滤纸上，并洗涤至洗液不显氯化物反应为止，滤渣连同滤纸移至同一坩埚中，干燥，炽灼至恒重。根据残渣重量，计算供试品中酸不溶性灰分的含量（%）。结果见表 13-6。

（四）结果

茯苓一级饮片水溶性浸出物含量为 1.54% ~ 7.64%，醇溶性浸出物含量为 3.35% ~ 8.29%；二级饮片水溶性浸出物含量为 2.25% ~ 5.42%，醇溶性浸出物含量为 3.38% ~ 8.91%。两个等级饮片的浸出物含量无显著性差异。

根据《中国药典》2010 年版规定，茯苓饮片水分不得过 18.0%，总灰分不得过 2.0%，醇溶性浸出物不得少于 2.5%。所测定的茯苓饮片均符合《中国药典》标准。此外，在《中国药典》标准的基础上，补充制定了茯苓饮片的水溶性浸出物含量标准。

五、含量测定

对茯苓饮片中水溶性多糖、碱溶性多糖和茯苓酸主要有效成分进行了含量测定，分析成分含量与饮片分级的相关性。

（一）多糖的含量测定

1. 仪器与试药

SHIMADZU UV-1800 紫外 - 可见分光光度计；METTLER TOLEDO AL204 型电子天平（万分之一）；SARTORIOUS 型电子天平（十万分之一）（德国）；TDL-60B 型离心机。水（双蒸水），浓硫酸、苯酚、乙醇均为分析纯。葡萄糖对照品（购自中国食品药品生物制品检验检定研究院，批号：110833—201103）。

2. 方法与结果

（1）对照品溶液制备

精密称定减压干燥至恒重的葡萄糖对照品适量，加水制成浓度为 1mg/ml 的储备液。精密吸取对照品储备液 0.4ml 置 10ml 量瓶中，用水稀释至刻度，摇匀，即得。

（2）供试品溶液制备

1）水溶性茯苓多糖。取茯苓饮片粉末（过 60 目筛）约 5g，精密称定，置烧瓶中，精密加入水 100ml，称定重量，水浴回流 2h，补足减失的重量，摇匀，滤过，精密量取续滤液 50ml，浓缩至 5ml。加入 95% 乙醇 25ml，醇沉。放置过夜，离心（3500r/min，15min）。弃去上清液，沉淀用蒸馏水溶解并定容至 100ml，即得。

2）碱溶性茯苓多糖。取茯苓饮片粉末（过 60 目筛）约 1g，精密称定，置烧瓶中，加石油醚 25ml 于水浴回流 2h，冷却，过滤，滤渣干燥后精密加入 0.5 mol/LNaOH 溶液 100ml，搅拌 1h，离心（3500 r/min，20min），精密量取上清液 25ml，加 10% 冰醋酸溶液调 pH5-6，使其成糊状。将糊状物离心（3500 r/min，15min），弃去上清液，沉淀加水溶解，转移至 100ml 量瓶中，加水至刻度，摇匀，精密量取 1ml 置 25ml 量瓶中，加水至刻度，摇匀，即得。

（3）测定实验条件选择

精密吸取对照品溶液和两种供试品溶液各 1ml，分别置 20ml 试管中，分别精密加入 5% 苯酚溶液 1ml，充分混合后，缓慢精密加入浓硫酸 6ml，迅速摇匀，室温放置 40min，在紫外分光光度仪上，于 300 ～ 700nm 进行扫描，三者均在 489nm 处吸收值最大，故选择 489nm 为测定波长。三者最大吸收波长如图 13-8 所示。

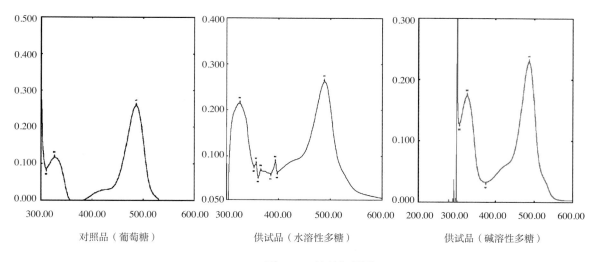

对照品（葡萄糖）　　　供试品（水溶性多糖）　　　供试品（碱溶性多糖）

图 13-8　波长扫描图

（4）方法学考察

a. 标准曲线及线性范围

分别精密吸取对照品溶液 10.032μg/ml、20.064μg/ml、40.128μg/ml、60.192μg/ml、80.256μg/ml 溶液各 1.0ml，于 20ml 试管中，分别精密加入 5% 苯酚溶液 1.0ml，充分混合后，再分别缓慢精密加入浓硫酸 6.0ml，迅速摇匀，室温下放置 40min，在紫外分光光度仪上，以吸收波长 489nm 测定样品溶液的吸收值，以浓度（C）为横坐标（X），吸收值（A）为纵坐标（Y）绘制标准曲线，得回归方程为 $y=0.0137x - 0.0347$（$r=0.9998$），葡萄糖在 10.032 ～ 80.256μg/ml 范围内线性范围良好。

b. 精密度试验

分别精密吸取对照品溶液 1.0ml，按"2.4"项下方法测定吸收值 6 次，计算其吸收值，RSD 值为 0.28%，表明仪器精密度良好。

c. 稳定性试验

分别精密量取水溶性多糖供试品溶液、碱溶性多糖供试品溶液各 1.0ml，精密加入 5% 苯酚溶液 1.0ml，充分混合后，缓慢精密加入浓硫酸 6.0ml，迅速摇匀，室温下放置 40min、60min、80min、100min、

120min、140min，分别于紫外分光光度仪上，以吸收波长489nm测定样品溶液的吸收值，计算RSD值分别为为1.6%、2.0%，表明两种供试品溶液在显色后100min内稳定。

　　d. 重复性试验

　　取同一批茯苓饮片样品12份，分别制得水溶性多糖供试品溶液、碱溶性多糖供试品溶液各6份。分别精密吸取供试品溶液各1.0ml，测定吸收值，计算RSD分别为2.8%、2.3%，表明该方法重复性好。

　　e. 加样回收率试验

　　精密吸取取不同产地茯苓饮片样品水溶性多糖供试品溶液0.5ml共6份，分别准确加入一定量的对照品，制得水溶性多糖供试品溶液。按2.4项下方法测定吸收值、计算含量，并计算回收率。平均回收率为98.21%，相对标准偏差为2.2%。

　　f. 样品的测定

　　分别精密量取葡萄糖对照品溶液、水溶性多糖供试品溶液、碱溶性多糖供试品溶液各1.0ml，精密加入5%苯酚溶液1.0ml，充分混合后，缓慢精密加入浓硫酸6.0ml，迅速摇匀，室温下放置40min，分别于紫外分光光度仪上，以吸收波长489nm测定样品溶液的吸收值，计算多糖含量，结果见表13-6。

表 13-6　多糖及茯苓酸含量测定结果　　　　　　　（单位：%，n=3）

样品编号	碱溶性多糖含量	RSD	水溶性多糖含量	RSD	茯苓酸含量	RSD
S1	87.21	2.09	0.15	1.59	0.1420	0.56
S2	71.51	1.87	0.08	2.14	0.2518	2.04
S3	89.69	1.08	0.37	1.24	0.1252	1.42
S4	67.08	1.52	0.21	2.67	0.2210	0.53
S5	77.67	1.68	0.07	2.48	0.1298	0.86
S6	64.47	2.17	0.08	2.66	0.2251	2.62
S7	80.96	1.16	0.13	1.59	0.1733	0.47
S8	71.92	2.21	0.13	2.44	0.2050	0.50
S9	76.08	1.82	0.12	2.49	0.1923	3.64
S10	62.50	2.39	0.16	2.31	0.2815	1.42
S11	77.85	2.02	0.13	1.86	0.2225	1.88
S12	63.48	1.92	0.20	1.07	0.2414	0.76
S13	78.36	2.14	0.18	2.74	0.2309	0.88
S14	69.35	1.46	0.12	2.16	0.2259	2.42
S15	90.03	1.74	0.24	2.92	0.2238	0.32
S16	72.57	2.05	0.20	1.46	0.2856	0.09
S17	83.70	2.25	0.17	2.05	0.2295	1.13
S18	74.28	1.82	0.22	1.15	0.3345	2.35
S19	70.66	2.54	0.10	2.48	0.1860	1.37
S20	79.38	1.91	0.12	1.66	0.2027	1.00

样品编号	碱溶性多糖含量	RSD	水溶性多糖含量	RSD	茯苓酸含量	RSD
S21	67.19	2.29	0.11	2.14	0.2231	2.77
S22	76.74	2.08	0.14	2.08	0.2012	2.57
S23	60.86	2.97	0.10	1.55	0.2907	0.75
S24	77.64	2.11	0.22	1.36	0.2351	0.29
S25	69.80	1.36	0.17	2.18	0.2689	2.19
S26	65.20	1.78	0.20	1.36	0.2438	1.66

文献研究表明茯苓碱溶性多糖和水溶性多糖均具有调节免疫的功效，通过对茯苓饮片的碱溶性多糖和水溶性多糖的含量分别进行测定和相关性分析，结果表明茯苓饮片中碱溶性多糖的含量与其等级呈正相关，故建议将碱溶性多糖的含量作为等级评价指标，一级茯苓饮片碱溶性多糖不得低于76.0%，二级茯苓饮片碱溶性多糖含量不得低于60.0%。这些结果为进一步完善茯苓饮片质量标准奠定了一定基础，对茯苓饮片的选购、用药和分级管理也具有一定的指导意义。

（二）茯苓酸的含量测定

1. 仪器与试药

Dionex Ultimate3000 高效液相色谱仪，UV-VIS 检测器，Chromeleon 色谱数据工作站（美国戴安公司）；SK7200HP 超声波清洗器（上海科导超声仪器有限公司）；sartorious 型电子天平（德国）。

茯苓酸对照品为实验室自制，经面积归一化法测定后确认其纯度大于98%；乙腈为色谱纯（美国天地公司），水为双蒸水，其他试剂均为分析纯。

2. 方法与结果

（1）色谱条件

色谱柱 Alltima C_{18}（4.6 mm×250 mm，5μm）；柱温20℃；流动相乙腈-0.05%磷酸（78：22）；体积流量 1.0ml/min；检测波长 210nm。

（2）对照品溶液的制备

精密称取茯苓酸对照品 3.32mg，置于 10ml 容量瓶中，加甲醇溶解并稀释至刻度，摇匀，即得（每ml 含 0.332mg 的茯苓酸对照品溶液）。

（3）供试品溶液的制备

取不同茯苓饮片粉末（过 60 目筛）0.8g，精密称定，置 50ml 具塞锥形瓶中，精密加入甲醇 25ml，密塞，称定重量，超声 60min，放置冷却，称重，用甲醇补足减失的重量，滤过，精密吸取续滤液 15ml，置于蒸发皿中，水浴蒸干，残留物用甲醇定容至 5ml 容量瓶中，摇匀，滤过，取续滤液，即得。

（4）方法学考察

a. 专属性试验

在选定的条件下，茯苓酸与样品中其他组分色谱峰可基线分离，无干扰。按茯苓酸峰计算，理论塔板数为 4000 以上。茯苓酸对照品、供试品的高效液相色谱图如图 13-9 所示。

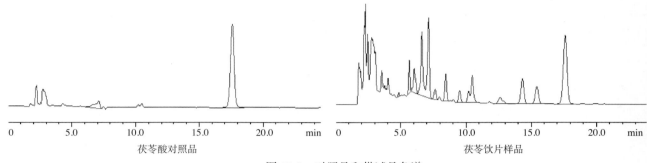

图 13-9　对照品和供试品色谱

b.线性关系的考察

分别精密吸取茯苓酸对照品溶液 10 μl（浓度分别为 66.4μg/ml、132.8μg/ml、199.2μg/ml、265.6μg/ml、332μg/ml，注入液相色谱仪中，测定其峰面积。以对照品浓度为横坐标（X），峰面积为纵坐标（Y），绘制标准曲线并进行线性回归，得回归方程：$Y=0.0933X+0.0849$（$r=0.9994$），结果表明茯苓酸在 0.664 ~ 3.32μg 范围内线性关系良好。

c.精密度试验

精密吸取对照品溶液 10 μl，重复进样 6 次，以茯苓酸的峰面积计算，RSD 为 0.7%（$n=6$），结果表明仪器精密度良好。

d.稳定性试验

精密吸取同一供试品溶液，分别于 0h、1h、2h、4h、8h、24h 各进样 10 μl，以茯苓酸的峰面积计算，RSD 为 1.1%（$n=6$）。结果表明供试品溶液在 24h 内稳定。

e.重复性试验

精密称定同一批茯苓饮片粉末 0.8g，共 6 份，精密称定，按上述方法制备供试液，进样测定，结果平均含量为 2.257mg/g，RSD 为 1.9%。结果表明该法重复性良好。

f.加样回收率试验

取已知茯苓酸含量（2.257mg/g）的样品 0.4g，共 9 份，精密称定，分别精密加入茯苓酸对照品溶液（0.3mg/ml）2ml、3ml、4ml 各 3 份，依法制备供试液并进行测定，结果结果平均回收率为 99.23%，RSD 为 1.7%。

g.样品测定

取不同茯苓饮片粉末 0.8g，精密称定，按 2.3 项下方法制备供试品溶液。分别精密吸取供试品溶液与对照品溶液各 10 μl，注入高效液相色谱仪，按上述色谱条件测定，计算样品中茯苓酸的含量。结果见表 13-7。

从茯苓酸测定结果可以看出，茯苓主产区中除湖北罗田含量稍低外，安徽、湖南、云南、贵州等地茯苓中茯苓酸的含量区别不明显。根据市场调查，茯苓饮片的质量主要依据传统标准如色泽、质地进行区分，一般认为正心丁质好，价高。但不同等级茯苓饮片中茯苓酸的测定表明，同一产地色白、质坚实的饮片（一级）与二级相比，含量反而偏低。提示我们不能仅凭茯苓饮片中茯苓酸含量的高低来确定其质量的优劣。《中国药典》2010 年版茯苓饮片项下又无茯苓酸的含量要求，因此，建议茯苓酸的含量高低不作为等级评价指标。也不列入其质量标准中。

第三节　茯苓饮片分级方法及其说明

一、分 级 依 据

茯苓饮片以多孔菌科真菌茯苓 *Poria cocos*（Schw.）Wolf 的干燥菌核为原料，按照《中国药典》（一部）茯苓项下收录的炮制方法，炮制为饮片。茯苓饮片分为两个等级，在明确茯苓原料药材产地的基础上，以外观性状作为主要分级指标，HPLC 特征图谱及碱溶性多糖含量为辅助分级依据。

二、分级要点

茯苓饮片分为两个等级，各等级饮片的产地、性状、质地、HPLC 特征图谱及主要成分含量应符合下列要求。见图 13-10 和表 13-7。

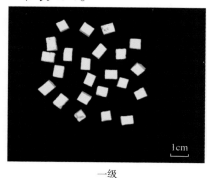
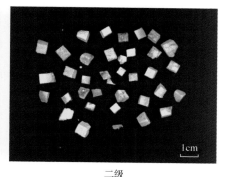

一级　　　　　　　　　　　　　　二级

图 13-10　茯苓饮片图

表 13-7　茯苓各等级饮片分级要点

项目	一级	二级
产地	湖北、安徽、湖南等	湖北、安徽、湖南等
性状	多数为方形，少数呈不规则形，片面平整，色白，质密、无黄白斑，无裂隙，纹细，质坚	多数为方形，少数呈不规则形，片面稍粗糙，少数边缘不规则，色黄白，有黄斑、少量裂隙，质泡松
质地	密度值不得小于 0.90g/cm³	密度值不得小于 0.70g/cm³
HPLC 特征图谱	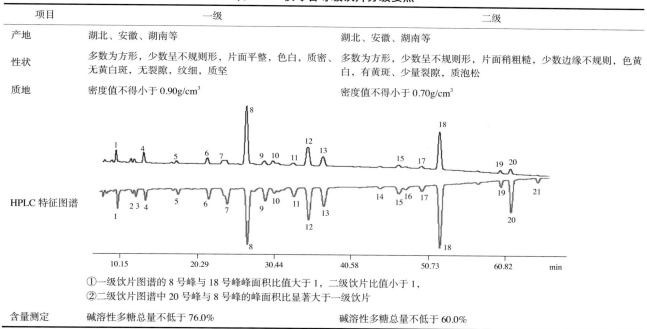 ①一级饮片图谱的 8 号峰与 18 号峰峰面积比值大于 1，二级饮片比值小于 1，②二级饮片图谱中 20 号峰与 8 号峰的峰面积比显著大于一级饮片	
含量测定	碱溶性多糖总量不低于 76.0%	碱溶性多糖总量不低于 60.0%

第四节　茯苓饮片质量评价标准

茯　　苓

Fu Ling

【原料药材】　多孔菌科真菌茯苓 *Poria cocos*（Schw.）Wolf 的干燥菌核，一般 4 月初到 5 月初开始种植，9 月下旬开始采收。挖出后除去泥沙，去皮于产地趁鲜切制，阴干。道地产地：湖北、安徽，主产地：湖南、贵州，其他产区：云南、河南、福建、广东、广西等地。

【饮片】 多孔菌科真菌 *Poria cocos* （Schw.）Wolf 的干燥菌核的炮制加工品。

【炮制】 挖出后除去泥沙，去皮于产地趁鲜切制，阴干。或取茯苓个，浸泡，洗净，润后稍蒸，及时削去外皮，切制成块或厚片，阴干。

【性状】 本品多数为方形、片状或块状，少数呈不规则形，片面平整光滑或稍粗糙，白色或黄白色，质坚或有少量裂隙、稍泡松，无臭，味淡，嚼之黏牙。一级饮片密度值不得小于 0.90g/cm³；二级饮片密度值不得小于 0.70g/cm³。

【鉴别】

(1) TLC 特征图谱

取本品粉末 2g，分别置具塞锥形瓶中，加入 50ml 甲醇，超声提取 60min，滤过，滤液减压回收溶剂，残渣加水 20ml 分散，分别加入乙醚 20ml 萃取 2 次，合并上层溶液，减压回收乙醚，残留物加乙酸乙酯溶解，转移至 2ml 量瓶中，加乙酸乙酯稀释至刻度，摇匀，作为供试品溶液。同法制备对照药材溶液。按照薄层色谱法 [《中国药典》2010 年版（一部）附录Ⅵ B] 试验，以定量毛细管吸取对照药材溶液及供试品溶液各 10 μl，分别点于同一以羧甲基纤维素钠为黏合剂的硅胶 G 薄层板上，以氯仿 - 乙酸乙酯 - 甲酸（8：1：1.5）为展开剂，在层析缸中饱和 30min，避光展开，取出，晾干，喷以 10% 硫酸乙醇溶液，在紫外灯 365nm 下观察。

(2) HPLC 特征图谱

照高效液相色谱法（附录 VID）测定

色谱条件与系统适用性试验 以十八烷基硅烷键合硅胶为填充剂；0.27% 甲酸水溶液（A）- 0.045% 甲酸乙腈溶液（B）为流动相，流速 1.0ml/min；检测波长 242nm；柱温 25 ℃；供试液进样 10 μl。梯度洗脱条件见表 13-8。

表 13-8 梯度洗脱条件表

时间 /min	流动相 B/%
0 ~ 45	50 → 70
45 ~ 70	70 → 100

供试品溶液的制备 取本品粉末 2g，置具塞锥形瓶中，精密量取 25ml 甲醇，称重，超声提取 60min，冷却，补足重量，过滤，精密吸取续滤液 15ml，置于蒸发皿中，水浴蒸干，残留物用甲醇定容至 5ml 容量瓶中，用微孔滤膜（0.45μm）滤过，即得。

测定法 分别精密吸取供试品溶液各 10 μl，注入液相色谱仪，测定，记录色谱图，即得。

本品所得图谱与标准特征图谱一致（图 13-11、图 13-12）。

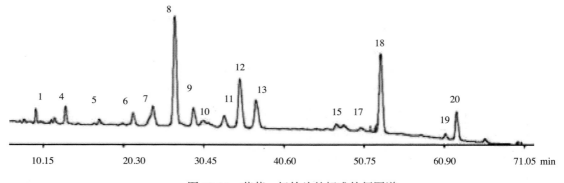

图 13-11 茯苓一级饮片的标准特征图谱

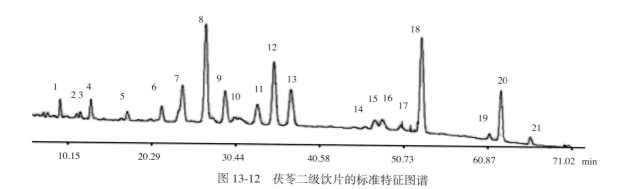

图 13-12　茯苓二级饮片的标准特征图谱

【检查】　水分　　不得过 18.0% [《中国药典》2010 年版（一部）附录Ⅸ H 第一法]。

总灰分　　不得过 2.0% [《中国药典》2010 年版（一部）附录Ⅸ K]。

酸不溶性灰分　　不得过 0.08% [《中国药典》2010 年版（一部）附录Ⅸ K]。

杂质　　不得过 2.0%[《中国药典》2010 年版（一部）附录Ⅸ A]。

【浸出物】　照醇溶性浸出物测定法项下的热浸法（《中国药典》2010 年版（一部）附录Ⅹ A）测定，用 50% 乙醇作溶剂，茯苓饮片不得少于 2.5%。

【含量测定】　照紫外 - 可见分光光度法 [《中国药典》2010 年版（一部）附录Ⅵ A] 测定。

对照品溶液的制备　　精密称定减压干燥至恒重的葡萄糖对照品适量，加水制成浓度为 1mg/ml 的储备液。精密吸取对照品储备液 0.4ml 置 10ml 容量瓶中，用水稀释至刻度，摇匀，即得。

标准曲线制备　　分别精密吸取对照品溶液 10.032 μg/ml、20.064 μg/ml、40.128 μg/ml、60.192 μg/ml、80.256 μg/ml 溶液各 1.0ml，于 20ml 试管中，分别精密加入 5% 苯酚溶液 1.0ml，充分混合后，再分别缓慢精密加入浓硫酸 6.0ml，迅速摇匀，室温下放置 40min，在紫外分光光度仪上，以吸收波长 489nm 测定样品溶液的吸收值，以浓度（C）为横坐标，吸收值（A）为纵坐标绘制标准曲线。

供试品溶液制备　　取茯苓饮片粉末（过 60 目筛）约 1g，精密称定，置烧瓶中，加石油醚 25ml 于水浴回流 2h，冷却，过滤，滤渣干燥后精密加入 0.5 mol/lNaOH 100ml，搅拌 1h，离心（3500 r/min，20min）。精密量取上清液 25ml，加 10% 冰醋酸溶液调 pH5 ~ 6，使其成糊状。将糊状物离心（3500 r/min，15min），弃去上清液，沉淀加水溶解，转移至 100ml 量瓶中，加水至刻度，摇匀，精密吸取 1ml 置 25ml 量瓶中，加水至刻度，摇匀，即得。

测定法　　取对照品和供试品溶液各 1.0ml，于 20ml 试管中，分别精密加入 5% 苯酚溶液 1.0ml，充分混合后，再分别缓慢精密加入浓硫酸 6.0ml，迅速摇匀，室温下放置 40min，在紫外分光光度仪上，以吸收波长 489nm 测定样品溶液的吸收值，计算多糖含量。

本品按照干燥品计算，茯苓一级饮片含碱溶性多糖以无水葡萄糖计，含量不得少于 76.0%。二级饮片碱溶性多糖不得少于 60.0%。

【性味与归经】　甘、淡、平。归心、肺脾、肾经。

【功能与主治】　利水渗湿，健脾，宁心。用于水肿尿少，痰饮眩悸，脾虚食少，便溏泄泻，心神不安，心悸失眠。

【用法与用量】　10 ~ 15g。

【储藏】　置干燥处，防潮。

第十四章 附子（黑顺片）饮片的分级方法及其质量评价

第一节 原料药材

按照《中国药典》2010 年版（一部）附子项下的规定，本品来源于毛茛科植物乌头 *Aconitum carmichaelii* Debx. 的子根的加工品。附子药材于每年 6 月下旬至 8 月上旬采挖，除去母根、须根及泥土，经加工制成黑顺片。根据本草考证和附子的产地调研，四川江油自古以来就是著名的附子道地产区，而陕西汉中和四川布托也是近年形成的产量较大的产区，故确定江油为道地产区，汉中和布托为主产区。根据《七十六种药材商品规格标准》中附子的传统分级要点，其中附子规定为白片三个等级，而熟片、挂片、黄片和黑顺片各一个等级，故亟须制定科学合理的分级标准。采收四川江油、陕西汉中、四川布托的附子药材共计 6 个批次，并委托四川新荷花中药饮片股份有限公司加工成黑顺片；采集产区饮片生产企业黑顺片样品共计 14 个批次，所有样品基源经成都中医药大学标本中心卢先明教授鉴定为毛茛科植物乌头 *Aconitum carmichaelii* Debx. 的子根。

第二节 饮 片

以毛茛科植物乌头 *Aconitum carmichaelii* Debx. 的子根为原料药材（图 14-1），按照《中国药典》2010 年版（一部）附子项下规定，炮制加工为黑顺片。

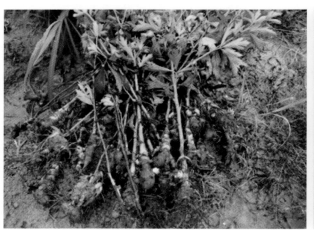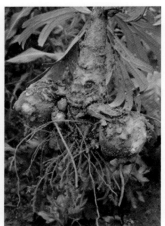

图 14-1 附子原料药材

一、炮 制

取泥附子，按大小分别洗净，浸入食用胆巴的水溶液中数日，连同浸液煮至透心，捞出，水漂，纵切成厚约 5 mm 的片，再用水浸漂，用调色液使附片染成浓茶色，取出，蒸至出现油面、光泽后，烘至半干，再晒干或继续烘干，习称"黑顺片"。

二、性　状

（一）黑顺片原料药材的传统分级

附子分级方法不一，可从药材开始分级，也可从加工后的饮片开始分级，可由 1kg 药材的个数划分，也可由饮片的片宽划分，目前尚无统一的具体标准，但均以大小作为分级指标。因此，首先对于黑顺片的传统性状、饮片均匀性、饮片的颜色进行评价。

（二）黑顺片质量评价传统方法

按照传统评价方法对采集加工的黑顺片进行传统性状、饮片均匀性、饮片的颜色进行评价，见图 14-2 和表 14-1 ~ 表 14-3。

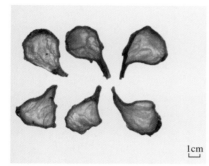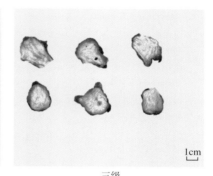

| 一级 | 二级 | 三级 |

图 14-2　不同等级饮片的外观性状

表 14-1　药材采收情况

产区	产地	等级	重量 /kg	加工后重量 /kg	编号
四川江油	桥楼村、河西乡	一等（一批）	12.00	2.55	S1
四川江油	河西乡	一等（二批）	12.00	3.05	S2
四川江油	桥楼村、河西乡	统货（一批）	12.00	3.35	S3
四川江油	河西乡	统货（二批）	11.00	3.05	S4
陕西汉中	城固县、留坝县	一等	12.60	2.80	S5
四川布托	布托	一等	12.04	3.55	S6

表 14-2　饮片采收情况

产区	公司	等级	批号	数量 /kg	编号
江油	四川江油中坝附子科技发展有限公司	一等	110801	5	S7
		一等	110901	5	S8
		二等	110801	3	S9
		二等	110901	3	S10
		统货	110801	2	S11
		统货	110901	2	S12
	绵阳神农中药饮片有限责任公司	一等	120801	5	S13
		一等	120901	5	S14

产区	公司	等级	批号	数量/kg	编号
江油	四川新荷花中药饮片股份有限公司	统货	1108151	5	S15
		统货	111114	1.5	S16
汉中	陕西神龙药业有限公司	一等	—	5	S17
		一等	—	5	S18
		统货	—	5	S19
		统货	—	5	S20

表 14-3 黑顺片的外观评价

编号	形状	外皮颜色	切面性状	质地	断面	气	味
S1	纵切片，上宽下窄，长 25 ~ 60mm，宽 25 ~ 50mm，厚 2 ~ 4mm	黑褐色	切面暗黄色，油润具光泽，半透明状，并有纵向导管束	质硬而脆	断面角质样	气微	味淡
S2	纵切片，上宽下窄，长 30 ~ 55 mm，宽 15 ~ 40mm，厚 2 ~ 4mm	黑褐色	切面暗黄色，油润具光泽，半透明状，并有纵向导管束	质硬而脆	断面角质样	气微	味淡
S3	纵切片，上宽下窄，长 20 ~ 55mm，宽 15 ~ 40mm，厚 2 ~ 5mm	黑褐色	切面暗黄色，油润具光泽，半透明状，并有纵向导管束	质硬而脆	断面角质样	气微	味淡
S4	纵切片，上宽下窄，长 20 ~ 55 mm，宽 15 ~ 40mm，厚 2 ~ 4mm	黑褐色	切面暗黄色，油润具光泽，半透明状，并有纵向导管束	质硬而脆	断面角质样	气微	味淡
S5	纵切片，上宽下窄，长 25 ~ 50mm，宽 20 ~ 40mm，厚 2 ~ 4mm	黑褐色	切面暗黄色，油润具光泽，半透明状，并有纵向导管束	质硬而脆	断面角质样	气微	味淡
S6	纵切片，上宽下窄，长 25 ~ 55mm，宽 20 ~ 40mm，厚 2 ~ 4mm	黑褐色	切面暗黄色，油润具光泽，半透明状，并有纵向导管束	质硬而脆	断面角质样	气微	味淡
S7	纵切片，上宽下窄，长 25 ~ 65mm，宽 20 ~ 45mm，厚 2 ~ 4mm	黑褐色	切面暗黄色，油润具光泽，半透明状，并有纵向导管束	质硬而脆	断面角质样	气微	味淡
S8	纵切片，上宽下窄，长 20 ~ 60mm，宽 20 ~ 35mm，厚 2 ~ 4mm	黑褐色	切面暗黄色，油润具光泽，半透明状，并有纵向导管束	质硬而脆	断面角质样	气微	味淡
S9	纵切片，上宽下窄，长 20 ~ 45mm，宽 15 ~ 35mm，厚 2 ~ 4mm	黑褐色	切面暗黄色，油润具光泽，半透明状，并有纵向导管束	质硬而脆	断面角质样	气微	味淡
S10	纵切片，上宽下窄，长 20 ~ 65mm，宽 20 ~ 40mm，厚 3 ~ 5mm	黑褐色	切面暗黄色，油润具光泽，半透明状，并有纵向导管束	质硬而脆	断面角质样	气微	味淡
S11	纵切片，上宽下窄，长 45 ~ 55mm，宽 14 ~ 30mm，厚 2 ~ 4mm	黑褐色	切面暗黄色，油润具光泽，半透明状，并有纵向导管束	质硬而脆	断面角质样	气微	味淡
S12	纵切片，上宽下窄，长 20 ~ 60mm，宽 20 ~ 35mm，厚 2 ~ 4mm	黑褐色	切面暗黄色，油润具光泽，半透明状，并有纵向导管束	质硬而脆	断面角质样	气微	味淡
S13	纵切片，上宽下窄，长 30 ~ 60mm，宽 25 ~ 45mm，厚 3 ~ 5mm	黑褐色	切面暗黄色，油润具光泽，半透明状，并有纵向导管束	质硬而脆	断面角质样	气微	味淡
S14	纵切片，上宽下窄，长 25 ~ 60mm，宽 20 ~ 45mm，厚 2 ~ 4mm	黑褐色	切面暗黄色，油润具光泽，半透明状，并有纵向导管束	质硬而脆	断面角质样	气微	味淡
S15	纵切片，上宽下窄，长 20 ~ 55mm，宽 15 ~ 35mm，厚 2 ~ 4mm	黑褐色	切面暗黄色，油润具光泽，半透明状，并有纵向导管束	质硬而脆	断面角质样	气微	味淡
S16	纵切片，上宽下窄，长 20 ~ 60mm，宽 15 ~ 35mm，厚 2 ~ 4mm	黑褐色	切面暗黄色，油润具光泽，半透明状，并有纵向导管束	质硬而脆	断面角质样	气微	味淡
S17	纵切片，上宽下窄，长 20 ~ 50mm，宽 15 ~ 35mm，厚 2 ~ 4mm	黑褐色	切面暗黄色，油润具光泽，半透明状，并有纵向导管束	质硬而脆	断面角质样	气微	味淡
S18	纵切片，上宽下窄，长 20 ~ 40mm，宽 20 ~ 35mm，厚 2 ~ 4mm，不规则碎片残留较多	黑褐色	切面暗黄色，油润具光泽，半透明状，并有纵向导管束	质硬而脆	断面角质样	气微	味淡
S19	纵切片，上宽下窄，长 15 ~ 45mm，宽 10 ~ 35mm，厚 2 ~ 4mm，不规则碎片残留较多	黑褐色	切面暗黄色，油润具光泽，半透明状，并有纵向导管束	质硬而脆	断面角质样	气微	味淡
S20	纵切片，上宽下窄，长 20 ~ 40mm，宽 15 ~ 35mm，厚 2 ~ 4mm，不规则碎片残留较多	黑褐色	切面暗黄色，油润具光泽，半透明状，并有纵向导管束	质硬而脆	断面角质样	气微	味淡

由表 14-3 可见，大部分样品的长、宽数据均超过《中国药典》规定（长 17 ~ 50 mm，宽 9 ~ 30 mm），建议《中国药典》该项标准作适当调整。其他外观性状均符合《中国药典》描述。

结合黑顺片的传统分级方法，将黑顺片的外皮颜色、片径作为分级的关键指标。

（三）黑顺片的颜色与长宽测定

人工经验评价缺乏客观性和准确性，难以实现数据化和标准化，如表 14-2 中 20 批样品颜色虽符合《中国药典》规定的"外皮黑褐色"、"切面暗黄色"等描述，但也存在深浅之分，主观难以准确判断。虽然现代黑顺片分级均采用大小为指标，但其颜色自古也是重要的评价指标之一，且与加工过程辅料（胆巴）浓度有关，故颜色的判断不可忽视。同时鉴于黑顺片片长与片宽的差异，课题组采用游标卡尺对不同黑顺片进行片长与片宽的客观量化。

1. 仪器

CR-410 色彩色差计，游标卡尺。

2. 方法与结果

结合附子传统评价经验指标，采用大小和颜色数据综合评定，结果见表 14-4。使用 SPSS16.0 软件对 17 批样品的大小数据进行聚类分析，结果如图 14-3 所示。除去大小不佳者以及不合格饮片后，将剩余样品的颜色数据进行聚类分析，结果见图 14-4。

表 14-4　黑顺片大小及颜色测量（$n=100$）

编号	大小		外部颜色				内部颜色			
	片长 /cm	片宽 /cm	L*	a*	b*	E*ab	L*	a*	b*	E*ab
S1	40.52	36.08	57.61	2.51	12.26	58.9535	25.40	2.52	2.68	25.6595
S2	39.27	33.92	60.85	1.97	12.71	62.1944	23.12	2.41	2.17	23.3463
S3	33.54	26.60	62.53	2.15	13.67	64.0429	25.77	3.18	3.78	26.2386
S4	33.74	27.46	61.51	2.05	12.31	62.7632	26.13	2.56	2.93	26.4171
S5	35.06	27.66	61.97	1.51	11.96	63.1316	32.83	3.95	10.00	34.5458
S6	34.67	26.26	59.38	2.57	13.89	61.0370	26.56	3.35	4.94	27.2175
S7	39.16	31.01	66.81	1.49	14.38	68.3563	31.74	3.74	8.79	33.1463
S8	39.04	30.07	68.11	1.04	12.21	69.2036	28.93	3.37	6.72	29.8908
S9	35.87	26.56	69.63	1.29	13.98	71.0313	34.80	4.32	9.87	36.4277
S10	36.19	29.31	70.47	1.23	13.54	71.7695	38.42	4.03	12.26	40.5248
S11	30.74	23.88	62.78	2.08	12.14	63.9768	32.15	4.18	8.96	33.6359
S13	40.86	34.21	72.12	0.66	18.13	74.3668	42.69	4.08	15.16	45.4831
S14	36.81	31.49	65.53	1.64	15.63	67.3882	31.07	4.17	8.33	32.4345
S15	30.61	22.99	69.64	0.96	12.48	70.7559	37.84	3.17	12.50	39.9751
S16	31.53	22.13	69.71	0.87	12.84	70.8880	36.37	3.18	11.48	38.2660
S17	28.74	22.92	67.38	1.27	13.23	68.6783	37.24	3.80	13.53	39.8018
S18	28.21	23.06	63.48	1.71	11.71	64.5737	31.38	4.49	8.18	32.7380

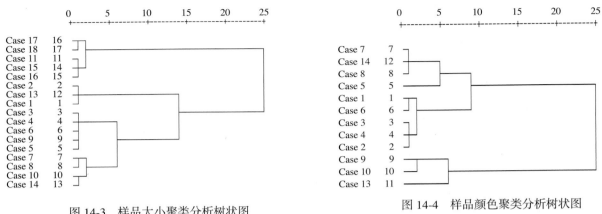

图 14-3　样品大小聚类分析树状图　　　　　　　图 14-4　样品颜色聚类分析树状图

由图 14-3 和图 14-4 可见，样品 S11、S15、S16、S17 和 S18 聚为一类，其余样品聚为一类。该 5 批的片长、片宽数据较其余样品均较小，故该聚类结果合理。由图 14-3 可见，可将 S7、S14、S8 等 9 批样品聚为一类，而 S9、S10 和 S13 色度值偏大（颜色偏浅），与第一类差异较大，故不被纳入一级。通过大小及颜色数据的聚类分析，发现 S1、S2、S3、S4、S5、S6、S7、S8 和 S14 外观性状为优，故定为一级。

三、鉴　别

采用 TLC 和 HPLC 两种方式对黑顺片饮片进行比较研究，探讨不同等级黑顺片饮片的质量评价方式和评价标准。

（一）TLC 鉴别

取本品粉末 2g，加氨试液 3ml 润湿，加乙醚 25ml，超声处理 30min，滤过，滤液挥干，残渣加二氯甲烷 0.5ml 使溶解，作为供试品溶液。另取苯甲酰新乌头原碱对照品、苯甲酰乌头原碱对照品、苯甲酰次乌头原碱对照品，加异丙醇 - 二氯甲烷（1：1）混合溶液制成每 1ml 各含 1mg 的混合溶液，作为对照品溶液（单酯型生物碱）。再取新乌头碱对照品、次乌头碱对照品、乌头碱对照品，加异丙醇 - 二氯甲烷（1：1）混合溶液制成每 1ml 各含 1mg 的混合溶液，作为对照品溶液（双酯型生物碱）。照薄层色谱法（附录Ⅵ B）试验，吸取供试品溶液和对照品溶液各 10μl，分别点于同一硅胶 G 薄层板上，以正己烷 - 乙酸乙酯 - 甲醇 - 乙醇（5.6：3.4：1：1）为展开剂，置氨蒸气饱和 20min 的层析缸中，在室温下展开 12cm，取出，晾干，喷以稀碘化铋钾溶液，晾干，再喷以碘化碘钾和碘化铋钾的等容混合溶液，检视。如图 14-5 所示。

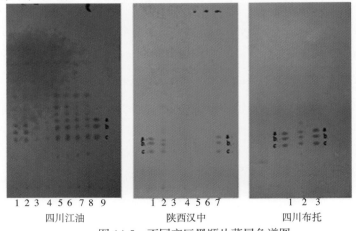

四川江油　　　　　陕西汉中　　　　四川布托

图 14-5　不同产区黑顺片薄层色谱图

1 ~ 8. 黑顺片；9. 对照品（a. 苯甲酰次乌头原碱；b. 苯甲酰乌头原碱；c. 苯甲酰新乌头原碱）

由图 14-5 可见，在与对照品相应的位置上，四川江油、四川布托样品均可观察到相同颜色的斑点，但 S11、S12 颜色较浅。而陕西汉中样品中，除 S5 外，S17、S18、S19、S20 均较为模糊，不易判别。

（二）HPLC 特征图谱

1. 仪器与试药

仪器：岛津 LC-2010A 自动高效液相色谱仪（包括四元泵、单波长检测器、柱温箱、自动进样器、LC-solution 色谱工作站），sartorius BP 211D 电子天平（感量：0.01mg），雷磁 PHS-3C 型精密 pH 计，Autoscience AS5150A 超声波清洗器，MH-5000H 可调式电热套。

试剂：色谱甲醇，色谱乙腈，乐百氏纯净水，其他试剂均为分析纯。材料：苯甲酰次乌头原碱对照品（批号：B-016-110316，供含量测定用，北京伊普瑞斯科技有限公司）。

2. 色谱条件

色谱柱 Phenomenex Gemini C_{18} 柱（250mm×4.6mm，5μm）；乙腈 -0.04mol/L 乙酸铵溶液（浓氨溶液调 pH10.0）（25：75）为流动相 A，乙腈 -0.04mol/L 乙酸铵溶液（浓氨溶液调 pH10.0）（65：35）为流动相 B，梯度洗脱：0 ~ 45min、90% ~ 48%A，45 ~ 65min、48% ~ 40%A，65 ~ 75min、40% ~ 25%A，75 ~ 80min。25% ~ 0%A；流速 0.8ml/min；检测波长 235nm；柱温 30℃；理论塔板数按苯甲酰新乌头原碱计算应不低于 3000。进样量 10μl。

3. 对照品溶液的制备

精密称取苯甲酰次乌头原碱对照品适量，加 0.05% 盐酸甲醇溶解并稀释，制成每 1ml 中 0.0532mg 的对照品溶液。

4. 供试品溶液的制备

取样品（过 40 目筛）约 5g，精密称定，置具塞锥形瓶中，加乙醚 50ml 与氨试液 4ml，密塞，摇匀，放置过夜。滤过，药渣加乙醚 50ml，连续振摇 1h，滤过，药渣再用乙醚洗涤 3 ~ 4 次，每次 15ml，滤过，洗液与滤液合并，低温蒸干。残渣加 0.05% 盐酸甲醇溶液溶解并定容至 5ml，摇匀，用 0.45μm 微孔滤膜滤过，即得供试品溶液。

5. 黑顺片 HPLC 特征图谱分析

（1）精密度试验

精密吸取同一供试品溶液（黑顺片 S16）10μl，注入液相色谱仪，重复进样 5 次，按上述色谱条件测定，以苯甲酰次乌头原碱为参照峰（S），计算特征图谱中各共有峰的相对保留时间及相对峰面积。结果各共有峰的相对保留时间的 RSD 小于 0.40%，相对峰面积的 RSD 小于 1.74%，采用国家药典委员会"相似度评价软件（2004 年 A 版）"进行评价，相似度为 0.96，表明仪器精密度好。

（2）稳定性试验

精密吸取同一供试品溶液（黑顺片 S16）10μl，注入液相色谱仪，分别于 0h，3h，6h，9h，24h 检测，记录特征图谱，以苯甲酰次乌头原碱为参照峰（S），计算特征图谱中各共有峰的相对保留时间及相对峰面积。结果各共有峰的相对保留时间的 RSD 小于 0.96%，相对峰面积的 RSD 小于 2.44%，相似度为 0.98，表明供试品溶液于 24h 内测定结果稳定。

（3）重复性试验

取同一批药材粉末（黑顺片 S16）约 5g，共 5 份，精密称定，照上述方法制备供试品溶液，精密吸取供试品溶液 10μl，分别注入液相色谱仪，记录特征图谱，以苯甲酰次乌头原碱为参照峰（S），计算特征图谱中各共有峰的相对保留时间及相对峰面积。结果各共有峰的相对保留时间的 RSD 小于 0.47%，相对峰面积的 RSD 小于 2.11%，相似度为 0.97，表明该方法重复性好。

（4）黑顺片特征图谱的建立

20 批黑顺片按上述方法处理制备供试品溶液，分别精密吸取 10μl，注入液相色谱仪，记录 85min 的 HPLC 图。采用国家药典委员会"中药色谱指纹图谱相似度评价系统（2004 年 A 版）"进行数据处理与分析，选定 S16 为参照图谱，生成黑顺片特征图谱共有模式，如图 14-6 所示。

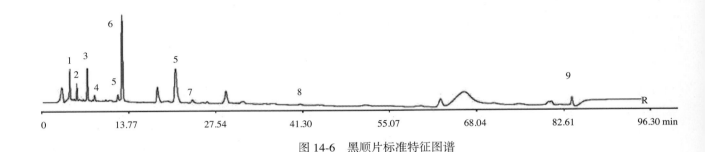

图 14-6　黑顺片标准特征图谱

以苯甲酰次乌头原碱为参照峰（S），20 批样品生成 10 个共有峰，与标准图谱（R）的相似度比较，结果见表 14-5。

表 14-5　20 批样品与标准图谱的相似度

编号	S1	S2	S3	S4	S5	S6	S7	S8	S9	S10	S11	S12	S13	S14	S15	S16	S17	S18	S19	S20	R
S1	1.000	0.919	0.997	0.993	1.000	0.965	0.302	0.269	0.350	0.749	0.164	0.122	0.148	0.144	0.278	0.267	0.093	0.065	0.094	0.053	0.825
S2	0.919	1.000	0.916	0.920	0.900	0.855	0.148	0.109	0.127	0.545	0.160	0.118	0.170	0.165	0.126	0.116	0.088	0.071	0.106	0.056	0.713
S3	0.997	0.916	1.000	0.993	1.000	0.970	0.315	0.271	0.365	0.760	0.162	0.124	0.154	0.150	0.289	0.278	0.096	0.068	0.094	0.055	0.831
S4	0.993	0.920	0.993	1.000	1.000	0.970	0.329	0.283	0.365	0.757	0.192	0.136	0.170	0.165	0.300	0.287	0.107	0.078	0.107	0.066	0.841
S5	0.967	0.867	0.968	0.970	1.000	0.981	0.405	0.348	0.468	0.836	0.239	0.187	0.234	0.226	0.454	0.439	0.145	0.097	0.134	0.070	0.897
S6	0.965	0.855	0.970	0.970	1.000	1.000	0.427	0.381	0.506	0.864	0.244	0.203	0.235	0.231	0.439	0.427	0.153	0.100	0.145	0.072	0.903
S7	0.302	0.148	0.315	0.329	0.400	0.427	1.000	0.937	0.928	0.627	0.338	0.258	0.313	0.304	0.546	0.528	0.206	0.141	0.190	0.110	0.608
S8	0.269	0.109	0.271	0.283	0.300	0.381	0.937	1.000	0.913	0.594	0.314	0.265	0.269	0.266	0.477	0.462	0.177	0.119	0.159	0.089	0.552
S9	0.350	0.127	0.365	0.365	0.500	0.506	0.928	0.913	1.000	0.789	0.337	0.314	0.327	0.318	0.636	0.617	0.211	0.132	0.190	0.092	0.668
S10	0.749	0.545	0.760	0.757	0.800	0.864	0.627	0.594	0.789	1.000	0.354	0.327	0.334	0.324	0.642	0.623	0.214	0.134	0.193	0.096	0.890
S11	0.164	0.16	0.162	0.192	0.200	0.244	0.338	0.314	0.337	0.354	1.000	0.264	0.321	0.320	0.352	0.340	0.201	0.159	0.889	0.109	0.431
S12	0.122	0.118	0.124	0.136	0.200	0.203	0.258	0.265	0.314	0.327	0.264	1.000	0.255	0.921	0.283	0.669	0.925	0.888	0.151	0.077	0.489
S13	0.148	0.170	0.154	0.170	0.200	0.235	0.313	0.269	0.327	0.334	0.321	0.255	1.000	0.376	0.755	0.405	0.211	0.169	0.227	0.846	0.472
S14	0.144	0.165	0.150	0.165	0.200	0.231	0.304	0.266	0.318	0.324	0.320	0.921	0.376	1.000	0.400	0.754	0.927	0.889	0.228	0.111	0.547
S15	0.278	0.126	0.289	0.300	0.500	0.439	0.546	0.477	0.636	0.642	0.352	0.283	0.755	0.400	1.000	0.787	0.251	0.165	0.215	0.511	0.664
S16	0.267	0.116	0.278	0.287	0.400	0.427	0.528	0.462	0.617	0.623	0.340	0.669	0.405	0.754	0.787	1.000	0.681	0.590	0.216	0.093	0.700
S17	0.093	0.088	0.096	0.107	0.100	0.153	0.206	0.177	0.211	0.214	0.201	0.925	0.211	0.927	0.251	0.681	1.000	0.965	0.146	0.077	0.443

续表

编号	S1	S2	S3	S4	S5	S6	S7	S8	S9	S10	S11	S12	S13	S14	S15	S16	S17	S18	S19	S20	R
S18	0.065	0.071	0.068	0.078	0.100	0.100	0.141	0.119	0.132	0.134	0.159	0.888	0.169	0.889	0.165	0.590	0.965	1.000	0.118	0.085	0.377
S19	0.094	0.106	0.094	0.107	0.100	0.145	0.190	0.159	0.190	0.193	0.889	0.151	0.227	0.228	0.215	0.216	0.146	0.118	1.000	0.080	0.296
S20	0.053	0.056	0.055	0.066	0.100	0.072	0.110	0.089	0.092	0.096	0.109	0.077	0.846	0.111	0.511	0.093	0.077	0.085	0.080	1.000	0.234
R	0.825	0.713	0.831	0.841	0.900	0.903	0.608	0.552	0.668	0.890	0.431	0.489	0.472	0.547	0.664	0.700	0.443	0.377	0.296	0.234	1.000

以苯甲酰次乌头原碱为参照峰（S），20 批样品生成 10 个共有峰。由表 14-5 可见，与标准图谱（R）的相似度比较，S5、S6 较高，大于 0.900，S11、S12、S13、S14、S15、S17、S18、S19、S20 偏低，小于 0.700。

6. 小结

以苯甲酰次乌头原碱为参照峰（S），20 批样品生成 10 个共有峰。由表 14-5 可见，20 批样品与标准图谱（R）的相似度在 0.234 ~ 0.903，其中 S6 相似度最高，S20 最低。产区之间总体范围一致，无明显差异，提示该法不能用于区分道地产区与非道地产区。

四、检　　查

（一）水分

参考《中国药典》2010 年版（一部）附录Ⅸ H 水分测定法项下第一法（烘干法）测定。取样品约 4g，平铺于干燥至恒重的扁形称量瓶中，厚度不超过 5mm；精密称定，打开瓶盖在 100 ~ 105℃干燥 5h，将瓶盖盖好，移置干燥器中，冷却 30min，精密称定，再在上述温度干燥 1h，冷却，称重，至连续两次称重的差异不超过 5mg 为止。根据减失的重量，计算样品中含水量，结果见表 14-6。

表 14-6　黑顺片检测项测定结果　　　　　　（单位：%）

编号	水分	总灰分	酸不溶灰分	浸出物	双酯型生物碱	杂质含量
1	14.30	7.37	0.02	14.27	0.0008	0.18
2	14.73	7.78	0.13	13.90	0.0009	0.63
3	13.91	5.19	0.02	9.86	0.0010	0.25
4	14.06	5.13	0.05	9.64	0.0005	0.88
5	12.96	3.48	0.08	8.54	0.0044	0.23
6	13.57	4.39	0.07	9.95	0.0001	0.18
7	14.06	3.86	0.02	8.39	0.0009	0.08
8	13.79	4.10	0.06	8.41	0.0010	0.13
9	13.66	4.40	0.03	12.04	0.0018	0.62
10	14.31	5.64	0.02	12.29	0.0017	1.10
11	11.27	2.12	0.08	5.20	0.0004	2.33
12	13.59	2.41	0.11	5.08	0.0003	1.84
13	14.36	7.24	0.07	18.55	0.0021	0.09
14	13.71	3.65	0.01	9.23	0.0020	0.54

续表

编号	水分	总灰分	酸不溶灰分	浸出物	双酯型生物碱	杂质含量
15	14.21	4.16	0.04	11.41	0.0117	0.24
16	14.09	5.12	0.09	12.91	0.0123	0.39
17	14.00	1.77	0.06	6.37	0.0004	3.94
18	13.37	2.41	0.28	8.47	0.0002	6.49
19	13.36	2.22	0.25	6.45	0.0002	6.50
20	14.86	2.48	0.23	7.36	—	5.51

（二）灰分

按照《中国药典》2010 年版（一部）附录Ⅸ K 灰分测定法项下总灰分测定法测定。取样品粉末（过二号筛）约 4g，置炽灼至恒重的坩埚中，称定重量（准确至 0.01g），缓缓炽热，注意避免燃烧，至完全炭化时，逐渐升高温度至 500 ~ 600℃，使完全灰化并至恒重。根据残渣重量，计算样品中总灰分的含量，结果见表 14-6。

按照《中国药典》2010 年版（一部）附录Ⅸ K 灰分测定法项下酸不溶性灰分测定法测定。取"总灰分"项下所得的灰分，在坩埚中小心加入稀盐酸约 10ml，用表面皿覆盖坩埚，置水浴上加热 10min，表面皿用热水 5ml 冲洗，洗液并入坩埚中，用无灰滤纸滤过，坩埚内的残渣用水洗于滤纸上，并洗涤至洗液不显氯化物反应为止。滤渣连同滤纸移置同一坩埚中，干燥，炽灼至恒重。根据残渣重量，计算样品中酸不溶性灰分的含量，结果见表 14-6。

（三）杂质

按照《中国药典》2010 年版（一部）附录Ⅸ A 杂质检查法项下的方法测定。黑顺片所含杂质多为药屑，采用四分法取各批次样品适量，过 12 目筛筛出药屑，计算含量，结果见表 14-6。

（四）浸出物

取样品约 4g，精密称定，置 250 ~ 300ml 的锥形瓶中，精密加水 100ml，密塞，冷浸，前 6h 内时时振摇，再静置 18h，用干燥滤器迅速滤过，精密量取续滤液 20ml，置已干燥至恒重的蒸发皿中，在水浴上蒸干后，于 105℃干燥 3h，置干燥器中冷却 30min，迅速精密称定重量。以干燥品计算样品中水溶性浸出物的含量，结果见表 14-6。

（五）双酯型生物碱

对照品溶液的制备　取新乌头碱对照品、次乌头碱对照品、乌头碱对照品适量，精密称定，加异丙醇-二氯甲烷（1∶1）混合溶液制成每 1ml 各含 5μg 的混合溶液，即得。

测定法　分别精密吸取上述对照品溶液与 [含量测定] 项下供试品溶液各 10μl，注入液相色谱仪，测定，结果见表 14-6。

（六）结果

各样品水分含量均符合《中国药典》规定（不得过 15.0%），其中 S20 水分含量最高，S11 水分含量最低；样品 S2 总灰分含量最高，S17 最低，相差 4 倍左右；S18 酸不溶性灰分含量最高，样品 S1、S3、S7、S10 最低，相差 14 倍；样品 S13 浸出物含量最高，S12 最低，相差近 4 倍；各样品双酯型生物碱含量均符合《中国药典》规定（双酯型生物碱以新乌头碱、新乌头碱和乌头碱的总量计，不得过 0.020%），其中 S16 含量最高，S20 未检出；样品 S19 杂质含量最高，S7 最低，相差 81 倍。

五、含量测定

根据黑顺片饮片化学成分类型，对黑顺片中六种酯型生物碱及总生物碱进行了含量测定，分析成分含量与饮片分级的相关性。

（一）六种酯型生物碱含量测定

1. 仪器与试药

仪器：岛津 LC-2010A 自动高效液相色谱仪（包括四元泵、单波长检测器、柱温箱、自动进样器、LC-solution 色谱工作站），CR-410 色彩色差计，Sartorius BP 211D 电子天平（感量：0.01mg），雷磁 PHS-3C 型精密 pH 计，Autoscience AS5150A 超声波清洗器，MH-5000H 可调式电热套。

试剂：色谱甲醇，色谱乙腈，乐百氏纯净水，其他试剂均为分析纯。材料：苯甲酰新乌头原碱对照品（批号：B-010-110316，供含量测定用，北京伊普瑞斯科技有限公司）、苯甲酰乌头原碱对照品（批号：B-009-110316，供含量测定用，北京伊普瑞斯科技有限公司）、苯甲酰次乌头原碱对照品（批号：B-016-110316，供含量测定用，北京伊普瑞斯科技有限公司）、新乌头碱对照品（批号：MUST-11122106，供含量测定用，北京伊普瑞斯科技有限公司）、乌头碱对照品（批号：MUST-11031101，供含量测定用，北京伊普瑞斯科技有限公司）、次乌头碱对照品（批号：MUST-12021303，供含量测定用，北京伊普瑞斯科技有限公司）。

2. 方法与结果

（1）色谱条件

色谱柱 Phenomenex Gemini C_{18} 柱（250mm×4.6mm，5μm）；乙腈 -0.04mol/L 乙酸铵溶液（浓氨溶液调 pH10.0）（25 : 75）为流动相 A，乙腈 -0.04mol/L 乙酸铵溶液（浓氨溶液调 pH10.0）（65 : 35）为流动相 B，梯度洗脱：0 ～ 45min，90% ～ 48%A；45 ～ 65min，48% ～ 40%A；65 ～ 75min，40% ～ 25%A；75 ～ 80min，25% ～ 0%A；流速 0.8ml/min；检测波长为 235nm；柱温 30℃；进样量 10μl。

（2）对照品溶液制备

精密称取新乌头碱对照品、乌头碱对照品、次乌头碱对照品、苯甲酰新乌头原碱对照品、苯甲酰乌头原碱对照品、苯甲酰次乌头原碱对照品适量，分别置 10ml、25ml、10ml、10ml、25ml、10ml 量瓶中，加 0.05% 盐酸甲醇溶解并稀释至刻度，摇匀。再分别精密量取上述对照品溶液 1ml、1ml、1ml、2ml、1ml、1ml，置同一 10ml 量瓶中，加 0.05% 盐酸甲醇稀释至刻度，摇匀，制成每 1ml 中含新乌头碱 0.0540mg、乌头碱 0.0219mg、次乌头碱 0.0948mg、苯甲酰新乌头原碱 0.1700mg、苯甲酰乌头原碱 0.0344mg、苯甲酰次乌头原碱 0.0532mg 的混合对照品溶液。

（3）供试品溶液制备

取样品（40 目）约 5g，精密称定，置具塞锥形瓶中，加乙醚 50ml 与氨试液 4ml，密塞，摇匀，放置过夜。滤过，药渣加乙醚 50ml，连续振摇 1h，滤过，药渣再用乙醚洗涤 3 ～ 4 次，每次 15ml，滤过，洗液与滤液合并，低温蒸干。残渣加 0.05% 盐酸甲醇溶液溶解并定容至 5ml，摇匀，用 0.45μm 微孔滤膜滤过，即得供试品溶液。

照上述条件进行试验，结果如图 14-7 所示。

（4）方法学考察

1）线性关系考察。精密吸取混合对照品溶液 1μl、2μl、5μl、10μl、15μl、20μl，注入液相色谱仪中，以进样量（μg）为横坐标，对照品峰面积（A）为纵坐标，绘制标准曲线，见表 14-7。

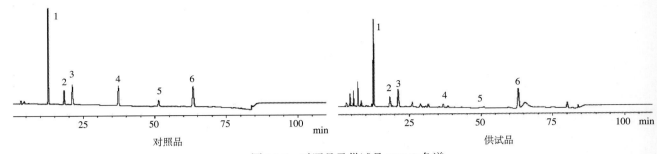

图 14-7 对照品及供试品 HPLC 色谱

1.苯甲酰新乌头原碱；2.苯甲酰乌头原碱；3.苯甲酰次乌头原碱；4.新乌头碱；5.乌头碱；6.次乌头碱

表 14-7 标准曲线方程及线性关系

成分	线性方程	线性范围/μg	r
苯甲酰新乌头原碱	$Y=133.38x+3.59$	0.1511~3.3683	0.9998
苯甲酰乌头原碱	$Y=133.14x-0.07$	0.0346~0.6860	0.9999
苯甲酰次乌头原碱	$Y=151.78x-0.40$	0.0524~1.0569	0.9999
新乌头碱	$Y=141.13x+0.22$	0.0475~1.0648	0.9995
乌头碱	$Y=133.86x+2.74$	0.0229~0.4313	0.9992
次乌头碱	$Y=136.04x-0.08$	0.0945~1.8925	1

2）精密度试验。精密吸取供试品溶液（样品 S16）10μl，注入液相色谱仪，重复进样 5 次，按上述条件进行检测，记录峰面积。苯甲酰新乌头原碱、苯甲酰乌头原碱、苯甲酰次乌头原碱、新乌头碱、乌头碱、次乌头碱峰面积的 RSD 分别为 0.56%、0.70%、0.29%、1.77%、0.37%、0.38%。

3）重现性试验。取同一批药材粉末（样品 S16）约 5g，共 5 份，精密称定，照上述条件制备供试品溶液，精密吸取供试品溶液各 10μl，注入液相色谱仪，进行检测，记录峰面积，计算含量。苯甲酰新乌头碱、苯甲酰乌头原碱、苯甲酰次乌头碱、新乌头碱、乌头碱、次乌头碱峰面积的 RSD 分别为 0.97%、0.49%、0.56%、1.52%、1.71%、0.43%。

4）稳定性试验。取同一供试品溶液（样品 S16），于室温 0h、3h、6h、9h、24h 进样测定。苯甲酰新乌头原碱、苯甲酰乌头原碱、苯甲酰次乌头原碱、新乌头碱、乌头碱、次乌头碱峰面积的 RSD 分别为 0.87%、0.39%、0.70%、0.52%、1.71%、0.34%。

5）加样回收率试验。取已知含量的样品（样品 S16）2.5g，共 6 份，精密称定，准确加入与样品中含量等量的对照品，照含量测定项下操作，测定含量，计算回收率。苯甲酰新乌头原碱的平均回收率为 99.2%（RSD1.2%），苯甲酰乌头原碱的平均回收率为 99.6%（RSD0.9%），苯甲酰次乌头原碱的平均回收率为 100.6%（RSD1.6%），新乌头碱平均回收率为 100.3%（RSD1.9%），乌头碱平均回收率为 98.1%（RSD2.2%），次乌头碱平均回收率为 97.7%（RSD1.2%）。

6）不同等级黑顺片含量测定。分别精密吸取各对照品溶液与各样品的供试品溶液各 10μl，注入液相色谱仪，结果见表 14-8。

表 14-8　黑顺片 6 种酯型生物碱含量　　（单位：%，n=3）

编号	新乌头碱	乌头碱	次乌头碱	双酯型生物碱	苯甲酰新乌头原碱	苯甲酰乌头原碱	苯甲酰次乌头原碱	单酯型生物碱
S1	—	0.0008	0.0008	0.0016	0.0119	0.0043	0.0145	0.0307
S2	—	0.0009	—	0.0009	0.0058	0.0010	0.0060	0.0128
S3	—	0.0008	0.0001	0.0009	0.0060	0.0019	0.0074	0.0153
S4	—	0.0006	—	0.0006	0.0058	0.0018	0.0064	0.0140
S5	—	0.0013	0.0030	0.0043	0.0122	0.0020	0.0082	0.0224
S6	—	0.0001	—	0.0001	0.0104	0.0029	0.0072	0.0205
S7	—	—	0.0009	0.0009	0.0062	0.0017	0.0040	0.0119
S8	—	—	0.0014	0.0014	0.0069	0.0020	0.0042	0.0131
S9	—	—	0.0015	0.0015	0.0119	0.0024	0.0077	0.0220
S10	—	—	0.0046	0.0046	0.0111	0.0023	0.0072	0.0206
S11	—	—	0.0004	0.0004	0.0054	0.0022	0.0032	0.0108
S12	—	—	0.0038	0.0038	0.0043	0.0010	0.0021	0.0074
S13	—	—	0.0004	0.0004	0.0040	0.0019	0.0048	0.0107
S14	—	—	0.0018	0.0018	0.0050	0.0018	0.0039	0.0107
S15	0.0008	0.0005	0.0103	0.0116	0.0187	0.0030	0.0061	0.0278
S16	0.0011	0.0005	0.0107	0.0123	0.0186	0.0036	0.0061	0.0283
S17	—	—	0.0004	0.0004	0.0054	0.0036	0.0023	0.0113
S18	—	—	0.0002	0.0002	0.0048	0.0043	0.0012	0.0103
S19	—	—	0.0002	0.0002	0.0024	0.0019	0.0021	0.0064
S20	—	—	—	—	0.0008	0.0009	0.0003	0.0020

由表 14-8 可见，各样品双酯型生物碱含量均符合《中国药典》规定（双酯型生物碱以新乌头碱、新乌头碱和乌头碱的总量计，不得过 0.020%），其中 S16 含量最高，S20 未检出；单酯型生物碱除 S12、S19、S20 外，其余 17 批样品均符合《中国药典》规定（单酯型生物碱以苯甲酰新乌头原碱、苯甲酰乌头原碱和苯甲酰次乌头原碱的总量计算，不得少于 0.010%），其中 S1 含量最高，S18 含量最低，相差 3 倍。

通过黑顺片的分级研究，以双酯型生物碱、单酯型生物碱、大小（片长、片宽）和颜色（外部颜色 E*ab、内部颜色 E*ab）、道地性、酸不溶性灰分、浸出物和总生物碱为指标，先从 20 批样品中除去不符要求者，然后将余下 17 批合格品划分为以下三个等级：S7、S14 为一级；S1、S2、S3、S4、S5、S6、S8 为二级；S9、S10、S11、S13、S15、S16、S17、S18 为三级。

（二）总生物碱含量测定

按照《中国药典》2010 年版（一部）附子项下含量测定的方法测定。取样品中粉约 10g，精密称定，置具塞锥形瓶中，加乙醚 - 三氯甲烷（3∶1）混合溶液 50ml 与氨试液 4ml，密塞，摇匀，放置过夜，滤过，药渣加乙醚 - 三氯甲烷（3∶1）混合溶液 50ml，振摇 1h，滤过，药渣再用乙醚 - 三氯甲烷（3∶1）混合溶液洗涤 3 ~ 4 次，每次 15ml，滤过，洗液与滤液合并，低温蒸干。残渣加乙醇 5ml 使溶解，精密加入硫酸滴定液（0.01mol/L）15ml、水 15ml 与甲基红指示液 3 滴，用氢氧化钠滴定液（0.02mol/L）滴定至黄色。每 1ml 硫酸滴定液（0.01mol/L）相当于 12.9mg 的乌头碱（$C_{34}H_{47}NO_{11}$），见表 14-9。

表 14-9　黑顺片总生物碱测定　（单位：%，n=3）

编号	总生物碱	编号	总生物碱
S1	0.11	S11	0.13
S2	0.10	S12	0.16
S3	0.09	S13	0.17
S4	0.11	S14	0.16
S5	0.18	S15	0.28
S6	0.16	S16	0.53
S7	0.16	S17	0.16
S8	0.14	S18	0.13
S9	0.16	S19	0.13
S10	0.24	S20	0.09

由表 14-9 可见，样品 S16 总生物碱含量最高，S3 和 S20 最低，相差 6 倍左右。《中国药典》2010 年版（一部）附子项下新增总生物碱的含量测定，随后又在勘误表中删除。附子主要含生物碱类成分，总生物碱作为大类成分检测具有一定意义，且附子的单酯型生物碱含量普遍较低，20 批样品的含量测定均低于 0.05%，故课题组认为有必要在含量测定项加入总生物碱的测定，提高含量测定的准确性与严谨性。

（三）小结

由于 HPLC 特征图谱不能确定样品道地性，同时由于附子在加工过程中存在过量使用辅料（胆巴）、浸泡时间太长等"过度加工"的问题，导致黑顺片无机杂质超标，水溶性成分、生物碱类成分大量流失，故选择总灰分、水浸出物为评价指标，从二级饮片中筛选一级饮片。

第三节　黑顺片分级方法及其说明

一、分级依据

黑顺片以毛茛科植物乌头 *Aconitum carmichaelii* Debx. 的子根为原料。按照《中国药典》（一部）附子项下收录的炮制方法，炮制为饮片。黑顺片分为三个等级，在明确黑顺片原料药材产地的基础上，以片径、杂质、总灰分、浸出物作为主要分级指标，HPLC 特征图谱及六种酯型生物碱、总生物碱含量可作为附子饮片质量评价。

二、分级要点

黑顺片分为三个等级，各等级饮片的产地、性状、片径、杂质限量、总灰分及浸出物应符合下列要求，见图 14-8 和表 14-10。

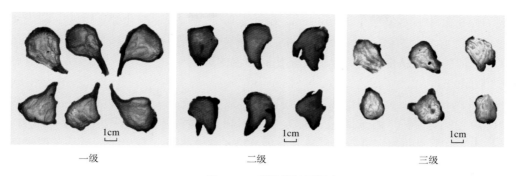

图 14-8 不同等级黑顺片

表 14-10 黑顺片各等级饮片分级要点

项目	一级	二级	三级
产地	四川江油	同一级	四川江油、四川布托、陕西汉中等地
性状	为纵切片，上宽下窄，片长不小于 30 mm，片宽不小于 20 mm	为纵切片，上宽下窄，片长不小于 25 mm，片宽不小于 15 mm	为纵切片，上宽下窄，大小不分
杂质	不得过 1.0%	不得过 4.0%	不得过 8.0%
总灰分	不得过 5.0%	不得过 10.0%	同二级
浸出物	水溶性浸出物不得少于 5.0%	同一级	水溶性浸出物不得少于 2.5%

第四节 黑顺片饮片质量评价标准

黑 顺 片

Hei Shun Pian

【原料药材】 本品为毛茛科植物乌头 *Aconitum carmichaelii* Debx. 的子根。6 月下旬至 8 月上旬采挖，除去母根、须根及泥沙，洗净。道地产区为四川江油。

【饮片】 毛茛科植物乌头 *Aconitum carmichaelii* Debx. 的子根的炮制加工品。

【炮制】 除去母根、须根及泥沙，洗净。浸入食用胆巴的水溶液中数日，连同浸液煮至透心，捞出，水漂，纵切成厚约 5 mm 的片，再用水浸漂，用调色液使附片染成浓茶色，取出，蒸至出现油面、光泽后，烘至半干，再晒干或继续烘干。

【性状】 外皮黑褐色，切面暗黄色，油润具光泽，半透明状，并有纵向导管束。质硬而脆，断面角质样。气微，味淡。为纵切片，上宽下窄，一级饮片片长不小于 30 mm，片宽不小于 20 mm；二级饮片片长不小于 25 mm，片宽不小于 15 mm；三级饮片大小不分。

【鉴别】

(1) TLC 特征图谱

取本品粉末 2g，加氨试液 3ml 润湿，加乙醚 25ml，超声处理 30min，滤过，滤液挥干，残渣加二氯甲烷 0.5ml 使溶解，作为供试品溶液。另取苯甲酰新乌头原碱对照品、苯甲酰乌头原碱对照品、苯甲酰次乌头原碱对照品，加异丙醇 - 二氯甲烷（1：1）混合溶液制成每 1ml 各含 1mg 的混合溶液，作为对照品溶液（单酯型生物碱）。照薄层色谱法（附录 VI B）试验，吸取供试品溶液和对照品溶液各 10μl，分别点于同一硅胶 G 薄层板上，以正己烷：乙酸乙酯：甲醇：乙醇（5.6：3.4：1：1）为展开剂，置氨蒸气饱和 20min 的层析缸中，在室温下展开 12cm，取出，晾干，喷以稀碘化铋钾溶液，晾干，再喷以碘化碘钾和碘化铋钾的等容混合溶液。供试品色谱中，在与苯甲酰新乌头原碱对照品、苯甲酰乌头原碱对照品和苯甲酰次乌头原碱对照品相应的位置上，显相同颜色的斑点。

(2) HPLC 特征图谱

色谱条件与系统适用性　以十八烷基硅烷键合硅胶为填充剂；以乙腈 -0.04mol/L 乙酸铵溶液（浓氨溶液调 pH10.0）（25 ：75）为流动相 A，乙腈 -0.04mol/L 醋酸铵溶液（浓氨溶液调 pH10.0）（65 ：35）为流动相 B，按表 14-11 中的规定进行梯度洗脱，检测波长为 235nm。理论塔板数按苯甲酰新乌头原碱计算应不低于 3000。

表 14-11　梯度洗脱条件表

时间 /min	流动相 A/%	流动相 B/%
0 ～ 45	90 → 48	10 → 52
45 ～ 65	48 → 40	52 → 60
65 ～ 75	40 → 25	60 → 75
75 ～ 80	25 → 0	75 → 100

对照品溶液制备　取苯甲酰新乌头原碱对照品、苯甲酰乌头原碱对照品、苯甲酰次乌头原碱对照品适量，精密称定，加 0.05% 盐酸甲醇制成每 1ml 中含苯甲酰新乌头原碱约 170μg、苯甲酰乌头原碱约 30μg、苯甲酰次乌头原碱约 50μg 的混合溶液，即得。

供试品溶液制备　取本品粉末（过 40 目筛）约 5g，精密称定，置具塞锥形瓶中，加乙醚 50ml 与氨试液 4ml，密塞，摇匀，放置过夜。滤过，药渣加乙醚 50ml，连续振摇 1h，滤过，药渣再用乙醚洗涤 3 ～ 4 次，每次 15ml，滤过，洗液与滤液合并，低温蒸干。残渣加 0.05% 盐酸甲醇溶液溶解并定容至 5ml，摇匀，用 0.45μm 微孔滤膜滤过，即得。

测定法　分别精密吸取对照品溶液与供试品溶液各 10μl，注入液相色谱仪，测定，即得。

本品所得图谱与标准特征图谱一致（图 14-9）。

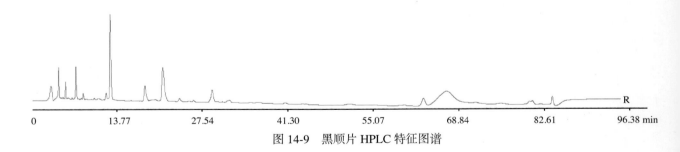

图 14-9　黑顺片 HPLC 特征图谱

【**检查**】　**水分**　不得过 15.0%[《中国药典》2010 年版（一部）附录Ⅸ H 第一法]。

总灰分　一级不得过 5.0%，二级不得过 10.0%，三级不得过 10.0%[《中国药典》2010 年版（一部）附录Ⅸ K]。

酸不溶性灰分　不得过 0.5%[《中国药典》2010 年版（一部）附录Ⅸ K]。

杂质　一级不得过 1.0%，二级不得过 4.0%，三级不得过 8.0%[《中国药典》2010 年版（一部）附录Ⅸ A]

双酯型生物碱　照本章"含量测定"项下色谱条件、供试品溶液的制备方法试验。

本品按干燥品计算，含双酯型生物碱以新乌头碱（$C_{33}H_{45}NO_{11}$）、次乌头碱（$C_{33}H_{45}NO_{10}$）和乌头碱（$C_{34}H_{47}NO_{11}$）的总量计，不得过 0.020%。

【浸出物】　照水溶性浸出物测定法 [《中国药典》2010 年版（一部）附录 X A] 项下的冷浸法测定，一级不得低于 5.0%，二级不得低于 5.0%，三级不得低于 2.5%。

【含量测定】　苯甲酰新乌头原碱、苯甲酰乌头原碱、苯甲酰次乌头原碱　照高效液相色谱法 [《中国药典》2010 年版（一部）附录 Ⅵ D] 测定。

色谱条件　十八烷基硅烷键合硅胶为填充剂；乙腈 -0.04mol/L 乙酸铵溶液（浓氨溶液调 pH10.0）（25：75）为流动相 A，乙腈 -0.04mol/L 乙酸铵溶液（浓氨溶液调 pH 为 10.0）（65：35）为流动相 B，按表 14-12 中的规定进行梯度洗脱；检测波长 235nm。理论塔板数按苯甲酰新乌头原碱计算应不低于 3000。

表 14-12　梯度洗脱条件表

时间 /min	流动相 A/%	流动相 B/%
0 ~ 45	90 → 48	10 → 52
45 ~ 65	48 → 40	52 → 60
65 ~ 75	40 → 25	60 → 75
75 ~ 80	25 → 0	75 → 100

对照品溶液的制备　取苯甲酰新乌头原碱对照品、苯甲酰乌头原碱对照品、苯甲酰次乌头原碱对照品适量，精密称定，加 0.05% 盐酸甲醇制成每 1ml 中含苯甲酰新乌头原碱约 170μg、苯甲酰乌头原碱约 30μg、苯甲酰次乌头原碱约 50μg 的混合溶液，即得。

供试品溶液制备　取本品粉末（过 40 目筛）约 5g，精密称定，置具塞锥形瓶中，加乙醚 50ml 与氨试液 4ml，密塞，摇匀，放置过夜。滤过，药渣加乙醚 50ml，连续振摇 1h，滤过，药渣再用乙醚洗涤 3 ~ 4 次，每次 15ml，滤过，洗液与滤液合并，低温蒸干。残渣加 0.05% 盐酸甲醇溶液溶解并定容至 5ml，摇匀，用 0.45μm 微孔滤膜滤过，即得。

测定法　分别精密吸取对照品溶液与供试品溶液各 10μl，注入液相色谱仪，测定，即得。

本品按干燥品计算，含苯甲酰新乌头原碱（$C_{31}H_{43}NO_{10}$）、苯甲酰乌头原碱（$C_{32}H_{45}NO_{10}$）和苯甲酰次乌头原碱（$C_{31}H_{43}NO_9$）的总量，不得少于 0.010%。

总生物碱　取本品中粉约 10g，精密称定，置具塞锥形瓶中，加乙醚 - 三氯甲烷（3：1）混合溶液 50ml 与氨试液 4ml，密塞，摇匀，放置过夜，滤过，药渣加乙醚 - 三氯甲烷（3：1）混合溶液 50ml，振摇 1h，滤过，药渣再用乙醚 - 三氯甲烷（3：1）混合溶液洗涤 3 ~ 4 次，每次 15ml，滤过，洗液与滤液合并，低温蒸干。残渣加乙醇 5ml 使溶解，精密加入硫酸滴定液（0.01mol/L）15ml、水 15ml 与甲基红指示液 3 滴，用氢氧化钠滴定液（0.02mol/L）滴定至黄色。每 1ml 硫酸滴定液（0.01mol/L）相当于 12.9mg 的乌头碱（$C_{34}H_{47}NO_{11}$）。

本品含生物碱以乌头碱（$C_{34}H_{47}NO_{11}$）计，不得少于 0.05%。

【性味与归经】　辛、甘，大热；有毒。归心、肾、脾经。

【功能与主治】　回阳救逆，补火助阳，散寒止痛。用于亡阳虚脱，肢冷脉微，心阳不足，胸痹心痛，虚寒吐泻，脘腹冷痛，肾阳虚衰，阳痿宫冷，阴寒水肿，阳虚外感，寒湿痹痛。

【用法与用量】　3 ~ 15g，先煎，久煎。

【注意】　孕妇慎用；不宜与半夏、瓜蒌、瓜蒌子、瓜蒌皮、天花粉、川贝母、浙贝母、平贝母、伊贝母、湖北贝母、白蔹、白及同用。

【储藏】　置干燥处，防潮。

第十五章 甘草饮片的分级方法及其质量评价

第一节 原料药材

按照《中国药典》2015 年版（一部）甘草项下的规定，本品来源于豆科植物甘草 *Glycyrrhiza uralensis* Fisch.、胀果甘草 *Glycyrrhiza inflata* Bat. 或光果甘草 *Glycyrrhiza glabra* L. 的干燥根和根茎。甘草药材于每年春、秋两季采挖，除去须根。根据本草考证和甘草的产地调研，确定甘草原料药材的道地产区为内蒙古，甘肃、宁夏、陕西、新疆等为目前甘草原料药材的主产区。根据《七十六种药材商品规格标准》中甘草药材的传统分级要点，甘草药材可分为西草和东草两类，西草是指内蒙古西部及陕西、甘肃、青海、新疆等地所产皮细、色红、粉足的优质草。不符合标准者可列为东草。东草是指内蒙古东部及东北、河北、山西等地所产，一般未斩去头尾。如果皮色好，又能斩去头尾，可列为西草。两类甘草主要以品质区分、不受地区限制。西草又可分为大草、条草、毛草、节草等规格，东草分为条草和毛草。采集道地产区甘草药材 5 批，主产地甘草药材 3 批，商品甘草饮片 14 批，所有样品基源经山东省中医药研究院林慧彬研究员鉴定为豆科植物甘草 *Glycyrrhiza uralensis* Fisch.。

第二节 饮 片

以豆科植物甘草 *Glycyrrhiza uralensis* Fisch. 的干燥根及根茎为原料药材，按照《中国药典》2010 年版（一部）甘草项下规定，炮制加工甘草饮片。

一、炮 制

取甘草干燥药材，除去杂质，洗净，润透，切厚片，干燥。

甘草饮片炮制过程中，易产生翘片、炸心，连刀等片形问题，而且常因水处理产生有效成分的流失，是影响甘草饮片质量的重要环节，因此，水浸润过程易少泡多润。

二、性 状

（一）甘草原料药材的传统分级

产地、生长年限的差异造成了甘草药材外观性状，特别是药材直径的差异（图 15-1），可作为药材分级以及质量评价的依据，因此首先对不同来源的甘草药材和饮片进行性状外观的传统评价。

甘草药材传统规格标准主要差别在顶端直径，一等品顶端直径 15mm 以上，二等品顶端直径 10mm 以上，三等品顶端直径 7mm 以上。三个等级甘草药材特征均为：圆柱形，单枝顺直。表面红棕色、棕黄色或灰棕色，皮紧，有纵纹，斩去头尾，切口整齐。质坚实、体重。断面黄白色，粉性足。味甜。长 250～500mm。无须根、杂质、虫蛀、霉变。

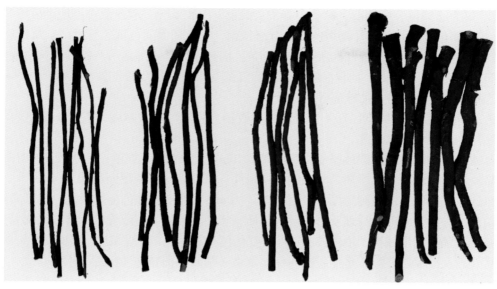

图 15-1 不同等级甘草原料药材

（二）甘草饮片质量评价传统方法

甘草饮片传统分级方法以外皮及切面颜色、气味、片径、片形等外观性状为主要分级指标表 15-1。

表 15-1 甘草饮片传统评价

编号	来源	产地	直径	外皮颜色	切面颜色	性状特征
1	内蒙古 - 甲	内蒙古	1.1~2.5	红棕色	黄色	豆腥气浓，味甜
2	内蒙古 - 乙	内蒙古	1~1.6	红棕色	黄色	豆腥气浓，味甜
3	山东博康 201110012	甘肃	0.9~1.4	红棕色	黄色	有豆腥气，味甜
4	亳州京皖 110901	内蒙古	1.2~2.5	红棕色	黄色	豆腥气浓，味甜
5	济南绿色 20120101	甘肃	1~1.5	红棕色	黄白色	有豆腥气，味较甜
6	内蒙古 - 乙	内蒙古	1.0~2.1 有翘片、连刀	红棕色	黄色	豆腥气浓，味甜
7	甘肃 -1	甘肃	0.6~1.1	红棕色	黄白色	有豆腥气，味甜
8	安徽济人药业 110904	甘肃陇西	0.7~1.1	红棕色	黄白色	有豆腥气，味甜
9	内蒙古 - 丙	内蒙古	0.7~11	红棕色	黄色	有豆腥气，味甜
10	内蒙古 - 统	内蒙古	0.8~1.1	红棕色	黄色	有豆腥气，味甜
11	甘肃 -2	甘肃陇西	0.8~1.1	灰棕色	黄白色	有豆腥气，味甜
12	山东博康 201201001	内蒙古	0.6~1.0	红棕色	黄白色	豆腥气浓，味甜
13	安国金盛 2012092001	甘肃玉门	0.8~1.2	灰棕色	黄白色	有豆腥气，味甜
14	内蒙古 - 丁	内蒙古	0.4~0.8	红棕色	黄色	豆腥气浓，味甜
15	宁夏盐池	宁夏盐池	0.4~0.8	灰棕色	黄白色	有豆腥气，味甜
16	内蒙古 - 统	内蒙古	0.4~0.7	红棕色	黄色	豆腥气浓，味甜
17	山东博康 201205017	甘肃	0.5~0.8	红棕色	黄白色	有豆腥气，味甜
18	山东天一 20090901	新疆	0.3~0.7	红棕色	黄白色	有豆腥气，味甜
19	甘肃 -3	甘肃陇西	0.4-0.8	灰棕色	黄白色	有豆腥气，味甜
20	安徽济人药业 110810	内蒙古	0.3~0.7	红棕色	黄白色	有豆腥气，味甜
21	山东天一 20081101	内蒙古	0.2~0.9	红棕色	黄白色	有豆腥气，味甜
22	临沂康宇司 110521	内蒙古	0.2~0.8	红棕色	黄白色	有豆腥气，味较甜

1）外皮。皮为红棕色等级较高，棕色中等，灰棕色等级较低。一般内蒙古道地产区所产甘草皮红。

2）切面。切面色泽为甘草饮片等级的首要分级依据，一般切面颜色黄色等级高，黄白色中等，白色、灰白色等级较低。一般内蒙古道地产区所产甘草色黄，而新疆、甘肃等地所产甘草色黄白或色白。

3）气味。甘草为豆科植物，具有豆腥气，豆腥气浓等级较高，豆腥气微等级较低；甘草还具有一种特殊的甜味，甜味强等级较高，甜味弱等级较低。

4）片径、片形。甘草片的直径在一定范围内，直径大且均匀等级越高，直径小或不均匀等级低；片型完整，无翘片、碎片、连刀片等。

一级甘草饮片呈类圆形或椭圆形厚片，直径大于 10mm。外表皮红棕色，具纵皱纹。切面略显纤维性，黄色，有明显放射状纹理及形成层环。质坚实，具粉性。有豆腥气，味甜而特殊。

二级甘草饮片呈类圆形或椭圆形厚片，直径 7 ~ 10mm。外皮红棕色至灰棕色，具纵皱纹。切面略显纤维性，黄白色，有明显放射状纹理及形成层环。质坚实，具粉性。有豆腥气，味较甜而特殊。

三级甘草饮片呈类圆形或椭圆形的厚片。外皮红棕色至灰棕色，具纵皱纹。切面略显纤维性，黄白色，有明显放射状纹理及形成层环。质坚实，具粉性。气微，味较甜而特殊（见图 15-2）。

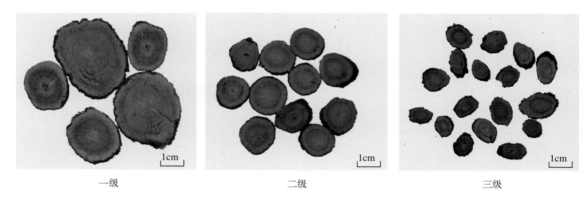

一级　　　　　　　　　　二级　　　　　　　　　　三级

图 15-2　不同等级甘草饮片

结合甘草药材的传统分级方法，将甘草饮片的外皮及切面颜色、气味、片径、片形作为分级的关键指标。

三、鉴　别

采用 TLC 和 HPLC 两种方式对初步分级的甘草饮片进行比较研究，探讨不同等级甘草饮片的质量评价方式和评价标准。

（一）TLC 鉴别

取本品粉末 1g，加乙醚 40ml，加热回流 1h，滤过，药渣加甲醇 30ml，加热回流 1h，滤过，滤液蒸干，残渣加水 40ml 使溶解，用正丁醇提取 3 次，每次 20ml，合并正丁醇液，用水洗涤 3 次，蒸干，残渣加甲醇 5ml 使溶解，取甘草酸铵对照品，加甲醇制成每 1ml 含 2mg 的溶液，作为对照品溶液。照薄层色谱法（附录Ⅵ B）试验，吸取上述三种溶液各 5 μl，分别点于同一用 1% 氢氧化钠溶液制备的硅胶 G 薄层板上，以乙酸乙酯 - 甲酸 - 冰醋酸 - 水（15：1：1：2）为展开剂，展开，取出，晾干，喷以 10% 硫酸乙醇溶液，在 105 ℃加热至斑点显色清晰，置紫外光灯（365nm）下检视。在与对照品色谱相应的位置上，均显相同的橙黄色荧光斑点。如图 15-3 ~ 图 15-5 所示。

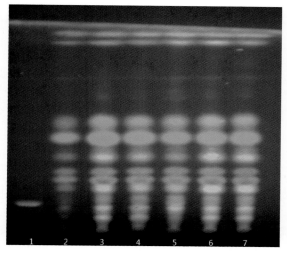

图 15-3 甘草一级饮片 TLC 图谱
1．甘草酸；2．对照药材；3．内蒙古甲；4．内蒙古乙；
5．山东博康；6．亳州京皖；7．济南绿色

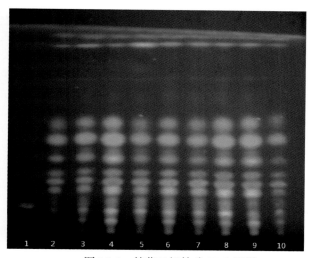

图 15-4 甘草二级饮片 TLC 图谱
1．甘草酸；2．对照药材；3．内蒙古乙；4．甘肃 1；
5．安徽济人；6．内蒙古丙；7．内蒙古统；8．甘肃 2；
9．山东博康；10．安国金盛

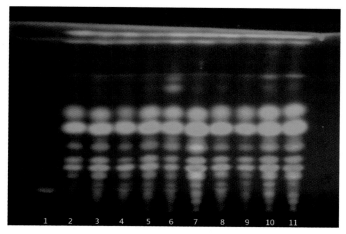

图 15-5 甘草三级饮片 TLC 图谱
1．甘草酸；2．对照药材；3．内蒙古丁；4．宁夏盐池；5．内蒙古统；6．山东博康；7．山东天一 1；
8．甘肃 3；9．安徽济人；10．山东天一 2；11．样品临沂康宇

甘草饮片 TLC 图谱显示，所有甘草饮片中均能清晰地检定出甘草酸。可以作为甘草饮片的 TLC 鉴别特征。

（二）HPLC 特征图谱

1．仪器与试药

Waters 高效液相色谱仪（ Waters 2695 pump，Waters 2996 检测器，Empower2 数据处理软件）；B3200S-T 型超声波清洗器（必能信超声有限公司）；乙腈为色谱纯，水为纯水，其他试剂均为分析纯。

2．色谱条件

Phenomenex C_{18} 色谱柱（4.6 mm × 150 mm，5 μm），检测波长 254nm；流速 1.0ml/min；柱温 30 ℃；乙腈（A）-0.1% 磷酸水（B）梯度洗脱。梯度条件见表 15-2。

表 15-2　梯度洗脱条件表

时间 /min	A 乙腈 /%	B 0.1% 磷酸 /%	检测波长 /nm	流速 /(ml/min)
0	15	85	276	0.5
10	25	75	276	0.8
14.5	25	75	360	0.8
20.3	30	70	248	0.8
70	70	30	248	0.8
75	15	85	248	0.8

3. 供试品溶液制备

取甘草粉末（过三号筛）0.2g，精密加入 50% 甲醇 25ml，称定重量，超声提取 30min，取出，放冷，再称重，补足重量，摇匀，滤过，取续滤液，经 0.45 μm 滤膜过滤，即得。

4. 甘草饮片 HPLC 特征图谱分析

（1）精密度试验

取甘草饮片粉末，制备供试品溶液，连续进样 5 次，测定 HPLC 图谱，计算相对保留时间及相对峰面积，各共有峰相对保留时间的 RSD 在 0.35% ~ 0.82%，各共有峰相对峰面积的 RSD 在 0.73% ~ 1.89%。

（2）稳定性试验

取甘草饮片粉末，制备供试品溶液，分别在 0h、2h、4h、8h、12h、24h 共进样 6 次，测定 HPLC 图谱，计算相对保留时间及相对峰面积，各共有峰相对保留时间的 RSD 在 0.10% ~ 1.21%，各共有峰相对峰面积的 RSD 在 0.95% ~ 1.74%。结果表明，供试品溶液在 24h 内保持稳定。

（3）重复性试验

取甘草饮片粉末 5 份，制备供试品溶液，平行操作 5 份，测定 HPLC 图谱，计算相对保留时间及相对峰面积，各共有峰相对保留时间的 RSD 在 0.23% ~ 1.58%，各共有峰相对峰面积的 RSD 在 1.11% ~ 2.37%。

（4）甘草饮片特征图谱测定

对初步分级的甘草饮片进行 HPLC 特征图谱测定，并运用"中药色谱指纹图谱相似度评价系统"（2004 年 A 版），对初步划分的等级进行比较分析，甘草三个等级饮片都有 14 个共有峰（图 15-6）。

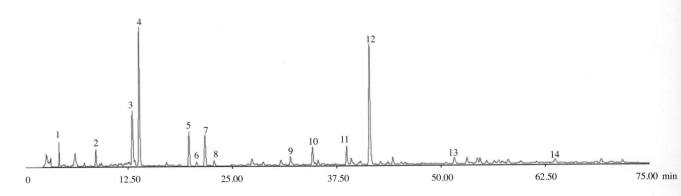

图 15-6　甘草饮片 HPLC 标准特征图谱

不同等级甘草饮片均在 70min 内洗脱完全，计算相似度结果显示，3 个等级甘草饮片所有批次均与生成的标准特征图谱相比均高于 0.9，说明各等级甘草饮片之间差异较小（表 15-3）。

表 15-3 甘草饮片相似度结果

编号	来源	产地	相似度
1	内蒙古 - 甲	内蒙古	0.973
2	内蒙古 - 乙	内蒙古	0.993
3	山东博康 201110012	甘肃	0.961
4	亳州京皖 110901	内蒙古	0.995
5	济南绿色 20120101	甘肃	0.923
6	内蒙古 - 乙	内蒙古	0.990
7	甘肃 -1	甘肃	0.965
8	安徽济人药业 110904	甘肃陇西	0.944
9	内蒙古 - 丙	内蒙古	0.987
10	内蒙古 - 统	内蒙古	0.986
11	甘肃 -2	甘肃陇西	0.912
12	山东博康 201201001	内蒙古	0.962
13	安国金盛 2012092001	甘肃玉门	0.945
14	内蒙古 - 丁	内蒙古	0.997
15	宁夏盐池	宁夏盐池	0.960
16	内蒙古 - 统	内蒙古	0.990
17	山东博康 201205017	甘肃	0.980
18	山东天一 20090901	新疆	0.986
19	甘肃 -3	甘肃陇西	0.945
20	安徽济人药业 110810	内蒙古	0.936
21	山东天一 20081101	内蒙古	0.978
22	临沂康宇司 110521	内蒙古	0.955

5. 小结

建立了甘草饮片的 HPLC 特征图谱分析方法，研究结果表明，不同产地甘草饮片具有较高的相似度，各等级甘草饮片之间无明显差异。

四、检　查

（一）水分

参照《中国药典》2010 年版（一部）附录Ⅸ H 水分测定法（第一法），取甘草供试品约 2g，平铺于干燥至恒重的扁形称瓶中，精密称定，打开瓶盖在 100 ~ 105℃干燥 5h，将瓶盖盖好，移置干燥器中，冷却 30min，精密称定重量，再在上述温度干燥 1h，冷却，称重，至连续两次称重的差异不超过 5mg 为止。根据减失的重量，计算供试品中含水量（%），结果见表 15-4。

（二）灰分

参照《中国药典》2010 年版（一部）总灰分及酸不溶性灰分测定法（附录Ⅸ K），取供试品 3g，置炽灼至恒重的坩埚中，称定重量，缓缓炽热，注意避免燃烧，至完全炭化时，逐渐升高温度至 500 ~ 600℃，使完全灰化并至恒重。根据残渣重量，计算供试品中总灰分的含量（%）。结果见表 15-3。

表 15-4　甘草饮片检查项测定结果　　　　　　　　　　（单位：%）

编号	来源	产地	水分含量	总灰分含量	酸不溶性灰分含量	浸出物含量
1	内蒙古 - 甲	内蒙古	6.34	4.16	0.21	30.08
2	内蒙古 - 乙	内蒙古	7.06	4.16	0.44	36.25
3	山东博康 201110012	甘肃	6.36	3.00	0.34	29.15
4	亳州京皖 110901	内蒙古	7.02	3.20	0.14	28.50
5	济南绿色 20120101	甘肃	7.17	3.38	0.20	27.65
6	内蒙古 - 乙	内蒙古	6.19	3.74	0.38	28.17
7	甘肃 -1	甘肃	5.87	4.14	0.49	27.22
8	安徽济人药业 110904	甘肃陇西	6.75	3.08	0.32	29.74
9	内蒙古 - 丙	内蒙古	6.75	3.86	0.15	30.79
10	内蒙古 - 统	内蒙古	7.01	3.53	0.44	29.15
11	甘肃 -2	甘肃陇西	6.38	3.86	0.48	29.92
12	山东博康 201201001	内蒙古	6.28	3.02	0.52	30.54
13	安国金盛 2012092001	甘肃玉门	4.96	4.01	0.41	33.25
14	内蒙古 - 丁	内蒙古	7.28	3.51	0.32	28.86
15	宁夏盐池	宁夏盐池	2.97	4.08	0.73	30.79
16	内蒙古 - 统	内蒙古	6.81	3.72	0.49	29.15
17	山东博康 201205017	甘肃	6.36	2.92	0.09	28.50
18	山东天一 20090901	新疆	6.58	2.82	0.31	19.34
19	甘肃 -3	甘肃陇西	7.98	3.34	0.12	24.90
20	安徽济人药业 110810	内蒙古	5.58	4.23	0.45	27.76
21	山东天一 20081101	内蒙古	6.25	3.07	0.25	19.83
22	临沂康宇司 110521	内蒙古	7.71	2.56	0.09	16.56

　　取上项所得的灰分，在坩埚中小心加入稀盐酸约 10ml，用表面皿覆盖坩埚，置水浴上加热 10min，表面皿用热水 5ml 冲洗，洗液并入坩埚中，用无灰滤纸滤过，坩埚内的残渣用水洗于滤纸上，并洗涤至洗液不显氯化物反应为止，滤渣连同滤纸移至同一坩埚中，干燥，炽灼至恒重。根据残渣重量，计算供试品中酸不溶性灰分的含量（%）。结果见表 15-3。

（三）浸出物

　　参照《中国药典》2010 年版（一部）水溶性浸出物测定法（附录 X A）项下热浸法，以 60% 乙醇作溶剂，对甘草饮片进行醇溶性浸出物含量测定。取供试品约 2g，精密称定，置 100ml 的锥形瓶中，精密加入 60% 乙醇 50ml，密塞，称定重量，静置 1h 后，连接回流冷凝管，加热至沸腾，并保持微沸 1h。放冷后，取下锥形瓶，密塞，再称定重量，用水补足减失的重量，摇匀，用干燥滤器滤过。精密取滤液 25ml，置已干燥至恒重的蒸发皿中，在水浴上蒸干后，于 105 ℃干燥 3h，置干燥器中冷却 30min，迅速精密称定重量。扣除饮片中水分，计算供试品中水溶性浸出物的含量（%）。结果见表 15-3。

（四）结果

　　经 SPSS 19.0 统计软件分析，甘草一级饮片醇溶性浸出物含量为 27.7% ~ 36.3%，二级饮片醇溶性浸出物含量为 27.2% ~ 33.3%，三级饮片醇溶性浸出物含量为 16.6% ~ 30.8%，三级饮片与一级、二级饮片浸出物含量有较显著差异。

根据《中国药典》2010版规定，总灰分不得过5.0%，水分、酸不溶灰分以及浸出物均未限定。在《中国药典》标准的基础上，补充制定了甘草饮片的水分、酸不溶灰分和醇溶性浸出物含量标准。

五、含量测定

对甘草饮片中甘草苷、甘草酸成分进行了含量测定，分析成分含量与饮片分级的相关性。

（一）仪器与试药

Waters高效液相色谱仪（Waters 2695 pump，Waters 2996检测器，Empower 2数据处理软件）；B3200S-T型超声波清洗器（必能信超声有限公司）；液相色谱流动相用乙腈为色谱纯，水为纯水，使用前均经0.45μm滤膜滤过，其他试剂均为分析纯。

对照品甘草苷、甘草酸铵购自中国食品药品检定研究院。

（二）方法与结果

1. 色谱条件

Phenomenex C_{18} 色谱柱（4.6 mm×250mm，5 μm）。流动相为乙腈（A）-0.05%磷酸溶液（B）梯度洗脱（见表15-5）；检测波长237nm；流速1.0ml/min。在此条件下甘草饮片中甘草苷和甘草酸与其他色谱峰分离较好。见图15-7、图15-8。

表15-5 梯度洗脱条件表

时间/min	流动相A/%	流动相B/%
0 ~ 8	19	81
8 ~ 35	19 → 50	81 → 50
35 ~ 36	50 → 100	50 → 0
36 ~ 40	100 → 19	0 → 81

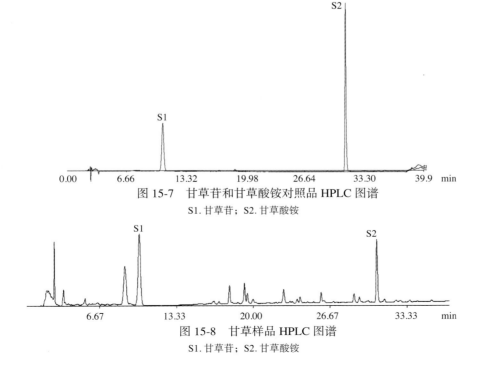

图15-7 甘草苷和甘草酸铵对照品HPLC图谱
S1.甘草苷；S2.甘草酸铵

图15-8 甘草样品HPLC图谱
S1.甘草苷；S2.甘草酸铵

2. 对照品溶液制备

精密称取甘草苷、甘草酸铵对照品各适量，加甲醇分别配成浓度为 0.0216mg/ml、0.2030mg/ml 的对照品溶液。

3. 供试品溶液制备

取甘草饮片粉末各约 0.2g，精密称定，置具塞锥形瓶中，精密加入 70% 乙醇 100ml，密塞，称定重量，超声处理（功率 250 W，频率 40 kHz）30min，放冷，再称定重量，用 70% 乙醇补足减失的重量，摇匀，滤过，取续滤液，即得。

4. 方法学考察

（1）线性关系考察

分别精密吸取甘草酸铵和甘草苷对照品溶液 0.5ml、1ml、2ml、4ml、6ml 和 8ml，至 10ml 量瓶中，分别加流动相定容，各精密吸取 10 μl 注入高效液相色谱仪，测定峰面积，以对照品浓度（μg/ml）为横坐标，峰面积为纵坐标进行回归，得甘草酸铵和甘草苷回归方程：

甘草酸铵 $Y=36.274X + 6.452$，相关系数 $r= 0.9999$，表明甘草酸铵峰面积在 0.099 ~ 1.60μg 范围内线性关系良好。

甘草苷 $Y=77.539X - 4.288$，相关系数 $r= 0.9999$，表明甘草苷的峰面积在 0.011 ~ 0.173μg 浓度范围内具有良好的线性关系。

（2）精密度试验

精密吸取对照品溶液，重复进样 6 次，结果对照品甘草酸铵和甘草苷峰面积积分值的相对标准偏差分别为 0.41%、0.38%。

（3）稳定性试验

精密吸取供试液溶液 10 μl，分别于 0h、2h、4h、6h、12h、24h 重复进样共 6 次，峰面积值 RSD（%）结果分别为 0.15%、0.31%，供试品溶液在 24h 内保持稳定。

（4）重复性试验

取甘草饮片粉末 6 份，各约 0.2g，精密称定，制备成供试品溶液，并进行测定，结果甘草酸铵的平均含量为 2.35%，RSD 为 0.35%；甘草苷的平均含量为 0.82%，RSD 为 0.75%。试验重复性良好。

（5）加样回收试验

精密称定已知含量的甘草饮片粉末 0.1g，精密加入对照品甘草酸铵和甘草苷各适量，按供试品溶液制备及测定法操作，进行色谱分析。结果甘草酸铵平均回收率为 99.79%（$n=5$），RSD 为 0.29%；甘草苷平均回收率为 98.96%（$n=5$），RSD 为 1.79%，说明该方法测定结果准确。

（6）不同等级甘草饮片含量测定

对采集和制备的甘草饮片进行了含量分析，结果见表 15-6。

表 15-6 各等级甘草饮片甘草苷和甘草酸含量

编号	来源	产地	甘草苷 /%	甘草酸铵 /%
1	内蒙古 - 甲	内蒙古	3.94	1.42
2	内蒙古 - 乙	内蒙古	4.98	1.76
3	山东博康 201110012	甘肃	3.78	1.33
4	亳州京皖 110901	内蒙古	3.08	1.54
5	济南绿色 20120101	甘肃	3.35	1.75
6	内蒙古 - 乙	内蒙古	6.26	2.49
7	甘肃 -1	甘肃	3.35	0.95
8	安徽济人药业 110904	甘肃陇西	2.85	1.68

续表

编号	来源	产地	甘草苷/%	甘草酸铵/%
9	内蒙古-丙	内蒙古	4.68	1.56
10	内蒙古-统	内蒙古	4.43	1.75
11	甘肃-2	甘肃陇西	3.07	1.18
12	山东博康 201201001	内蒙古	2.33	0.92
13	安国金盛 2012092001	甘肃玉门	3.00	0.99
14	内蒙古-丁	内蒙古	4.37	1.4
15	宁夏盐池	宁夏盐池	5.15	1.04
16	内蒙古-统	内蒙古	5.62	1.13
17	山东博康 201205017	甘肃	2.1	0.59
18	山东天一 20090901	新疆	3.31	1.01
19	甘肃-3	甘肃陇西	2.73	0.89
20	安徽济人药业 110810	内蒙古	2.57	1.81
21	山东天一 20081101	内蒙古	2.64	1.64
22	临沂康宇司 110521	内蒙古	2.21	0.96

5. 结果

一级甘草饮片甘草苷含量为 1.33% ~ 1.76%，甘草酸铵含量为 3.08% ~ 4.98%；二级甘草饮片甘草苷含量为 0.92% ~ 2.49%，甘草酸铵含量为 3.00% ~ 6.26%；三级饮片甘草苷含量为 0.59% ~ 1.84%，甘草酸铵含量为 2.10% ~ 5.62%。

综合《中国药典》2010 年版中对甘草饮片的质量限度要求，将甘草一级饮片含量限度确定为甘草酸铵含量不低于 3.0%，甘草苷含量不低于 1.3%；二级饮片含量限度定为甘草酸铵不低于 2.5%，甘草苷含量不低于 0.9%；三级饮片含量限度定为甘草酸铵含量不低于 1.8%，甘草苷含量不低于 0.45%。

第三节 甘草饮片分级方法及其说明

一、分 级 依 据

甘草饮片以豆科植物甘草 *Glycyrrhiza uralensis* Fisch.、胀果甘草 *Glycyrrhiza inflata* Bat. 或光果甘草 *Glycyrrhiza glabra* L. 的干燥根和根茎为原料，按照《中国药典》（一部）甘草项下收录的炮制方法，炮制为饮片。甘草饮片分为三个等级，以传统指标（产地、外观性状、片径）作为主要分级指标，甘草苷和甘草酸铵含量为辅助分级依据。

二、分 级 要 点

甘草饮片分为三个等级，各等级饮片性状、气味、片径、HPLC 特征图谱及主要成分含量应符合下列要求。见图 15-9 和表 15-7。

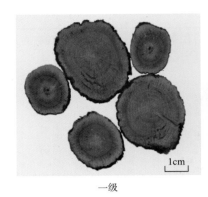 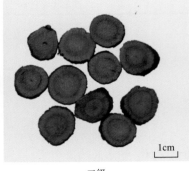 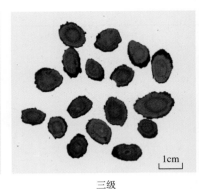

一级   二级   三级

图 15-9 不同等级甘草饮片

表 15-7 甘草各等级饮片分级要点

项目	一级	二级	三级
产地	内蒙古、甘肃	内蒙古、甘肃、宁夏、陕西、新疆	各产区均可
性状	外皮红棕色，切面黄色至黄白色，有豆腥气，味甜	外皮红棕色至灰棕色，切面黄白色，有豆腥气，味较甜	外皮红棕色至灰棕色，切面黄白色
片径	≥ 10 mm	7~10 mm	≤ 7 mm
含量测定	甘草苷含量不低于1.3%，甘草酸铵含量不低于3.0%	甘草苷含量不低于0.9%，甘草酸铵含量不低于2.5%	甘草苷含量不低于0.45%，甘草酸铵含量不低于1.8%

第四节　甘草饮片质量评价标准

甘　草
Gan　Cao

【原料药材】　豆科植物甘草 *Glycyrrhiza uralensis* Fisch.、胀果甘草 *Glycyrrhiza inflata* Bat. 或光果甘草 *Glycyrrhiza glabra* L . 的干燥根和根茎，春、秋二季采挖，除去须根，晒干。道地产区为内蒙古河套地区。

【饮片】　豆科植物甘草 *Glycyrrhiza uralensis* Fisch.、胀果甘草 *Glycyrrhiza inflata* Bat. 或光果甘草 *Glycyrrhiza glabra* L . 的根和根茎的炮制加工品。

【炮制】　除去杂质，洗净，润透，切厚片，干燥。

【性状】　甘草一级饮片呈类圆形或椭圆形的厚片，直径大于10mm。外表皮红棕色，具纵皱纹。切面略显纤维性，黄色，有明显放射状纹理及形成层环。质坚实，具粉性。有豆腥气，味甜而特殊。

甘草二级饮片呈类圆形或椭圆形的厚片，直径 7 ～ 10mm。外皮红棕色至灰棕色，具纵皱纹。切面略显纤维性，黄白色，有明显放射状纹理及形成层环。质坚实，具粉性。有豆腥气，味较甜而特殊。

甘草三级饮片呈类圆形或椭圆形的厚片。外皮红棕色至灰棕色，具纵皱纹。切面略显纤维性，黄白色，有明显放射状纹理及形成层环。质坚实，具粉性。气微，味较甜而特殊。

【鉴别】

(1) TLC 特征图谱

取本品粉末 1g，加乙醚 40ml，加热回流 1h，滤过，药渣加甲醇 30ml，加热回流 1h，滤过，滤液蒸干，残渣加水 40ml 使溶解，用正丁醇提取 3 次，每次 20ml，合并正丁醇液，用水洗涤 3 次，蒸干，残渣加甲醇 5ml 使溶解，取甘草酸铵对照品，加甲醇制成每 1ml 含 2mg 的溶液，作为对照品溶液。照薄层色谱法（附录Ⅵ B ）试验，吸取上述三种溶液各 5μl，分别点于同一用 1% 氢氧化钠溶液制备的硅胶 G 薄层板上，以

乙酸乙酯 - 甲酸 - 冰醋酸 - 水（15：1：1：2）为展开剂，展开，取出，晾干，喷以 10% 硫酸乙醇溶液，在 105℃加热至斑点显色清晰，置紫外光灯（365nm）下检视。、在与对照品色谱相应的位置上，均显相同的橙黄色荧光斑点。

（2）HPLC 特征图谱

色谱条件及系统适用性 以十八烷基硅烷键合硅胶为填充剂；以乙腈为流动相 A，0.1% 磷酸水溶液为流动相 B 梯度洗脱；检测波长 254nm；流速 1.0ml/min；柱温 30℃（见表 15-8）。

表 15-8　梯度洗脱条件表

时间 /min	A 乙腈 /%	B 0.1% 磷酸 /%	检测波长 /nm	流速 /(mL/min)
0	15	85	276	0.5
10	25	75	276	0.8
14.5			360	0.8
20.3	30	70	248	0.8
70	70	30	248	0.8
75	15	85	248	0.8

供试品溶液的制备 取甘草中粉 0.2g，精密加入 50% 甲醇 25ml，称定重量，超声提取 30min，取出，放冷，再称重，补足重量，摇匀，滤过，取续滤液，经 0.45 μm 滤膜过滤，即得。

测定法 分别精密吸取对照品溶液与供试品溶液各 10 μl，注入液相色谱仪，测定，即得。

本品所得图谱与标准特征图谱一致（图 15-10）。

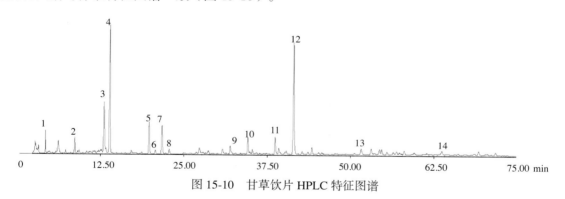

图 15-10　甘草饮片 HPLC 特征图谱

【检查】 水分 不得过 10.0%[《中国药典》2010 年版（一部）附录Ⅸ H 第一法]。

总灰分 不得过 5.0%[《中国药典》2010 年版（一部）附录Ⅸ K]。

酸不溶灰分 不得过 1.0%[《中国药典》2010 年版（一部）附录Ⅸ K]。

【浸出物】 以 60% 乙醇为溶剂，照醇溶性浸出物测定法 [《中国药典》2010 年版（一部）附录Ⅹ A] 测定，不得少于 18.0%。

【含量测定】 照高效液相色谱法 [《中国药典》2010 年版（一部）附录Ⅵ D] 测定。

色谱条件与系统适用性 以十八烷基硅烷键合硅胶为填充剂；以乙腈流动相 A，以 0.05% 磷酸溶液为流动相 B，按下表中的规定进行梯度洗脱，流速 1ml/min；检测波长 237nm（见表 15-9）。

表 15-9　梯度洗脱条件表

时间 /min	流动相 A/%	流动相 B/%
0 ~ 8	19	81
8 ~ 35	19 → 50	81 → 50
35 ~ 36	50 → 100	50 → 0
36 ~ 40	100 → 19	0 → 81

　　对照品溶液制备　　取甘草苷、甘草酸铵对照品各适量，精密称定，加甲醇分别配成浓度为 0.0216mg/ml、0.2030mg/ml 的对照品溶液。

　　供试品溶液制备　　取甘草饮片粉末各约 0.2g，精密称定，置具塞锥形瓶中，精密加入 70% 乙醇 100ml，密塞，称定重量，超声处理（功率 250 W，频率 40 kHz）30min，放冷，再称定重量，用 70% 乙醇补足减失的重量，摇匀，滤过，取续滤液，即得。

　　测定法　　精密称取对照品溶液与供试品溶液各 10 μl，注入液相色谱仪，测定，即得。

　　本品按照干燥品计算，一级甘草饮片含甘草酸铵（$C_{42}H_{62}O_{16}$）不得低于 3.0%，含甘草苷（$C_{21}H_{22}O_9$）不得低于 1.3%；二级甘草饮片含甘草酸铵（$C_{42}H_{62}O_{16}$）不得低于 2.5%，含甘草苷（$C_{21}H_{22}O_9$）不得低于 0.9%；三级甘草饮片含甘草酸铵（$C_{42}H_{62}O_{16}$）不得低于 1.8%，含甘草苷（$C_{21}H_{22}O_9$）不得低于 0.45%。

　　【性味与归经】　　甘，平。归心、肺、脾、胃经。

　　【功能与主治】　　补脾益气，清热解毒，祛痰止咳，缓急止痛，调和诸药。用于脾胃虚弱，倦怠乏力，心悸气短，咳嗽痰多，脘腹、四肢挛急疼痛，痈肿疮毒，缓解药物毒性、烈性。

　　【用法与用量】　　2 ~ 10g。

　　【注意】　　不宜与海藻、京大戟、红大戟、甘遂、芫花同用。

　　【储藏】　　置阴凉干燥处，防蛀。

第十六章　葛根饮片的分级方法及其质量评价

第一节　原料药材

按照《中国药典》2010 年版（一部）葛根项下的规定，本品为豆科植物野葛 *Pueraria lobata*（Willd.）Ohwi 的干燥根。葛根药材于每年冬季叶片枯黄到发芽前进行采挖，把根块挖出，去掉藤蔓，切下根头做种，除去泥沙，刮去粗皮，切成 1.5 ~ 2cm 厚的斜片，晒干或烘干。通过对河北安国、安徽亳州、四川荷花池等主要药材市场及北京、天津等地的 30 家饮片生产企业调查，同时根据本草考证，确定葛根药材除新疆、西藏外，全国均产；以湖南、河南、广东、浙江、四川为主产区。葛根药材，传统商品规格分为葛方和葛片两个规格，《七十六种药材商品规格标准》中沿用了传统商品规格分类方法，将葛根分为葛方和葛片两个规格，并制定了其规格标准。但在每一个商品规格中，没有进一步划分等级，只有统货。药材市场调查结果也显示，葛根饮片基本上都是以葛方规格流通于市场，30 家饮片企业只有统货，无等级划分，只有 1 家企业将葛根分为优选和统货两个等级。葛根 6 批样品采自其主产区河南、浙江，趁鲜切成 0.5 ~ 1cm 的斜片，晒干，按《中国药典》方法制成葛根方（葛根饮片）。其余 6 批样品分别购自通过 GMP 认证的中药饮片企业。所有样品均由河南中医学院陈随清教授鉴定，为豆科植物野葛 *Pueraria lobata*（Willd.）Ohwi 的干燥根。

第二节　饮　片

以豆科植物野葛 *Pueraria lobata*（Willd.）Ohwi 的干燥根为原料材料，按照《中国药典》2010 年版（一部）葛根项下规定，炮制加工葛根饮片。

一、炮　制

取葛根干燥药材，除去杂质，洗净，润透，切成方形小块。

二、性　状

（一）葛根原料药材的传统分级

葛根药材，传统商品规格分为葛方和葛片两个规格，《七十六种中药材商品规格标准》中沿用了传统商品规格分类方法，将葛根分为葛方和葛片两个规格，并制定了其规格标准。但在每一个商品规格中，没有进一步划分等级，只有统货。

葛方规格标准：统货。干货。鲜时纵横切成 1cm 的骰形方块。切面粉白色或淡黄色，有粉性，质坚实。气微味甘平。无杂质、虫蛀、霉变。

葛片规格标准：统货。干货。类圆柱形，鲜时横切成 0.6 ~ 0.8cm 厚片。表皮多黄白色。切面粉白色或黄白色，具粉性，有较少纤维和环状纹理。质坚实。间有碎破、小片。无杂质、虫蛀、霉变。

（二）葛根饮片质量评价传统方法

《中国药典》2010 年版（一部）葛根项下的规定，即葛根呈纵切小方块，切面黄白色，纹理不明显，质韧纤维性强，气微，味微甜。葛根多在产地已加工为葛根丁或大厚片，因此在饮片的分级方法上主要是考虑其均匀度。课题组对收集到的葛根饮片进行了外观性状的分析，并以实用性较强的筛分方法进行饮片均匀性的研究。取包装好的葛根饮片（1 kg/ 袋），分别过 15 mm 筛和 4 mm 筛，收集筛下的灰尘、碎屑，称量，12 批样品的饮片均匀度检测见表 16-1。各批葛根饮片均能通过 15 mm 筛，但对 4 mm 筛通过情况有差别，根据测定结果，规定葛根饮片一级品可通过 15 mm 筛孔，且通过 4 mm 筛孔不超过 1%；二级品可通过 15 mm 筛孔，且通过 4 mm 筛孔不超过 5%。

表 16-1　均匀度检查结果

序号	产地	4mm 筛通过率 /%	15mm 筛通过率 /%
1	河南省济源县	0.72	100
2	河南省栾川县	1.23	100
3	河南省西峡县	0.87	100
4	河南省淅川县	0.35	100
5	河南省南召县	0.31	100
6	浙江省台州市	0.68	100
7	湖南	1.52	100
8	河南	2.43	100
9	河南	0.93	100
10	河南	2.68	100
11	河南	1.84	100
12	安徽	1.42	100

三、鉴　　别

采用 HPLC 特征图谱初步对分级的葛根饮片进行比较研究，探讨不同等级葛根饮片的质量评价方式和评价标准。

（一）TLC 鉴别

取本品粉末 0.8g，加甲醇 10ml，放置 2h，滤过，滤液蒸干，残渣加甲醇 0.5ml 使溶解，作为供试品溶液。另取葛根素对照品，加甲醇制成每 1ml 含 1mg 的溶液，作为对照品溶液。吸取上述两种溶液各 10，分别点于同一以羧甲基纤维素钠为黏合剂的硅胶薄层板上，使成条状，以三氯甲烷 - 甲醇 - 水（7 ： 2.5 ： 0.25）为展开剂，展开，取出，晾干，置紫外光灯（365nm）下检视。供试品色谱中，在与对照品色谱相应的位置上，显相同颜色的荧光条斑（图 16-1）。

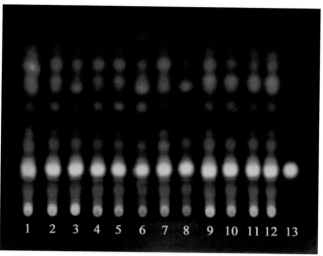

图 16-1　葛根饮片 TLC 图谱

1 ～ 12.葛根饮片；13.葛根素

葛根饮片 TLC 图谱显示，各等级葛根饮片中葛根素的 TLC 图谱没有显著性差异，均在对照品色谱相应的位置上，显相同颜色的荧光条斑。

（二）HPLC 特征图谱

1. 仪器与试药

日本岛津公司高效液相色谱仪 LC-20A，SARTIOMS 2004MP 型十万分之一电子分析天平，Sartorius BSA124S-CW 型万分之一电子分析天平。葛根素、大豆苷、3′-羟基葛根素、3′-甲氧基葛根素、大豆苷元 -12-C-芹菜糖 -（1→6）葡萄糖苷、染料木苷、芒柄花苷、大豆苷元，以上 8 种对照品由本实验室自制，纯度大于 99.5%；甲醇为色谱纯（天津四友公司），水为娃哈哈纯净水，其余试剂为分析纯。

2. 色谱条件

Kromasil 100-5 C18 色谱柱（4.6mm×250mm，5μm）；甲醇（A）-1% 冰醋酸（B）梯度洗脱：0 ～ 20min、20% ～ 34% A；20 ～ 30min、34% ～ 70% A；30 ～ 40min、70% ～ 70% A；流速 1ml/min；柱温 30°C；检测波长 250nm；进样量 10μl；采样时间 40min。所测得的葛根饮片特征图谱峰有 16 个共有峰（1 ～ 16 号峰），8 个可指认的色谱峰（Ⅰ ～ Ⅷ号峰）。

3. 供试品溶液制备

取样品（过 60 目筛）0.1g，精密称定，准确加入 50% 甲醇溶液 50ml，称重，超声 30min，取出，放至室温，称重，补足挥发的溶剂，过滤，弃去初滤液，取续滤液过微孔滤膜，备用。

4. 葛根饮片 HPLC 特征图谱分析

（1）精密度试验

取葛根饮片粉末，制备供试品溶液，连续进样 6 次，16 个共有峰面积的 RSD 在 0.11% ～ 1.08%。表明仪器精密度良好。

（2）稳定性试验

取葛根饮片粉末，制备供试品溶液，分别在 0h、2h、4h、8h、12h、24h 共进样 6 次，测定 HPLC 图谱，计算相对峰面积，各共有峰相对峰面积的 RSD 在 0.25% ～ 1.11%。结果表明，供试品溶液在 24h 内保持稳定。

（3）重复性试验

取葛根饮片粉末 6 份，制备供试品溶液，平行操作 6 份，测定 HPLC 图谱，计算相对峰面积，各共有峰相对峰面积的 RSD 在 0.06% ~ 0.90%。表明该方法重复性良好。

（4）葛根饮片特征图谱测定

葛根饮片，分别对葛根饮片进行 HPLC 特征图谱测定，根据 12 个样品色谱图中色谱峰的数目，确定 16 个共有峰（1 ~ 16 号峰），葛根素峰面积占平均共有峰总面积 85.7%。计算各峰的相对峰面积。以 4 号峰（葛根素）作为参照物（S），计算特征图谱共有峰相对保留时间、相对峰面积及相似度。见表 16-2 ~ 表 16-4 和图 16-2。

表 16-2　葛根饮片特征图谱共有峰相对保留时间 （单位：%）

峰号	1	2	3	4	5	6	7	8
RSD/%	0.36	0.29	0.22	0.16	0.15	0.15	0.13	0.12
峰号	9	10	11	12	13	14	15	16
RSD/%	0.13	0.07	0.05	0.04	0.05	0.09	0.03	0.04

表 16-3　葛根饮片特征图谱共有峰面积（×10³）

样品	S1	S2	S3	S4	S5	S6	S7	S8	S9	S10	S11	S12
1	85.3	91.9	121.8	97.4	98.5	41.8	284.4	41.3	136.7	96.4	95.4	134.7
2	1002.9	896.1	986.2	270	324.8	404.9	540	89.2	969.9	316.7	583.6	862.5
3	102.6	94.7	98.8	37.6	43.5	35.8	59.7	10.9	90.4	34.7	56.5	83.8
4(S)	3383.1	3588.7	4480.2	2344.5	2402.6	2817.3	3887.5	3535.3	3609.2	3696.5	3510.1	3775.7
5	923.1	1045.8	1181.4	468.9	467.5	624	1175.9	289.9	889.3	701	859.2	1097.9
6	610.9	754.9	813.2	456.6	442.4	483.8	524.3	472	559.4	627.5	644.9	745.8
7	563.1	618.1	693.6	545	560.5	210	601.9	511.8	730.5	479.3	548.7	722.9
8	109.6	95.2	121.6	50.3	47.6	37.7	82.7	43.7	105.6	76.5	93.3	102.8
9	623	106.1	144	70.7	64.3	39	59.5	36.7	97.9	113.7	110	116.8
10	146.4	84	158.4	78.6	66.9	45.3	155.2	113.1	82.9	99.5	73.6	135.1
11	147.7	178.5	209.7	98.4	107.5	34.7	241.4	118	185.6	322	237.1	328.5
12	124.4	71.7	88	18	24.9	44.9	221	60.6	72.3	97.3	72	144.3
13	120.1	61.2	119.8	12.5	16.1	66.1	139.1	72.6	45.6	70.7	69.3	120.6
14	187.9	36.9	71.1	12.7	12.5	17.2	101	53.8	38.3	112.9	52.6	95.6
15	127.3	49.3	76.9	22.1	29.7	23.9	175.9	62.1	58.1	51.7	46.2	91.6
16	152.3	94.5	210.7	56.5	65.6	457.9	305	376.3	100.5	138.7	161.7	206.1

表 16-4　葛根饮片特征图谱相似度

样品	S1	S2	S3	S4	S5	S6	S7	S8	S9	S10	S11	S12	对照图谱
S1	1	0.964	0.965	0.948	0.951	0.945	0.949	0.92	0.964	0.948	0.959	0.961	0.967
S2	0.964	1	0.997	0.985	0.986	0.977	0.985	0.95	0.997	0.982	0.995	0.996	0.995
S3	0.965	0.997	1	0.988	0.989	0.985	0.988	0.963	0.996	0.988	0.997	0.995	0.998
S4	0.948	0.985	0.988	1	0.999	0.978	0.981	0.979	0.985	0.99	0.991	0.984	0.993
S5	0.951	0.986	0.989	0.999	1	0.979	0.981	0.978	0.988	0.99	0.992	0.985	0.994
S6	0.945	0.977	0.985	0.978	0.979	1	0.98	0.978	0.974	0.984	0.985	0.975	0.988
S7	0.949	0.985	0.988	0.981	0.981	0.98	1	0.964	0.983	0.986	0.991	0.992	0.992
S8	0.92	0.95	0.963	0.979	0.978	0.978	0.964	1	0.955	0.986	0.971	0.953	0.975
S9	0.964	0.997	0.996	0.985	0.988	0.974	0.983	0.955	1	0.981	0.994	0.994	0.995
S10	0.948	0.982	0.988	0.99	0.99	0.984	0.986	0.986	0.981	1	0.994	0.984	0.994
S11	0.959	0.995	0.997	0.991	0.992	0.985	0.991	0.971	0.994	0.994	1	0.995	0.999
S12	0.961	0.996	0.995	0.984	0.985	0.975	0.992	0.953	0.994	0.984	0.995	1	0.995
对照图谱	0.967	0.995	0.998	0.993	0.994	0.988	0.992	0.975	0.995	0.994	0.999	0.995	1

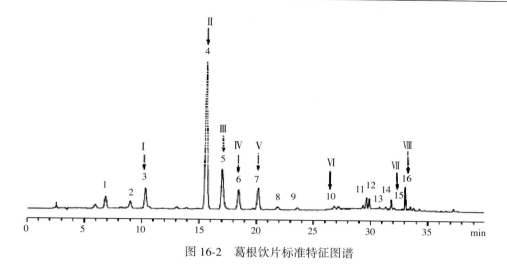

图 16-2　葛根饮片标准特征图谱

5. 小结

建立了葛根饮片的 HPLC 特征图谱分析方法，采用国家药典委员会中药色谱特征图谱相似度评价系统（2004 年 A 版）软件，参照对照特征图谱，计算饮片的相似度，相似度均为 0.92 ~ 0.99，一级、二级各饮片之间无本质的区别。因此，特征图谱不适宜作为葛根饮片分级的指标，但可以作为饮片质量评价内容。

四、检　查

（一）水分

参照《中国药典》2010 年版（一部）附录Ⅸ H 水分测定法（第一法），取供试品 2 ~ 5g，平铺于干燥至恒重的扁形称瓶中，精密称定，打开瓶盖在 100 ~ 105℃干燥 5h，将瓶盖盖好，移置干燥器中，冷却 30min，精密称定重量，再在上述温度干燥 1h，冷却，称重，至连续两次称重的差异不超过 5mg 为止。根据减失的重量，计算供试品中含水量（%），结果见表 16-5。

表 16-5　葛根饮片检查项测定结果

产地	水分 /%	总灰分 /%	浸出物 /%
河南省济源县	8.65	5.68	31.33
河南省栾川县	8.24	5.93	24.28
河南省西峡县	8.77	5.13	32.88
河南省淅川县	7.60	5.90	30.94
河南省南召县	8.10	5.63	29.67
浙江省台州市	8.31	4.73	29.41
湖南	8.97	5.35	31.21
河南	8.68	5.55	31.73
河南	9.71	5.92	37.15
河南	8.86	5.78	26.43
河南	8.75	5.67	26.20
安徽	9.62	4.64	27.97

（二）浸出物

参照《中国药典》2010 年版（一部）醇溶性浸出物测定法（附录 X A）项下冷浸法，以 95% 乙醇作溶剂，对栀子饮片进行醇溶性浸出物含量测定。取供试品约 4g，精密称定，置 200 ～ 300ml 的锥形瓶中，精密加入水 100ml，密塞，冷浸，前 6h 内时时振摇，再静置 18h，用干燥滤器迅速滤过，精密量取续滤液 20ml，置已干燥至恒重的蒸发皿中，在水浴上蒸干后，于 105℃干燥 3h，置干燥器中冷却 30min，迅速精密称定重量。扣除饮片中水分，计算供试品醇溶性浸出物的含量（%）。结果见表 16-5。

（三）灰分

参照《中国药典》2010 年版（一部）总灰分及酸不溶性灰分测定法（附录Ⅸ K），取供试品 3g，置炽灼至恒重的坩埚中，称定重量，缓缓炽热，注意避免燃烧，至完全炭化时，逐渐升高温度至 500 ～ 600℃，使完全灰化并至恒重。根据残渣重量，计算供试品中总灰分的含量（%）。结果见表 16-5。

（四）结果

葛根饮片醇溶性浸出物含量为 24.28% ～ 37.15%，两个等级饮片的浸出物含量无显著性差异。本课题对葛根饮片进行了水分、灰分及醇溶性浸出物含量测定，不同规格饮片检查项结果无显著差异均符合《中国药典》标准。因此，规定葛根饮片各等级品水分不得过 13.0%，总灰分不得过 7.0%，醇溶性浸出物不得少于 24.0%。

五、含 量 测 定

对葛根饮片中葛根素和大豆苷进行了含量测定，分析成分含量与饮片分级的相关性。

（一）仪器与试药

日本岛津公司高效液相色谱仪 LC-20A，SARTIOMS 2004MP 型十万分之一电子分析天平，Sartorius BSA124S-CW 型万分之一电子分析天平。

葛根素和大豆苷对照品由本实验室自制，纯度大于 99.5%；甲醇为色谱纯（天津四友公司），水为娃哈哈纯净水，其余试剂为分析纯。

（二）方法与结果

1. 色谱条件

Kromasil 100-5 C$_{18}$ 色谱柱（4.6 mm × 250mm，5 μm）；甲醇 -1% 冰醋酸（26 ∶ 74）；流速 1ml/min；柱温 30℃；检测波长 250nm。在该色谱条件下，样品中葛根素和大豆苷峰与其他非被测成分峰能够达到基线分离，保留时间在 10min 和 17min 左右，对照品与样品的色谱图如图 16-3 所示。

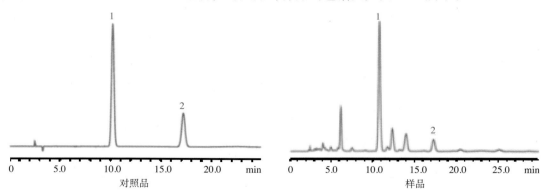

图 16-3　对照品及样品色谱

1. 葛根素；2. 大豆苷

2. 对照品溶液制备

分别精密称取葛根素对照品 4.69mg 和大豆苷对照品 1.18mg，置 25ml 量瓶中，加 50% 甲醇溶解并稀释至刻度，摇匀。精密量取 2ml 上述葛根素对照品溶液和 1ml 大豆苷对照品溶液，置 10ml 量瓶中，加 50% 甲醇至刻度，摇匀，即得，待用。

3. 供试品溶液制备

称取样品（过 50 目筛）0.1g，精密称定，准确加入 50ml 甲醇，称重，超声提取 30min，放至室温，再称重，补足挥发掉的溶剂重量，过滤，弃去初滤液，取续滤液用 0.45μm 微孔滤膜过滤即为供试品溶液，备用。

4. 方法学考察

（1）线性关系考察

吸取葛根素和大豆苷混合标准溶液 5 μl、10 μl、15 μl、20 μl、25 μl 和 30 μl 进样，测定，以所测得峰面积为纵坐标（Y），进样量（μg）为横坐标（X）作图，进行线性回归：

葛根素直线方程为 $Y=4026304X-852$，$r=0.9999$

大豆苷直线方程为 $Y=3544002X+1115.7$，$r=0.9999$

表明葛根素进样量在 0.1876 ~ 1.1256 μg 范围内，大豆苷进样量在 0.0236 ~ 0.1416 μg 范围内线性关系良好。

（2）精密度试验

精密吸取混合标准溶液 10 μl，连续进样 6 次，在上述条件下测定峰面积，其 RSD% 葛根素为 0.71%，大豆苷为 0.40%，表明仪器精密度良好。

（3）稳定性试验

精密吸取混合标准溶液 10 μl，分别在 0、1h、2h、4h、8h、24h 时进样，24h 测定是将标准溶液保存于冰箱冷藏室内，测定前取出放至室温，在所选色谱条件下测定，所测葛根素峰面积的 RSD% 为 0.18%，大豆苷峰面积为 0.53%，表明供试品在 24h 内稳定性良好。

（4）重复性试验

取同一样品，称取 6 份，按供试品制备项下操作制备供试液，准确吸取供试液 10 μl，进样，测定峰面积，计算含量，其峰面积 RSD% 葛根素为 1.11%，大豆苷为 1.44%，表明该方法重复性良好。

（5）加样回收试验

称取同一已知含量（葛根素为 3.58% 和大豆苷为 0.51%）的样品 6 份，每份 20.0mg，精密称定后，每份样品精密加入浓度为 0.02875ml/min 葛根素对照品溶液 25ml 和浓度为 0.0198ml/min 大豆苷对照品溶液 5ml，再精密加入 50% 甲醇溶液 20ml，按 2.4 项下操作制备供试液，准确吸取供试液 10 μl，进样，在上述色谱条件下测定，计算回收率。结果所测两种成分的平均回收率均为 99.8%。

（6）不同等级葛根饮片含量测定

每批次样品称取 3 份，按供试品制备项下操作制备供试液，准确吸取供试液 10 μl，进样，在上述色谱条件下测定，结果见表 16-6。

表 16-6　饮片厂与自制饮片样品测定结果（$n=3$）

序号	产地	采集时间（年.月）	葛根素含量 /%	RSD/%	大豆苷含量 /%	RSD/%
1	河南省济源县	2012.03	4.54	1.50	0.655	1.47
2	河南省栾川县	2012.03	4.24	1.02	0.610	1.06
3	河南省西峡县	2012.03	4.50	0.96	0.881	1.66
4	河南省淅川县	2012.04	4.55	2.11	0.559	1.96
5	河南省南召县	2012.04	4.37	1.54	0.664	1.39
6	浙江省台州市	2011.11	4.49	1.96	0.842	1.88

序号	产地	采集时间（年.月）	葛根素含量 /%	RSD/%	大豆苷含量 /%	RSD/%
7	湖南	2012.04	4.13	1.11	0.717	1.28
8	河南	2012.04	4.38	0.99	0.699	1.46
9	河南	2012.04	5.48	1.03	0.368	2.03
10	河南	2012.04	2.88	1.30	0.643	1.58
11	河南	2012.04	2.96	1.20	0.655	0.99
12	安徽	2012.04	3.45	1.22	0.290	1.28

5. 结果

2010 年版《中国药典》中葛根饮片的含量测定是以葛根素为指标，课题组在此基础上，制订了以葛根素和大豆苷指标的葛根饮片含量测定方法和限量标准，可用于葛根不同等级饮片的质量评价，规定葛根饮片一级品中葛根素和大豆苷总量不得少于 4.0%，二级品中葛根素和大豆苷总量不得少于 3.0%。

第三节　葛根饮片分级方法及其说明

一、分 级 依 据

葛根饮片以豆科植物野葛 *Pueraria lobata*（Willd.）Ohwi 的干燥根为原料，按照《中国药典》2010 版（一部）葛根项下规定，炮制为饮片。葛根饮片分为二个等级，在明确葛根原料药材产地的基础上，以粒径作为主要分级指标，葛根素及大豆苷含量为辅助分级依据。

二、分 级 要 点

葛根饮片分为二个等级，各等级饮片的产地、粒径及主要成分含量应符合下列要求。见图 16-4，表 16-7。

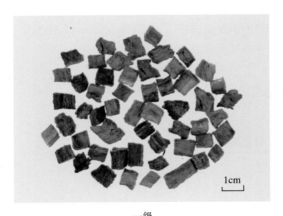
一级

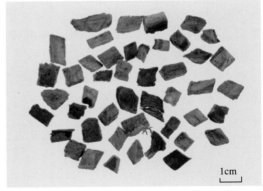
二级

图 16-4　葛根不同等级饮片

表 16-7　葛根各等级饮片分级要点

级别	一级	二级
产地	道地产区：河南、安徽、湖北	其他产区
粒径	能通过 15mm 筛孔，通过 4mm 筛孔不超过 1%	能通过 15mm 筛孔，通过 4mm 筛孔不超过 5%
含量测定	葛根素和大豆苷总量不得少于 4.0%	葛根素和大豆苷总量不得少于 3.0%

第四节　葛根饮片质量评价标准

葛　　根
Ge Gen

【原料药材】　豆科植物野葛 *Pueraria lobata*（Willd.）Ohwi 的干燥根，习称野葛。秋季、冬季两季采挖，称鲜切成小块，干燥；主产于湖南、河南、安徽、广东、浙江、四川等地。

【饮片】　豆科植物野葛 *Pueraria lobata*（Willd.）Ohwi 的干燥根的炮制加工品。

【炮制】　除去杂质，洗净，润透，切成方形小块。

【性状】　本品呈纵切小方块，能通过 15mm 筛孔，通过 4mm 筛孔不超过 1%。外皮淡棕色，有纵皱纹，粗糙。切面黄白色，纹理不明显。质韧纤维性强。气微，味微甜。

【鉴别】

(1) TLC 特征图谱

取本品粉末 0.8g，加甲醇 10ml，放置 2h，滤过，滤液蒸干，残渣加甲醇 0.5ml 使溶解，作为供试品溶液。另取葛根素对照品，加甲醇制成每 1ml 含 1mg 的溶液，作为对照品溶液。吸取上述两种溶液各 10μl，分别点于同一硅胶 G 薄层板上，以三氯甲烷 - 甲醇 - 水（7∶2.5∶0.25）为展开剂，展开，取出，晾干，置紫外光灯（365nm）下检视。供试品色谱中，在与对照品色谱相应的位置上，显相同颜色的荧光斑点。

(2) HPLC 特征图谱

色谱条件与系统实用性试验　用十八烷基键合硅胶为填充剂；甲醇（A）-1% 冰醋酸（B）梯度洗脱：0 ~ 20min，20% ~ 34%（A）；20 ~ 30min，34% ~ 70%（A）；30 ~ 40min，70% ~ 70%（A）；流速 1.0ml/min；流速 1ml/min；柱温 30℃；检测波长 250nm。理论塔板数按葛根素峰计算应不低于 3000。

参照物溶液制备　称取葛根素对照品适量，用 50% 甲醇溶解，均配成浓度为 0.1mg/ml 的溶液，即得。

供试品溶液制备　取本品粉末（过 60 目筛）0.1g，精密称定，准确加入 50% 甲醇 50ml，称重，超声提取 30min，放至室温，再称重，补足挥发掉的溶剂重量，过滤，弃去初滤液，取续滤液，用 0.45μm 微孔滤膜过滤，即得。

测定法　分别精密吸取对照品溶液与供试品溶液各 10μl，注入液相色谱仪，记录色谱图，测定，即得。

本品所得图谱与标准特征图谱一致（图 16-5）。

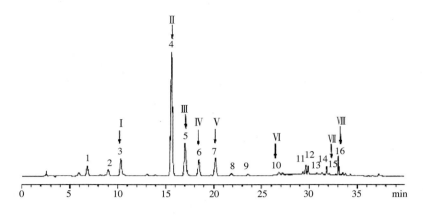

图 16-5 葛根饮片标准特征图谱

【检查】　水分　　不得过 13.0%[《中国药典》2010 年版（一部）附录Ⅸ H 第一法]。

总灰分　　不得过 7.0%[《中国药典》2010 年版（一部）附录Ⅸ K]。

酸不溶性灰分　　不得过 1.5%[《中国药典》2010 年版（一部）附录Ⅸ K]。

【浸出物】　照醇溶性浸出物测定法 [《中国药典》2010 年版（一部）附录Ⅹ A] 项下热浸法测定，以稀乙醇为溶剂，不得少于 24.0%。

【含量测定】　照高效液相色谱法 [《中国药典》2010 年版（一部）附录Ⅵ D] 测定。

色谱条件与系统实用性试验　用十八烷基键合硅胶为填充剂；以甲醇 -1% 冰醋酸（26 : 74）为流动相；检测波长为 250nm。理论塔板数按葛根素峰计算应不低于 3000。

对照品溶液制备　　分别精密称取葛根素对照品 5.00mg 和大豆苷对照品 2.00mg，置 25ml 量瓶中，加 50% 甲醇溶解并稀释至刻度，摇匀。精密量取 2ml 上述葛根素对照品溶液和 1ml 大豆苷对照品溶液，置 10ml 量瓶中，加 50% 甲醇至刻度，摇匀，即得。

供试品溶液制备　　取本品粉末（过 60 目筛）0.1g，精密称定，准确加入 50ml 甲醇，称重，超声提取 30min，放至室温，再称重，补足挥发掉的溶剂重量，过滤，弃去初滤液，取续滤液，用 0.45μm 微孔滤膜过滤，即得。

测定法　　分别精密吸取对照品溶液与供试品溶液各 10 μl，注入液相色谱仪，测定，即得。

本品按干燥品计算，一级饮片含葛根素和大豆苷总量不少于 4.0%，二级饮片葛根素和大豆苷总量不少于 3.0%。

【性味与归经】　甘、辛，凉。归脾、胃、肺经。

【功能与主治】　解肌退热，生津止渴，透疹，升阳止泻，通经活络，解酒毒。用于外感发热头痛，项背强痛，口渴，消渴，麻疹不透，热痢，泄泻，眩晕头痛，中风偏瘫，胸痹心痛，酒毒伤中。

【用法与用量】　10 ~ 15g。

【储藏】　置通风干燥处，防蛀。

第十七章　黄连饮片的分级方法及其质量评价

第一节　原料药材

按照《中国药典》2010年版（一部）黄连项下的规定，黄连为毛茛科植物黄连 *Coptis chinensis* Franch.、三角叶黄连 *Coptis deltoidea* C.Y.Cheng et Hsiao 或云连 *Coptisteeta* Wall. 的干燥根茎，分别习称"味连"、"雅连"、"云连"。秋季采挖，除去须根和泥沙，干燥，撞去残留须根。性味苦寒，归心、脾、胃、肝、胆、大肠经，具有清热燥湿、泻火解毒之功效，用于治疗湿热所致的腹泻、痢疾、热盛火炽、呕吐、口舌生疮等。其中"雅连"主产于四川洪雅县等地，受病虫害等影响，栽培产量很小，市场很难购买；"云连"主产于云南福贡、碧江、贡山、泸水、腾冲等地，产量和市场份额亦小，目前全国黄连主流商品品种是"味连"。根据《七十六种药材商品规格标准》中黄连（味连）药材的传统分级要点，规定黄连饮片一级品原料药材来源于重庆石柱县、湖北利川市等地区的种植黄连，黄连饮片二级品原料药材产地为四川彭州市、崇州市、大邑县等地。采集道地产区黄连药材11批，主产地黄连药材9批，商品黄连饮片12批，所有样品基源经成都中医药大学中药标本中心卢先明教授鉴定为毛茛科植物黄连 *Coptis chinensis* Franch.。

第二节　饮　　片

以毛茛科植物黄连 *Coptis chinensis* Franch. 干燥根茎为原料药材，按照《中国药典》2010年版（一部）黄连下规定，炮制加工黄连饮片。

一、炮　　制

取黄连干燥药材，除去杂质，润透后切薄片，晾干。

二、性　　状

（一）黄连原料药材的传统分级

产地、种植方式以及生长年限的差异等赋予了黄连药材显著地外观特征，可以作为药材分级以及质量评价依据，但将药材炮制加工后这些特征已基本消失，最具有分级特征的指标是外皮颜色等。根据《七十六种药材商品规格标准》中黄连（味连）药材的传统分级要点，黄连药材分为两个等级。一等：干货。多聚成簇，分枝多弯曲，形如鸡爪或单支，肥壮坚实、间有过桥，长不超过2 cm。表面黄褐色，簇面无毛须，断面金黄色或黄色，味极苦，无小于1.5 cm的碎节、残茎、焦枯、杂质、霉变。二等：干货。多聚成簇，分枝多弯曲，形如鸡爪或单支，条较一等瘦小，有过桥。表面黄褐色，簇面无毛须。断面金黄色或黄色。味极苦，间有碎节、碎渣、焦枯，无残茎、杂质、霉变。结果如图17-1所示。

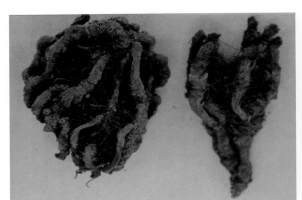
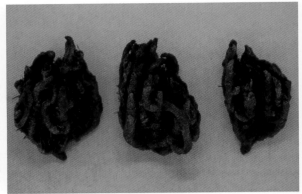

一等黄连药材　　　　　　　　　　　　　　　　　　二等黄连药材

图 17-1　黄连药材图

(二) 黄连饮片传统质量评价方法

经过查阅古代本草专著，发现均无对黄连饮片质量评价的描述，故对《中国药典》及全国各地炮制规范进行梳理和考证。《中国药典》及各地区炮制规范对于黄连饮片的传统质量评价主要集中在外观性状描述，如片型是薄片（部分为薄片或为碎块）、个别规定了片径（片宽）、表面颜色（灰黄色或黄褐色）、切面皮部颜色（橙红色或暗棕色）、切面木部颜色（鲜黄色或橙黄色）、髓部颜色（红棕色，大多中空）、质硬而脆、气微、味极苦等指标，可为课题组进行黄连饮片分等提供借鉴和参考。见表 17-1。

表 17-1　黄连饮片传统质量评价

编号	生产厂家	外皮颜色	性状特征
YP-1	石柱黄水镇枫木乡石印组一等药材加工	灰黄色	外表皮粗糙，有细小须根。切面红黄色，具放射状纹理，气微，味极苦
YP-2	石柱黄水镇枫木乡石印组二等药材加工	灰黄色	外表皮粗糙，有细小须根。切面红黄色，具放射状纹理，气微，味极苦
YP-3	石柱冷水乡八龙村双坝组一等药材加工	灰黄色	外表皮粗糙，有细小须根。切面鲜黄色，具放射状纹理，气微，味极苦
YP-4	石柱冷水乡八龙村双坝组二等药材加工	灰黄色	外表皮粗糙，有细小须根。切面红黄色，具放射状纹理，气微，味极苦
YP-5	利川汪营镇王家寨村八组药材加工	灰黄色	外表皮粗糙，有细小须根。切面红黄色，具放射状纹理，气微，味极苦
YP-6	四川彭州白鹿镇红花村十组药材加工	黄褐色	外表皮粗糙，有细小须根。切面鲜黄色，具放射状纹理，气微，味极苦
YP-7	四川新荷花（1105114）	灰黄色	外表皮粗糙，有细小须根。切面红黄色，具放射状纹理，气微，味极苦
YP-8	四川新荷花（1106067）	灰黄色	外表皮粗糙，有细小须根。切面红黄色，具放射状纹理，气微，味极苦
YP-9	四川省饮片（110621）	灰黄色	外表皮粗糙，有细小须根。切面红黄色，具放射状纹理，气微，味极苦
YP-10	成都真龙百信堂（111001）	黄褐色	外表皮粗糙，有细小须根。切面鲜黄色，具放射状纹理，气微，味极苦
YP-11	洪雅瓦屋山（120501）	灰黄色	外表皮粗糙，有细小须根。切面红黄色，具放射状纹理，气微，味极苦
YP-12	广安福鼎中药（120701）	灰黄色	外表皮粗糙，有细小须根。切面鲜黄色，具放射状纹理，气微，味极苦
YP-13	中医大惠康（120701）	灰黄色	外表皮粗糙，有细小须根。切面红黄色，具放射状纹理，气微，味极苦
YP-14	康美药业（120602221）	黄褐色	外表皮粗糙，有细小须根。切面鲜黄色，具放射状纹理，气微，味极苦
YP-15	北京盛世龙（1207074）	黄褐色	外表皮粗糙，有细小须根。切面鲜黄色，具放射状纹理，气微，味极苦
YP-16	亳州老益堂	灰黄色	外表皮粗糙，有细小须根。切面红黄色，具放射状纹理，气微，味极苦
YP-17	同仁堂亳州饮片（201009102）	灰黄色	外表皮粗糙，有细小须根。切面红黄色，具放射状纹理，气微，味极苦
YP-18	中医大惠康（121101）	灰黄色	外表皮粗糙，有细小须根。切面红黄色，具放射状纹理，气微，味极苦

注：YP-1 ~ YP-6 委托四川新荷花中药饮片股份有限公司加工。

（三）黄连饮片大小的分析

考虑到黄连饮片质量评价与片型和大小有关，因此对黄连饮片的大小进行量化测定判断。

1. 仪器

游标卡尺（量程 0 ~ 150 mm，精度 0.02 mm）（成都成量工具有限公司），BS200S 型精密电子天平（北京赛多利斯天平有限公司，d=0.001g，量程 200g）。

2. 方法和结果

18 批黄连饮片样品，从每批样品中，随机抽取 50 个样本，用游标卡尺测量样本的总长度、总宽度（样本平放投影至平面最宽处）、片厚（饮片最厚处），并称取每 1 片片重。对总长度、总宽度、片厚数据进行标准化处理后聚类分析。计算平均值，数据用 $\bar{x} \pm s$ 形式表示，结果见表 17-2 和图 17-2。

表 17-2　黄连饮片大小测量（$\bar{x} \pm s$，n=50）

饮片编号	大小			
	长度 /mm	宽度 /mm	厚度 /mm	重量 /g
YP-1	23.90 ± 7.47	6.54 ± 1.41	2.37 ± 0.55	0.23 ± 0.12
YP-2	21.86 ± 8.11	5.87 ± 1.30	2.57 ± 0.68	0.18 ± 0.09
YP-3	24.86 ± 8.33	5.52 ± 1.24	2.87 ± 0.75	0.25 ± 0.12
YP-4	20.84 ± 6.45	5.26 ± 0.76	2.85 ± 0.90	0.19 ± 0.11
YP-5	23.77 ± 7.12	5.90 ± 1.15	3.46 ± 0.81	0.30 ± 0.15
YP-6	24.21 ± 7.70	7.13 ± 1.24	2.24 ± 0.78	0.24 ± 0.12
YP-7	34.87 ± 10.37	6.88 ± 1.59	2.74 ± 0.73	0.39 ± 0.23
YP-8	27.62 ± 7.47	6.41 ± 2.46	2.62 ± 0.89	0.29 ± 0.22
YP-9	25.61 ± 8.05	6.76 ± 1.97	3.19 ± 0.78	0.35 ± 0.22
YP-10	39.22 ± 14.61	6.56 ± 1.73	2.29 ± 0.49	0.47 ± 0.30
YP-11	19.36 ± 6.69	5.98 ± 1.99	2.69 ± 0.61	0.19 ± 0.08
YP-12	35.93 ± 11.68	6.85 ± 1.85	3.19 ± 0.76	0.35 ± 0.22
YP-13	28.25 ± 10.43	7.35 ± 2.68	2.64 ± 0.71	0.30 ± 0.23
YP-14	21.79 ± 6.85	5.81 ± 1.29	1.96 ± 0.38	0.21 ± 0.09
YP-15	24.75 ± 6.49	6.54 ± 1.44	2.13 ± 0.33	0.24 ± 0.11
YP-16	28.56 ± 8.30	6.46 ± 1.40	2.38 ± 0.41	0.34 ± 0.21
YP-17	18.37 ± 4.49	5.52 ± 1.32	2.38 ± 0.55	0.14 ± 0.06
YP-18	30.06 ± 9.77	7.15 ± 1.95	2.45 ± 0.66	0.32 ± 0.17

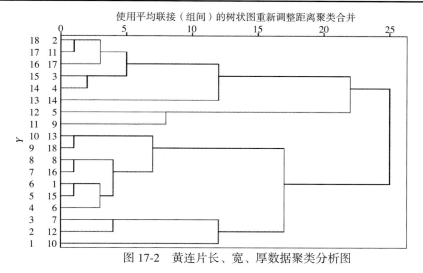

图 17-2　黄连片长、宽、厚数据聚类分析图

由图 17-2 可见，若将 18 批黄连片按大小聚类成 2 类，则 YP-2、YP-11、YP-17、YP-3、YP-4、YP-14、YP-5、YP-9 是第 1 类；YP-13、YP-18、YP-8、YP-16、YP-1、YP-15、YP-6、YP-7、YP-12、YP-10 是第 2 类。结合聚类分析数据和生产实际，黄连饮片片厚、片型的均匀性是影响外观物性特征的最大因素。因此，将黄连饮片的片厚、片型等指标作为黄连饮片分级的重要依据。

（四）黄连饮片颜色分析

1. 仪器

CR-410 色彩色差计（日本柯尼卡美能达有限公司）；FW135 型中草药粉碎机（天津市泰斯特仪器有限公司）。

2. 方法和结果

从 18 批黄连饮片中，每批随机抽取干燥样品数个，直接测定外部的色度值；内部颜色是粉碎后 90% 以上过 30 目筛，未过筛的与已过筛的粉末合并，混合均匀，测定。仪器参数：光源 D_{65}，标准观察角度 2°，照明口径 $\phi 50\ mm$；大于光源口径的烧杯装盛样品，样品装盛厚度不低于 2cm，室温下测定。数据用 $L*a*b*$ 色空间法表示，其中 $L*$ 为亮度值，$a*$ 红绿色度坐标，$b*$ 为黄蓝色度坐标，$E*ab$ 为总色值，计算 $E*ab+\sqrt{L*2+a*2+b*2}$。以 $a*$ 值为 X 轴、$b*$ 值为 Y 轴、$L*$ 值为 Z 轴，进行 Lab 色空间三维投影；并对 $L*a*b*$ 值进行聚类分析。结果见表 17-3 和图 17-3。

表 17-3　黄连饮片颜色测量

饮片编号	外部颜色				内部颜色			
	$L*$	$a*$	$b*$	总色值（$E*ab$）	$L*$	$a*$	$b*$	总色值（$E*ab$）
YP-1	40.45	11.09	32.55	53.0914	50.15	9.58	32.39	60.4641
YP-2	48.65	13.13	36.19	62.0398	50.65	9.36	32.95	61.1452
YP-3	49.64	13.42	38.93	64.4963	48.57	9.79	29.18	57.5010
YP-4	44.05	15.13	35.09	58.3149	49.90	10.07	31.98	60.1177
YP-5	44.17	11.55	34.28	57.0921	53.61	9.61	38.19	66.5196
YP-6	41.98	10.74	32.80	54.3462	52.44	9.76	35.92	64.3075
YP-7	41.41	9.92	33.14	53.9579	49.20	9.54	29.95	58.3837
YP-8	43.67	9.34	31.37	54.5745	48.34	7.42	27.84	56.2750
YP-9	35.74	6.83	22.67	42.8710	46.44	6.67	24.44	52.9006
YP-10	48.47	10.37	37.85	62.3659	49.60	9.01	30.76	59.0552
YP-11	47.79	9.95	32.01	58.3740	47.10	6.66	25.27	53.8641
YP-12	33.05	7.31	22.49	40.6391	48.09	9.10	28.98	56.8797
YP-13	35.71	8.18	26.66	45.3086	52.12	9.83	35.13	63.6179
YP-14	60.92	16.59	57.33	85.2831	50.63	10.06	33.37	61.4667
YP-15	35.79	8.43	26.42	45.2770	52.12	9.83	35.13	63.6179
YP-16	61.95	13.40	52.21	82.1173	49.51	9.38	31.81	59.5911
YP-17	41.15	10.75	29.14	51.5560	44.88	8.54	23.57	51.4071
YP-18	38.51	10.14	30.57	50.2032	47.88	9.23	28.36	56.4090

使用平均联接（组间）的树状图
（重新调整距离聚类合并）

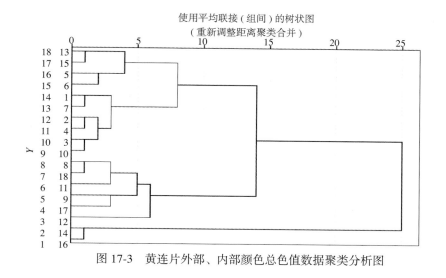

图 17-3　黄连片外部、内部颜色总色值数据聚类分析图

由图 17-3 可见，若将 18 批黄连片按颜色聚类成 2 类，则 YP-14、YP-16 是第 1 类；YP-8、YP-9、YP-11、YP-12、YP-17、YP-18、YP-1、YP-2、YP-3、YP-4、YP-5、YP-6、YP-7、YP-10、YP-13、YP-15 是第 2 类。结合聚类分析数据和黄连饮片生产实际，黄连饮片的颜色有一定的差异，主要集中在饮片的干燥环节，如果干燥时间过长，则颜色加深偏于棕褐色，总色值数值将减少。但黄连饮片的颜色不具有分级的可行性，可以用于黄连饮片质量评价。

三、鉴　　别

采用 TLC 和 HPLC 两种方式对初步分级的黄连进行比较研究，探讨不同等级黄连饮片的质量评价方式和评价标准。

（一）TLC 鉴别

参考《中国药典》2010 年版（一部）增补版黄连饮片项下规定，取本品粉末 0.25g，加甲醇 25ml，超声处理 30min，滤过，取滤液作为供试品溶液。另取黄连对照药材 0.25g，同法制成对照药材溶液。再取盐酸小檗碱对照品，加甲醇制成每 lml 含 0.5mg 的溶液，作为对照品溶液。照薄层色谱法试验，吸取上述三种溶液各 1ml，分别点于同一高效硅胶 G 薄层板上，以环己烷 - 乙酸乙酯 - 异丙醇 - 甲醇 - 水 - 三乙胺（3：3.5：1：1.5：0.5：1）为展开剂（展开系统 I），置用浓氨试液预饱和 20min 的展开缸内，展开，取出，晾干，置紫外光灯（365nm）下检视。供试品色谱中，在与对照药材色谱相应的位置上，显 4 个以上相同颜色的荧光斑点；对照品色谱相应的位置上，显相同颜色的荧光斑点。同时参考文献，用甲苯 - 乙酸乙酯 - 异丙醇 - 甲醇 - 水（6：3：1.5：1.5：0.3）作为展开系统 II，展开、检视方法同前。结果见图 17-4。

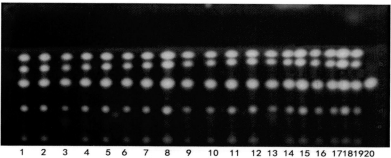

a

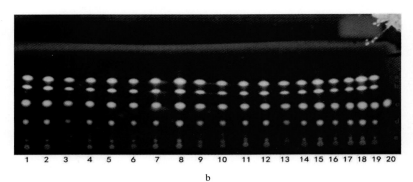

b

图 17-4 黄连饮片薄层色谱图

a. 展开系统Ⅰ：1 ~ 18. 黄连饮片；19. 黄连对照药材；20. 盐酸小檗碱对照品；b. 展开系统Ⅱ：1 ~ 18. 黄连饮片；
19. 黄连对照药材；20. 盐酸小檗碱对照品

由图 17-4 可知，在紫外光灯（365nm）下检视，18 批黄连饮片供试品色谱中，在与黄连对照药材色谱相应的位置上，显 4 个以上相同颜色的荧光斑点（Rf 由大到小分别是 a. 黄连碱、b. 表小檗碱、c. 小檗碱、d. 巴马汀、e. 药根碱，其中药根碱由于含量低，斑点 e 非常模糊）；与盐酸小檗碱对照品色谱相应的位置上，显相同颜色的荧光斑点。说明 18 批黄连饮片薄层色谱指纹信息一致。

（二）HPLC 特征图谱

在《中国药典》2010 年版（一部）黄连含量测定项下，采用了一测多评的方法，即通过盐酸小檗碱以外标法形式，计算出所含的小檗碱含量；再以小檗碱位置确定表小檗碱、黄连碱和巴马汀的相对保留时间，并以小檗碱作为内参物，在已知小檗碱与表小檗碱、黄连碱和巴马汀等其他成分的相对校正因子基础上，计算出表小檗碱、黄连碱和巴马汀的含量。本方法的实质需要几种成分色谱峰的精准定位，因此也可以作为黄连饮片特征图谱的建立方法。

1. 仪器及试药

Agilent 1200 高效液相色谱仪（含四元泵、DAD 检测器、柱温箱、自动进样器）、Chemstation 色谱工作站（美国安捷伦科技有限公司）；Welchrom C_{18} 色谱柱（4.6mm×250mm，5μm）；Diamonsil（钻石二代）色谱柱色谱柱（4.6mm ×250mm，5μm）；PHS-3C 型酸度计（上海日岛科学仪器有限公司）；UPH-Ⅰ-10T 超纯水器（成都超纯科技有限公司）。

色谱乙腈（美国 Fisher 公司）；超纯水；其余试剂试药均为分析纯，由成都市科龙化工试剂厂生产。盐酸小檗碱对照品（供含量测定用）：中国食品药品检定研究院，批号：110713-200208。

2. 色谱条件及系统适应性试验

以十八烷基硅烷键合硅胶为填充剂；以乙腈 -0.05mol/L 磷酸二氢钾溶液（50 ∶ 50）（每 100ml 中加十二烷基硫酸钠 0.4g，再以磷酸调节 pH 为 4.0）为流动相；检测波长为 345nm。理论塔板数按盐酸小檗碱峰计算应不低于 5000。

3. 对照品溶液制备

取盐酸小檗碱对照品适量，精密称定，加甲醇制成每 1ml 含 125μg 的溶液，即得。

4. 供试品溶液制备

精密称定黄连饮片粉末（过二号筛），置具塞锥形瓶中，分别精密加入甲醇 - 盐酸（100 ∶ 1）的混合溶液 50ml，密塞，称定重量，超声处理（功率 250W，频率 40kHz）30min，放冷，再称定重量，用甲醇补足减失的重量，摇匀，滤过，精密量取续滤液 2ml，置 10ml 量瓶中，加甲醇至刻度，摇匀，取续滤液，即得。

5. 方法学考察

（1）线性关系考察

精密称取盐酸小檗碱对照品适量，置50ml量瓶中，加甲醇稀释至刻度，制成对照品溶液。精密吸取溶液2、4、6、8、10、20μl注入液相色谱仪，按拟定的色谱条件测定峰面积，以峰面积积分值为纵坐标，以盐酸小檗碱进样量为横坐标绘制标准曲线，计算回归方程：$Y=2434.3X+18.344$，$r=1.000$，盐酸小檗碱在0.25～2.5μg范围内呈良好线性关系。

（2）精密度试验

精密吸取对照品溶液10μl，按上述色谱条件，连续进样6次，分别测定峰面积，计算RSD值。RSD为0.10%，表明仪器精密度良好。

（3）重复性试验

取同一批黄连饮片6份，按供试品溶液制备方法制备，精密吸取供试品溶液10μL，注入液相色谱仪，记录色谱峰面积，计算RSD值。结果表明，同一批黄连药材平行操作6份，表小檗碱、黄连碱、巴马汀和小檗碱峰面积的RSD值分别为0.53%、0.39%、0.30%、0.11%，表明本方法重复性良好。

（4）稳定性试验

取同一份供试品溶液，按上述色谱条件，分别在不同时间（0、2、4、6、12、18、24h）精密吸取供试品溶液10μl，注入液相色谱仪，记录色谱峰面积。结果表明，取同一份供试品溶液不同时间进样分析，表小檗碱、黄连碱、巴马汀和小檗碱峰面积的RSD值分别为0.49%、0.39%、0.17%、0.14%，表明样品在24h内稳定。

（5）加样回收率试验

取已知含量的供试品（含盐酸小檗碱6.016%）6份，每份取样约50mg，精密称定，分别加入上述已配制好的盐酸小檗碱对照品溶液，挥干，按"供试品溶制备"项下的方法制成供试品溶液，精密吸取供试品溶液10μl，注入液相色谱仪，测定，计算回收率。结果表明，6份样品加样回收率在97.01%～98.06%，平均回收率为97.45%，RSD为0.47%，说明准确度良好。

（6）黄连饮片特征图谱测定

通过对照品定性，确定了黄连饮片特征图谱中峰面积积分值最大、很稳定的一个峰是小檗碱，可以购买到对照品，故选择盐酸小檗碱作为参照物，结果见图17-5。

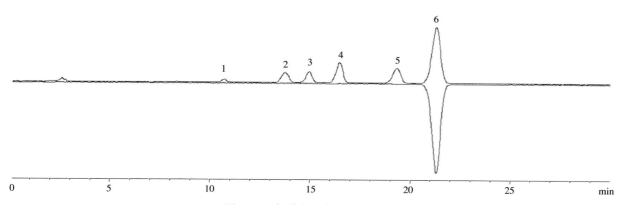

图17-5　色谱峰的定位和参照物的选择

上图.黄连饮片色谱图；下图.盐酸小檗碱对照品色谱图

由图17-5可见，从18批黄连饮片的色谱图中，选择6个峰作为共有色谱峰。选择6号峰（盐酸小檗碱）做为标志峰，计算其余5个色谱峰与标志峰的相对保留时间和相对峰面积，并计算平均值和RSD（%），结果表明18批黄连饮片共有色谱峰相对保留时间的RSD<1%，而共有色谱峰相对峰面积的RSD较大，在3.38%～11.92%，主要由于YP-3、YP-15等离群值引起的RSD总体较大。规定1～5号共有色谱峰

与 6 号峰（小檗碱）比较，相对保留时间规定值为 0.50、0.64、0.71、0.78、0.91，应在 ±5% 范围内。

6. 不同等级黄连饮片特征图谱比较

以国家药典委员会"中药色谱指纹图谱相似度评价系统 2004A 版"软件计算 18 批黄连饮片特征图谱的相似度，结果见图 17-6 和表 17-4。

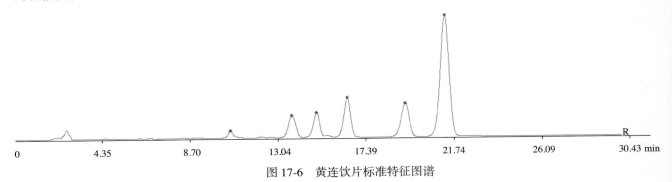

图 17-6 黄连饮片标准特征图谱

表 17-4　黄连饮片特征图谱相似度

	S1	S2	S3	S4	S5	S6	S7	S8	S9	S10	S11	S12	S13	S14	S15	S16	S17	S18	对照
S1	1.000	1.000	0.998	1.000	1.000	1.000	1.000	1.000	0.999	1.000	1.000	1.000	1.000	0.999	1.000	1.000	1.000	0.999	1.000
S2	1.000	1.000	0.998	1.000	1.000	1.000	1.000	0.999	0.999	1.000	1.000	1.000	0.999	0.999	1.000	1.000	1.000	0.999	1.000
S3	0.998	0.998	1.000	0.998	0.997	0.998	0.998	0.999	0.999	0.997	0.997	0.999	0.999	0.999	0.997	0.998	0.999	0.999	0.999
S4	1.000	1.000	0.998	1.000	1.000	1.000	1.000	0.999	0.999	1.000	1.000	1.000	1.000	1.000	1.000	1.000	1.000	0.999	1.000
S5	1.000	1.000	0.997	1.000	1.000	1.000	1.000	0.999	0.999	1.000	1.000	0.999	0.999	0.999	1.000	1.000	0.999	0.999	1.000
S6	1.000	1.000	0.998	1.000	1.000	1.000	1.000	0.999	0.999	1.000	1.000	1.000	0.999	0.999	1.000	1.000	1.000	0.999	1.000
S7	1.000	1.000	0.998	1.000	1.000	1.000	1.000	1.000	0.999	1.000	1.000	1.000	1.000	1.000	1.000	1.000	1.000	1.000	1.000
S8	1.000	0.999	0.999	0.999	0.999	0.999	1.000	1.000	1.000	0.999	0.999	1.000	0.999	0.999	0.999	0.999	1.000	1.000	1.000
S9	0.999	0.999	0.999	0.999	0.999	0.999	0.999	1.000	1.000	0.998	0.999	1.000	1.000	0.999	0.998	0.999	0.999	1.000	0.999
S10	1.000	1.000	0.997	1.000	1.000	1.000	1.000	0.999	0.998	1.000	1.000	0.999	0.999	1.000	1.000	0.999	0.999	0.999	1.000
S11	1.000	1.000	0.997	1.000	1.000	1.000	1.000	0.999	0.999	1.000	1.000	0.999	0.999	0.999	1.000	1.000	1.000	0.999	1.000
S12	1.000	1.000	0.999	1.000	0.999	1.000	1.000	1.000	1.000	0.999	0.999	1.000	1.000	1.000	0.999	0.999	1.000	1.000	1.000
S13	1.000	0.999	0.999	1.000	0.999	0.999	1.000	0.999	1.000	0.999	0.999	1.000	1.000	1.000	1.000	1.000	1.000	1.000	1.000
S14	0.999	0.999	0.999	1.000	0.999	0.999	1.000	0.999	0.999	0.999	0.999	1.000	1.000	1.000	0.999	1.000	1.000	1.000	1.000
S15	1.000	1.000	0.997	1.000	1.000	1.000	1.000	0.999	0.998	1.000	1.000	0.999	1.000	0.999	1.000	1.000	1.000	0.999	1.000
S16	1.000	1.000	0.998	1.000	1.000	1.000	1.000	0.999	0.999	0.999	1.000	0.999	1.000	1.000	1.000	1.000	0.999	0.999	1.000
S17	1.000	1.000	0.999	1.000	0.999	1.000	1.000	1.000	0.999	0.999	1.000	1.000	1.000	1.000	1.000	0.999	1.000	1.000	1.000
S18	0.999	0.999	0.999	0.999	0.999	0.999	1.000	1.000	1.000	0.999	0.999	1.000	1.000	1.000	0.999	0.999	1.000	1.000	1.000
对照	1.000	1.000	0.999	1.000	1.000	1.000	1.000	1.000	0.999	1.000	1.000	1.000	1.000	1.000	1.000	1.000	1.000	1.000	1.000

由表 17-4 可见，18 批黄连饮片特征图谱与共有模式图谱比较，相似度好，在 0.999 ~ 1.000 之间，说明样品间相似性良好，但通过特征图谱，不能有效区分黄连饮片等级，可用于黄连饮片质量评价。

四、检　　查

主要参考《中国药典》2010 年版（一部）黄连项下，对黄连饮片的水分、总灰分、浸出物、含量测定等进行了研究。

（一）水分

参照《中国药典》2010 年版（一部）附录Ⅸ H 中第一法的测定方法：取供试品 3g；将扁形称瓶干燥至恒重。厚度不超过 5mm，疏松供试品不超过 10mm，精密称定，打开瓶盖在 105℃干燥 5h，将瓶盖盖好，移置干燥器中，冷却 30min，精密称定重量。再在上述温度干燥 1h，冷却，称重。至连续两次称重的差异不超过 5mg 为止。根据减失的重量，计算供试品中含水量，结果见表 17-5。

表 17-5　黄连饮片水分、总灰分、浸出物的测定（$\bar{x}$，$n=3$）

饮片编号	水分 /%	总灰分 /%	浸出物 /%	杂质 /%
YP-1	8.71	2.27	29.14	0.47
YP-2	9.41	2.12	28.77	0.43
YP-3	8.96	2.20	30.94	0.59
YP-4	9.41	1.97	28.71	2.26
YP-5	9.51	2.37	32.02	3.23
YP-6	10.15	1.77	27.27	0.39
YP-7	9.46	2.37	28.53	0.53
YP-8	9.25	2.30	24.43	1.47
YP-9	9.26	2.53	27.33	1.97
YP-10	10.34	2.57	29.56	1.20
YP-11	7.34	2.82	32.59	1.24
YP-12	10.54	2.50	24.59	1.50
YP-13	10.12	2.57	25.70	0.84
YP-14	9.68	2.20	28.66	0.68
YP-15	10.29	2.40	27.90	0.45
YP-16	8.87	2.30	26.26	1.39
YP-17	10.51	1.70	28.33	1.06
YP-18	10.28	2.42	29.59	0.51

（二）总灰分

参照《中国药典》2010 版（一部）附录Ⅸ K 项下总灰分的测定方法：测定用的供试品需粉碎，使能通过二号筛，混合均匀后，取供试品 3g，置恒重坩埚中，称定重量（精确至 0.01g），缓缓炽热，注意避免燃烧，至完全炭化时，逐渐升高温度至 580℃，使完全灰化并至恒重。根据残渣重量，计算供试品中总灰分含量并进行聚类分析，结果见表 17-5 和图 17-7。

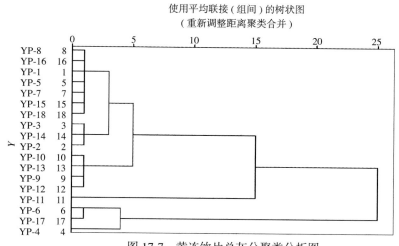

图 17-7　黄连饮片总灰分聚类分析图

（三）浸出物

参照《中国药典》2010 版（一部）附录 X A 项下醇溶性浸出物的热浸法测定方法：供试品需粉碎，使能通过二号筛，并混合均匀。取供试品约 3g，精密称定，置 250ml 的锥形瓶中，精密加稀乙醇 100ml，密塞，称定重量，静置 1h 后，连接回流冷凝管，加热至沸腾，并保持微沸 1h。放冷后，取下锥形瓶，密塞，再称定重量，用稀乙醇补足减失重量，摇匀，冷浸，用干燥滤器迅速滤过，精密量取滤液 25ml，置已干燥恒重的蒸发皿中，在水浴上蒸干后，于 105℃干燥 3h 后，置于干燥器中冷却 30min，迅速精密称定重量，计算浸出物的含量。并进行聚类分析，结果见表 17-5 和图 17-8。

（四）杂质

黄连片杂质的主要有 4 种类型：①外源性杂质为泥沙、异物等；②非药用部位有脱落的残留须根；③加工过程产生的碎屑（药材粉末）；④存储过程产生的霉烂品、虫蛀品。必须对其饮片中混有的灰屑、药渣及可见异物进行测定。按照《中国药典》2010 年版（一部）附录 IX A 杂质检查法，18 批黄连片，每批次均匀取样，每次取样 100g，测定 6 次。通过捡选、过二号筛后杂质称重方法，测定其中所含杂质量，进行聚类分析。结果见表 17-5 和图 17-9。

（五）结果

从表 17-5 可知，18 批黄连饮片水分为 7.34% ~ 10.51%，总灰分为 1.70% ~ 2.82%，浸出物为 24.43% ~ 32.59%。均符合《中国药典》2010 年版（一部）增补版对黄连饮片的规定。

由图 17-7 可见，若将 18 批黄连饮片按总灰分聚类成两类，则 YP-6、YP-4、YP-17 是第一类；YP-1、YP-11、YP-2、YP-3、YP-5、YP-7、YP-8、YP-9、YP-10、YP-12、YP-13、YP-14、YP-15、YP-16、YP-18 是第二类。

由图 17-8 可见，若将 18 批黄连饮片按浸出物聚类成两类，则 YP-3、YP-5、YP-11 是第一类；YP-8、YP-12、YP-13、YP-16、YP-1、YP-2、YP-4、YP-6、YP-7、YP-9、YP-10、YP-14、YP-15、YP-17、YP-18 是第二类。

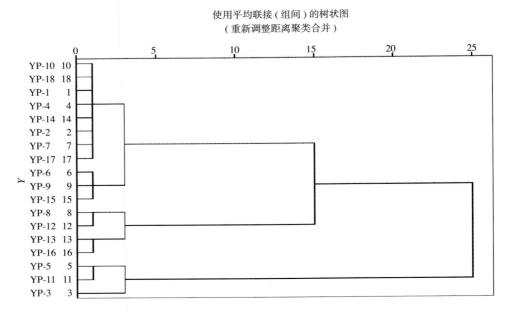

图 17-8　黄连饮片浸出物聚类分析图

由图 17-9 可见，若将 18 批黄连饮片按药屑杂质量聚类成两类，则 YP-4、YP-5、YP-9 是第一类；YP-1、YP-2、YP-3、YP-6、YP-7、YP-13、YP-14、YP-15、YP-18、YP-8、YP-10、YP-11、YP-12、YP-16、YP-17 是第二类。一级饮片杂质含量不得过 1.0%；二级饮片不得过 4.0%。

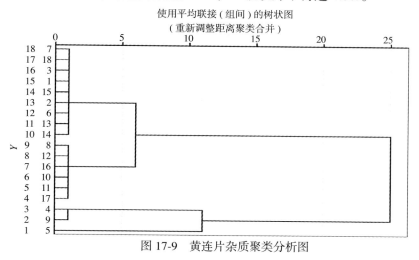

图 17-9　黄连片杂质聚类分析图

五、含量测定

参考《中国药典》2010 年版（一部）增补版黄连项下规定，采用一测多评法测定各批次饮片中表小檗碱、黄连碱、巴马汀和小檗碱的含量。

（一）仪器与试药

Agilent 1200 高效液相色谱仪（含四元泵、DAD 检测器、柱温箱、自动进样器）、Chemstation 色谱工作站（美国安捷伦科技有限公司）；Welchrom C_{18} 色谱柱（4.6mm×250mm，5μm）；Diamonsil（钻石二代）色谱柱色谱柱（4.6mm ×250mm，5 μm）；PHS-3C 型酸度计（上海日岛科学仪器有限公司）；UPH- Ⅰ -10T 超纯水器（成都超纯科技有限公司）。

色谱乙腈（美国 Fisher 公司）；超纯水；其余试剂试药均为分析纯，由成都市科龙化工试剂厂生产。盐酸小檗碱对照品（供含量测定用）：中国食品药品检定研究院，批号：110713-200208。

（二）方法与结果

1. 色谱条件

以十八烷基硅烷键合硅胶为填充剂；以乙腈 -0.05mol/L 磷酸二氢钾溶液（50：50）（每 100ml 中加十二烷基硫酸钠 0.4g，再以磷酸调节 pH 为 4.0）为流动相；检测波长为 345nm。理论塔板数按盐酸小檗碱峰计算应不低于 5000。结果如图 17-10 和图 17-11 所示。

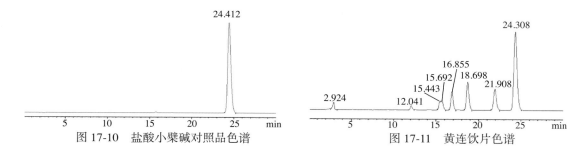

图 17-10　盐酸小檗碱对照品色谱　　　　图 17-11　黄连饮片色谱

2. 对照品溶液制备

取盐酸小檗碱对照品适量，精密称定，加甲醇制成每 1ml 含 125μg 的溶液，即得。

3. 供试品溶液制备

精密称定黄连饮片的粉末（过二号筛），置具塞锥形瓶中，分别精密加入甲醇 - 盐酸（100∶1）的混合溶液 50ml，密塞，称定重量，超声处理（功率 250W，频率 40kHz）30min，放冷，再称定重量，用甲醇补足减失的重量，摇匀，滤过，精密量取续滤液 2ml，置 10ml 量瓶中，加甲醇至刻度，摇匀，取续滤液，即得。

4. 方法学考察

（1）方法学考察

线性关系考察、精密度试验、重复性试验、稳定性试验、加样回收率试验均同特征图谱方法学考察项下。

（2）黄连饮片含量测定

取 18 批黄连饮片粉末（过二号筛），照供试品溶液制备项下制备，精密吸取供试品溶液 10 μl，注入液相色谱仪，测定，并进行聚类分析，结果见表 17-6 和图 17-12。

表 17-6　黄连饮片含量测定结果（$\overline{x}$，$n=3$）

饮片编号	含量 /%				
	表小檗碱	黄连碱	巴马汀	前三者总量	小檗碱
YP-1	0.86	1.53	1.49	3.88	5.88
YP-2	0.86	1.54	1.49	3.89	5.79
YP-3	0.72	1.34	1.52	3.57	5.70
YP-4	0.87	1.53	1.40	3.80	5.89
YP-5	0.87	1.54	1.42	3.83	6.07
YP-6	0.85	1.46	1.40	3.72	5.57
YP-7	0.83	1.40	1.47	3.70	5.92
YP-8	0.71	1.41	1.31	3.43	5.16
YP-9	0.65	1.29	1.41	3.35	5.10
YP-10	0.97	1.48	1.60	4.06	6.15
YP-11	0.90	1.71	1.57	4.18	6.33
YP-12	0.76	1.17	1.31	3.24	4.83
YP-13	0.61	1.11	1.17	2.89	4.74
YP-14	0.80	1.26	1.38	3.44	5.13
YP-15	0.96	1.57	1.48	4.01	5.83
YP-16	0.69	1.16	1.14	2.99	4.40
YP-17	0.80	1.26	1.34	3.40	5.20
YP-18	0.85	1.20	1.31	3.15	4.65

从表 17-6 可见，按干燥品计算，以盐酸小檗碱（$C_{20}H_{18}ClNO_4$）计，18 批黄连饮片含小檗碱（$C_{20}H_{17}NO_4$）为 4.40% ~ 6.33%，含表小檗碱（$C_{20}H_{17}NO_4$）、黄连碱（$C_{19}H_{13}NO_4$）和巴马汀的总量为 2.89% ~ 4.18%。其中 YP-12、YP-13、YP-16、YP-18 为不合格样品。

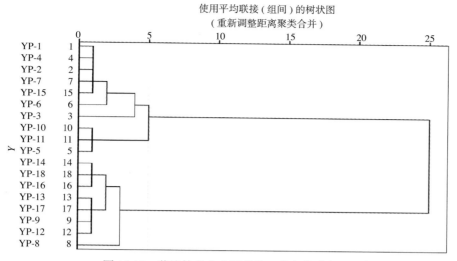

图 17-12　黄连饮片中小檗碱及三种生物碱含量聚类分析

由图 17-12 可见，若将 18 批黄连饮片按小檗碱及三种生物碱含量聚类成 2 类，则 YP-5、YP-10、YP-11、YP-1、YP-2、YP-3、YP-4、YP-6、YP-7、YP-15 是第 1 类；YP-8、YP-9、YP-12、YP-13、YP-14、YP-16、YP-17、YP-18 是第 2 类。

第三节　黄连饮片分级方法及其说明

一、分 级 依 据

黄连饮片以毛茛科植物黄连 *Coptis chinennsis* Franch. 的干燥根茎为原料，按照《中国药典》（一部）黄连项下收录的炮制方法，炮制为饮片。黄连饮片分为两个等级，在明确黄连原料药材产地的基础上，以外观形状作为主要分级指标，杂质含量及浸出物为辅助分级依据。

二、分 级 要 点

黄连饮片分为两个等级，各等级饮片的产地、片径、杂质限量及浸出物应符合下列要求。见图 17-13 和表 17-7。

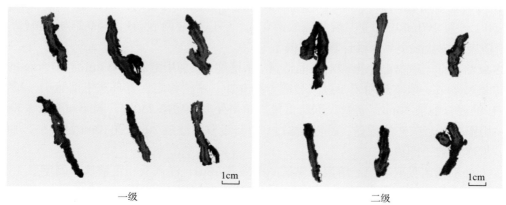

图 17-13　不同等级黄连饮片

表 17-7　黄连各等级饮片分级要点

项目	一级	二级
产地	重庆石柱、湖北利川	四川彭州、大邑等地
外观	片长不小于 20 mm、片宽不小于 5 mm、片厚 1～3 mm	大小不分
杂质	不得过 1.0%	不得过 4.0%
浸出物	用稀乙醇作溶剂，不得少于 25.0%	用稀乙醇作溶剂，不得少于 15.0%

第四节　黄连饮片质量评价标准

黄　连

Huang Lian

【原料药材】　本品为毛茛科植物黄连 *Coptis chinensis* Franch. 的干燥根茎。秋季采挖，除去须根和泥沙，干燥，撞去残留须根。道地产区在重庆石柱、湖北利川，主产区在四川峨眉、洪雅、彭州、大邑等地，其他产区还有湖南桑植、陕西宁强、贵州黔西等。

【饮片】　毛茛科植物黄连 *Coptis chinensis* Franch. 干燥根茎的炮制加工品。

【制法】　除去杂质，润透后切薄片，晾干。

【性状】　本品呈不规则的片或碎块。外表皮灰黄色或黄褐色，粗糙，有细小的须根。切面或碎断面鲜黄色或红黄色，具放射状纹理，气微，味极苦。一级饮片长不小于 20 mm，宽不小于 5 mm，厚 1～3 mm。二级饮片大小不分。

【鉴别】

(1) TLC 特征图谱

取本品粉末 0.25g，加甲醇 25ml，超声处理 30min，滤过，取滤液作为供试品溶液。另取黄连对照药材 0.25g，同法制成对照药材溶液。再取盐酸小檗碱对照品，加甲醇制成每 1ml 含 0.5mg 的溶液，作为对照品溶液。照薄层色谱法（附录Ⅵ B）试验，吸取上述三种溶液各 1μl，分别点于同一高效硅胶 G 薄层板上，以环己烷 - 乙酸乙酯 - 异丙醇 - 甲醇 - 水 - 三乙胺（3：3.5：1：1.5：0.5：1）为展开剂，置用浓氨试液预饱和 20min 的展开缸内，展开，取出，晾干，置紫外光灯（365nm）下检视。供试品色谱中，在与对照药材色谱相应的位置上，显 4 个以上相同颜色的荧光斑点；对照品色谱相应的位置上，显相同颜色的荧光斑点。

(2) HPLC 特征图谱

色谱条件与系统适用性试验　以十八烷基硅烷键合硅胶为填充剂；以乙腈 -0.05mol/L 磷酸二氢钾溶液（50：50）（每 100ml 中加十二烷基硫酸钠 0.4g，再以磷酸调节 pH 为 4.0）为流动相；检测波长为 345nm。理论塔板数按盐酸小檗碱峰计算应不低于 5000。

对照品溶液制备　取盐酸小檗碱对照品适量，精密称定，加甲醇制成每 1ml 含 90.5mg 的溶液，即得。

供试品溶液制备　取本品粉末（过二号筛）约 0.2g，精密称定，置具塞锥形瓶中，精密加入甲醇 -盐酸（100:1）的混合溶液 50ml，密塞，称定重量，超声处理（功率 250W，频率 40kHz）30min，放冷，再称定重量，用甲醇补足减失的重量，摇匀，滤过，精密量取续滤液 2ml，置 10ml 量瓶中，加甲醇至刻度，摇匀，滤过，取续滤液，即得。

测定法　分别精密吸取对照品溶液与供试品溶液各 10μl，注入液相色谱仪，测定。

本品所得图谱与标准特征图谱一致（图 17-14）。

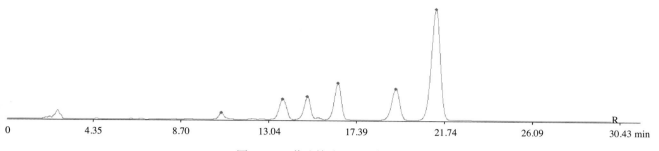

图 17-14 黄连饮片 HPLC 标准特征图谱

【检查】 水分 不得过 12.0%[《中国药典》2010 年版（一部）附录Ⅸ H 第一法]。

总灰分 不得过 3.5%[《中国药典》2010 年版（一部）附录Ⅸ K]。

杂质 一级饮片不得过 1.0%，二级饮片不得过 4.0% [《中国药典》2010 年版（一部）附录Ⅸ A]。

【浸出物】 照醇溶性浸出物测定法项下的热浸法测定，用稀乙醇作溶剂，一级饮片不得少于 25.0%，二级饮片不得少于 15%。

【含量测定】 照高效液相色谱法 [《中国药典》2010 年版（一部）附录Ⅵ D] 测定。

色谱条件与系统适用性 以十八烷基硅烷键合硅胶为填充剂；以乙腈 -0.05mol/L 磷酸二氢钾溶液（50:50）（每 100ml 中加十二烷基硫酸钠 0.4g，再以磷酸调节 pH 为 4.0）为流动相；检测波长为 345nm。理论塔板数按盐酸小檗碱峰计算应不低于 5000。

对照品溶液制备 取盐酸小檗碱对照品适量，精密称定，加甲醇制成每 1ml 含 90.5mg 的溶液，即得。

供试品溶液制备 取本品粉末（过二号筛）约 0.2g，精密称定，置具塞锥形瓶中，精密加入甲醇 - 盐酸（100 : 1）的混合溶液 50ml，密塞，称定重量，超声处理（功率 250W，频率 40kHz）30min，放冷，再称定重量，用甲醇补足减失的重量，摇匀，滤过，精密量取续滤液 2ml，置 10ml 量瓶中，加甲醇至刻度，摇匀，滤过，取续滤液，即得。

测定法 分别精密吸取对照品溶液与供试品溶液各 10 µl，注入液相色谱仪，测定。以盐酸小檗碱对照品的峰面积为对照，分别计算小檗碱、表小檗碱、黄连碱和巴马汀的含量，用待测成分色谱峰与盐酸小檗碱色谱峰的相对保留时间确定。

表小檗碱、黄连碱、巴马汀、小檗碱的峰位，其相对保留时间应在规定值的 ±5% 范围之内，即得。相对保留时间见表 17-8。

表 17-8 相对保留时间表

待测成分（峰）	相对保留时间
表小檗碱	0.71
黄连碱	0.78
巴马汀	0.91
小檗碱	1.00

本品按干燥品计算，以盐酸小檗碱计，含小檗碱不得少于 5.0%，含表小檗碱、黄连碱和巴马汀的总量不得少于 3.3%。

【性味与归经】 苦，寒。归心、脾、胃、肝、胆、大肠经。

【功能与主治】 清热燥湿，泻火解毒。用于湿热痞满，呕吐吞酸，泻痢，黄疸，高热神昏，心火亢盛，心烦不寐，心悸不宁，血热吐衄，目赤，牙痛，消渴，痈肿疔疮；外治湿疹，湿疮，耳道流脓。

【用法与用量】 2 ～ 5g。外用适量。

【储藏】 置通风干燥处。

第十八章　黄芪饮片的分级方法及其质量评价

第一节　原料药材

按照《中国药典》2010 年版（一部）黄芪项下的规定，本品来源于豆科植物蒙古黄芪 *Astragalus membranaceus*（Fisch.）Bge. var. *mongholicus*（Bge.）Hsiao 或膜荚黄芪 *A. membranaceus*（Fisch.）Bge. 的干燥根。黄芪药材于每年春季、秋季两季采挖，除去须根和根头，晒干。根据本草考证和黄芪的产地调研，确定黄芪原料药材的道地产区主要在华北、东北、内蒙古和西北，主产于山西、陕西、甘肃、黑龙江、辽宁、河北等地及内蒙古。关于黄芪药材的等级，1984 年国家医药管理局和国家卫生部制订了《七十六种药材商品规定标准》（国药联材字 [84] 第 72 号文"附件"），将黄芪药材分为特等、一等、二等和三等。一些关于中药商品学方面的著作中，黄芪药材的商品等级划分的方法也相同。在全国主要黄芪药材种植基地考察时，了解到黄芪药材按照当地沿袭的方法进行等级划分。收集的药材 44 批，主要来自 4 个道地产区：山西浑源县、陕西子洲县、甘肃岷县和陇西县、内蒙古赤峰市牛营子镇，商品黄芪饮片 8 批，所有样品基源经大连市药品检验所门启鸣主任中药师鉴定为豆科植物蒙古黄芪 *Astragalus membranaceus*（Fisch.）Bge. var. *mongholicus*（Bge.）Hsiao 或膜荚黄芪 *A. membranaceus*（Fisch.）Bge. 的干燥根。

第二节　饮　　片

以豆科植物蒙古黄芪 *Astragalus membranaceus*（Fisch.）Bge. var. *mongholicus*（Bge.）Hsiao 的干燥根为原料药材，按照《中国药典》2010 年版（一部）黄芪项下规定，炮制加工黄芪饮片。

一、炮　　制

取黄芪干燥药材，除去杂质，大小分开，洗净，润透，切厚片，干燥。

本品呈类圆形或椭圆形的厚片，外表皮黄白色至淡棕褐色，可见纵皱纹或纵沟。切面皮部黄白色，木部淡黄色，有放射状纹理及裂隙，有的中心偶有枯朽状，黑褐色或呈空洞。气微，味微甜，嚼之有豆腥味。

二、性　　状

（一）黄芪原料药材的传统分级

对安徽亳州、四川新荷花和云南菊花村药材市场进行了考察。关于黄芪饮片的商品规格，品种多样，各地没有统一的标准。关于黄芪药材的商品等级情况，见表 18-1 和图 18-1。除了《中国药典》中规定的圆形或椭圆形厚片外，各地为了美观，还将饮片切制成多种形状，如柳叶片（斜切片）、瓜子片（斜切片）、旋切片（将约 10cm 长的药材沿轴心从外向内旋转切片，然后压平）和压切片（将药材压平后切段）等。

表 18-1 黄芪药材等级标准情况

产地或参考文献	药材等级	标准	药材特征
《七十六种药材商品规格标准》、《中药商品学》、《现代中药材商品通鉴》	特等	干货。呈圆柱形单条，斩疙瘩头或喇叭头，顶端间有空心。表面灰白色或淡褐色。质硬而韧。一断面外层白色，中间淡黄色或黄色，有粉性。味甘，有生豆腥气。长70cm以上，上中部直径2cm以上，末端直径不小于0.6cm。无须根、老皮、虫蛀、霉变	
	一等	长50cm以上，上中部直径1.5cm以上，末端直径不小于0.5cm。余同特等	
	二等	长40cm以上，上中部直径1厘米以上，末端直径不小于0.4cm，间有老皮。余同一等	
	三等	不分长短，上中部直径0.7cm以上，末端直径不小于0.3cm，间有短破节子。余同二等	
山西浑源	特等	空下头10cm处直径1.7cm以上，形状规整，长60cm以上	为蒙古黄芪，较粗壮，皮孔较少
	一等	空下头10cm处直径1.4cm以上，形状规整，长60cm以上	
	二等	空下头10cm处直径1.3cm以上，中部下为锥形，长60cm以上	
	三等	空下头10cm处直径1.1cm以上	
	四等	空下头10cm处直径0.9cm以上	
	五等	空下头10cm处直径0.7cm以上	
	等外	空下头10cm处直径0.5cm以下	
陕西子洲	特等	尾部1.4cm	为膜荚黄芪，较粗壮，皮孔较多
	一等	尾部1.1cm	
	二等	尾部0.9cm	
	三等	尾部0.7cm	
	四等	尾部0.5cm	
	等外	尾部0.5cm以下	
甘肃陇西/岷县	一等	顶端直径1cm以上，长约20cm，表面无斑痕	直径粗大者较少，皮孔较少
	二等	顶端直径0.8～1cm，长约15cm	
	三等	顶端直径0.5～0.8cm，长约15cm	
	等外	顶端直径0.5厘米以下，长15厘米以下。	
内蒙古赤峰	一等	长30cm以上，芦头下2cm处直径1.2cm以上，表面无斑	皮孔较少
	二等	长30cm以上，芦头下2cm处直径0.8cm以上	
	三等	除一、二等外的根部	
	等外	侧根、毛根	
内蒙古海拉尔	统货	野生，表面灰褐色，质地泡松	表面较粗糙，表面颜色较深，质地泡松

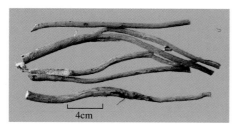
山西浑源种植

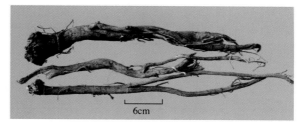
内蒙古海拉尔野生

图 18-1 黄芪药材图

（二）黄芪饮片质量评价传统方法

按照传统评价方法对不同产地的黄芪饮片性状进行比较，结果见图18-2、表18-2和表18-3。

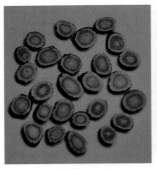
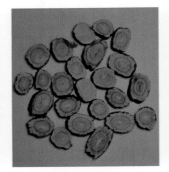
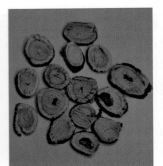

甘肃 蒙古黄芪　　　　　陕西 膜荚黄芪　　　　　山西 蒙古黄芪

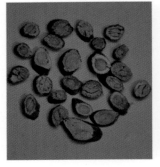
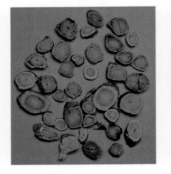
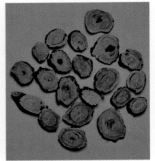

内蒙古 膜荚黄芪　　　　内蒙古 蒙古黄芪　　　　海拉尔 野生黄芪

图 18-2　黄芪饮片

表 18-2　黄芪饮片传统等级划分

批号	产地 / 收集地	品种	传统方法等级	直径 /cm
2012008	山西丽珠芪源药业	蒙古黄芪	一等	1.8 ~ 2.2
2012009	山西丽珠芪源药业	蒙古黄芪		1.5 ~ 2.0
2012039	陕西子洲裴家湾	膜荚黄芪		1.7 ~ 1.9
2012046	陕西子洲怀宁湾	膜荚黄芪		1.7 ~ 1.9
2012010	山西丽珠芪源药业	蒙古黄芪		1.2 ~ 1.5
2012027	内蒙古旗下营	蒙古黄芪		1.5 ~ 1.7
2012028	内蒙古旗下营	蒙古黄芪		1.2 ~ 1.4
2012030	甘肃陇西	蒙古黄芪		1.3 ~ 1.5
2012034	甘肃岷县	蒙古黄芪		1.2 ~ 1.5
2012040	陕西子洲裴家湾	膜荚黄芪		1.3 ~ 1.5
2012041	陕西子洲裴家湾	膜荚黄芪		1.2 ~ 1.4
2012047	陕西子洲怀宁湾	膜荚黄芪		1.3 ~ 1.5
2012048	陕西子洲怀宁湾	膜荚黄芪		1.2 ~ 1.4
2012002	亳州药材市场	蒙古黄芪	二等	1.0 ~ 1.2
2012003	亳州药材市场	蒙古黄芪		0.8 ~ 1.0
2012004	亳州药材市场	蒙古黄芪		0.5 ~ 0.8
2012005	安徽济人药业	蒙古黄芪		1.0 ~ 1.2
2012006	安徽济人药业	蒙古黄芪		0.8 ~ 1.0
2012007	安徽济人药业	蒙古黄芪		0.7 ~ 0.9
2012011	山西丽珠芪源药业	蒙古黄芪		0.7 ~ 1.0
2012016	内蒙古赤峰	蒙古黄芪		1.0 ~ 1.2

续表

批号	产地/收集地	品种	传统方法等级	直径/cm
2012017	内蒙古赤峰	蒙古黄芪	二等	0.8 ~ 1.0
2012021	内蒙古赤峰	膜荚黄芪		0.8 ~ 1.1
2012018	内蒙古赤峰	蒙古黄芪		0.6 ~ 0.8
2012022	内蒙古赤峰	膜荚黄芪		0.6 ~ 0.8
2012029	内蒙古旗下营	蒙古黄芪		0.8 ~ 1.0
2012031	甘肃陇西	蒙古黄芪		0.7 ~ 1.0
2012035	甘肃岷县	蒙古黄芪		0.7 ~ 1.0
2012042	陕西子洲裴家湾	膜荚黄芪		1.0 ~ 1.2
2012043	陕西子洲裴家湾	膜荚黄芪		0.7 ~ 0.9
2012049	陕西子洲怀宁湾	膜荚黄芪		1.0 ~ 1.2
2012050	陕西子洲怀宁湾	膜荚黄芪		0.7 ~ 0.9
2012012	山西丽珠芪源药业	蒙古黄芪	三等	<0.6
2012019	内蒙古赤峰	蒙古黄芪		<0.6
2012020	内蒙古赤峰	蒙古黄芪		<0.3
2012023	内蒙古赤峰	膜荚黄芪		0.5 ~ 0.7
2012024	内蒙古赤峰	膜荚黄芪		<0.5
2012025	内蒙古赤峰	膜荚黄芪		<0.3
2012032	甘肃陇西	蒙古黄芪		0.5 ~ 0.7
2012033	甘肃陇西	蒙古黄芪		<0.3
2012036	甘肃岷县	蒙古黄芪		0.5 ~ 0.7
2012037	甘肃岷县	蒙古黄芪		<0.3
2012044	陕西子洲裴家湾	膜荚黄芪		<0.6
2012045	陕西子洲裴家湾	膜荚黄芪		<0.3
2012051	陕西子洲怀宁湾	膜荚黄芪		<0.5
2012052	陕西子洲怀宁湾	膜荚黄芪		<0.3
2012001	北京同仁堂药店（大连）	蒙古黄芪	统货	——
2012013	内蒙古赤峰牛营子（农户）	膜荚黄芪		——
2012014	内蒙古赤峰土城子（农户）	膜荚黄芪		——
2012015	内蒙古赤峰荣兴堂药业	混合品种		——
2012026	内蒙古海拉尔（野生）	膜荚黄芪		——
2012038	甘肃岷县黄芪种植基地	蒙古黄芪		——

表 18-3　不同产地的黄芪饮片性状

产地	品种	性状特征
山西浑源	蒙古黄芪	外表皮棕褐色，可见纵皱纹或纵沟，切面皮部黄白色，木部淡黄色，有放射状纹理，髓部部分中空或变黑色
甘肃陇西、岷县	蒙古黄芪	外表皮纵皱纹、形成层环明显，形成层环内外颜色差异大，放射状纹理不明显，髓部无中空，其余同山西浑源黄芪饮片
内蒙古赤峰	膜荚黄芪	外表皮红棕色，皮部有裂隙，髓部无中空，其余同山西浑源黄芪饮片
内蒙古赤峰	蒙古黄芪	外表皮黄白色，髓部无中空，其余同山西浑源黄芪饮片
内蒙古海拉尔（野生）	膜荚黄芪	外表皮棕褐色，皮部裂隙明显，其余同山西浑源黄芪饮片
陕西子洲	膜荚黄芪	外表皮红棕色，髓部无中空，中心的白色小木心为陕西膜荚黄芪的主要特征

由表18-1中可看出，黄芪药材等级划分十分混乱，各地区的等级数量与划分标准相差悬殊。为统一分级，除样品中三级饮片外，剩余样品以传统方法，按直径大小进行重新划分。暂定为黄芪饮片片径10～12mm的为一级饮片，片径范围在7～10mm的为二级饮片，三级饮片片径不做要求。黄芪饮片样品新等级划分见表18-2。新等级划分后，符合条件的一级饮片共13批，二级饮片共19批，三等饮片共14批，三级级饮片6批。

参考黄芪药材的传统分级，规定黄芪饮片呈类圆形或椭圆形的厚片，外表皮黄白色至淡棕褐色，可见纵皱纹或纵沟。切面皮部黄白色，木部淡黄色，有放射状纹理及裂隙，有的中心偶有枯朽状，黑褐色或呈空洞。气微，味微甜，嚼之有豆腥味。一级饮片片径10～12mm，二级饮片片径7～10mm，三级饮片片径无要求。

三、鉴　　别

采用显微、TLC和HPLC方式对初步分级的黄芪饮片进行比较研究，探讨不同等级黄芪饮片的质量评价方式和评价标准。

（一）TLC鉴别

1）取本品粉末3g，加甲醇20ml，加热回流1h，滤过，滤液加于中性氧化铝柱（100～120目，5g，内径为10～15mm）上，用40%甲醇100ml洗脱，收集洗脱液，蒸干，残渣加水30ml使溶解，用水饱和的正丁醇振摇提取2次，每次20ml，合并正丁醇液，用水洗涤2次，每次20ml，弃去水液，正丁醇液蒸干，残渣加甲醇0.5ml使溶解，作为供试品溶液。另取黄芪甲苷对照品，加甲醇制成每1ml含1mg的溶液，作为对照品溶液。吸取上述两种溶液各2μl，分别点于同一硅胶G薄层板上，以三氯甲烷-甲醇-水（13：7：2）的下层溶液为展开剂，展开，取出，晾干，喷以10%硫酸乙醇溶液，在105℃加热至斑点显色清晰。供试品色谱中，在与对照品色谱相应的位置上，日光下显相同的棕褐色斑点；紫外光灯（365rnm）下显相同的橙黄色荧光斑点。如图18-3所示。

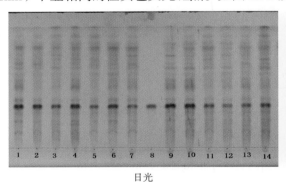 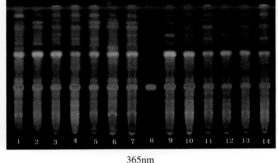

日光　　　　　　　　　　　　　　　　　　365nm

图18-3　黄芪饮片TLC鉴别色谱

1.北京同仁堂；2.安徽亳州药材市场；3.安徽济人药业；4.山西丽珠芪源药业；5.赤峰荣兴堂药业；6.内蒙古赤峰；7.内蒙古赤峰荣兴堂药业；8.黄芪甲苷对照品；9.海拉尔野生；10.旗下营种植基地；11.陇西种植基地；12.岷县种植基地；13.子洲裴家湾种植基地；14.子洲怀宁湾种植基地

2）取本品粉末2g，加乙醇30ml，加热回流20min，滤过，滤液蒸干，残渣加0.3%氢氧化钠溶液15ml使溶解，滤过，滤液用稀盐酸调节pH至5～6，用乙酸乙酯15ml振摇提取，分取乙酸乙酯液，用铺有适量无水硫酸钠的滤纸滤过，滤液蒸干。残渣加乙酸乙酯1ml使溶解，作为供试品溶液。另取黄芪对照药材2g，同法制成对照药材溶液。吸取上述两种溶液各10μl，分别点于同一硅胶G薄层板上，以三氯甲烷-甲醇（10：1）为展开剂，展开，取出，晾干，置氨蒸气中熏后，置紫外光灯（365nm）下检视。供试品色谱中，在与对照药材色谱相应的位置上，显相同颜色的荧光主斑点。如图18-4所示。

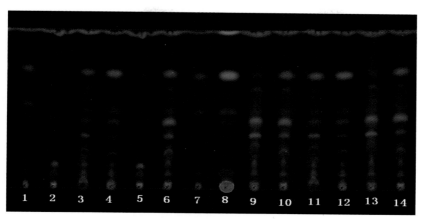

图 18-4　黄芪饮片 TLC 鉴别色谱（365nm）

1.北京同仁堂；2.亳州药材市场；3.安徽济人药业；4.山西丽珠芪源药业；5.赤峰荣兴堂药业种植基地；6.内蒙古赤峰；7.内蒙古赤峰荣兴堂药业；
8.黄芪对照药材；9.海拉尔野生；10.旗下营种植基地；11.陇西种植基地；12.岷县种植基地；13.子洲裴家湾种植基地；14.子洲怀宁湾种植基地

3）取本品粉末 2g，加甲醇 30ml，超声 30min，滤过，滤液浓缩至约 1ml，作为供试品溶液。另取毛蕊异黄酮葡萄糖苷对照品，加甲醇制成每 1ml 含 1mg 的溶液，作为对照品溶液。吸取上述两种溶液各 5μl，分别点于同一硅胶 GF$_{254}$ 薄层板上，以三氯甲烷 - 甲醇 - 水（7.5：2.5：0.2）为展开剂，展开，取出，晾干，置紫外光灯（254nm）下检视。供试品色谱中，在与对照品色谱相应的位置上，显相同的暗色斑点。如图 18-5 所示。

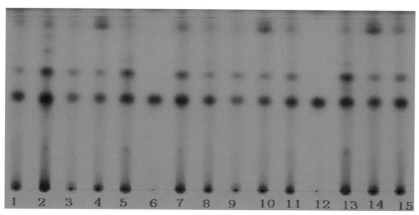

图 18-5　黄芪饮片 TLC 鉴别色谱（254nm）

1.北京同仁堂；2.亳州药材市场；3.安徽济人药业；4.山西丽珠芪源药业；5.内蒙古赤峰；6.毛蕊异黄酮葡萄糖苷对照品；7.内蒙古赤峰荣兴堂药业；
8.赤峰荣兴堂药业种植基地；9.海拉尔野生；10.旗下营种植基地；11.陇西种植基地；12.毛蕊异黄酮葡萄糖苷对照品；13.岷县种植基地；
14.子洲裴家湾种植基地；15.子洲怀宁湾种植基地

52 批黄芪供试品色谱中，在与黄芪甲苷对照品色谱相应的位置上，日光下显相同的棕褐色斑点；紫外光灯（365nm）下显相同的橙黄色荧光斑点。在与黄芪对照药材色谱相应的位置上，紫外光灯（365nm）下显相同颜色的荧光主斑点。本课题组建立了毛蕊异黄酮葡萄糖苷的薄层色谱鉴别方法，在与毛蕊异黄酮葡萄糖苷对照品色谱相应的位置上，紫外光灯（254nm）下显相同的暗斑点，如图 18-3 ~ 图 18-5 所示。

（二）HPLC 特征图谱

1. 仪器与试药试液

Waters e2695 HPLC 色谱系统，UV 检测器，Empower 色谱工作站。德国 Sartorius 公司的万分之一电子天平。

52 批黄芪饮片于 2011 年秋季采收后加工切制而成，经大连市药品检验所门启鸣鉴定为膜荚黄芪 *A. membranaceus*（Fisch.）Bge. 或蒙古黄芪 *Astragalus membranaceus*（Fisch.）Bge. var. *mongholicus*（Bge.）Hsiao 的干燥根切制成的饮片。

乙腈、甲醇为色谱纯，均由美国 Mreda Techology INC 公司生产，水为二次重蒸水，其他试剂均为分析纯。毛蕊异黄酮葡萄糖苷购于中国食品药品检定研究院（批号：111920—201102），纯度为 97.9%，芒柄花素购于中国食品药品检定研究院（批号：111703-200603）

2. 色谱条件

Agilent SB-C$_{18}$ 色谱柱（4.6 mm × 250 mm，5 μm）、Agilent XDB-C$_{18}$ 色谱柱（4.6 mm × 250 mm，5 μm）、Diamonsil-C$_{18}$ 色谱柱（4.6 mm × 250 mm，5 μm）；流动相乙腈（A）- 水（B）梯度洗脱，流动相条件见表 18-4。流速 1.0ml/min；检测波长 254nm；进样量为 10μl；柱温 30℃。理论塔板数按毛蕊异黄酮葡萄糖苷计算应不低于 4000。

表 18-4　黄芪饮片特征图谱流动相条件

时间 /min	乙腈 /%	水 /%
0~5	10 → 11	90 → 89
5~15	11 → 20	89 → 80
15~40	20 → 25	80 → 75
40~50	25 → 32	75 → 68
50~60	32 → 40	68 → 60
60~70	40 → 45	60 → 55
70~75	45 → 10	55 → 90

3. 参照物溶液制备

取毛蕊异黄酮葡萄糖苷与芒柄花素对照品适量，加甲醇制成质量浓度为 0.5mg/ml 溶液，摇匀，即得。

4. 供试品溶液制备

取黄芪饮片粉末（过三号筛）1.0g，加甲醇 50ml，超声 30min，过滤，滤液浓缩至约 5ml，即得。进样前用 0.45μm 微孔滤膜过滤。

5. 黄芪饮片 HPLC 特征图谱分析

（1）标准曲线与线性关系考察

精密称取毛蕊异黄酮葡萄糖苷适量，制成每 1ml 含 196.19μg 的储备液，精密量取 0.5ml、1ml、2ml、4ml、8ml 于 10ml 量瓶中，稀释至刻度，摇匀，得不同浓度的溶液，取 10μl 分别进样。以对照品溶液的浓度为横坐标 X（μg/ml），峰面积值为纵坐标（Y）进行线性回归处理，绘制标准曲线，得回归方程 $Y=32439X+6901.7$（$r=1.0000$）。结果表明，在 0.098 ~ 1.96 μg/ml 范围内毛蕊异黄酮葡萄糖苷呈良好的线性关系。

（2）稳定性试验

取同一份供试品溶液，分别在 0h、2h、8h、12h、24h、48h 检测指纹图谱，结果表明各特征峰的相对保留时间和相对峰面积的 RSD 均小于 3%，符合指纹图谱的要求。

（3）精密度试验

取同一份供试品溶液，连续进样 5 次，结果表明各特征峰的相对保留时间和相对峰面积的 RSD 均小于 3%，符合特征图谱的要求。

（4）重现性试验

取同一批号的黄芪样品5份，制备供试品溶液，分别进样，结果表明各特征峰的相对保留时间和相对峰面积的RSD均小于3%，符合特征图谱的要求。

（5）参照物的选择

通过对不同批号黄芪饮片特征图系统考察，所有药材中1号峰即毛蕊异黄酮葡萄糖苷的色谱峰最稳定，且保留时间适中，因此选取1号峰作为S参照峰。

（6）黄芪饮片特征图谱测定

分别精密吸取对照品溶液10μl，供试品溶液20μl，注入液相色谱仪，测定，即得。

6. 结果

黄芪饮片图谱中共有5个特征峰，其中1号峰为毛蕊异黄酮葡萄糖苷（S峰），5号峰为芒柄花素。对不同产地的黄芪饮片进行了分析，安徽6批、山西5批、内蒙古的蒙古黄芪和膜荚黄芪各8批、甘肃9批、陕西14批样品，这五个地方的特征图谱基本一致，其平均相对保留时间基本一致。对不同来源的黄芪饮片特征图谱进行了比较，内蒙古的蒙古黄芪和内蒙古的膜荚黄芪图谱的特征图谱基本一致，其平均相对保留时间基本一致。对不同等级黄芪饮片特征图谱进行了比较，三个级别黄芪饮片的特征图谱基本一致，其平均相对保留时间基本一致。如图18-6～图18-8所示。

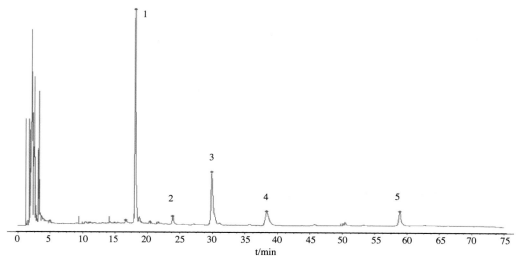

图18-6　黄芪一级饮片HPLC标准特征图谱

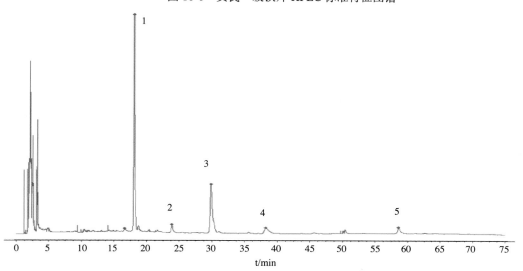

图18-7　黄芪二级饮片HPLC标准特征图谱

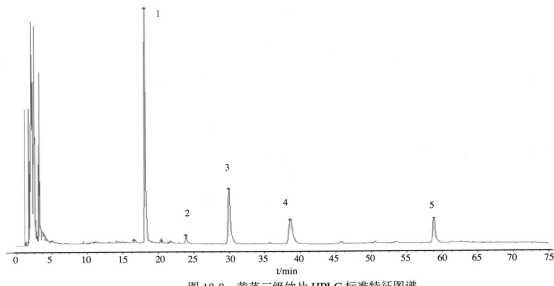

图 18-8　黄芪三级饮片 HPLC 标准特征图谱

运用中药色谱指纹图谱相似度评价系统（2009 年版）进行评价分析，52 批样品相似度为：0.923，0.978，0.916，0.862，0.986，0.967，0.946，0.883，0.998，0.971，0.979，0.923，0.978，0.916，0.923，0.916，0.874，0.862，0.986，0.979，0.946，0.967，0.883，0.971，0.998，0.923，0.983，0.874，0.883，0.979，0.971，0.967，0.946，0.967，0.946，0.883，0.979，0.998，0.971，0.967，0.946，0.883，0.979，0.971，0.883，0.967，0.979，0.967，0.998。其相似度均大于 0.88。

采用"参比"法测得 52 批黄芪饮片中 3 号未知色谱峰的含量。即只用毛蕊异黄酮葡萄糖苷一个对照品，通过引入相对校正因子，实现其他待测成分的含量，达到单一对照品对黄芪饮片进行多指标的质量控制。

在每一批样品中，设 $C_{毛苷}/A_{毛苷}kC_{未知}/A_{未知}$，则 $C_{未知}=A_{未知}C_{毛苷}/kA_{毛苷}$，$k$ 为校正因子。根据毛蕊异黄酮葡萄糖苷对照品的浓度及峰面积可以求出其中 2012027 批次的样品中的毛蕊异黄酮葡萄糖苷的浓度，继而能求出 2012027 批次样品中未知 3 号峰的相对浓度。以 2012027 批次中未知 3 号峰的浓度及峰面积为相对对照品，计算其他 51 批样品中未知 3 号峰的相对浓度。计算结果见表 18-5。将不同产地的黄芪饮片的 3 号未知色谱峰相对浓度通过 SPSS 软件（15.0）进行单因素方差分析，见表 18-6。结果表明，山西产的黄芪饮片和甘肃岷县产的黄芪饮片与其他产地有显著性差异。

表 18-5　黄芪饮片中未知 3 号色谱峰相对浓度

批号	3 号峰相对浓度	批号	3 号峰相对浓度
2012001	0.01035	2012013	0.00446
2012002	0.01322	2012014	0.00455
2012003	0.00925	2012015	0.01302
2012004	0.00954	2012016	0.01809
2012005	0.01451	2012017	0.00859
2012006	0.01219	2012018	0.02192
2012007	0.01018	2012019	0.01134
2012008	0.02722	2012020	0.00952
2012009	0.03019	2012021	0.01455
2012010	0.03730	2012022	0.01128
2012011	0.03859	2012023	0.00951
2012012	0.01413	2012024	0.01825

续表

批号	3 号峰相对浓度	批号	3 号峰相对浓度
2012025	0.00591	2012039	0.02169
2012026	0	2012040	0.01266
2012027	0.01524	2012041	0.01517
2012028	0.01782	2012042	0.00625
2012029	0.01136	2012043	0.00598
2012030	0.0104	2012044	0.00574
2012031	0.01417	2012045	0.01404
2012032	0.01571	2012046	0.00665
2012033	0.01249	2012047	0.01855
2012034	0.07831	2012048	0.00683
2012035	0.05193	2012049	0.00519
2012036	0.07868	2012050	0.00967
2012037	0.01527	2012051	0.00938
2012038	0.03439	2012052	0.00944

表 18-6　不同产地黄芪饮片中未知 4 号色谱峰相对浓度单因素方差分析

安徽 =1, 山西 =2, 内蒙古 =3, 甘肃陇西 =4, 甘肃岷县 =5, 陕西 =6			平均差 (I-J)	标准误	显著性	95% 可信区间	
			下限	上限	下限	上限	下限
LSD	1.0	2.0	−.0180 (*)	.0059	.004	−.0299	−.0060
		3.0	−.0007	.0047	.877	−.0102	.0087
		4.0	−.0017	.0063	.788	−.0145	.0110
		5.0	−.0402 (*)	.0059	.000	−.0522	−.0282
		6.0	.0010	.0048	.841	−.0087	.0106
	2.0	1.0	.0180 (*)	.0059	.004	.0060	.0299
		3.0	.0173(*)	.0050	.001	.0071	.0274
		4.0	.0163(*)	.0066	.017	.0030	.0296
		5.0	−.0222 (*)	.0062	.001	−.0347	−.0097
		6.0	.0190(*)	.0051	.001	.0087	.02931
	3.0	1.0	.0007	.0047	.877	−.0087	.0102
		2.0	−.0173(*)	.0050	.001	−.0274	−.0071
		4.0	−.0010	.0055	.859	−.0120	.0101
		5.0	−.0395 (*)	.0050	.000	−.0496	−.0294
		6.0	.0017	.0036	.639	−.0055	.0089
	4.0	1.0	.0017	.0063	.788	−.0110	.0145
		2.0	−.0163(*)	.0066	.017	−.0296	−.0030
		3.0	.0010	.0055	.859	−.0101	.0120
		5.0	−.0385 (*)	.0066	.000	−.0518	−.0252
		6.0	.0027	.0056	.633	−.0085	.0139
	5.0	1.0	.0402(*)	.0059	.000	.0282	.0522
		2.0	.0222 (*)	.0063	.001	.0097	.0347
		3.0	.0395 (*)	.0050	.000	.0294	.0496

续表

安徽=1,山西=2,内蒙古=3,甘肃陇西=4,甘肃岷县=5,陕西=6		平均差(I-J)	标准误	显著性	95%可信区间	
		下限	上限	下限	上限	下限
	4.0	.0385 (*)	.0066	.000	.0252	.0518
	6.0	.0412(*)	.0051	.000	.0309	.0515
6.0	1.0	−.0010	.0048	.841	−.0106	.0087
	2.0	−.0190(*)	.0051	.001	−.0293	−.0087
	3.0	−.0017	.0034	.639	−.0089	.0055
	4.0	−.0027	.0056	.633	−.0139	.0085
	5.0	−.0412(*)	.0051	.000	−.0515	−.0309
邓尼特 T 检验（双侧）(ª)	2.0	1.0	.0180 (*)	.0059	.017	.0026	.0334
	3.0	1.0	.0007	.0047	1.000	−.0114	.0129
	4.0	1.0	.0017	.0063	.999	−.0147	.0181
	5.0	1.0	.0402 (*)	.0059	.000	.0248	.0556
	6.0	1.0	−.0010	.0048	1.000	−.0134	.0114

*. 平均差在 0.05 水平上有显著性差异（P<0.05）.

a. 邓尼特 T 检验以一组为对照，其他组与之相比较.

四、检　　查

（一）水分

参照《中国药典》2010 年版（一部）附录Ⅸ H 水分测定法（第一法），取供试品 2 ~ 5g，平铺于干燥至恒重的扁形称瓶中，精密称定，打开瓶盖在 100 ~ 105℃干燥 5h，将瓶盖盖好，移置干燥器中，冷却 30min，精密称定重量，再在上述温度干燥 1h，冷却，称重，至连续两次称重的差异不超过 5mg 为止。根据减失的重量，计算供试品中含水量（%），结果见表 18-7。

表 18-7　黄芪饮片水分测定结果　　　　　　　　　（单位：%）

批号	传统方法等级	水分	批号	传统方法等级	水分
2012001	三级	7.3	2012015	三级	6.4
2012002	二级	5.5	2012016	二级	8.4
2012003	二级	6.0	2012017	二级	6.2
2012004	二级	5.5	2012018	二级	6.2
2012005	二级	6.5	2012019	三等	6.3
2012006	二级	5.4	2012020	三等	5.9
2012007	二级	7.6	2012021	二级	5.9
2012008	一级	7.0	2012022	二级	5.7
2012009	一级	6.9	2012023	三等	5.5
2012010	一级	5.9	2012024	三等	5.8
2012011	二级	6.5	2012025	三等	8.5
2012012	三等	5.6	2012026	三等	7.3
2012013	三级	7.4	2012027	一级	6.8
2012014	三级	7.6	2012028	一级	6.1

续表

批号	传统方法等级	水分	批号	传统方法等级	水分
2012029	二级	7.3	2012041	一级	5.1
2012030	一级	8.1	2012042	二级	7.8
2012031	二级	7.1	2012043	二级	6.9
2012032	三等	7.2	2012044	三等	7.4
2012033	三等	8.3	2012045	三等	8.4
2012034	一级	8.3	2012046	一级	8.2
2012035	二级	6.0	2012047	一级	7.1
2012036	三等	6.2	2012048	一级	8.0
2012037	三等	6.8	2012049	二级	7.6
2012038	三等	6.8	2012050	二级	8.4
2012039	一级	8.1	2012051	三等	7.7
2012040	一级	8.3	2012052	三等	8.8

（二）灰分

参照《中国药典》2010 年版（一部）总灰分及酸不溶性灰分测定法（附录Ⅸ　K），取供试品 3g，置炽灼至恒重的坩埚中，称定重量，缓缓炽热，注意避免燃烧，至完全炭化时，逐渐升高温度至 500 ~ 600℃，使完全灰化并至恒重。根据残渣重量，计算供试品中总灰分的含量（%）。结果见表 18-8。

表 18-8　黄芪饮片总灰分测定结果　　　　　　（单位：%）

批号	传统方法等级	总灰分	批号	传统方法等级	总灰分
2012001	三级	3.0	2012027	一级	2.3
2012002	二级	2.6	2012028	一级	2.8
2012003	二级	2.8	2012029	二级	2.9
2012004	二级	2.7	2012030	一级	2.5
2012005	二级	2.3	2012031	二级	2.8
2012006	二级	2.6	2012032	三等	3.1
2012007	二级	2.9	2012033	三等	3.6
2012008	一级	2.8	2012034	一级	3.4
2012009	一级	2.9	2012035	二级	3.4
2012010	一级	2.9	2012036	三等	3.7
2012011	二级	3.3	2012037	三等	3.3
2012012	三等	3.8	2012038	三级	3.6
2012013	三级	3.3	2012039	一级	3.3
2012014	三级	3.5	2012040	一级	3.6
2012015	三级	2.8	2012041	一级	3.5
2012016	二级	2.7	2012042	二级	3.0
2012017	二级	2.8	2012043	二级	3.2
2012018	二级	2.8	2012044	三等	3.4
2012019	三等	2.6	2012045	三等	3.8
2012020	三等	3.7	2012046	一级	3.1
2012021	二级	2.8	2012047	一级	2.8
2012022	二级	2.3	2012048	一级	3.2
2012023	三等	2.3	2012049	二级	3.1
2012024	三等	2.5	2012050	二级	2.2
2012025	三等	3.3	2012051	三等	3.4
2012026	三级	3.8	2012052	三等	4.2

（三）重金属及有害元素

1. 仪器参数与条件

雾化器流量 0.99L/min；载气氩气；载气流速 0.7L/min；循环液温度 20℃；循环液压力 53psi；数据采集重复次数 3 次；积分时间 0.1s。

2. 标准溶液配制

（1）标准溶液储备液配制

精密量取 As、Cd、Pb、Hg 标准溶液各 1ml，分别置 10ml 量瓶中，用 10% 硝酸溶液稀释至刻度，摇匀，制成每 1ml 含 100μg 的标准溶液储备液；精密量取 Cu 标准溶液 4ml，置 10ml 量瓶中，用 10% 硝酸溶液稀释至刻度，摇匀，制成每 1ml 含 400μg 的标准溶液储备液。

（2）标准溶液稀释

As、Pb、Cd、Cu 混合标准溶液的配制：As、Pb、Cd、Cu 精密量取上述 As、Pb、Cd、Cu 标准溶液储备液 2.5ml，5ml，0.5ml，5ml 置同一 25ml 量瓶中，用 10% 硝酸溶液稀释至刻度，摇匀，得 As、Pb、Cd、Cu 标准溶液混合保存液；精密量取混合保存液各上述溶液 1ml，置 100ml 量瓶中，用 10% 硝酸溶液稀释至刻度，摇匀，即得混合标准溶液。

Hg 标准溶液配制：精密量取上述 Hg 标准溶液储备液 0.5ml，置同一 25ml 量瓶中，用 10% 硝酸溶液稀释至刻度，摇匀，得 Hg 标准溶液保存液。

（3）内标溶液与稳定剂配制

精密量取 Ge、In、Bi 标准溶液各 1ml，分别置于 100ml 量瓶中，用 10% 硝酸溶液稀释至刻度，摇匀。精密量取上述溶液各 1ml，置同一 1000ml 量瓶中，用 10% 硝酸溶液稀释至刻度，摇匀，即得。

精密量取金溶液 1ml，分别置于 1000ml 量瓶中，用水溶液稀释至刻度，摇匀，即得金单元素标准溶液，浓度为 1μg/ml。

3. 供试品溶液制备

取供试品，粉碎，称取粗粉约 0.5g，精密称定，置耐压耐高温微波消解罐中，加硝酸 6ml，样品空白直接加硝酸 6ml，放置过夜。密闭并按微波消解仪的相应要求及消解程序进行消解。消解完全后，消解液冷却至 60℃以下，取出消解罐，放冷，将消解液转入 50ml 量瓶中，用少量水洗涤消解罐 3 次，洗液合并于量瓶中，加入金单元素标准溶液（1μg/ml）0.2ml，用水稀释至刻度，摇匀，离心分离取上清液，即得。

4. 方法学考察

（1）标准曲线与线性范围考察

精密量取上述混合标准溶液 0ml、1ml、2.5ml、5ml、10ml、20ml、25ml 分别置于 100ml 容量瓶中，加 10% 硝酸溶液稀释至刻度，制成每 1L 含 As 0μg、1μg、2.5μg、5μg、10μg、20μg、25μg 的溶液，每 1L 含 Cd 0μg、0.2μg、0.5μg、1μg、2μg、4μg、5μg 的溶液，每 1L 含 Cu 0μg、8μg、20μg、40μg、80μg、160μg、200μg 的溶液。

精密量取上述 Hg 标准溶液 0ml、1ml、2.5ml、5ml、10ml、20ml、25ml 分别置于 100ml 容量瓶中，加 10% 硝酸溶液稀释至刻度，制成每 1L 含 Hg 0μg、0.2μg、0.5μg、1μg、2μg、4μg、5μg 的溶液。

仪器的内标进样管在仪器分析过程中始终插入内标溶液中，依次将仪器的样品管插入各个浓度的标准品溶液中进行测定（浓度依次递增），以测量值（3 次读数的平均值）为纵坐标，浓度为横坐标，绘制标准曲线，计算回归方程。回归方程与相关系数：Pb：$Y=2.9702X-2.7688$，$r=0.99030$；Cd：$Y=2.5222X-0.1228$，$r=0.99995$；As：$Y=2.4862X+0.0652$，$r=0.99995$；Cu：$Y=9.9397X+0.2857$，$r=0.99995$；Hg：$Y=0.5307X-0.2353$，$r=0.99965$。

（2）加样回收率试验

取已知浓度的供试品6份，每份约0.25g，精密称定，加入标准溶液适量，同供试品溶液的制备，测定。结果所测五种成分的平均回收率分别为102.6%、97.5%、95.6%、101.7%、99.3%。

（3）进样精密度试验

选取每1ml含砷、铬、汞、铜、铅分别为5ng、2ng、2ng、80ng及10ng的标准溶液，重复进样5次，记录测量值，分别计算RSD为0.7%（砷）；0.6%（镉）；0.4%（汞）；0.7%（铜）；1.2%（铅）。结果表明，仪器进样精密度良好。

（4）重复性试验

取供试品0.5g，精密称定，进行测定，平行试验5份，计算各元素含量的RSD为3.3%～5.0%。

（5）供试品测定

测定时选取的同位素为^{75}As、^{202}Hg、^{63}Cu、^{114}Cd和^{208}Pb，其中^{63}Cu和^{75}As以^{72}Ge作为内标，^{202}Hg、^{208}Pb以^{209}Bi作为内标，^{114}Cd以^{115}In作为内标。分别测定52批黄芪饮片样品中测得各元素的含量，从标准曲线上计算得相应的浓度，扣除相应空白溶液的浓度，计算各元素的含量，即得。结果见表18-9。

表 18-9　黄芪饮片中重金属及有害元素测定结果

批号	各元素含量 /（μg/g）				
	铜（Cu）	砷（As）	镉（Cd）	汞（Hg）	铅（Pb）
2012001	5.11	0.16	0.03	0.04	0.50
2012002	5.04	0.09	0.04	0.03	1.57
2012003	4.98	0.09	0.04	0.05	1.65
2012004	5.09	0.10	0.06	0.03	1.56
2012005	4.70	0.08	0.02	0.03	0.20
2012006	4.74	0.08	0.02	0.03	0.20
2012007	4.92	0.08	0.02	0.04	0.20
2012008	4.82	0.22	0.04	0.04	0.61
2012009	4.78	0.22	0.04	0.04	0.61
2012010	4.80	0.22	0.04	0.04	0.61
2012011	4.84	0.22	0.04	0.04	0.61
2012012	4.78	0.22	0.04	0.04	0.60
2012013	13.96	0.20	0.04	0.05	0.87
2012014	13.92	0.20	0.04	0.05	0.86
2012015	5.57	0.09	0.02	0.05	0.84
2012016	5.92	0.12	0.03	0.04	0.58
2012017	5.84	0.12	0.03	0.04	0.57
2012018	5.91	0.13	0.03	0.04	0.57
2012019	5.54	0.12	0.03	0.04	0.60
2012020	5.55	0.12	0.03	0.04	0.60
2012021	10.53	0.17	0.03	0.03	3.64
2012022	10.41	0.17	0.03	0.03	3.64
2012023	10.49	0.17	0.03	0.03	3.63
2012024	6.79	0.44	0.06	0.04	2.40
2012025	6.79	0.44	0.06	0.04	2.41
2012026	3.31	0.26	0.03	0.01	0.66

批号	各元素含量 / (μg/g)				
	铜（Cu）	砷（As）	镉（Cd）	汞（Hg）	铅（Pb）
2012027	5.89	0.18	0.05	0.01	0.58
2012028	5.93	0.18	0.05	0.01	0.58
2012029	5.96	0.18	0.04	0.01	0.58
2012030	5.31	0.33	0.03	0.01	1.08
2012031	5.36	0.33	0.03	0.03	1.14
2012032	5.42	0.33	0.03	0.03	1.14
2012033	5.34	0.32	0.03	0.03	1.21
2012034	2.30	0.36	0.03	0.04	0.72
2012035	4.22	0.28	0.03	0.04	0.73
2012036	4.23	0.28	0.03	0.04	0.72
2012037	4.21	0.28	0.03	0.04	0.73
2012038	5.23	0.13	0.02	0.03	0.62
2012039	4.02	0.27	0.03	0.05	0.67
2012040	4.22	0.27	0.03	0.05	0.67
2012041	5.31	0.17	0.03	0.06	0.49
2012042	4.23	0.27	0.03	0.05	0.66
2012043	5.35	0.23	0.03	0.06	0.50
2012044	4.24	0.27	0.03	0.05	0.67
2012045	5.20	0.16	0.03	0.07	0.51
2012046	3.30	0.19	0.04	0.01	0.35
2012047	3.29	0.19	0.05	0.01	0.35
2012048	4.74	0.08	0.02	0.05	0.21
2012049	3.33	0.19	0.05	0.01	0.35
2012050	4.78	0.08	0.02	0.05	0.20
2012051	3.36	0.19	0.05	0.01	0.36
2012052	4.02	0.14	0.03	0.03	0.28

（四）有机氯类农药残留

1. GC 仪器参数与条件

进样口温度 230℃，检测器温度 300℃，不分流进样。程序升温：初始 55℃，保持 0.5min，每分钟 60℃升至 160℃，每分钟 5℃升至 210℃，保持 3min，每分钟 15℃升至 240℃，保持 3min，每分钟 15℃ 升至 260℃，保持 3min。理论塔板数按 α-BHC 峰计算，应不低于 $1×10^6$，两个相邻峰的分离度应大于 1.5。

2. 混合对照品储备液制备

精密量取 α-BHC、β-BHC、γ-BHC 各 1ml，δ-BHC、PP′-DDE、PP′-DDD、OP′-DDT、PP′- DDT、五氯硝基苯各 0.5ml，置同一 100ml 量瓶中，加正己烷溶解并稀释至刻度，摇匀，即得。（浓度为 500μg/L）

3. 方法学考察

（1）标准曲线与线性范围考察

精密量取混合对照品储备液，加正己烷制成每 1L 含上述对照品 1μg、2μg、5μg、10μg、25μg、50μg、100μg 的溶液，按 2.3 相气相色谱条件进行测定分析，以峰面积为纵坐标，浓度为横坐标，绘制标准曲线。各标准曲线回归方程及相关系数见表 18-10。

表 18-10　有机氯类农药残留对照品标准曲线及相关系数

农药	回归方程	相关系数
α-BHC	$Y=344.81X-915.15$	0.9980
β-BHC	$Y=124.70X-215.86$	0.9988
γ-BHC	$Y=327.43X-841.18$	0.9981
δ-BHC	$Y=324.96X-864.24$	0.9980
PP'-DDE	$Y=299.85X-781.11$	0.9980
PP'-DDD	$Y=214.65X-515.77$	0.9981
OP'-DDT	$Y=157.86X-437.61$	0.9976
PP'-DDT	$Y=162.81X-538.77$	0.9964
五氯硝基苯	$Y=321.63X-562.58$	0.9988

（2）供试品溶液制备

取供试品粉末于 60℃干燥 4h，取约 2g，精密称定，置 100ml 具塞锥形瓶中，加水 20ml 浸泡过夜，精密加丙酮 40ml，称定重量，超声 30min，放冷，再称定重量，用丙酮补足减失的重量，再加氯化钠约 10g，精密加二氯甲烷 30ml，称定重量，超声处理 15min，再称定重量，用二氯甲烷补足减失的重量，静置使分层，将有机相迅速移入装有适量无水硫酸钠的 100ml 具塞锥形瓶中，放置 4h。精密量取 35ml，于 40℃水浴上浓缩至近干，用正己烷溶解并转移至 10ml 具塞刻度离心管中，加正己烷稀释至 5ml，小心加入硫酸 1ml，振摇 1min，离心（3000r/min）10min，取上清液 2ml，加水 2ml 洗涤，放置使分层，取上清液，过滤，即得。

（3）加样回收率试验

称取 9 份经测定无农残的样品 1g，定量加 α-BHC、β-BHC、γ-BHC 各 1ml，δ-BHC、PP′-DDE、PP′-DDD、OP′-DDT、PP′-DDT、五氯硝基苯的混合标准品溶液适量，按供试品提取过程进行提取，测定，结果见表 18-11。

表 18-11　有机氯类农药残留加样回收率测定

农药	加入量 /μg	测得量 /μg	回收率 /%	平均回收率 /%
α-BHC	0.05	0.061	122.0	103.5
	0.10	0.093	93.0	
	0.20	0.191	95.5	
β-BHC	0.05	0.061	122.0	105.8
	0.10	0.097	97.0	
	0.20	0.197	98.5	
γ-BHC	0.05	0.061	122.0	104.7
	0.10	0.093	93.0	
	0.20	0.198	99.0	
δ-BHC	0.05	0.063	126.0	109.7

农药	加入量 /μg	测得量 /μg	回收率 /%	平均回收率 /%
δ -BHC	0.10	0.098	98.0	
	0.20	0.210	105.0	
PP'-DDE	0.05	0.058	116.0	99.2
	0.10	0.088	88.0	
	0.20	0.187	93.5	
PP'-DDD	0.05	0.059	118.0	104.5
	0.10	0.094	94.0	
	0.20	0.203	101.5	
OP'-DDT	0.05	0.064	128.0	103.3
	0.10	0.092	92.0	
	0.20	0.180	90.0	
PP'-DDT	0.05	0.061	122.0	98.2
	0.10	0.088	88.0	
	0.20	0.169	84.5	
五氯硝基苯	0.05	0.058	116.0	102.3
	0.10	0.093	93.0	
	0.20	0.196	98.0	

（4）样品测定

分别测定 52 个样品，从标准曲线上计算得相应的浓度，计算各农药的含量，即得。

（五）浸出物

参照《中国药典》2010 年版（一部）水溶性浸出物测定法（附录 X A）项下冷浸法测定。取供试品 4g，精密称定，置 250ml 的锥形瓶中，精密加水 100ml，密塞，冷浸，前 6h 内置回旋振荡器中时时振摇，再静置 18h，用干燥滤器迅速滤过，精密量取续滤液 20ml，置已干燥至恒重的蒸发皿中，在水浴上蒸干后，于 105℃干燥 3h，置干燥器中冷却 30min，迅速精密称定重量。以干燥品计算供试品中水溶性浸出物的含量（%）。结果见表 18-12。

表 18-12　黄芪饮片中浸出物测定结果　　　　　　　　（单位：%）

批号	传统等级	浸出物含量	批号	传统等级	浸出物含量
2012001	三级	35.9	2012011	二级	30.5
2012002	二级	38.4	2012012	三等	30.6
2012003	二级	36.6	2012013	三等	25.9
2012004	二级	38.5	2012014	三等	29.4
2012005	二级	37.1	2012015	三等	30.1
2012006	二级	31.1	2012016	二级	38.0
2012007	二级	33.9	2012017	二级	39.4
2012008	一级	31.4	2012018	二级	40.9
2012009	一级	32.7	2012019	三等	34.1
2012010	一级	29.6	2012020	三等	42.2

续表

批号	传统等级	浸出物含量	批号	传统等级	浸出物含量
2012021	二级	30.9	2012037	三等	32.3
2012022	二级	30.7	2012038	三级	37.7
2012023	三等	32.4	2012039	一级	28.5
2012024	三等	32.5	2012040	一级	27.9
2012025	三等	29.1	2012041	一级	28.3
2012026	三等	14.8	2012042	二级	24.4
2012027	一级	32.2	2012043	二级	29.1
2012028	一级	29.2	2012044	三等	34.7
2012029	二级	28.1	2012045	三等	22.1
2012030	一级	33.0	2012046	一级	29.8
2012031	二级	37.0	2012047	一级	28.0
2012032	三等	38.4	2012048	一级	30.4
2012033	三等	36.0	2012049	二级	27.4
2012034	一级	38.3	2012050	二级	28.5
2012035	二级	41.7	2012051	三等	25.6
2012036	三等	43.7	2012052	三等	20.6

（六）结果

52 批黄芪饮片水分含量在 5.1% ~ 8.8%，参考《中国药典》2010 年版（一部），水分不得过 10.0%。

52 批黄芪饮片总灰分含量在 2.3% ~ 4.2%，平均值为 3.06%。其中，传统等级划分的一级黄芪饮片总灰分平均值为 3.01%，二级为 2.80%，三等为 3.34%，三级级饮片总灰分平均值为 3.33%。将三个等级的平均值上浮 20%，结果分别为 3.61%、3.36%、4.01%，三个等级黄芪饮片水分含量无明显差异。参考《中国药典》2010 年版（一部），总灰分不得过 5.0%。

52 批黄芪饮片中重金属 Cu 在 2.30 ~ 13.96μg/g 内，As 在 0.08 ~ 0.44μg/g 内，Cd 在 0.02 ~ 0.06μg/g 内，Pb 在 0.20 ~ 3.64μg/g 内，有害元素 Hg 在 0.01 ~ 0.07μg/g 内。世界卫生组织（WHO）的植物药安全性指导原则中对铅与镉的限量规定为 10mg/kg 和 0.3mg/kg；中国台湾的中药材重金属限量标准为铜 20mg/kg、铅 5 ~ 30mg/kg、砷 2 ~ 20mg/kg、镉 0.3 ~ 2.0mg/kg、汞 0.2 ~ 2.0mg/kg，韩国对植物药的限量标准较低，铅 5mg/kg、砷 3mg/kg、镉 0.3mg/kg、汞 0.2mg/kg，对铜无限量要求。本标准参考《中国药典》2010 年版（一部）与《药用植物及制剂外经贸绿色行业标准》，规定黄芪饮片中重金属及有害元素的限量为：铜（Cu）不得过 20μg/g，砷（As）不得过 2μg/g，镉（Cd）不得过 0.3μg/g，铅（Pb）不得过 5μg/g，汞（Hg）不得过 0.2μg/g。

52 批黄芪饮片中均未测出有机氯类农药的残留。因此，参照《中国药典》2010 年版（一部）黄芪项下有机氯类农药残留的限量，规定六六六（总 BHC）不得过千万分之二；滴滴涕（总 DDT）不得过千万分之二；五氯硝基苯（PCNB）不得过千万分之一。

52 批黄芪饮片浸出物含量在 14.8% ~ 42.2%，平均值为 32.11%。其中，传统等级划分的一级黄芪饮片浸出物含量平均值为 30.72%，二级黄芪饮片浸出物含量平均值为 33.80%，三级黄芪饮片浸出物含量平均值为 32.45%，三级饮片浸出物含量平均值为 28.97%。参考《中国药典》2010 年版（一部），黄芪药材浸出物限量值，黄芪饮片浸出物含量为不低于 17.0%。

五、含量测定

参照《中国药典》2010 年版（一部）黄芪药材中"含量测定"项下黄芪甲苷和毛蕊异黄酮葡萄糖苷测定方法进行含量测定，分析成分含量与饮片分级的相关性。

（一）黄芪甲苷含量测定

1. 仪器与试药

Agilent 1260HPLC 色谱系统，Alltech2000 蒸发光散射检测器，德国 Sartorius 公司的万分之一及十万分之一电子天平。

黄芪饮片 52 批，于 2011 年秋季采收后加工切制而成，经大连市药品检验所门启鸣教授鉴定为蒙古黄芪 *Astragalus membranacells*（Fisch.）Bge. var. *Mongholicus*（Bge.）Hsiao 的干燥根切制成的饮片。

乙腈、甲醇为色谱纯，均由美国 Mreda Techology INC 公司生产，水为二次重蒸水，其他试剂均为分析纯。黄芪甲苷购于中国食品药品检定研究院（批号：110781-200613）

2. 方法与结果

（1）色谱条件

Agilent SB-C$_{18}$ 色谱柱（4.6 mm × 250 mm，5μm）；流动相乙腈 - 水（32 ∶ 68）。流速 1.0ml/min；进样量为 10μl；柱温 30℃；漂移管温度 109℃；载气流速 3.0L/min。理论塔板数按黄芪甲苷计不低于 4000，分离度 >1.5，色谱图如图 18-9 和图 18-10 所示。

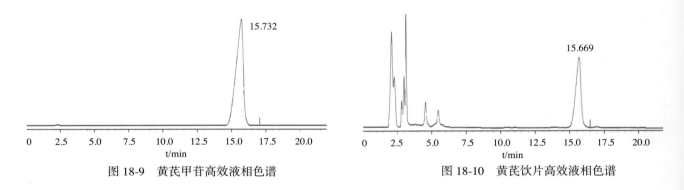

图 18-9　黄芪甲苷高效液相色谱　　　　　图 18-10　黄芪饮片高效液相色谱

（2）对照品溶液制备

取黄芪甲苷对照品适量，精密称定，加甲醇制成质量浓度为 0.5022mg/ml 的溶液，摇匀，即得。

（3）供试品溶液制备

取黄芪饮片粉末 4.0g，精密称定，置索氏提取器中，加甲醇 40ml，冷浸过夜，再加甲醇适量，加热回流 4h，提取液回收溶剂并浓缩至干，残渣加水 10ml，微热使溶解，用水饱和的正丁醇振摇提取 4 次，每次 40ml，合并正丁醇液，用氨试液充分洗涤 2 次，每次 40ml，弃去氨液，正丁醇液蒸干，残渣加水 5ml 使溶解，放冷，通过 D101 型大孔吸附树脂柱（内径为 1.5cm，柱高为 12cm），以水 50ml 洗脱，弃去水液，再用 40% 乙醇 30ml 洗脱，弃去洗脱液，继用 70% 乙醇 80ml 洗脱，收集洗脱液，蒸干，残渣加甲醇溶解，转移至 5ml 量瓶中，加甲醇至刻度，摇匀，即得。进样前用 0.45μm 微孔滤膜过滤。

（4）方法学考察

a. 标准曲线与线性关系考察

精密称取黄芪甲苷适量，制成每 1ml 含 2.511mg 的储备液，精密量取 0.5ml、1ml、2ml、3ml，于 5ml 量瓶中，稀释至刻度，摇匀，得不同浓度的溶液，取 20μl 分别进样。以进样量的对数为横坐标（X），峰面积的对数为纵坐标（Y）进行线性回归处理，绘制标准曲线，得回归方程 $Y=1.4048X+4.9960$（$r=0.9994$）。

结果表明，在 5.022 ~ 50.22μg 范围内其呈良好的线性关系。

b. 精密度试验

精密吸取同一供试品溶液连续进样 5 次，测定黄芪甲苷的峰面积。结果峰面积 RSD 为 1.02%，说明精密度良好。

c. 稳定性试验

取同一供试品溶液，分别在 0h、2h、4h、6h、12h、24h 检测。结果以黄芪甲苷峰面积计，RSD 为 1.62%，说明样品溶液的稳定性良好。

d. 重复性试验

取同一批黄芪饮片粉末，精密称取样品 5 份，按供试品溶液制备方法操作。结果黄芪甲苷含量的 RSD 为 0.5%，说明方法重复性良好。

e. 加样回收率试验

取已知含量的样品 6 份，每份约 2.0g，精密称定，精密加入 2.511mg/ml 的毛蕊异黄酮葡萄糖苷对照品溶液 0.6ml，按供试品制备方法制备，测定，结果毛蕊异黄酮葡萄糖苷的平均回收率为 103.12%，RSD 为 0.69%。

f. 样品测定

精密吸取样品溶液各 20μl，注入液相色谱仪，测定，即得，结果见表 18-13。

表 18-13　样品中黄芪甲苷的含量（$n=4$）

产地 / 收集地	批号	黄芪甲苷含量 /%
北京同仁堂药店	2012001	0.042
亳州药材市场	2012002	0.062
	2012003	0.052
	2012004	0.048
安徽济人药业	2012005	0.041
	2012006	0.080
	2012007	0.041
山西丽珠芪源药业	2012008	0.027
	2012009	0.033
	2012010	0.035
	2012011	0.044
	2012012	0.139
内蒙古赤峰牛营子	2012013	0.078
内蒙古赤峰土城子	2012014	0.056
赤峰荣兴堂药业	2012015	0.043
内蒙古赤峰	2012016	0.023
	2012017	0.027
	2012018	0.044
	2012019	0.129
	2012020	0.279
	2012021	0.064
	2012022	0.055
	2012023	0.077
	2012024	0.146

续表

产地 / 收集地	批号	黄芪甲苷含量 /%
内蒙古赤峰	2012025	0.201
内蒙古海拉尔（野生）	2012026	0.028
内蒙古旗下营	2012027	0.034
	2012028	0.041
	2012029	0.080
甘肃陇西	2012030	0.022
	2012031	0.025
	2012032	0.077
	2012033	0.164
甘肃岷县	2012034	0.061
	2012035	0.056
	2012036	0.088
	2012037	0.216
	2012038	0.057
陕西子洲裴家湾	2012039	0.034
	2012040	0.026
	2012041	0.048
	2012042	0.044
	2012043	0.053
	2012044	0.103
	2012045	0.162
陕西子洲怀宁湾	2012046	0.033
	2012047	0.045
	2012048	0.042
	2012049	0.052
	2012050	0.043
	2012051	0.077
	2012052	0.140

（5）结果

关于黄芪饮片中黄芪甲苷含量，将三个等级的平均值下浮20%，结果分别为0.114%、0.041%、0.039%，结合《中国药典》2010年版（一部），暂定为一级饮片黄芪甲苷含量不低于0.012%，二级饮片黄芪甲苷含量不低于0.040%，三级饮片黄芪甲苷含量不低于0.040%。

（二）毛蕊异黄酮葡萄糖苷含量测定

1. 仪器与试药

仪器 Waters e2695 HPLC 色谱系统，包括二极管阵列检测器（DAD），Empower 色谱工作站。德国 Sartorius 公司的万分之一及十万分之一电子天平。

黄芪饮片（表18-2）于2011年秋季采收后加工切制而成，经大连市药品检验所门启鸣教授鉴定为蒙古黄芪 *Astragalus membranaceus*（Fisch.）Bge. var. *mongholicus*（Bge.）Hsiao的干燥根切制成的饮片。

乙腈、甲醇为色谱纯，均由美国Mreda Techology INC公司生产，水为二次重蒸水，其他试剂均为分析纯。毛蕊异黄酮葡萄糖苷购于中国食品药品检定研究院（批号：111920-201102），纯度为97.9%。

2. 方法与结果

（1）色谱条件

Agilent SB-C$_{18}$色谱柱（4.6 mm×250 mm，5 μm）；流动相乙腈（A）-0.2% 甲酸（B），梯度洗脱，流动相：0～20min，20%～40%（A），20～30min，40%（A）。流速1.0ml/min；检测波长260nm；进样量10μl；柱温30℃。理论塔板数按毛蕊异黄酮葡萄糖苷计不低于3000，分离度>1.5，色谱图如图18-11和图18-12所示。

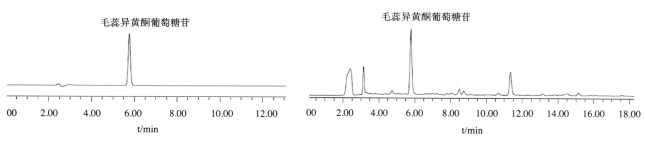

图18-11 毛蕊异黄酮葡萄糖苷色谱　　　　图18-12 黄芪饮片色谱

（2）对照品溶液制备

取毛蕊异黄酮葡萄糖苷对照品适量，精密称定，加甲醇制成质量浓度为0.03924mg/ml溶液，摇匀，即得。

（3）供试品溶液制备

取黄芪饮片粉末（过三号筛）1.0g，精密称定，精密加甲醇50ml，称定重量，回流4h，放冷，用甲醇补足减失的重量，过滤，精密量取续滤液25ml，蒸干，残渣加甲醇溶解并定容至5ml量瓶中，即得。进样前用0.45μm微孔滤膜过滤。

（4）方法学考察

a. 标准曲线与线性关系考察

精密称取毛蕊异黄酮葡萄糖苷适量，制成每1ml含196.19μg的储备液，精密量取0.5ml、1ml、2ml、4ml、8ml于10ml量瓶中，稀释至刻度，摇匀，得不同浓度的溶液，取10μl分别进样。以对照品溶液的浓度为横坐标X（μg/ml），峰面积值为纵坐标（Y）进行线性回归处理，绘制标准曲线，得回归方程$Y=32439X+6901.7$（$r=1.0000$）。结果表明，在0.098～1.962μg范围内毛蕊异黄酮葡萄糖苷呈良好的线性关系。

b. 精密度试验

精密吸取同一供试品溶液连续进样5次，测定毛蕊异黄酮葡萄糖苷峰面积。结果峰面积RSD为0.2%，说明精密度良好。

c. 稳定性试验

取同一供试品溶液，分别在0h、4h、8h、16h、28h、48h检测。结果以毛蕊异黄酮葡萄糖苷峰面积计，RSD为0.6%，说明样品溶液的稳定性良好。

d. 重复性试验

取同一批黄芪饮片粉末，精密称取样品5份，按供试品溶液制备方法操作。结果毛蕊异黄酮葡萄糖苷含量的RSD为2.84%，说明方法重复性良好。

e. 加样回收率试验

取已知含量的同一批样品6份，每份约0.5g，精密称定，精密加入毛蕊异黄酮葡萄糖苷对照品0.475mg，按供试品制备方法制备，测定，结果毛蕊异黄酮葡萄糖苷的平均回收率为100.1%，RSD为0.7%。

f. 样品测定

分别精密吸取对照品溶液与样品溶液各10μl注入液相色谱仪，测定，即得，结果见表18-13。

（5）结果

关于黄芪饮片中毛蕊异黄酮葡萄糖苷含量，将三个等级的平均值下浮20%，结果分别为0.061%、0.047%、0.061%，结合《中国药典》2010年版（一部），暂定为一级饮片毛蕊异黄酮葡萄糖苷含量不低于0.060%，二级饮片毛蕊异黄酮葡萄糖苷含量不低于0.040%，三级饮片毛蕊异黄酮葡萄糖苷含量不低于0.020%。

第三节　黄芪饮片分级方法及其说明

一、分级依据

以豆科植物蒙古黄芪 *Astragalus membranaceus* （Fisch.）Bge. var. *mongholicus* （Bge.）Hsiao 的干燥根为原料药材，按照《中国药典》2010年版（一部）黄芪项下规定，炮制加工黄芪饮片。黄芪饮片分为三个等级，在明确原料药材产地的基础上，以饮片直径、黄芪甲苷和毛蕊异黄酮葡萄糖苷含量为分级依据。

二、分级要点

黄芪饮片分为三个等级，各等级饮片的产地、片径、杂质限量及主要成分含量应符合要求，如图18-13所示，分级要点见表18-14。

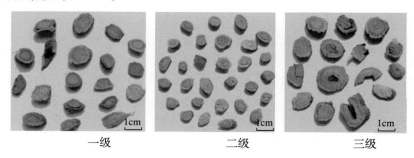

一级　　　　　　　　　二级　　　　　　　　　三级

图 18-13　黄芪各等级饮片

表 18-14　黄芪各等级饮片分级要点

项目	指标	一级	二级	三级
片径		10~12 mm	7~10 mm	无要求
异形片		无杂质和异形片	杂质和异形片不超过1%	无要求
含量测定	黄芪甲苷	不低于0.120%	不低于0.040%	不低于0.040%
	毛蕊异黄酮葡萄糖苷	不低于0.060%	不低于0.040%	不低于0.020%

第四节　黄芪饮片质量评价标准

黄　芪

Huang Qi

【原料药材】　本品来源于豆科植物蒙古黄芪 *Astragalus membranaceus*（Fisch.）Bge. var. *mongholicus*（Bge.）Hsiao 或膜荚黄芪 *A. membranaceus*（Fisch.）Bge. 的干燥根。黄芪药材于每年春、秋两季采挖，除去须根和根头，晒干。道地产区主要在华北、东北、内蒙古和西北，主产于山西、陕西、甘肃、黑龙江、辽宁、河北等地及内蒙古。

【饮片】　豆科植物蒙古黄芪 *Astragalus membranaceus*（Fisch.）Bge. var. *mongholicus*（Bge.）Hsiao 的炮制加工品。

【炮制】　取黄芪干燥药材，除去杂质，大小分开，洗净，润透，切厚片，干燥。

【性状】　本品呈类圆形或椭圆形的厚片，外表皮黄白色至淡棕褐色，可见纵皱纹或纵沟。切面皮部黄白色，木部淡黄色，有放射状纹理及裂隙，有的中心偶有枯朽状，黑褐色或呈空洞。气微，味微甜，嚼之有豆腥味。一级饮片片径 10 ~ 12 mm，二级饮片片径 7 ~ 10 mm，三级饮片无要求。

【鉴别】

(1) TLC 特征图谱

1）取本品粉末 3g，加甲醇 20ml，加热回流 1h，滤过，滤液加于中性氧化铝柱（100 ~ 120 目，5g，内径为 10 ~ 15mm）上，用 40% 甲醇 100ml 洗脱，收集洗脱液，蒸干，残渣加水 30ml 使溶解，用水饱和的正丁醇振摇提取 2 次，每次 20ml，合并正丁醇液，用水洗涤 2 次，每次 20ml，弃去水液，正丁醇液蒸干，残渣加甲醇 0.5ml 使溶解，作为供试品溶液。另取黄芪甲苷对照品，加甲醇制成每 1ml 含 1mg 的溶液，作为对照品溶液。吸取上述两种溶液各 2μl，分别点于同一硅胶 G 薄层板上，以三氯甲烷 - 甲醇 - 水（13∶7∶2）的下层溶液为展开剂，展开，取出，晾干，喷以 10% 硫酸乙醇溶液，在 105℃加热至斑点显色清晰。供试品色谱中，在与对照品色谱相应的位置上，日光下显相同的棕褐色斑点；紫外光灯（365nm）下显相同的橙黄色荧光斑点。

2）取本品粉末 2g，加乙醇 30ml，加热回流 20min，滤过，滤液蒸干，残渣加 0.3% 氢氧化钠溶液 15ml 使溶解，滤过，滤液用稀盐酸调节 pH 至 5 ~ 6，用乙酸乙酯 15ml 振摇提取，分取乙酸乙酯液，用铺有适量无水硫酸钠的滤纸滤过，滤液蒸干。残渣加乙酸乙酯 1ml 使溶解，作为供试品溶液。另取黄芪对照药材 2g，同法制成对照药材溶液。吸取上述两种溶液各 10μl，分别点于同一硅胶 G 薄层板上，以三氯甲烷 - 甲醇（10∶1）为展开剂，展开，取出，晾干，置氨蒸气中熏后，置紫外光灯（365nm）下检视。供试品色谱中，在与对照药材色谱相应的位置上，显相同颜色的荧光主斑点。

3）取本品粉末 2g，加甲醇 30ml，超声 30min，滤过，滤液浓缩至约 1ml，作为供试品溶液。另取毛蕊异黄酮葡萄糖苷对照品，加甲醇制成每 1ml 含 1mg 的溶液，作为对照品溶液。吸取上述两种溶液各 5μl，分别点于同一硅胶 GF$_{254}$ 薄层板上，以三氯甲烷 - 甲醇 - 水（7.5∶2.5∶0.2）为展开剂，展开，取出，晾干，置紫外光灯（254nm）下检视。供试品色谱中，在与对照品色谱相应的位置上，显相同的暗色斑点。

(2) HPLC 特征图谱

色谱条件与系统适用性试验　以十八烷基硅烷键合硅胶为填充剂；以乙腈为流动性 A，以水为流动相 B，按表 18-15 中的规定进行梯度洗脱；检测波长为 260nm。理论塔板数按毛蕊异黄酮葡萄糖苷峰计算应不低于 3000。

表 18-15　梯度洗脱条件表

时间 /min	乙腈 A/%	水 B/%
0~5	10 → 11	90 → 89
5~15	11 → 20	89 → 80
15~40	20 → 25	80 → 75
40~50	25 → 32	75 → 68
50~60	32 → 40	68 → 60
60~70	40 → 45	60 → 55
70~75	45 → 10	55 → 90

参照物溶液制备　取毛蕊异黄酮葡萄糖苷与芒柄花素参照物适量，加甲醇制成质量浓度为 0.5mg/ml 溶液，摇匀，即得。

供试品溶液制备　取黄芪饮片粉末（过三号筛）1.0g，加甲醇 50ml，超声 30min，过滤，滤液浓缩至约 5ml，即得。进样前用 0.45μm 微孔滤膜过滤。

测定法　分别精密吸取对照品溶液与供试品溶液各 10μl，注入液相色谱仪，测定，即得。

特征图谱中应呈现 5 个特征峰，其中 2 号峰应与参照峰保留时间相同，6 个特征峰的相对保留时间应在规定值的 ±5% 之内，规定值为：1.00（1 号峰）、1.32（2 号峰）、1.70（3 号峰）、2.19（4 号峰）、3.31（5 号峰）。本品所得图谱与标准图谱一致（图 18-14）。

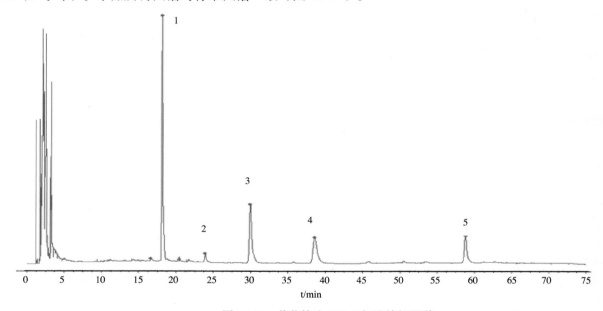

图 18-14　黄芪饮片 HPLC 标准特征图谱

【检查】　水分　不得过 10.0%[《中国药典》2010 年版（一部）附录Ⅸ H 第一法]。

总灰分　不得过 5.0%[《中国药典》2010 年版（一部）附录Ⅸ K]。

重金属及有害元素　照铅、镉、砷、汞、铜测定法 [《中国药典》2010 年版（一部）附录Ⅸ B 原子吸收分光光度法或电感耦合等离子体质谱法] 测定，铅不得过百万分之五（5μg/g）；镉不得过千万分之三（0.3μg/g）；砷不得过百万分之二（2μg/g）；汞不得过千万分之二（0.2μg/g）；铜不得过百万分之二十（20μg/g）。

有机氯农药残留量　照农药残留量测定法 [《中国药典》2010 年版（一部）附录Ⅸ Q 有机氯农药残留量测定] 测定，六六六（总 BHC）不得过千万分之二；滴滴涕（总 DDT）不得过千万分之二；五氯硝基苯（PCNB）不得过千万分之一。

【浸出物】照水溶性浸出物测定法 [《中国药典》2010 年版（一部）附录 X A] 的冷浸法测定，不得少于 17.0%。

【含量测定】　黄芪甲苷　　照高效液相色谱法 [《中国药典》2010 年版（一部）附录Ⅵ D] 测定。

色谱条件与系统适用性　　Agilent SB-C$_{18}$ 色谱柱（4. 6 mm×250 mm，5 mm）；流动相乙腈 - 水（32：68）。流速 1.0ml/min；进样量为 10μl；柱温 30℃；漂移管温度 109℃；载气流速 3.0L/min。理论塔板数按毛蕊异黄酮葡萄糖苷计不低于 4000，分离度 >1.5。

对照品溶液制备　　取黄芪甲苷对照品适量，精密称定，加甲醇制成质量浓度为每 1ml 含 0.5mg 的溶液，摇匀，即得。

供试品溶液制备　　取黄芪饮片粉末（过三号筛）4.0g，精密称定，置索氏提取器中，加甲醇 40ml，冷浸过夜，再加甲醇适量，加热回流 4h，提取液回收溶剂并浓缩至干，残渣加水 10ml，微热使溶解，用水饱和的正丁醇振摇提取 4 次，每次 40ml，合并正丁醇液，用氨试液充分洗涤 2 次，每次 40ml，弃去氨液，正丁醇液蒸干，残渣加水 5ml 使溶解，放冷，通过 D101 型大孔吸附树脂柱（内径为 1.5cm，柱高为 12cm），以水 50ml 洗脱，弃去水液，再用 40% 乙醇 30ml 洗脱，弃去洗脱液，继用 70% 乙醇 80ml 洗脱，收集洗脱液，蒸干，残渣加甲醇溶解，转移至 5ml 量瓶中，加甲醇至刻度，摇匀，即得。进样前用 0.45μm 微孔滤膜过滤。

本品按干燥品计算，含黄芪甲苷（C$_{41}$H$_{68}$O$_{14}$），一级饮片不得少于 0.12%，二级饮片不得少于 0.04%，三级饮片不得少于 0.04%。

毛蕊异黄酮葡萄糖苷　　照高效液相色谱法 [《中国药典》2010 年版（一部）附录Ⅵ D] 测定。

色谱条件与系统适用性　　Agilent SB-C$_{18}$ 色谱柱（4. 6 mm×250 mm，5 mm）；流动相乙腈 - 水（含 0.2% 甲酸）梯度洗脱，流动相条件见表 18-15。流速 1.0ml/min；检测波长 260nm；进样量为 10μl；柱温 30℃。理论塔板数按毛蕊异黄酮葡萄糖苷计不低于 3500，分离度 >1.5。

对照品溶液制备　　取毛蕊异黄酮葡萄糖苷对照品适量，精密称定，加甲醇制成每 1ml 含 0.4mg 的溶液，摇匀，即得。

供试品溶液制备　　取黄芪饮片粉末（通过三号筛）1.0g，精密称定，精密加甲醇 50ml，称定重量，回流 4h，放冷，用甲醇补足减失的重量，过滤，精密量取续滤液 25ml，蒸干，残渣加甲醇溶解并定容至 5ml 量瓶中，即得。进样前用 0.45μm 微孔滤膜过滤。

本品按干燥品计算，含毛蕊异黄酮葡萄糖苷（C$_{22}$H$_{22}$O$_{10}$），一级饮片不得少于 0.06%，二级饮片不得少于 0.04%，三级饮片不得少于 0.02%。

【性味与归经】　甘，温。归肺、脾经。

【功能与主治】　益气补中。用于气虚乏力，食少便溏。

【用法与用量】　9 ~ 30g。

【储藏】　置通风干燥处，防潮，防蛀。

第十九章　黄芩饮片的分级方法及其质量评价

第一节　原料药材

按照《中国药典》2010 年版（一部）黄芩项下规定，本品来源于唇形科植物黄芩 *Scutellaria baicalensis* Georgi 的干燥根。目前市场上销售品种同药典，以栽培为主，野生较少。栽培年限 1~3 年不等，但以一年生居多。野生黄芩采集是 3~4 月为好，栽培黄芩 11 月采集为好。根据本草考证和防风的产地调研，确定黄芩道地产地为河北承德、山西、山东莒县等地，非道地产区全国各地均产，现市场可见辽宁、吉林、山西、陕西、四川、贵州、北京、甘肃等地黄芩出售。因此规定黄芩饮片一级品原料药材来源于河北承德、山西、山东莒县等地；黄芩饮片二级品原料药材来源于东北三省、内蒙古、陕西等地。经查阅中医药典籍，历代医药学家对黄芩传统论述记载黄芩为两个规格，即条芩（古指子芩）及枯芩（古指谓宿），两者由于生长年限不同而产生差异，另有认为枯芩应为野生，条芩为家种。采集道地产区黄芩药材 12 批，主产地黄芩药材 8 批，商品黄芩饮片 14 批，所有样品基源经中国中医科学院中药研究所胡世林研究员鉴定为唇形科植物黄芩 *Scutellaria baicalensis* Georgi。

第二节　饮　　片

以唇形科植物黄芩 *Scutellaria baicalensis* Georgi 的干燥根为原料，按照《中国药典》2010 年版（一部）黄芩项下规定，炮制加工黄芩饮片。

一、炮　　制

取黄芩干燥药材，除去杂质，置沸水中煮 10min，取出，闷透，切薄片，干燥；或蒸 30min，取出，切薄片，干燥（注意避免暴晒）。

黄芩饮片中多有异形片、残茎等存在，异形片既影响饮片的美观，也影响饮片煎煮过程中有效成分的煎出率，而残茎则属于非药用部位，必须除去。因此，将异形片、残茎比例作为黄芩饮片等级划分的辅助依据。

二、性　　状

（一）黄芩原料药材的传统分级

目前，市场上流通的黄芩原料药材多为圆锥形，扭曲，长 15 ~ 25 cm，直径 1 ~ 3 cm。表面棕黄色或深黄色，有稀疏的疣状细根痕，上部较粗粗糙，有扭曲的纵皱纹或不规则的网纹，下部有顺纹和细皱纹。

质硬而脆，易折断，断面黄色，中心红棕色；老根中心呈枯朽状或中空，暗棕色或棕黑色。而栽培品则较细长，多有分枝，表面浅黄棕色，外皮紧贴，纵皱纹较细腻。断面黄色或浅黄色，略呈角质样。如图 19-1 所示。

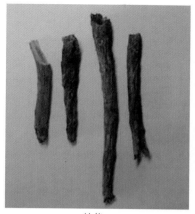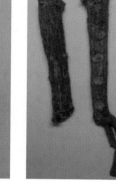

枯芩　　　　　　　　　　　　　条芩

图 19-1　黄芩药材

（二）黄芩饮片质量评价传统方法

原料药材的外观性状差异比较明显，但炮制加工为饮片后保留的性状特征较少，主要是其饮片片径、切面颜色和特征结构。结合黄芩传统评价要求，规定黄芩饮片一级品为类圆形或不规则形薄片，外表皮黄棕色或棕褐色，切面黄色或黄棕色，"车轮网"清晰，中心无枯朽、空洞，片径大于 7 mm；二级品切面黄棕色或黄绿色，"车轮网"较清晰，饮片中心无枯朽、空洞，片径无具体规定。

三、鉴　别

采用 TLC 及 HPLC 特征图谱对初步分级的黄芩饮片进行比较研究，探讨不同等级黄芩饮片的质量评价方式和评价标准。

（一）TLC 特征图谱

取本品饮片粉末 1g（80 目），加乙酸乙酯 - 甲醇（3：1）30ml，超声处理 30min，放冷，滤过，滤液蒸干，残渣甲醇溶解至 5ml，取上清液作为供试品溶液。另取黄芩苷对照品、黄芩素对照、汉黄芩素 1mg、0.5mg、0.5mg，加甲醇制成每 1ml 含 1mg、0.5mg、0.5mg 及黄芩苷甲醇饱和溶液，作为对照品溶液。

黄芩苷与汉黄芩苷薄层鉴别　　照薄层色谱法 [《中国药典》2010 年版（一部）附录 Ⅵ B] 实验，吸取供试品溶液 8 μl，对照品溶液各 3 μl，分别点于同一硅胶 GF$_{254}$ 上，以乙酸乙酯 - 丁酮 - 甲酸 - 水（5：3：0.5：1）为展开剂，预饱和 30min，展开，取出，晾干，置紫外光灯（254nm）下检视。供试品色谱中，在与对照品色谱相应的位置上，显两个相同颜色的斑点。

黄芩素与汉黄芩素薄层鉴别　　照薄层色谱法 [《中国药典》2010 年版（一部）附录 Ⅵ B] 实验，吸取供试品溶液 6 μl，对照品溶液各 4 μl，分别点于同一硅胶 GF$_{254}$ 上，以甲苯 - 乙酸乙酯 - 甲醇 - 甲酸（10：3：2：0.1）为展开剂，展开，取出，晾干，置紫外光灯（254nm）下，检视。供试品色谱中，在与对照品色谱相应的位置上，显两个相同颜色的斑点。

（二）HPLC 特征图谱

1. 仪器与试药

岛津 LC-20A 液相色谱仪；梅特勒 - 托利多超越系列专业型 XS 分析天平；黄芩苷对照品（批号：

0715—9909），购自中国食品药品检定研究院，汉黄芩苷对照品、黄芩素对照品、汉黄芩素对照品，均购自成都曼思特生物科技有限公司。乙腈、甲醇为色谱纯，冰醋酸为分析纯，液相用水为纯水，使用前均经 0.45 μm 滤膜滤过。

2. 色谱条件

Kromasil Eternity-5-C$_{18}$（250mm×4.6mm）色谱柱；乙腈溶液（A）-0.4% 乙酸溶液（B）梯度洗脱：0 ~ 20min，15% ~ 25%（A）；25%（A），20 ~ 35min，30%（A），35 ~ 40min，40%（A），40 ~ 50min，40%（A）；50 ~ 60min，15%（A），60 ~ 70min，15%（A）；流速 1ml/min；柱温 30℃；检测波长 280nm；进样体积 10 μl。见图 19-2。

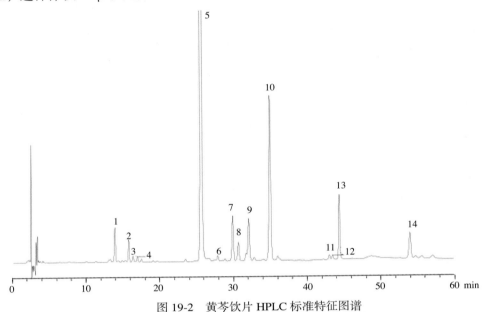

图 19-2　黄芩饮片 HPLC 标准特征图谱

3. 供试品溶液制备

取黄芩粉末约 0.1g，（通过五号筛），精密称定，加入 25ml 70% 的乙醇溶液，超声提取 45min，冷却，滤过，取续滤液 1ml 用甲醇稀释至 10ml，微孔滤膜（0.45 μm）滤过，取滤液，即得。

4. 黄芩饮片 HPLC 特征图谱分析

（1）精密度试验

取黄芩饮片粉末，制备供试品溶液，连续进样 5 次，测定 HPLC 图谱，计算相对保留时间及相对峰面积，各共有峰相对保留时间和相对峰面积的 RSD 分别在 0.00%~0.26%，0.00%~3.79%，精密度良好。

（2）稳定性试验

取黄芩饮片粉末，制备供试品溶液，分别在 0h、3h、6h、9h、12h、24h 共进样 6 次，测定 HPLC 图谱，计算相对保留时间及相对峰面积。各共有峰相对保留时间和相对峰面积无明显变化，RSD 分别在 0.00%~0.17%、0.00%~3.72%，表明供试品溶液在 24h 内稳定。

（3）重复性试验

取黄芩饮片粉末 5 份，制备供试品溶液，平行操作 5 份，测定 HPLC 图谱，计算相对保留时间及相对峰面积，各共有峰相对保留时间和相对峰面积的 RSD 分别在 0.00%~0.14%、0.00%~2.69%，重现性良好。

（4）不同等级黄芩饮片特征图谱比较

采用国家药典委员会"中药色谱特征图谱相似度评价系统"（2004 年 A 版）软件，以对照特征图谱为对照，计算 38 批黄芩饮片的相似度，相似度均在 0.991~1.0，一级、二级各饮片之间无本质的区别。因此，特征图谱不适宜作为黄芩饮片分级的指标，但可以作为饮片质量评价内容。如图 19-2 所示。

5. 小结

建立了黄芩饮片的 HPLC 特征图谱分析方法，并用于不同等级黄芩饮片的分级和质量评价。研究结果显示，一级、二级各饮片之间无本质的区别。因此，特征图谱不适宜作为黄芩饮片分级的指标，但可以作为饮片质量评价内容。

四、检　查

（一）水分

参照《中国药典》2010 年版（一部）附录Ⅸ H 水分测定法（第一法），取供试品 2～5g，平铺于干燥至恒重的扁形称瓶中，精密称定，打开瓶盖在 100～105℃干燥 5h，将瓶盖盖好，移置干燥器中，冷却 30min，精密称定重量，再在上述温度干燥 1h，冷却，称重，至连续两次称重的差异不超过 5mg 为止。根据减失的重量，计算供试品中含水量（％），结果见表 19-1~ 表 19-4。

表 19-1　自制一级黄芩饮片检查项测定结果　（单位：％）

产地来源	水分	总灰分	浸出物
山西绛县	6.66	4.35	51.86
山西稷县	6.96	4.29	52.49
陕西韩城	7.21	4.43	51.02
内蒙古赤峰	7.01	4.37	49.58
陕西合阳	6.83	5.09	52.63
内蒙古海拉尔	6.09	4.11	55.51
山西襄汾	6.47	4.15	53.82
山西闻喜	6.14	4.22	49.81
陕西澄城	5.74	4.65	52.92
河北围场	6.05	4.64	48.71
平均含量	6.52	4.43	51.83

表 19-2　自制二级黄芩饮片检查项测定结果　（单位：％）

产地来源	水分	总灰分	浸出物
山西襄汾	6.15	4.28	59.86
河北隆化	5.95	4.21	58.74
内蒙古哈拉道口	6.18	3.56	55.04
陕西澄城	5.85	3.97	62.37
内蒙古海拉尔	5.93	4.56	56.52
河北围场	6.39	4.22	59.47
河北安国	6.24	4.08	55.09
山西闻喜	6.06	4.40	52.06
内蒙古赤峰	5.73	4.28	62.09
河北滦平	6.07	4.88	55.45
平均含量	6.71	4.24	57.67

表 19-3　企业一级黄芩饮片检查项测定结果　（单位：%）

购买公司及饮片厂	产地	水分	总灰分	浸出物
北京人卫中药饮片厂	河北滦平	5.98	4.48	58.76
北京人卫中药饮片厂	河北滦平	6.66	5.00	59.49
安国祁澳中药饮片公司	山西榆次	7.79	4.96	56.47
安国祁澳中药饮片公司	山西榆次	7.36	4.66	55.84
安国德滏昌药材行	陕西华阴	7.28	4.98	53.58
安国德滏昌药材行	陕西华阴	6.91	5.03	54.73
平均含量		7.00	4.85	56.48

表 19-4　企业二级黄芩饮片检查项测定结果　（单位：%）

购买公司及饮片厂	产地	水分	总灰分	浸出物
北京人卫中药饮片厂	河北滦平	6.92	4.48	58.37
北京人卫中药饮片厂	河北滦平	6.52	5.15	58.92
安国盛泰中药饮片有限公司	山西绛县	7.71	5.12	60.22
安国盛泰中药饮片有限公司	山西绛县	7.48	4.82	59.69
安国德滏昌药材行	陕西华阴	7.39	4.41	60.41
安国德滏昌药材行	陕西华阴	6.90	4.48	59.06
平均含量		6.71	4.24	59.45

（二）浸出物

参照《中国药典》2010 年版（一部）醇溶性浸出物测定法（附录 X A）项下热浸法，以 95% 乙醇作溶剂，对黄芩饮片进行醇溶性浸出物含量测定。取供试品约 2g，精密称定，置 100ml 的锥形瓶中，精密加入 95% 乙醇 50ml，密塞，称定重量，静置 1h 后，连接回流冷凝管，加热至沸腾，并保持微沸 1h。放冷后，取下锥形瓶，密塞，再称定重量，用 95% 乙醇补足减失的重量，摇匀，用干燥滤器滤过。精密取滤液 25ml，置已干燥至恒重的蒸发皿中，在水浴上蒸干后，于 105℃干燥 3h，置干燥器中冷却 30min，迅速精密称定重量。扣除饮片中水分，计算供试品中醇溶性浸出物的含量（%）。结果见表 19-1 ～ 表 19-4。

（三）灰分

参照《中国药典》2010 年版（一部）总灰分测定法（附录Ⅸ K），取供试品 3g，置炽灼至恒重的坩埚中，称定重量，缓缓炽热，注意避免燃烧，至完全炭化时，逐渐升高温度至 500 ～ 600℃，使完全灰化并至恒重。根据残渣重量，计算供试品中总灰分的含量（%）。结果见表 19-1～ 表 19-4。

（四）结果

根据《中国药典》2010 年版规定，黄芩饮片水分不得过 12.0%，总灰分不得过 6.0%，醇溶性浸出物不得少于 40.0%。各等级黄芩饮片水分、灰分、浸出物均符合《中国药典》2010 年版标准，两等级饮片间无显著性差异。因此黄芩两个等级饮片的检查项均按照《中国药典》2010 年版标准执行。

五、含 量 测 定

以黄芩饮片中黄芩苷、汉黄芩苷、黄芩素和汉黄芩素为指标，对不同等级黄芩饮片进行了含量比较，分析成分含量与饮片分级的相关性。

（一）仪器与试药

岛津 LC-20A 液相色谱仪；梅特勒 - 托利多超越系列专业型 XS 分析天平；黄芩苷对照品（0715—9909），购自中国食品药品检定研究院，汉黄芩苷对照品、黄芩素对照品、汉黄芩素对照品，均购自成都曼思特生物科技有限公司。乙腈、甲醇为色谱纯，冰醋酸为分析纯，液相用水为纯水，使用前均经 0.45μm 滤膜滤过。

（二）方法与结果

1. 色谱条件

Kromasil Eternity-5-C$_{18}$（250mm×4.6mm）；流动相：乙腈溶液（A）-0.4% 乙酸溶液（B）；梯度洗脱：0.01min，15%（A），0.01～20min，25%（A），20～35min，30%（A），35～40min，40%（A），40～50min，40%（A）；50～60min，15%（A），60～70min，15%（A）；体积流量 1ml/min；柱温 30℃；检测波长 280nm；进样体积 10μl。在此条件下，4 种被测成分色谱峰均达到基线分离。如图 19-3 所示。

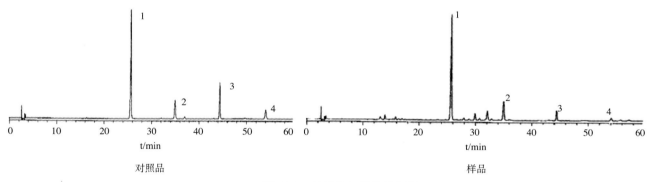

图 19-3　对照品与样品色谱图
1. 黄芩苷；2. 汉黄芩苷；3. 黄芩素；4. 汉黄芩素

2. 对照品溶液制备

取黄芩苷、汉黄芩苷、黄芩素、汉黄芩素对照品适量，精密称定，以甲醇溶解并稀释至 25ml 量瓶中，摇匀，分别配制成 0.2164mg/ml、0.1132mg/ml、0.1100mg/ml、0.1064mg/ml 的对照品溶液，作为母液。再取黄芩苷母液 7ml，汉黄芩苷母液 2.5ml，黄芩素母液 2.5ml，汉黄芩素母液 1ml 于 25ml 量瓶中，用甲醇定容摇匀，即得混合对照品溶液。

3. 供试品溶液制备

取黄芩粉末约 0.1g，（过五号筛），精密称定，加入 25ml70% 的乙醇溶液，超声提取 45min，冷却，滤过，取续滤液 1ml 用甲醇稀释至 10ml，微孔滤膜（0.45μm）滤过，取滤液，即得。

4. 方法学考察

（1）线性关系考察

分别取新配置的对照品母液黄芩苷（0.2140mg/ml）7.5ml，汉黄芩苷（0.1040mg/ml）2.5ml，黄芩素

（0.1036mg/ml）2.5ml，汉黄芩素（0.1024mg/ml）1ml，甲醇定容于25ml量瓶中，即得新混合对照品溶液。取新混合对照品溶液分别进样3 μl、6 μl、9 μl、12 μl、15 μl，测定峰面积。以进样量为横坐标，峰面积为纵坐标，进行回归计算，得回归方程：

黄芩苷：$Y=3108094.0X - 25063.7$，$r=0.9997$，在$0.1926 \sim 0.9630\mu g$

汉黄芩苷：$Y=3521708.3X - 10340.5$，$r=0.9998$

黄芩素：$Y=5236094.8X - 14812.9$，$r=0.9998$

汉黄芩素：$Y=5284292.0X - 11858.5$，$r=0.9997$

结果表明，黄芩苷在$0.1926 \sim 0.9630\mu g$，汉黄芩苷在$0.03120 \sim 0.1560\mu g$，黄芩素在$0.03108 \sim 0.1554\mu g$，汉黄芩素在$0.01229 \sim 0.06144\mu g$均呈良好的线性关系。

（2）精密度试验

取黄芩饮片粉末（13号样品），制备供试品溶液，连续进样6次，测定峰面积，计算黄芩苷、汉黄芩苷、黄芩素、汉黄芩素峰面积的RSD分别为0.86%，0.98%，0.84%，0.81%。

（3）稳定性试验

取黄芩饮片粉末（13号样品），制备供试品溶液，分别于0h、3h、6h、9h、12h、24h注入高效液相色谱仪，测定峰面积，计算黄芩苷、汉黄芩苷、黄芩素、汉黄芩素峰面积的RSD分别为1.04%、0.71%、1.45%、1.38%，结果显示供试品溶液中黄芩苷、汉黄芩苷、黄芩素、汉黄芩素在24h内稳定。

（4）重复性试验

精密称取黄芩饮片粉末（13号样品）6份，制成供试品溶液，测定黄芩苷、汉黄芩苷、黄芩素、汉黄芩素含量，RSD分别为1.20%、1.12%、2.03%、1.45%。

（5）加样回收试验

采用加样回收法，精密称取十三号样品6份，约50mg，精密加入黄芩苷对照品2mg，精密量取汉黄芩苷对照品母液5ml，黄芩素对照品母液5.5ml，汉黄芩素对照品母液2.5ml。按"2.3 供试品溶液的制备"制成供试品溶液，进行测定，计算回收率，结果黄芩苷、汉黄芩苷、黄芩素、汉黄芩素的平均回收率和RSD分别为101%、1.9%，104%、1.2%，96.2%、0.55%，102%、0.96%。

（6）不同等级黄芩饮片含量测定

称取各等级黄芩饮片粉末0.1g，（过五号筛），制备供试品溶液，分别注入液相色谱仪，测定黄芩苷、汉黄芩苷、黄芩素和汉黄芩素的含量。结果见表19-5。

表19-5　不同等级黄芩饮片含量测定结果　　　　（单位：%）

等级	产地来源	黄芩苷	汉黄芩苷	黄芩素	汉黄芩素	总量
一级	山西绛县	15.96	3.22	0.846	0.224	20.25
	山西稷县	15.59	2.90	0.605	0.325	19.42
	陕西韩城	15.88	3.01	0.557	0.310	19.76
	内蒙古赤峰	16.96	2.74	0.365	0.202	20.27
	山西合阳	15.74	2.76	0.551	0.186	19.24
	内蒙古海拉尔	17.13	2.93	0.753	0.293	21.11
	山西襄汾	11.77	2.64	0.918	0.380	15.71
	山西闻喜	16.33	3.23	0.972	0.335	20.87
	陕西澄城	18.75	3.60	0.314	0.147	22.81
	河北围场	15.57	2.81	0.403	0.138	18.92
	平均含量	15.97	2.98	0.63	0.25	19.83
二级	山西襄汾	10.17	2.48	1.53	0.32	14.50
	河北隆化	11.90	2.79	1.62	0.41	16.72

等级	产地来源	黄芩苷	汉黄芩苷	黄芩素	汉黄芩素	总量
	内蒙古哈拉道口	12.67	2.00	0.97	0.37	16.01
	陕西澄城	11.16	2.60	1.50	0.32	15.58
	内蒙古海拉尔	12.65	2.73	0.97	0.38	16.73
	河北围场	11.59	2.97	1.56	0.37	16.49
	河北安国	13.82	2.95	0.36	0.24	17.37
	山西闻喜	14.89	3.09	0.38	0.27	18.63
	内蒙古赤峰	9.54	2.26	1.65	0.38	13.83
	河北滦平	12.19	2.66	1.06	0.32	16.23
	平均含量	12.06	2.65	1.16	0.34	16.21

5. 结果

　　一级黄芩与二级黄芩饮片中黄芩苷的含量均符合现行药典的规定，且含量都远高于药典标准。一、二级饮片含量之间有显著差异，考虑到分级方法的实用性，将评价指标确定为与分级相关性最强的黄芩苷，并制定了不同等级黄芩饮片中黄芩苷含量标，黄芩饮片一级品中黄芩苷不少于12.0%；二级品中黄芩苷不少于8.0%。

第三节　黄芩饮片分级方法及其说明

一、分级依据

　　黄芩饮片以唇形科植物黄芩 *Scutellaria baicalensis* Georgi 的干燥根为原料，按照《中国药典》2010年版（一部）黄芩项下规定，炮制为饮片。黄芩饮片分为两个等级，在明确黄芩原料药材产地的基础上，以外观性状作为主要分级指标，异形片比例及黄芩苷含量为辅助分级依据。

二、分级要点

　　黄芩饮片分为二个等级，各等级饮片的产地、性状、片径、异形片比例及黄芩苷含量应符合下列要求。见图19-4和表19-6。

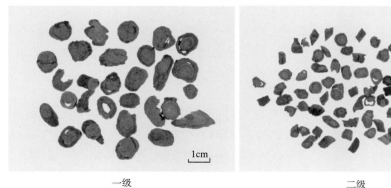

一级　　　　　　　　　　　　　　二级

图19-4　黄芩各等级饮片

表 19-6　黄芩各等级饮片分级要点

项目	一级	二级
产地	道地产区：河北承德、山西、山东	内蒙古、陕西、东北
性状	外表皮黄棕色或棕褐色，切面黄色或黄棕色，"车轮网"清晰，饮片中心无枯朽、空洞	外表皮黄棕色或棕褐色，切面黄棕色或黄绿色，"车轮网"较清晰，饮片中心无枯朽、空洞
片径	≥ 7 mm	—
异形片比例	不得过 5.0%	不得过 10.0%
含量测定	黄芩苷不少于 10.0%	黄芩苷不少于 8.0%

第四节　黄芩饮片质量评价标准

黄　芩

Huang Qin

【原料药材】　唇形科植物黄芩 *Scutellaria baicalensis* Georgi 的干燥根。春、秋两季采挖，除去须根和泥沙，晒后撞去粗皮，晒干，产自河北承德、山西、山东等地。

【饮片】　唇形科植物黄芩 *Scutellaria baicalensis* Georgi 的干燥根的炮制加工品。

【制法】　除去杂质，置沸水中煮 10min，取出，闷透，切薄片，干燥；或蒸 30min，取出，切薄片，干燥（注意避免暴晒）；其中异形片不得过 5.0%，残茎不得过 1.5%。

【性状】　本品呈类圆形或不规则形薄片，外表皮黄棕色或棕褐色，切面黄色或黄棕色，"车轮网"清晰，中心无枯朽、空洞。一级饮片片径大于 7mm，异形片不得过 5.0%；二级饮片片径无规定，异形片不得过 10.0%。

【鉴别】

(1) TLC 特征图谱

取本品饮片粉末 1g（80 目），加乙酸乙酯 - 甲醇（3 ：1）30ml，超声处理 30min，放冷，滤过，滤液蒸干，残渣甲醇溶解至 5ml，取上清液作为供试品溶液。另取黄芩苷对照品、黄芩素对照、汉黄芩素 1mg、0.5mg、0.5mg，加甲醇制成每 1ml 含 1mg、0.5mg、0.5mg 及黄芩苷甲醇饱和溶液，作为对照品溶液。

黄芩苷与汉黄芩苷薄层鉴别　照薄层色谱法（附录Ⅵ B）实验，吸取供试品溶液 8 μl，对照品溶液各 3 μl，分别点于同一硅胶 GF$_{254}$ 上，以乙酸乙酯 - 丁酮 - 甲酸 - 水（5 ：3 ：0.5 ：1）为展开剂，预饱和 30min，展开，取出，晾干，置紫外光灯（254nm）下检视。供试品色谱中，在与对照品色谱相应的位置上，显两个相同颜色的斑点。

黄芩素与汉黄芩素薄层鉴别　照薄层色谱法（附录Ⅵ B）实验，吸取供试品溶液 6 μl，对照品溶液各 4 μl，分别点于同一硅胶 GF$_{254}$ 上，以甲苯—乙酸乙酯—甲醇—甲酸（10 ：3 ：2 ：0.1）为展开剂，展开，取出，晾干，置紫外光灯（254nm）下，检视。供试品色谱中，在与对照品色谱相应的位置上，显两个相同颜色的斑点。

(2) HPLC 特征图谱

色谱条件与系统适用性　以十八烷基硅烷键合硅胶为填充剂；以乙腈溶液（A）-0.4% 乙酸溶液（B）为流动相，梯度洗脱：0 ～ 20min，25%（A），20 ～ 35min，25% ～ 30%（A），35 ～ 40min，40%（A），40 ～ 50min，40%（A）；50 ～ 60min，15%（A），60 ～ 70min，15%（A）；流量 1.0ml/min；柱温 30℃；检测波长 280nm。

供试品溶液制备　取本品饮片粉末约0.1g，（过五号筛），精密称定，加入25ml 70%的乙醇溶液，超声提取45min，冷却，滤过，取续滤液1ml用甲醇稀释至10ml，微孔滤膜（0.45 μm）滤过，即得。

测定法　精密吸取供试品溶液10 μl，注入液相色谱仪，测定，即得。

本品所得图谱与标准图谱一致（图19-5）。

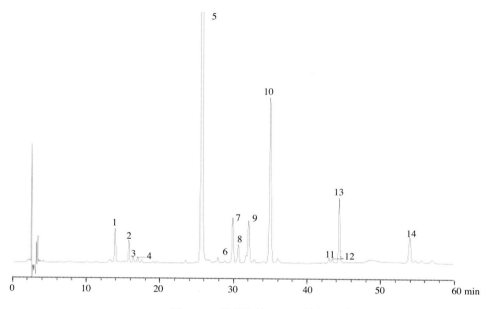

图19-5　黄芩饮片HPLC特征图谱

【检查】　水分　不得过10.0%[《中国药典》2010年版（一部）附录Ⅸ H第一法]。

总灰分　不得过6.0%[《中国药典》2010年版（一部）附录Ⅸ K]。

【浸出物】　照醇溶性浸出物测定法[《中国药典》2010年版（一部）附录Ⅹ A]项下热浸法测定，用稀乙醇作为溶剂，不得少于40.0%。

【含量测定】　照高效液相色谱法[《中国药典》2010年版（一部）附录Ⅵ D]测定。

色谱条件与系统适用性　以十八烷基硅烷键合硅胶为填充剂；以甲醇-水-磷酸（47：53：0.2）为流动相；检查波长为280nm，理论塔板数按黄芩苷峰计算应不低于2500。

对照品溶液制备　取在60℃减压干燥4h的黄芩苷对照品（批号：0715-9909）适量，精密称定，加甲醇制成每1ml含64.92μg的溶液，即得。

供试品溶液制备　取黄芩粉末约0.1g，（通过五号筛）精密称定，加70%乙醇40ml，加热回流3h，放冷，滤过，滤液置100ml量瓶中，用少量70%乙醇分次洗涤容器和残渣，洗液滤入同一量瓶中，加70%乙醇至刻度，摇匀。精密量取1ml，置10ml量瓶中，加甲醇至刻度，摇匀，即得。

测定法　分别精密吸取对照品溶液与供试品溶液各10 μl，注入液相色谱仪，测定，即得。

本品按干燥品计，一级饮片含黄芩苷不得少于12.0%，二级饮片黄芩苷不得少于8.0%。

【性味与归经】　苦、寒。归肺、胆、脾、大肠、小肠经。

【功能与主治】　清热燥湿，泻火解毒，止血，安胎。用于湿温、暑湿，胸闷呕恶，湿热痞满，泻痢，黄疸，肺热咳嗽，高热烦渴，血热吐衄，痈肿疮毒，胎动不安。

【用法与用量】　3～10g。

【储藏】　置通风干燥处，防潮。

第二十章　苦参饮片的分级方法及其质量评价

第一节　原料药材

按照《中国药典》2010 年版（一部）苦参项下的规定，本品为豆科植物苦参 *Sophora flavescens* Ait. 的干燥根。春季、秋季两季采挖，除去根头和小支根，洗净，干燥，或趁鲜切片，干燥。

通过对古今本草考证、苦参的产地，国内主要的中药材市场、集散地以及市面上的药店调研发现，苦参的产区广泛，道地性不明显，南北各地均有分布。市售苦参饮片中，南方市场以广西、湖南、湖北、贵州产区常见，北方市场以山西、河南、河北、东北、内蒙古、陕西、甘肃产区常见。山西长治市是苦参的主产区之一，我国苦参药材规范种植基地设在该地。通过查阅相关标准和现代文献，从 1959 年颁布的《36 种药材商品规格标准》、1964 年颁布的《54 种药材商品规格标准》，到目前我国内地执行的 1984 年 3 月国家医药管理局和卫生局颁布的《七十六种药材商品规格标准》（国药联材字 (84) 第 72 号文附件），均无关于苦参商品规格标准。

本研究选择位于山西长治市苦参药材规范化种植基地所产的苦参药材、曾被记载为主产区的湖北的苦参药材，以及非主产区的湖南苦参药材作为苦参饮片规格等级划分的研究对象，对其他产区的苦参药材或饮片进行质量验证。收集了山西省振东制药股份有限公司属下苦参药材规范化种植基地药材 10 批，包括 3 年生秋季采收药材 2 批，3 年生春季采收药材 2 批，1 年生、2 年生、4 年生春季采收苦参各两批。湖北孝感苦参统装药材 2 批，湖南苦参统装药材 2 批，以及黑龙江、甘肃、贵州、广西等其他 9 个产地的苦参饮片各 2 批。所有样品均经广东药科大学中药学院李淑渊教授鉴定为豆科植物苦参 *Sophora flavescens* Ait. 的干燥根。

第二节　饮　　片

以豆科植物苦参 *Sophora flavescens* Ait. 的干燥根为原料药材，按照《中国药典》2010 年版（一部）苦参项下规定，经 GMP 饮片生产企业炮制加工成苦参饮片。将采集的苦参药材按《中国药典》苦参项下苦参饮片的炮制方法，经 GMP 饮片生产企业加工成苦参饮片。根据饮片的中心直径，将 GAP 基地、湖北和湖南三个产地的统装药材分成 2.5cm 以上、2.0 ~ 2.5cm、1.5 ~ 2.0cm、1.0 ~ 1.5cm、0.5 ~ 1.0cm、0.5cm 以下六个规格的苦参饮片。

一、炮　　制

取苦参原药材，除去残留根头及杂质，大小个分开，洗净，略浸，润透，切厚片，干燥。

二、性　状

　　苦参是豆科植物苦参(*Sophora flavescens* Ait.)的干燥根,如图 20-1 所示。常用的饮片类型为苦参(片)。传统的市场分级,一般在产地进行简易加工,切成厚片,各地药材销售均以统货销售。一般分统片和选片,如图 20-2 所示。一般片大味苦价格较高,片型不规则、较小,断面色白价格稍低。评价苦参质量好坏的方法,主要经验是根据药材的干湿度、片型的大小、断面、气味等形状特征来评价。企业分级的依据主要是片型大小,性状鉴别见图 20-3 和表 20-1。

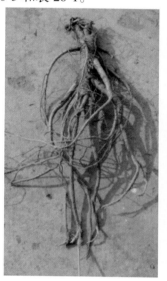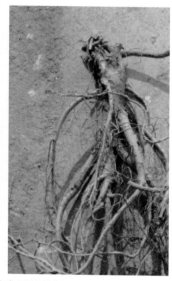

图 20-1　苦参原料药材

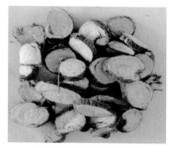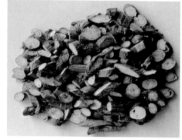

图 20-2　苦参传统市场分级饮片（左为选片,右为统片）

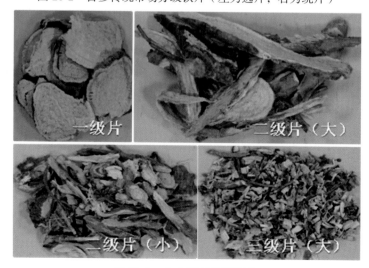

图 20-3　企业苦参分级饮片

表 20-1　苦参饮片企业分级标准

级别	性状	大小	杂质含量	异形片限制
一级	类圆形片状。表面灰棕色或棕黄色，具纵皱纹及横长皮孔，外皮薄，多破裂反卷，易剥落，剥落处显黄色，光滑。质硬，不易折断，断面纤维性；切面黄白色，具放射状纹理及裂隙，有的具异型维管束呈同心性环列或不规则散在。气微，味极苦。无霉变	大小均匀；1.0cm 以上	含药屑、杂质不得过 1.0%	含异形片不得过 5.0%
二级（大）	本品呈类圆形片状，多为异形片。表面灰棕色或棕黄色，具纵皱纹及横长皮孔，外皮薄，多破裂反卷，易剥落，剥落处显黄色，光滑。质硬，不易折断，断面纤维性；切面黄白色，具放射状纹理及裂隙，有的具异型维管束呈同心性环列或不规则散在。气微，味极苦。无霉变	0.5~1.0cm	含药屑、杂质不得过 2.0%	含异形片不得过 10.0%
二级（小）	类圆形片状，多为小片。表面灰棕色或棕黄色，具纵皱纹及横长皮孔，外皮薄，多破裂反卷，易剥落，剥落处显黄色，光滑。质硬，不易折断，断面纤维性；切面黄白色，具放射状纹理及裂隙，有的具异型维管束呈同心性环列或不规则散在。气微，味极苦。无霉变	—	含药屑、杂质不得过 2.0%	含碎片不得过 10.0%
三级	粉末状。灰棕色或棕黄色。气微，味极苦。无霉变	—	含药屑、杂质不得过 2.0%	—

经研究表明，中心直径越大有效成分含量越高。实验切制了 GAP 产地 2 批苦参药材各 10 kg，筛分不同规格后称重，经过统计得 25mm 以上规格苦参约占 1.5%，20~25mm 约占 24.1%，15~20mm 约占 12.4%，10~15mm 约占 18.9%，5~10mm 约占 26.1%，5mm 以下约占 17.0%。若按照企业标准对苦参饮片进行分类，二级片比例占约 50%，这对于生产企业来说能创造较高的收益，但不能突出二级片的优势，且容易造成消费者购买的饮片价格升高。综合考虑有效成分含量和饮片生产企业的经济效益问题，将中心直径 20mm 以上的划为一级片，约占总比例的 25.6%；10~20mm 以上的划为二级片，约占总重的 31.3%；三级片不作规定，符合《中国药典》要求即可。

三、鉴　别

采用 TLC、紫外、HPLC 三种方式对苦参饮片进行比较研究，探讨不同等级苦参饮片的质量评价方式和评价标准。

（一）TLC 鉴别

1）取苦参供试品粉末 0.5g，精密称定，置具塞锥形瓶中，加浓氨溶液 0.3ml，加三氯甲烷 25ml，放置过夜，滤过，滤液蒸干，残渣加三氯甲烷 0.5ml 使溶解，作为供试品溶液。另苦参碱、槐定碱对照品，加乙醇制成每 1ml 各含 0.2mg 的混合溶液，作为对照品溶液。照薄层色谱法 [《中国药典》2010 年版（一部）附录Ⅵ B] 试验，吸取供试品溶液和苦参碱对照、槐定碱对照品溶液各 4μl，分别点于同一用 2% 氢氧化钠溶液制备的硅胶 G 薄层板上，以甲苯 - 丙酮 - 甲醇（8：3：0.5）为展开剂，展开，展距 8cm，取出，晾干，再以甲苯 - 乙酸乙酯 - 甲醇 - 水（2：4：2：1）10℃以下放置的上层溶液为展开剂，展开，取出，晾干，依次喷以碘化铋钾试液和亚硝酸钠乙醇试液。供试品色谱中，在与对照品色谱相应的位置上，显相同的橙色斑点。如图 20-4 所示。

2）取氧化苦参碱对照品，加乙醇制成每 1ml 含 0.2mg 的溶液，作为对照品溶液。照薄层色谱法 [《中国药典》2010 年版（一部）附录Ⅵ B] 试验，吸取供试品溶液和苦参碱对照、槐定碱对照品溶液各 4μl，分别点于同一用 2% 氢氧化钠溶液制备的硅胶 G 薄层板上，以三氯甲烷 - 甲醇 - 浓氨试液（5：0.6：0.3)10℃以下放置的下层溶液为展开剂，展开，取出，晾干，依次喷以碘化铋钾试液和亚硝酸钠乙醇试液。供试品色谱中，在与对照品色谱相应的位置上，显相同的橙色斑点。如图 20-5 所示。

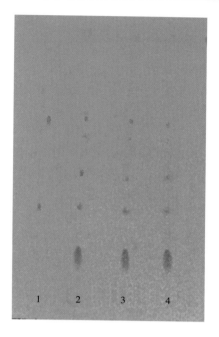 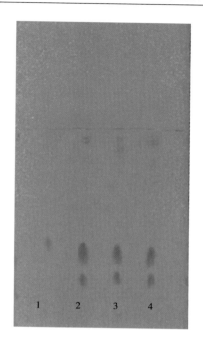

图 20-4　各等级苦参薄层鉴别 1
1. 苦参碱、槐定碱对照品；
2. 一级饮片；3. 二级饮片；4. 三级饮片

图 20-5　各等级苦参薄层鉴别 2
1. 氧化苦参碱对照品；
2. 一级饮片；3. 二级饮片；4. 三级饮片

苦参饮片 TLC 图谱显示，各个级别的苦参饮片均能清晰地检定出苦参碱、槐定碱和氧化苦参碱。可以作为苦参饮片的 TLC 鉴别特征。

（二）HPLC 特征图谱

1. 仪器与试药

Waters 2695 型高效液相色谱仪；Waters 2996 二极管阵检测器；岛津 AY-120 万分之一分析天平；Sartorius BP211D 十万分之一电子天平；KQ-100 型超声波清洗器（昆山市超声仪器有限公司）；乙腈为色谱纯，水为纯水，使用前均经 0.45μm 滤膜滤过，其他试剂均为分析纯。

苦参碱（批号：110805-200508），氧化苦参碱（批号：110780-201007），槐定碱（批号：110784-200804），氧化槐果碱（批号：111652-200301），均购自中国食品药品检定研究院；槐果碱（批号：11052422），购自成都曼斯特生物科技有限公司。

2. 色谱条件

色谱柱：Phenomenex Luna(2) C$_{18}$ 柱（250mm×4.6mm，5μm），流动相 A 为乙腈，B 为 0.1% 氨水；梯度洗脱：0~35min、10%~35%A，35~60min、35%~60%A，流速 1.0ml /min；检测波长 210nm；进样量 20μl。

3. 供试品制备

精密称取不同产地的苦参饮片粉末 0.5g，加 50% 甲醇 50ml，称重，超声处理 45min，50% 甲醇补足重量。过滤，滤液过 0.45μm 微孔滤膜，即得。

4. 对照品溶液制备

取氧化苦参碱、氧化槐果碱、槐定碱、苦参碱对照品适量，加 50% 甲醇配制成 1ml 含氧化苦参碱 2.1mg、氧化槐果碱 1.4mg、槐定碱 11.2μg、苦参碱 10.0μg 的溶液。

5. 苦参饮片 HPLC 特征图谱分析

（1）精密度试验

取同一山西沁县栽培苦参（饮片）供试品溶液连续进样 6 次，按色谱条件测定，选择 14 个共有峰进行比较，结果表明，各共有峰相对保留时间 RSD < 3.0%，各共有峰相对峰面积 RSD < 3.0%，表明进样的精密度良好。

（2）重复性试验

取同一批山西沁县栽培苦参（饮片），按照供试品制备方法平行操作，制备 6 份供试品溶液，按色谱条件测定，结果表明，各共有峰相对保留时间 RSD < 3.0%，各共有峰相对峰面积 RSD < 3.0%，表明其重复性较好。

（3）稳定性试验

取同一山西沁县栽培苦参（饮片）供试品溶液，分别于 0h、2h、4h、8h、12h、24h 测定 HPLC 色谱图，对 14 个共有峰进行比较，结果各共有峰相对保留时间 RSD < 3.0%，各共有峰相对峰面积 RSD < 3.0%，表明供试品溶液在 24h 内稳定性良好。

（4）苦参饮片 HPLC 特征图谱的建立

按照供试品制备方法操作制备 12 批苦参饮片供试液，按照色谱条件进行测定，对得到各饮片的 HPLC 色谱图进行比对，确定 14 个峰为共有特征色谱峰。特征峰的选取原则为主要的特征峰：与相邻峰的分离度达到 1.2 以上，其他特征峰也达到一定分离，峰尖到峰谷的距离至少大于该峰高的 2/3 以上，如果未达到，则 2 个峰可以合并为 1 个峰计算。经 12 批样品色谱图比较后选定了相对含量较高的 14 个峰作为共有峰。在同样色谱条件下测定对照品溶液通过与样品峰的保留时间进行比对，指认了 4 个峰，1 号峰为氧化苦参碱，2 号峰为氧化槐果碱，9 号峰为槐定碱，11 号峰为苦参碱。结果如图 20-6 所示。

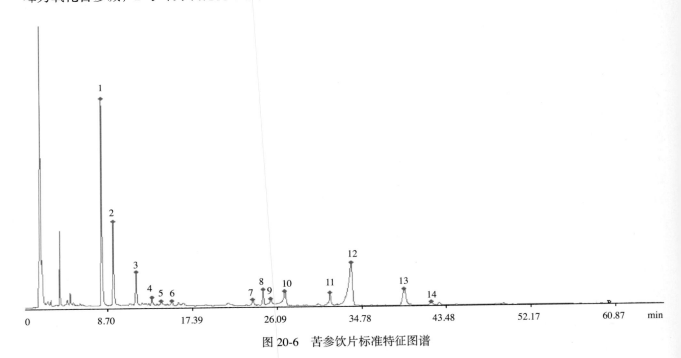

图 20-6　苦参饮片标准特征图谱

6. 不同等级防风饮片特征图谱比较

将 12 批苦参饮片的指纹图谱各色谱峰面积相对药材称样量之比，即单位质量药材峰面积进行量化，得到 25×11 阶的数据矩阵，应用 SPSS19.0 统计分析软件，将 12 批样品分为三类，聚类图如图 20-7 所示。

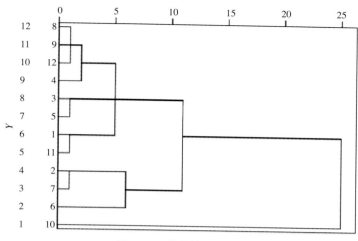

图 20-7 苦参饮片聚类分析

将 12 批样品色谱图导入"中药色谱特征图谱相似度评价系统"（2004 年 A 版），选取时间窗宽度为 0.5min，以中位数的方法生成对照图谱，进行校正后，得出样品与对照谱图的匹配图。计算各谱图的整体相似度，结果见表 20-2。

表 20-2　不同产地苦参饮片相似度结果

样品编号	样品来源	相似度
S1	山西长治（药材，野生）	0.980
S2	黑龙江牡丹江（饮片，野生）	0.951
S3	内蒙古赤峰（饮片，野生）	0.979
S4	甘肃岷县（饮片，栽培）	0.986
S5	湖北房县（饮片，野生）	0.989
S6	大兴安岭（药材，野生）	0.968
S7	贵州平坝县（饮片，野生）	0.934
S8	湖南（饮片，栽培）	0.982
S9	广西南宁（饮片，栽培）	0.988
S10	广东广州（药材，栽培）	0.866
S11	山西太原（饮片，野生）	0.995
S12	山西沁县（自制饮片，栽培）	0.977

由结果可见，12 个产地苦参饮片中除了广东广州相似度低于 0.9 外，其他产地的苦参相似度均在 0.9 以上。

结合图 20-7，12 个产地苦参饮片被分为 3 类，其中广东广州栽培苦参单独分成一类，从相似度分析可见，广东广州苦参相似度低于 0.9，故可把广东广州栽培苦参定为质量较次的品种。黑龙江牡丹江、贵州平坝县、大兴安岭聚为一类，从相似度分析可见，三个产地的相似度均在 0.970 以下。12 个产地药材除广州以外，湖南、广西南宁、甘肃岷县四个栽培苦参首先聚成一类，再与剩下的四个产地野生苦参饮片聚成一大类，该类的相似度均在 0.970 以上。

7. 小结

通过比较 12 批采购自全国 12 个不同产地的苦参饮片样品的特征图谱，虽各产地苦参样品中成分含量存在差异，但色谱图整体一致，说明苦参质量的一致性较好。本实验样品中野生资源和栽培品种均占一定比例，通过建立共有模式，进行聚类分析和相似度评价可以发现，野生苦参和栽培苦参虽有区别，但具有较好的一致性。由此可见，此方法稳定，重现性好，可用于苦参饮片鉴定及质量评价，对苦参饮片的质量控制和系统评价提供了理论依据。

四、检　查

（一）水分

参照《中国药典》2010 年版（一部）附录Ⅸ H 水分测定法（第一法），取供试品粉末各 2~5g，分别平铺于干燥至恒重的扁形称量瓶中，厚度不超过 5mm，精密称定，打开瓶盖在 100~105℃干燥 5h，将瓶盖盖好，移置干燥器中，冷却 30min，精密称定，再在上述温度干燥 1h，冷却，称重，至连续两次称重的差异不超过 5mg 为止。根据减失的重量，计算供试品中含水量。

（二）浸出物

参照《中国药典》2010 年版（一部）水溶性浸出物测定法（附录 X A）项下热浸法，以水作溶剂，对苦参饮片进行水溶性浸出物含量测定。取通过二号筛的供试品粉末 4g，精密称定，至 250~300ml 的锥形瓶中，精密加水 100ml，密闭，冷浸，前 6h 时时振摇，再静置 18h，用干燥滤器迅速滤过，精密量取续滤液 20ml，至已干燥至恒重的蒸发皿中，在水浴上蒸干后，于 105℃干燥 3h，置干燥器中冷却 30min，迅速精密称定重量。以干燥品计算供试品中水溶性浸出物的含量。

（三）灰分

参照《中国药典》2010 年版（一部）总灰分及酸不溶性灰分测定法（附录Ⅸ K），取过二号筛的供试品粉末 2~3g，置炽灼至恒重的坩埚中，称定重量（准确至 0.01g），缓缓炽热，注意避免燃烧，至完全炭化时，逐渐升高温度至 500~600℃，使完全灰化并至恒重。根据残渣重量，计算供试品中总灰分的含量（%）。

（四）结果

根据《中国药典》2010 年版规定，苦参饮片水分不得过 11.0%，总灰分不得过 8.0%，浸出物含量测定照水溶性浸出物测定法 [《中国药典》2010 年版（一部）附录 X A] 项下冷浸法测定，不得少于 20.0%。各批饮片均符合《中国药典》规定。

五、含量测定

对苦参饮片中总生物碱；苦参碱、氧化苦参碱、槐果碱、氧化槐果碱、槐定碱 5 种主要有效成分进行了含量测定，分析成分含量与饮片分级的相关性。

（一）总生物碱含量测定

1. 仪器与试药

岛津 AY-120 万分之一分析天平；Sartorius BP211D 十万分之一电子天平；UV-2450 紫外可见分光光度计（岛津）；KQ-100 型超声波清洗器（昆山市超声仪器有限公司）；DK-S26 型电热恒温水浴锅（上海精宏实验设备有限公司）。

氧化苦参碱（批号：110780-201007）购自中国食品药品检定研究院。

2. 方法与结果

（1）对照品溶液制备

精密称取氧化苦参碱对照品 0.01064g（氧化苦参碱含量以 92.3% 算），加三氯甲烷溶解，定容至 100ml，即得浓度为 0.0982mg/ml 的标准品溶液。

（2）供试品溶液制备

取苦参样品粉末 0.3g，精密称定，置具塞锥形瓶中，加浓氨溶液 0.5ml，精密加入三氯甲烷 20ml，密塞，称定重量，超声处理 30min，放冷，再称定重量，用三氯甲烷补足减失重量，精密量取续滤液 1ml，加三氯甲烷定容至 10ml。

（3）测定波长选择

精密吸取对照品及供试品溶液各 1.0ml 至分液漏斗中，加 pH3.6 缓冲溶液 8.0ml，再加入溴甲酚绿 1.0ml，迅速振摇后加二氯甲烷 10ml，继续振摇，静置 30min，分取二氯甲烷层，过滤，在 300 ~ 700nm 下扫描。另以同法操作（不加氧化苦参碱对照品溶液）的二氯甲烷为空白。结果表明，在 418nm 下，对照品溶液和供试品溶液吸光度最高。

（4）比色条件选择

a. 缓冲溶液 pH 选择

精密吸取 GAP 基地 2.5cm 以上规格饮片供试品溶液 1.0ml 共 7 份，分别加入 pH 3.2、pH 为 3.6、pH 为 4.0、pH 为 4.4、pH 为 4.8、pH 为 5.2 的缓冲液 8ml，再加入溴甲酚绿 1.0ml，迅速振摇后加三氯甲烷 10.0ml，继续振摇，静置 30min，分取二氯甲烷层，过滤。另以同法操作（不加氧化苦参碱对照品溶液）的二氯甲烷为空白。用紫外可见分光光度计于 418nm 处测定吸光度，结果表明，当缓冲液 pH 为 4.0 时吸收度最大，故选用 pH 为 4.0 的缓冲液。

b. 缓冲溶液用量

精密吸取 GAP 基地 2.5cm 以上规格饮片供试品溶液 1.0ml 共 6 份，分别置于分液漏斗中，分别加入 pH 为 4.0 的缓冲溶液 5ml、6ml、7ml、8ml、9ml、10ml，加入 1ml 溴甲酚绿，迅速振摇后加二氯甲烷 10.0ml，继续振摇，静置 30min，分取二氯甲烷层，过滤。另以同法操作（不加氧化苦参碱对照品溶液）的二氯甲烷为空白。用紫外可见分光光度计于 418nm 处测定吸光度，结果表明，当缓冲液用量为 6ml 时吸收度最大，故缓冲液用量为 6ml。

c. 酸性染料用量考察

精密吸取 GAP 基地 2.5cm 以上规格饮片供试品溶液 1.0ml 共 6 份，分别置于分液漏斗中，加入 pH 为 4.0 的缓冲溶液 6ml 后，分别加入溴甲酚绿 0.5ml、1.0ml、1.5ml、2.0ml、2.5ml、3.0ml，迅速振摇后加二氯甲烷 10.0ml，继续振摇，静置 30min，分取二氯甲烷层，过滤。另以同法操作（不加氧化苦参碱对照品溶液）的二氯甲烷为空白。用紫外可见分光光度计于 418nm 处测定吸光度，结果表明，当溴甲酚绿用量为 1.5ml 时吸光度最大，故溴甲酚绿选用 1.5ml。

d. 静置时间选择

精密吸取 GAP 基地 2.5cm 以上规格饮片供试品溶液 1.0ml 共 5 份，加 pH 为 4.0 的缓冲液 6ml 和溴甲酚绿 1.5ml，迅速振摇，加二氯甲烷 10.0ml，继续振摇，分别静置 5min、15min、30min、45min、60min，分取二氯甲烷层，过滤。另以同法操作（不加氧化苦参碱对照品溶液）的二氯甲烷为空白。用紫外可见分光光度计于 418nm 处测定吸光度，结果表明，静置 30min 时吸光度最大，故选用静置时间为 30min。

（5）方法学考察

a. 标准曲线的制定

用移液管准确量取氧化苦参碱对照品溶液 0.2ml、0.6ml、1.0ml、1.4ml、1.8ml 至分液漏斗中，分别加入 pH 为 4.0 缓冲液 6ml，再精密加入溴甲酚绿 1.5ml，迅速振摇后分别加二氯甲烷 10.8ml、10.4ml、10.0ml、9.6ml、9.2ml，继续振摇，静置 30min，分取二氯甲烷层，过滤。另以同法操作（不加氧化苦参碱对照品溶液）的二氯甲烷为空白。用紫外可见分光光度计于 418nm 处测定吸光度。以对照品的量（mg)为横坐标，吸光度（A）为纵坐标，绘制标准曲线，求得回归方程为 $Y=7.1589X - 0.0598$（$\gamma =0.9999$）。结果表明，氧化苦参碱浓度在 19.64~176.8μg 范围与吸光度呈良好的线性关系。

b. 精密度

精密吸取氧化苦参碱对照品溶液 1.0ml，重复测定吸收度 6 次，RSD 为 0.28%。结果表明，仪器精密度良好。

c. 稳定性

精密吸取氧化苦参碱对照品溶液 1.0ml 测定吸光度，分别在 10min、15min、20min、30min、45min、90min、120min 各测定 1 次，RSD 为 0.43%，结果显示，供试品在 120min 内稳定。

d. 重复性

取中心直径 2.5cm 以上的苦参饮片粉末 0.3g 共 6 份，按供试品制备方法制得供试品溶液，RSD 为 0.43%，结果表明，本方法重复性良好。

e. 加样回收率

取氧化苦参碱对照品适量，加三氯甲烷溶解，配制成浓度为 5.512mg/ml 的氧化苦参碱对照品溶液。取 GAP 基地 2.5cm 以上规格苦参饮片粉末 0.15g 共 6 份，精密称定，置具塞锥形瓶中，加浓氨溶液 0.5ml，精密量取氧化苦参碱对照品溶液 1.0ml，精密加入三氯甲烷 19ml，密塞，称定重量，超声处理 30min，放冷，再称定重量，用三氯甲烷补足减失重量，精密量取续滤液 1.0ml，加三氯甲烷定容至 10ml，依法测定吸光度，计算回收率，结果平均回收率为 98.25%。结果表明，本法回收率均在 95%~105%，回收率较高。

（6）结果

a. 采收季节

取采自 GAP 基地（山西长治市沁县）的春收及秋收的 3 年生苦参药材加工的饮片，粉碎，通过三号筛。按供试品溶液制备方法制备不同采收季节的苦参药材供试品溶液，进行测定，结果见表 20-3。

表 20-3　不同采收季节总生物碱含量

采收季节	总生物碱含量 /(mg/g)	RSD/%
春季	39.82	0.05
秋季	40.60	0.14

实验证明，秋季采收的苦参药材总生物碱含量高于春季采收的苦参药材。

b. 生长年限

取采自 GAP 基地（山西长治市沁县）的 1 年生、2 年生、3 年生、4 年生的苦参药材加工的饮片，粉碎，通过三号筛。按供试品溶液制备方法制备不同生长年限的苦参饮片的供试品溶液，进行测定，结果见表 20-4。

表 20-4　不同生长年限总生物碱含量

生长年限	总生物碱含量 /(mg/g)	RSD/%
1 年生	20.03	3.0
2 年生	31.25	2.0
3 年生	40.60	0.14
4 年生	46.52	1.2

实验证明，随着生长年限的增加，总生物碱含量也随之增加，第四年增长幅度开始变缓。

c. 不同产地

取分别采购自 GAP 基地、药材集散地共 13 个产地加工的苦参饮片，粉碎，通过三号筛。按供试品溶液制备方法制备不同产地苦参饮片的供试品溶液，进行测定，结果见表 20-5。

表 20-5　苦参不同产地总生物碱含量

产地	总生物碱含量 /(mg/g)	RSD/%
山西长治（野生）	46.39	1.7
山西沁县（栽培）	40.60	0.11
山西武乡县（栽培）	39.79	0.34
山西太原（野生）	45.87	0.79
黑龙江牡丹江（野生）	48.80	2.8
内蒙古赤峰（野生）	45.74	0.067
大兴安岭（野生）	56.32	1.8
甘肃岷县（栽培）	39.31	1.3
贵州平坝县（野生）	54.72	1.7
湖北房县（野生）	40.40	0.16
湖南（栽培）	34.78	1.9
广东广州（栽培）	25.20	0.3
广西南宁（栽培）	36.09	1.9

由试验结果可见，野生苦参资源总生物碱含量普遍高于栽培的。广东的栽培苦参含量最低。

d. 片型大小

取 GAP 基地、湖南以及湖北三个产地各规格的苦参饮片，粉碎，通过三号筛，按供试品溶液的制备方法制得供试品，进行测定，结果见表 20-6。

表 20-6　GAP 基地各规格苦参饮片总生物碱含量

产地	规格	总生物碱含量 /(mg/g)	RSD/%
GAP 基地	2.5cm 以上	38.84	2.6
	2.0~2.5cm	37.28	1.7
	1.5~2.0cm	36.45	1.9
	1.0~1.5cm	33.78	2.0
湖北	2.0~2.5cm	43.79	0.56
	1.5~2.0cm	40.57	2.5
	1.0~1.5cm	38.31	2.3
	0.5~1.0cm	39.40	1.6
湖南	2.5cm 以上	37.57	2.7
	2.0~2.5cm	35.54	0.34
	1.5~2.0cm	33.44	2.0
	1.0~1.5cm	32.86	0.48
	0.5~1.0cm	34.02	1.6

实验证明，三个产区不同规格的饮片总生物碱含量除 0.5~1.0cm 规格的以外，均与直径呈正相关。

（二）四种生物碱成分含量测定

1. 仪器与试药

岛津 AY-120 万分之一分析天平；Sartorius BP211D 十万分之一电子天平；Waters 2695 型高效液相色谱仪；Waters 2996 二极管阵检测器；KQ-100 型超声波清洗器（昆山市超声仪器有限公司）。

苦参碱（批号：110805—200508），氧化苦参碱（批号：110780—201007），槐定碱（批号：110784—200804），氧化槐果碱（批：111652—200301），均购自中国食品药品检定研究院；槐果碱（批号：11052422），购自成都曼斯特生物科技有限公司。

2. 方法与结果

（1）色谱条件

InertsiL-NH2 色谱柱 (250mm × 4.6mm，5μm)，流动相为乙腈 - 无水乙醇 -3% 磷酸溶液 (80:10:10)；流速 1.0ml/min；检测波长 210nm。

（2）对照品溶液制备

分别取槐果碱、苦参碱、氧化槐果碱、槐定碱、氧化苦参碱（含量以 92.3% 计算）对照品适量，精密称定，加乙腈 - 无水乙醇 (80 : 20) 溶解，分别制成每 1ml 含槐果碱 0.6520mg、氧化槐果碱 0.5680mg、苦参碱 0.5520mg、槐定碱 0.4160mg、氧化苦参碱 0.4763mg 的溶液，作为对照品溶液。取槐果碱对照品溶液 0.1ml、苦参碱对照品溶液 0.2ml、氧化槐果碱对照品溶液 1.5ml、槐定碱对照品溶液 0.3ml 和氧化苦参碱对照品溶液 5ml 至 10ml 容量瓶中，加乙腈 - 无水乙醇 (80 : 20) 定容至刻度，得混合对照品溶液。

（3）供试品溶液制备

取苦参样品粉末 0.3g，精密称定，置具塞锥形瓶中，加浓氨溶液 0.5ml，三氯甲烷 20ml，超声处理 30min，放冷，再称定重量，用三氯甲烷补足减失重量，摇匀，滤过，精密量取续滤液 5ml，加在中性氧化铝柱（100~200 目，5g，内径 1cm）上，依次以三氯甲烷、三氯甲烷 - 甲醇（7：3）混合溶液各 20ml 洗脱，合并洗脱液，回收溶剂至干，残渣加无水乙醇适量使溶解，转移至 10ml 量瓶中，加无水乙醇至刻度，摇匀，即得，结果如图 20-8 所示。

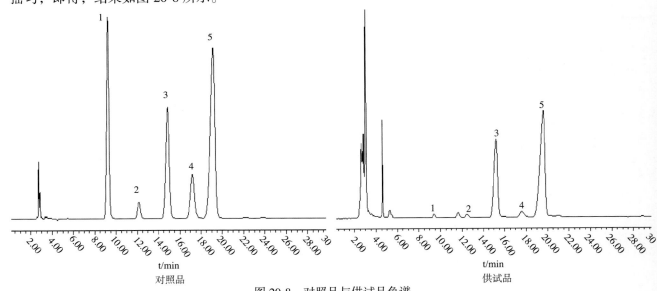

图 20-8　对照品与供试品色谱
1. 槐果碱 2. 苦参碱 3. 氧化槐果碱 4. 槐定碱 5. 氧化苦参碱

（4）方法学考察

a. 标准曲线制备

精密吸取混合对照品溶液 2μl、5μl、10μl、15μl、20μl、25μl、30μl 注入液相色谱仪测定，以进样量

(μg)为横坐标，峰面积为纵坐标，绘制标准曲线，计算回归方程，分别为：槐果碱：$y=2051369.7095x-4695.0806$，$\gamma^2=0.9997$；苦参碱：$y=1347009.0596x-6872.2660$，$\gamma^2=0.9996$；氧化槐果碱：$y=2195134.4579x-25501.1103$，$\gamma^2=1.000$；槐定碱：$y=1303758.0199x-13731.3299$，$\gamma^2=0.9997$；氧化苦参碱：$y=1230594.0238x-34593.7729$，$\gamma^2=0.9996$。表明槐果碱、氧化槐果碱、苦参碱、槐定碱、氧化苦参碱分别在：0.01304~0.1956μg、0.1704~2.556μg、0.02208~0.3312μg、0.02496~0.3744μg、0.4760~7.140μg范围内线性关系良好。

b.精密度试验

精密吸取混合对照品溶液20μl，连续进样5次，记录色谱峰的峰面积，结果槐果碱、氧化槐果碱、苦参碱、槐定碱、氧化苦参碱峰面积的 RSD 分别为0.48%、0.95%、0.14%、2.9% 和0.13%。结果表明仪器精密度较好。

c.稳定性试验

取 GAP 基地中心直径 2.5cm 以上饮片供试品溶液 1 份，分别于 0h、2h、4h、8h、12h、24h、48h 进样测定，结果槐果碱、苦参碱、氧化槐果碱、槐定碱、氧化苦参碱峰面积的 RSD 分别为 1.0%、0.51%、0.45%、1.6%、1.7%，表明供试品溶液稳定性良好。

d.重复性试验

取 GAP 基地中心直径 2.5cm 以上饮片粉末 0.3g 共 6 份，按供试品制备方法制备，分别测定其含量，结果槐果碱、氧化槐果碱、苦参碱、槐定碱、氧化苦参碱含量测定的 RSD 分别为 2.7%、2.2%、1.4%、2.9%、1.2%。结果表明，本方法重复性较好。

e.加样回收率

取槐果碱、苦参碱、氧化槐果碱、槐定碱、氧化苦参碱对照品适量，精密称定，加乙腈-无水乙醇(80：20)分别配成浓度为 0.3200mg/ml、0.8730mg/ml、7.770mg/ml、0.3120mg/ml、31.13mg/ml 的对照品储备液，五种对照品储备液分别取 1ml 置 10ml 容量瓶中，加无水乙醇定容。精密吸取 1ml 上述对照品溶液共 6 份，置具塞锥形瓶中，挥干溶剂，分别取 GAP 基地 2.5cm 以上饮片粉末约 0.15g，精密称定，制备供试品溶液。精密吸取供试品溶液 20μl，注入液相色谱仪，测定，结果槐果碱、苦参碱、氧化槐果碱、槐定碱、氧化苦参碱平均回收率分别为 98.30%、97.32%、97.97%、98.53%、99.32%。

（5）结果

a.采收季节

取采自 GAP 基地（山西长治市沁县）的春收及秋收的苦参药材加工的饮片粉末，按供试品溶液制备方法制备不同采收季节的苦参饮片的供试品溶液，进行测定，结果见表 20-7。

表 20-7　不同采收季节指标性成分含量测定（$n=6$）

季节	槐果碱		苦参碱		氧化槐果碱		槐定碱		氧化苦参碱		总含量/ (mg/g)
	含量/(mg/g)	RSD/%	含量/(mg/g)	RSD/%	含量/(mg/g)	RSD/%	含量/(mg/g)	RSD/%	含量/(mg/g)	RSD/%	
春季	0.251	0.5	0.479	2.3	6.184	0.9	1.432	1.3	19.060	0.3	27.41
秋季	0.197	1.3	0.443	2.1	5.504	0.6	1.689	2.1	20.500	2.1	28.33

由上表可见，在产地、生长年限等条件相同的情况下，春收苦参中槐果碱、苦参碱、氧化槐果碱含量高于秋收苦参，秋收苦参中槐定碱、氧化苦参碱含量高于春收苦参。而秋收苦参五种类型生物碱总含量高于春收苦参，实验结果与总生物碱含量测定结果相符。

b.生长年限

取采自 GAP 基地（山西长治市沁县）的 1 年生、2 年生、3 年生、4 年生苦参药材加工的饮片粉末，按供试品溶液制备方法制备不同生长年限的苦参饮片的供试品溶液，进行测定，结果见表 20-8。

表 20-8 不同生长年限指标性成分含量测定（n=3）

	槐果碱		苦参碱		氧化槐果碱		槐定碱		氧化苦参碱		总含量 /(mg/g)
	含量 /(mg/g)	RSD/%	含量 /(mg/g)	RSD/%	含量 /(mg/g)	RSD/%	含量 /(mg/g)	RSD/%	含量 /(mg/g)	RSD/%	
1 年生	0.132	1.20	0.216	0.31	4.136	1.30	0.811	1.30	8.252	1.20	12.74
2 年生	0.102	2.10	0.279	2.1	4.919	0.78	1.192	2.30	16.62	2.10	23.11
3 年生	0.197	0.23	0.443	0.21	5.504	0.32	1.536	0.34	20.18	0.36	27.86
4 年生	0.283	0.34	0.555	0.098	6.381	0.33	1.937	0.46	21.16	0.88	30.32

实验结果显示各成分含量都随着生长年限的增加而增加，五种指标性成分的总含量也均随着生长年限有所增加。从总含量可见，第三年到第四年的增长幅度较之前有所变缓，与总生物碱含量测定结果相符。

c. 不同产地

取不同产地的苦参药材加工的饮片粉末，按供试品溶液制备方法制备苦参饮片供试品溶液，进行测定，结果见表 20-9。

表 20-9 不同产地指标性生物碱含量测定（n=3）

样品来源	槐果碱		苦参碱		氧化槐果碱		槐定碱		氧化苦参碱		总含量 /(mg/g)
	含量 /(mg/g)	RSD/%	含量 /(mg/g)	RSD/%	含量 /(mg/g)	RSD/%	含量 /(mg/g)	RSD/%	含量 /(mg/g)	RSD/%	
山西长治（野生）	0.2281	2.1	0.4851	1.7	6.783	2.8	0.4197	1.5	26.24	2.0	34.16
贵州平坝县（野生）	0.2715	2.1	0.7640	1.9	6.761	0.43	0.1483	1.1	33.57	2.7	41.51
湖北房县（野生）	0.2289	2.1	0.5344	2.2	5.561	0.87	1.6560	2.6	20.18	1.9	28.16
山西太原（野生）	0.3568	2.1	0.8592	2.7	6.592	2.1	0.3688	2.5	28.05	2.8	36.23
黑龙江牡丹江（野生）	0.2667	2.8	0.9728	0.5	5.591	2.6	—	—	31.15	1.9	37.98
内蒙古赤峰（野生）	0.2428	2.3	0.6098	1.2	6.878	2.3	0.7944	2.9	27.27	2.7	35.80
大兴安岭（野生）	0.3343	3.0	0.7760	0.1	11.100	2.3	0.1813	1.7	34.75	3.0	47.14
甘肃岷县（栽培）	0.3214	2.7	0.8128	2.4	6.364	1.0	1.5740	2.1	22.39	1.9	31.46
山西沁县（栽培）	0.1925	1.2	0.4929	2.2	5.477	1.5	1.7220	1.3	20.50	2.3	28.38
山西武乡县（栽培）	0.1988	1.1	0.4224	1.7	5.534	2.5	1.6260	0.6	20.23	0.23	28.01
湖南（栽培）	0.1623	2.4	0.4472	0.8	4.150	1.9	0.5501	2.4	17.12	2.1	22.43
广东广州（栽培）	0.3942	0.2	0.6537	0.8	4.254	0.22	2.622	2.2	10.14	2.8	18.06
广西南宁（栽培）	0.4407	1.8	1.683	1.8	5.511	2.4	1.7190	2.3	23.46	2.5	32.81

由实验结果可见，野生苦参资源五种指标成分普遍较高，12 个产地中广西南宁的栽培苦参槐果碱与苦参碱含量最高，广东广州的栽培苦参槐定碱含量最高，大兴安岭野生苦参的氧化槐果碱和氧化苦参碱含量最高，黑龙江牡丹江的野生苦参槐定碱含量极低。

d. 片型大小

取 GAP 产地、湖北、湖南各规格饮片粉末，按供试品溶液制备方法制备，精密吸取 20μl，注入液相色谱仪，按上述色谱条件测定各产地苦参药材中槐果碱、苦参碱、氧化槐果碱、槐定碱和氧化苦参碱的含量，结果见表 20-10。

由表 20-10 可知，GAP 基地、湖南和湖北五种指标性生物碱总量由高到低依次为 2.5cm 以上 > 2.0~2.5cm > 1.5~2.0cm > 0.5~1.0cm > 1.0~1.5cm > 0.5cm 以下，除 0.5~1.0cm 规格的饮片外，五种指标性成分的含量总和与饮片直径呈正相关。其中氧化槐果碱、槐定碱的含量随着直径的减小含量有所增加。

表 20-10 各规格饮片指标性成分含量测定（n=3）

样品来源	片径	槐果碱		苦参碱		氧化槐果碱		槐定碱		氧化苦参碱		总含量 /(mg/g)
		含量 /(mg/g)	RSD/%	含量 /(mg/g)	RSD/%	含量 /(mg/g)	RSD/%	含量 /(mg/g)	RSD/%	含量 /(mg/g)	RSD/%	
GAP 基地	2.5cm 以上	0.2320	2.0	0.5870	0.32	5.242	1.3	0.2037	0.50	21.78	1.6	27.47
	2.0~2.5cm	0.2265	0.32	0.5428	0.17	5.660	0.52	0.8862	1.4	20.72	1.3	26.57
	1.5~2.0cm	0.1969	0.31	0.3883	0.99	5.823	1.6	1.483	0.68	20.47	1.6	25.94
	1.0~1.5cm	0.1925	0.6	0.3583	0.72	5.834	0.86	2.023	1.5	17.95	2.5	23.59
	0.5~1.0cm	0.2006	1.5	0.4000	2.7	6.520	1.8	1.410	0.97	20.00	2.0	25.59
	0.5cm 以下	0.2348	1.1	0.3950	1.1	7.324	1.0	0.8481	0.20	18.35	2.3	23.51
湖南	2.5cm 以上	0.1479	1.3	0.4832	0.34	3.151	0.063	0.4947	0.069	19.61	2.7	24.69
	2.0~2.5cm	0.1423	1.9	0.4650	0.93	3.273	0.94	0.5512	0.52	17.89	0.25	22.72
	1.5~2.0cm	0.1127	0.15	0.4311	1.3	3.816	0.24	0.6230	1.0	16.68	1.1	21.14
	1.0~1.5cm	0.1003	0.88	0.3956	2.6	3.926	0.66	0.6370	0.65	15.13	0.52	19.26
	0.5~1.0cm	0.1431	1.1	0.4594	1.6	4.491	0.23	1.126	0.70	15.71	1.8	20.60
湖北	2.0cm 以上	0.2513	2.6	0.5923	0.059	4.236	1.3	0.6809	0.38	21.52	2.7	28.89
	1.5~2.0cm	0.2230	1.4	0.5343	1.7	4.762	0.50	1.351	0.78	20.19	0.21	26.97
	1.0~1.5cm	0.1974	1.1	0.5206	0.56	5.075	2.1	1.583	0.064	18.82	0.60	25.33
	0.5~1.0cm	0.2246	2.3	0.5190	0.21	5.889	1.1	1.659	0.35	20.19	0.24	26.89

3. 小结

由于苦参的地域性不明显，分级不明显，从生物碱总碱的含量和 5 种生物碱（氧化苦参碱、苦参碱、氧化槐果碱、槐果碱、槐定碱）含量来看，其结果一致，采收季节秋季优于春季，3 年生为最佳采收季节，饮片规格和成分含量成正相关。故确定苦参为三年产的秋季采收药材，按照饮片规格进行分级，并结合槐果碱、苦参碱、氧化槐果碱、槐定碱和氧化苦参碱含量，综合《中国药典》2010 年版中对苦参饮片的质量限度，将一级饮片（直径在 2.0cm 以上）的含量限度定为苦参碱和氧化苦参碱总量不低于 1.8%，二级饮片（直径在 1.0 ~ 2.0cm）的苦参碱和氧化苦参碱总量不低于 1.5%，三级苦参碱和氧化苦参碱总量不低于 1.2%。

第三节 苦参饮片分级方法及其说明

一、分级依据

苦参饮片以豆科植物苦参 *Sophora flavescens* Ait. 的干燥根为原料。按照《中国药典》（一部）苦参项下收录的炮制方法，炮制为饮片。苦参饮片分为三个等级，在明确苦参原料药材产地的基础上，片型大小、总生物碱的含量及 5 种生物碱（氧化苦参碱、苦参碱、氧化槐果碱、槐果碱、槐定碱）含量为分级依据。

二、分级要点

苦参饮片分为三个等级，各等级饮片的产地、性状、片径、杂质限量、HPLC 特征图谱及主要成分含量应符合下列要求。见图 20-9 和表 20-11。

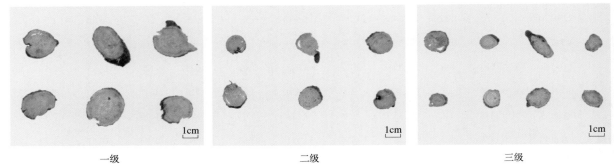

一级　　　　　　　　　　二级　　　　　　　　　　三级

图 20-9　各等级苦参饮片

表 20-11　各等级苦参饮片分级要点

项目	一级	二级	三级
性状	大小均匀，外表皮灰棕色或棕黄色，具纵皱纹及横长皮孔样突起，外皮薄，多破裂反卷，易剥落，剥落处显黄色或棕黄色，光滑。切面黄白色，纤维性，具放射状纹理及裂隙，有的具异型维管束呈同心性环列或不规则散在。气微，味极苦，无霉变	大小均匀，外表皮灰棕色或棕黄色，具纵皱纹及横长皮孔样突起，外皮薄，多破裂反卷，易剥落，剥落处显黄色或棕黄色，光滑。切面黄白色，纤维性，具放射状纹理及裂隙，有的具异型维管束呈同心性环列或不规则散在。气微，味极苦，无霉变	外表皮灰棕色或棕黄色。切面黄白色，纤维性。气微，味极苦，无霉变
片径	≥ 20mm	10~20mm	符合《中国药典》要求
杂质限量	含药屑不超过 1%，异形片含量不超过 1%	含药屑不超过 2%，异形片含量不超过 5%	符合《中国药典》要求
含量测定	含苦参碱、氧化苦参碱的总量不得少于 1.8%	含苦参碱、氧化苦参碱的总量不得少于 1.5%	苦参碱、氧化苦参碱总量不得少于 1.0%

第四节　苦参饮片质量评价标准

苦　参
Ku Shen

　　【原料药材】　本品为豆科植物苦参 *Sophora flavescens* Ait. 三年生的干燥根。秋季采挖，除去根头和小支根，洗净，干燥，或趁鲜切片，干燥。

　　【饮片】　豆科植物苦参 *Sophora flavescens* Ait. 的炮制加工品。

　　【炮制】　除去残留根头，大小分开，洗净，浸泡至约六成透时，润透，切厚片，干燥。

　　【性状】　本品呈类圆形或不规则形的厚片。外表皮灰棕色或棕黄色，有时可见横长皮孔样突起，外皮薄，常破裂反卷或脱落，脱落处显黄色或棕黄色，光滑。切面黄白色，纤维性，具放射状纹理和裂隙，有的可见同心性环纹。气微，味极苦。一级饮片片径大于 20mm，含药屑不超过 1%，异形片不超过 1.0%；二级饮片片径 10~20mm，含药屑不超过 2%，异形片不超过 5.0%；三级饮片符合《中国药典》要求。

　　【鉴别】

(1) TLC 特征图谱

1）取苦参供试品粉末 0.5g，精密称定，置具塞锥形瓶中，加浓氨溶液 0.3ml，加三氯甲烷 25ml，放置过夜，滤过，滤液蒸干，残渣加三氯甲烷0.5ml使溶解，作为供试品溶液。另取苦参碱、槐定碱对照品，加乙醇制成每1ml各含0.2mg的混合溶液，作为对照品溶液。照薄层色谱法 [《中国药典》2010年版（一部）附录Ⅵ B] 试验，吸取供试品溶液和苦参碱对照品、槐定碱对照品溶液各4μl，分别点于同一用2%氢氧化钠溶液制备的硅胶G薄层板上，以甲苯-丙酮-甲醇（8∶3∶0.5）为展开剂，展开，展距8cm，取出，晾干，再以甲苯-乙酸乙酯-甲醇-水（2∶4∶2∶1）10℃以下放置的上层溶液为展开剂，展开，取出，晾干，依次喷以碘化铋钾试液和亚硝酸钠乙醇试液。供试品色谱中，在与对照品色谱相应的位置上，显相同的橙色斑点。见图20-10。

2）取氧化苦参碱对照品，加乙醇制成每1ml含0.2mg的溶液，作为对照品溶液。照薄层色谱法 [《中国药典》2010年版（一部）附录Ⅵ B] 试验，吸取供试品溶液和苦参碱对照品、槐定碱对照品溶液各4μl，分别点于同一用2%氢氧化钠溶液制备的硅胶G薄层板上，以三氯甲烷-甲醇-浓氨试液（5∶0.6∶0.3)10℃以下放置的下层溶液为展开剂，展开，取出，晾干，依次喷以碘化铋钾试液和亚硝酸钠乙醇试液。供试品色谱中，在与对照品色谱相应的位置上，显相同的橙色斑点。

(2) HPLC特征图谱

色谱条件及系统适用性 以十八烷基硅烷键合硅胶为填充剂；流动相A为乙腈，流动相B为0.1%氨水；梯度洗脱：0~35min、10%~35%A，35~60min、35%~60%A；流速1.0ml/min；检测波长210nm；进样量20μl。

供试品制备 精密称取不同产地的苦参药材粉末0.5g，加50%甲醇50ml，称重，超声处理45min，50%甲醇补足重量。过滤，滤液过0.45μm微孔滤膜，即得。

测定法 分别精密吸取对照品溶液与供试品溶液各20μl，注入液相色谱仪，测定，即得。

本品所得图谱与标准图谱一致（图20-10）。

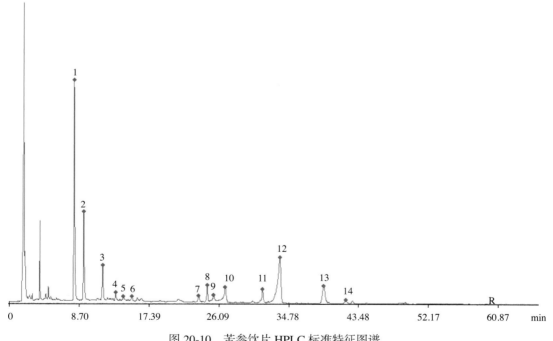

图20-10 苦参饮片HPLC标准特征图谱

【检查】 水分 不得过11.0% [《中国药典》2010年版（一部）附录Ⅸ H第一法]。

总灰分 不得过8.0% [《中国药典》2010年版（一部）附录Ⅸ K]。

【浸出物】 照水溶性浸出物测定法 [《中国药典》2010年版（一部）附录Ⅹ A] 项下的冷浸法测定，不得少于20.0%。

【含量测定】 照高效液相色谱法 [《中国药典》2010年版（一部）附录Ⅵ D] 测定。

色谱条件与系统适用性　　以氨基键合硅胶为填充剂；以乙腈-无水乙醇-3%磷酸溶液(80：10：10)为流动相；检测波长为210nm。理论塔板数按氧化苦参碱峰计算应不低于2000。

对照品溶液制备　　分别取苦参碱、氧化苦参碱对照品适量，精密称定，加乙腈-无水乙醇(80：20)溶解，分别制成每1ml含苦参碱0.5520mg、氧化苦参碱0.4763mg的溶液，作为对照品溶液。取苦参碱对照品溶液0.2ml、和氧化苦参碱对照品溶液5ml至10ml容量瓶中，加乙腈-无水乙醇(80：20)定容至刻度，得混合对照品溶液，即得。

供试品溶液制备　　取本品粉末(过三号筛)约0.3g，精密称定，置具塞锥形瓶中，加浓氨试液0.5ml，精密加入三氯甲烷20ml，密塞，称定重量，超声处理(功率250W，频率33kHz)30min，放冷，再称定重量，用三氯甲烷补足减失的重量，摇匀，滤过，精密量取续滤液5ml，加在中性氧化铝柱(100~200目，5g，内径1cm)上，依次以三氯甲烷、三氯甲烷-甲醇(7：3)混合溶液各20ml洗脱，合并收集洗脱液，回收溶剂至干，残渣加无水乙醇适量使溶解，转移至10ml量瓶中，加无水乙醇至刻度，摇匀，即得。

测定法　　分别精密吸取上述两种对照品溶液各5μl与供试品溶液5~10μl，注入液相色谱仪，测定，即得。

本品按照干燥品计算，苦参一级饮片含苦参碱、氧化苦参碱的总量不得少于2.0%；二级饮片含苦参碱、氧化苦参碱的总量不得少于1.8%；三级饮片含苦参碱、氧化苦参碱的总量不得少于1.0%。

【性味与归经】　　苦，寒。归心、肝、胃、大肠、膀胱经。

【功能与主治】　　清热燥湿，杀虫，利尿。用于热痢，便血，黄疸尿闭，赤白带下，阴肿阴痒，湿疹，湿疮，皮肤瘙痒，疥癣麻风，外治滴虫性阴道炎。

【用法与用量】　　4.5~9g。外用适量，煎汤洗患处。

【注意】　　不宜与藜芦同用。

【储藏】　　置干燥处。

第二十一章 天麻饮片的分级方法及其质量评价

第一节 原料药材

按照《中国药典》2010年版（一部）天麻项下的规定，本品来源于兰科植物天麻 *Gastrodia elata* Bl. 的干燥块茎。生长期2~4年，采收时间为立冬后至翌年清明前采挖。根据本草考证和天麻的产地调研，陕西汉中略阳县是目前全国最大的天麻生产基地，拥有天麻GAP种植基地；四川绵阳平武县为传统天麻种植基地，历史悠久；贵州毕节大方县是获"国家地理标志产品保护"的县市。在规格等级的分类标准上，依据单位重量的支数划分等级：26支/kg、46支/kg、90支/kg以内、多于90支/kg分别分为一等、二等、三等、四等。因此，原料药材产地道地产区：陕西汉中略阳；非道地产区：四川绵阳平武、贵州毕节大方。采集道地产区天麻一级药材2批，其他等级2批，商品饮片8批；主产地天麻药材2批，商品饮片4批。所有样品基源经西南交通大学宋良科副教授鉴定为兰科植物天麻 *Gastrodia elata* Bl. 的干燥块茎。

第二节 饮 片

以兰科植物天麻 *Gastrodia elata* Bl. 的干燥块茎为原料药材，按照《中国药典》2010年版（一部）天麻项下规定，炮制加工天麻饮片。

一、炮 制

取天麻干燥药材，洗净，润透或蒸软，切薄片，干燥。

二、性 状

（一）天麻原料药材的传统分级

天麻现分布于全国大部分地区，多为栽培。陕西、四川、贵州、云南为天麻的核心产区，如图21-1所示。中华人民共和国成立后至改革开放前各产区规格改为分等级且各产区分等标准各异；直至1984年国药联材字（84）第72号文附件中颁布了《七十六种药材商品规格标准》，至此我国才有了中药材产业市场流通的法律依据。该标准中天麻不分家种和野生，只依据单位重量的支数划分等级：26支/kg、46支/kg、90支/kg以内、多于90支/kg分别分为一等、二等、三等、四等。

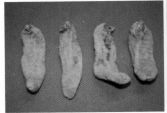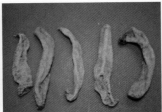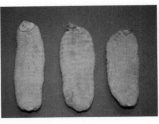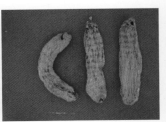

图 21-1　天麻原料药材（家种，冬麻）

（二）天麻饮片质量评价传统方法

课题组成员于 2011 年 10 月至 2011 年 12 月对四川绵阳平武县、贵州毕节地区大方县、陕西汉中略阳县和宁强县的天麻基地及产地中药饮片厂进行了调研。部分天麻产区、饮片厂药材及饮片分级情况见表 21-1。

表 21-1　天麻药材及饮片分级情况

文献整理出的产区	产地（道地产区以产地为中心）	种植及采购情况	药材分级*	饮片分级*
部分主产区	四川绵阳平武县	以农户种植为主。企业下乡采购	按 1kg 天麻药材的支数来区分，分为一～四级共四个等级	无
	陕西汉中略阳县**、宁强县	略阳县拥有天麻 GAP 种植基地，种植规模较大，以农户和企业种植为主；宁强县以农户种植为主，企业下乡采购	按 1kg 天麻药材的支数来区分	无
	贵州毕节大方县***	企业提供种苗，农户种植，企业回购模式	没有刻意分等级，如客户要求，按 1kg 天麻药材的支数来区分	无

* 所属情况来自主产区部分中药饮片厂、天麻药材种植公司、天麻研究所、天麻开发有限责任公司等。
** 陕西汉中略阳县是目前全国最大的天麻生产基地，拥有天麻 GAP 种植基地。
*** 贵州毕节大方县是获"国家地理标志产品保护"的县市。

由上文可知，目前国内天麻的药材分级仍沿用 1984 年的药材分级标准，而对天麻饮片的分级的概念却比较模糊，大多数饮片厂并没有对饮片进行分级。

根据《中国药典》2010 年版（一部）天麻项下，结合以上调研，天麻传统分级方法主要是以片型规格、杂质类型等外观特征作为主要依据。具体如下：

1）片型规格：饮片直径（圆片直径、斜片短径、直片宽度）范围、均匀性等。

一级：横片宽径不小于 12mm（含）或纵片长径不小于 60mm（含）。

二级：横片宽径不小于 12mm（含）或纵片长径不小于 50mm（含）。

三级：横片宽径小于 12mm 或纵片长径小于 50mm。

2）杂质的类型及含量。

一级、二级、三级饮片杂质类型均为泥沙，应无肉眼可见泥沙。

3）外观颜色、形状、气味、质地、断面以及传统的特征鉴别等。

一级：外表皮淡黄色至淡黄棕色，切面黄白色至淡棕色；片型呈长椭圆形，不规则的薄片；气微，味甘，质坚实，半透明，角质样，易折断。

二级：外表皮淡黄色至淡黄棕色，切面黄白色至淡棕色；片型呈长椭圆形，不规则的薄片；气微，味甘，质坚实，半透明，角质样，易折断。

三级：外表皮淡黄色至淡黄棕色，切面黄白色至淡棕色；片型呈长椭圆形，不规则的薄片；气微，味甘，质坚实，半透明，角质样，易折断。

三、鉴　别

采用 TLC 和 HPLC 两种方式对天麻饮片进行比较研究，探讨不同等级天麻饮片的质量评价方式和评价标准。

（一）TLC 鉴别

参照《中国药典》收载天麻药材项下的鉴别方法，以天麻素对照品与天麻对照药材作为对照，进行薄层色谱鉴别研究。取本品粉末 0.5g，加 70% 甲醇 5ml，超声处理 30min，滤过，取滤液作为供试品溶液。另取天麻对照药材 0.5g，同法制成对照药材溶液。再取天麻素对照品，加甲醇制成每 1ml 含 1mg 的溶液，作为对照品溶液。吸取供试品溶液 10 μl，对照药材溶液及对照品溶液 5 μl，分别点于同一硅胶 G 薄层板上，以乙酸乙酯 - 甲醇 - 水（9∶1∶0.2）为展开剂，展开，取出，晾干，喷以 10% 磷钼酸乙醇溶液，在 105℃加热至斑点显色清晰。供试品色谱中，在与对照药材色谱和对照品色谱相应的位置上，显相同颜色斑点。结果如图 21-2 所示。

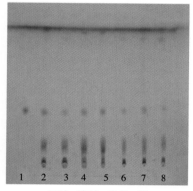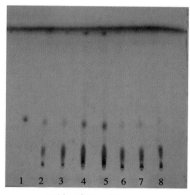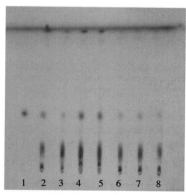

四川、陕西、贵州一级　　　　　　四川、陕西、贵州二级　　　　　　四川、陕西、贵州三级

图 21-2　天麻 TLC 鉴别图谱

1. 天麻素对照品；2. 天麻对照药材；3 ~ 8. 天麻饮片

由图 21-2 可知，所有样品在与对照药材色谱和对照品色谱相应的位置上，显相同颜色的斑点，均符合《中国药典》规定，斑点个数及斑点颜色深浅均无显著差异。故 TLC 鉴别指标作为分级标准不能区分各饮片，暂定样品各在与对照药材和对照品色谱相应的位置上，显相同颜色的斑点。

（二）HPLC 特征图谱

1. 仪器与试药

岛津 LC-2010A 高效液相色谱仪（日本岛津公司）；Sartorius BP 211D 电子天平（感量 0.1mg、0.01mg；载量 210g、80g；德国赛多利斯公司）；Autoscience AS 5150A 超声波清洗器（天津奥特赛恩斯仪器有限公司）；电热式恒温水浴锅（江苏金坛宏凯仪器厂），色谱柱 Global chro-matography C$_{18}$(250mm×4.6mm，5 μm，苏州环球色谱有限责任公司）；实验统计软件为 SPSS 17.0。天麻素对照品（中国食品药品检定研究院，批号：110807-200205）。乙腈、甲醇均为色谱纯，其余试剂为分析纯。

2. 色谱条件

Global chromatography C$_{18}$ 色谱柱（250mm×4.6mm，5μm）；以 0.4% 磷酸水溶液为流动相 A，乙腈为流动相 B：0 ~ 10min, 98%（A）；10 ~ 20min, 98%~96%（A）；20 ~ 25min, 96%（A）；25 ~ 35min, 96%~89%（A）；35 ~ 50min, 89%（A）；50 ~ 60min, 89%~82%（A）；60 ~ 78min, 82%（A），流速 1.0ml/

min；检测波长 270nm；柱温 25℃；进样量 10 μl。

3. 供试品溶液制备

取本品粉末（过三号筛）约 4g，精密称定，置具塞锥形瓶中，精密加入甲醇 50ml，称定质量，加热回流 1h，放冷，再称定质量，用甲醇补足减失的质量，摇匀，滤过，取续滤液，即得。

4. 天麻饮片 HPLC 特征图谱分析

（1）精密度试验

取同一批天麻样品，制备供试品溶液，连续进样 6 次，以天麻素峰（S 号峰）作为参照峰，指纹图谱中各特征峰的相对保留时间和相对峰面积的 RSD 分别在 0.38% ~1.03% 和 0.41% ~2.92%，均小于 3%，表明仪器精密度良好。

（2）稳定性试验

取天麻饮片粉末，制备供试品溶液，分别在 0h、2h、4h、8h、12h、24h 共进样 6 次，测定 HPLC 图谱，计算相对保留时间及相对峰面积，各共有峰相对保留时间的 RSD 在 0.07% ~1.13%，各共有峰相对峰面积的 RSD 在 1.01% ~2.17%。结果表明，供试品溶液在 24h 内保持稳定。

（3）重复性试验

取同一天麻样品 6 份，制备供试品溶液，以天麻素峰（S 号峰）作为参照峰，指纹图谱中各特征峰的相对保留时间和相对峰面积的 RSD 分别在 0.20% ~0.66% 和 1.46%~2.86%。表明本方法重复性良好。

（4）天麻饮片特征图谱测定

对初步分级的天麻饮片进行 HPLC 特征图谱测定，并运用"中药色谱指纹图谱相似度评价系统"（2004 年 A 版），对初步划分的等级进行比较分析。一级饮片确认了 15 个共有峰，天麻素为参照峰（S），结果如图 21-3 所示，二级饮片确认了 11 个共有峰，天麻素为参照峰 (S)，如图 21-4 所示。三级饮片特征图谱稳定性较差，故未制订三级饮片特征图谱。

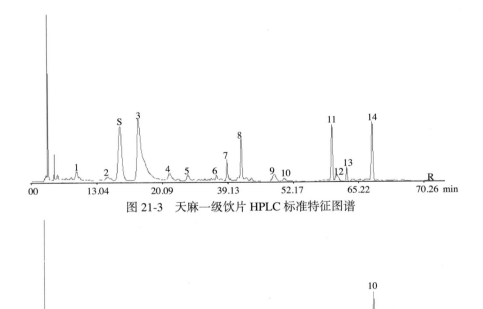

图 21-3　天麻一级饮片 HPLC 标准特征图谱

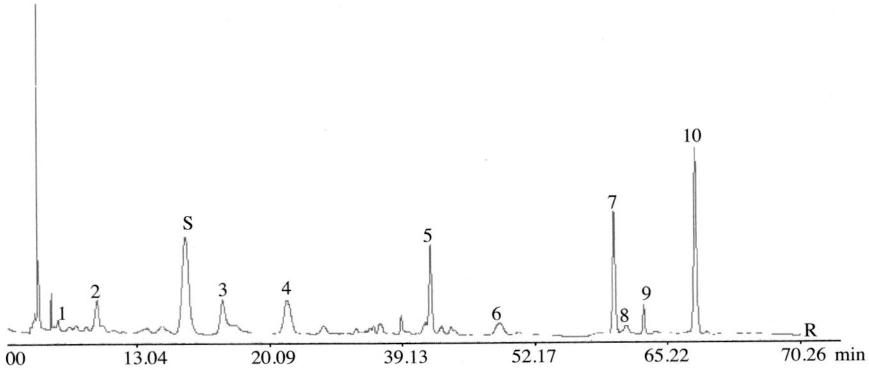

图 21-4　天麻二级饮片 HPLC 标准特征图谱

5. 小结

建立了天麻饮片的 HPLC 特征图谱分析方法，并用于不同等级天麻饮片的分级和质量评价。研究结果显示，HPLC 特征图谱可用于一级、二级天麻饮片的鉴别，具有分级的可行性和实用性，可以作为天麻饮片分级的辅助依据。

四、检　　查

（一）水分

参照《中国药典》2010 年版（一部）附录Ⅸ H 水分测定法（第一法），取供试品 2 ~ 5g，平铺于干燥至恒重的扁形称瓶中，精密称定，打开瓶盖在 100 ~ 105℃干燥 5h，将瓶盖盖好，移置干燥器中，冷却 30min，精密称定重量，再在上述温度干燥 1h，冷却，称重，至连续两次称重的差异不超过 5mg 为止。根据减失的重量，计算供试品中含水量（%）。

（二）浸出物

参照《中国药典》2010 年版（一部）醇溶性浸出物测定法（附录Ⅹ A）项下热浸法，以 95% 乙醇作溶剂，对天麻饮片进行醇溶性浸出物含量测定。取供试品约 2g，精密称定，置 100ml 的锥形瓶中，精密加入 95% 乙醇 50ml，密塞，称定重量，静置 1h 后，连接回流冷凝管，加热至沸腾，并保持微沸 1h。放冷后，取下锥形瓶，密塞，再称定重量，用 95% 乙醇补足减失的重量，摇匀，用干燥滤器滤过。精密取滤液 25ml，置已干燥至恒重的蒸发皿中，在水浴上蒸干后，于 105℃干燥 3h，置干燥器中冷却 30min，迅速精密称定重量。扣除饮片中水分，计算供试品中醇溶性浸出物的含量（%）。

（三）灰分

参照《中国药典》2010 年版（一部）总灰分及酸不溶性灰分测定法（附录Ⅸ K），取供试品 3g，置炽灼至恒重的坩埚中，称定重量，缓缓炽热，注意避免燃烧，至完全炭化时，逐渐升高温度至 500 ~ 600℃，使完全灰化并至恒重。根据残渣重量，计算供试品中总灰分的含量（%）。

（四）二氧化硫残留量

参照《中国药典》2010 年版（一部）增补本（附录Ⅸ U）二氧化硫残留量测定法，取药材或饮片细粉约 10g(如二氧化硫残留量较高可适当减少取样量，但不少于 2g)，精密称定，置两颈圆底烧瓶中，加水 300 ~ 400ml（应加水至没过氮气导气管的下端），取 6mol/L 盐酸溶液 10ml 加入带刻度分液漏斗中。锥形瓶内加入水 125ml 和淀粉指示液 1ml 作为吸收液，置于磁力搅拌器上不断搅拌。打开冷凝管，将冷凝管的上端连接一橡胶导气管置于锥形瓶内液面以下。连接氮气流入口。开通氮气，调节适宜的气体流量（氮气流速约为 0.2L/min，至蒸馏瓶内有气泡均匀排出）。打开带刻度分液漏斗的活塞，使盐酸溶液 10ml 流入烧瓶中。给两颈烧瓶内的溶液加热至沸，并保持微沸约 3min 后开始用碘滴定液（0.01mol/L）滴定，吸收液置于磁力搅拌器上不断搅拌，至吸收液显蓝色或蓝紫色持续 30s 不完全消褪，并将滴定结果用空白试验校正。每 1ml 的碘滴定液（0.01mol/L) 相当于 0.6406mg 的二氧化硫。

（五）结果

1. 醇溶性浸出物测定

浸出物结果显示，天麻饮片浸出物含量均低于《中国药典》2010 年版（一部）天麻饮片浸出物项下规定的 10.0%。结果见表 21-2。

表 21-2　天麻饮片浸出物测定结果

编号	产地	产区	市场等级	平均值 /%
S1	陕西	道地产区	一级	4.8
S2			一级	4.9
S3			二级	6.2
S4			二级	6.0
S5			三级	6.8
S6			三级	6.5
S7			一级	6.9
S8			一级	6.7
S9			一级	5.8
S10			一级	5.9
S11			二级	5.6
S12			二级	5.8
S13			三级	7.6
S14			三级	7.7
S15	四川	非道地主产区	一级	6.9
S16			二级	9.5
S17			三级	9.7
S18			一级	4.8
S19			一级	5.3
S20			二级	6.8
S21			三级	7.2
S22	贵州		一级	6.9
S23			二级	6.5
S24			三级	7.1

　　结果显示浸出物含量均低于《中国药典》2010 年版（一部）天麻饮片浸出物项下规定的 10.0%。

　　考虑到样本的代表性，本研究另采集成都市各大药店所售的共 18 批天麻饮片样品照醇溶性浸出物测定法 [《中国药典》2010 年版（一部）附录 X A] 项下的热浸法测定，结果见表 21-3。结果显示，18 批购买样品中仅有 2 个样品测得的浸出物含量大于 10.0%（分别为 S009，S010）。

表 21-3　市售天麻饮片浸出物测定结果

编号	来源	饮片来源	市场等级	平均含量 /%
S001	解放北路福利大药房	四川	统货	4.2
S002	东大街太极大药房		统货	6.6
S003	北大街太极大药房		一级	6.9
S004	新开市街蜀康药房		一级	3.9
S005	北大街健安堂药房		一级	9.7
S006	玉泉街康利大药房		统货	4.6
S007	树蓓街兴树蓓药房		一级	4.3
S008	一环路三段康福药房	陕西	一级	7.8
S009	二环路北太极大药房	贵州	二级	13.7

编号	来源	饮片来源	市场等级	平均含量 /%
S010	三友路格瑞大药房	四川	统货	11.9
S011	解放北路杏林大药房		一级	4.7
S012	三友路康福堂大药房	贵州	二级	8.1
S013	东大街杏林大药房	四川	统货	8.3
S014	三友路华安堂药房		一级	6.2
S015	解放路同康大药房		统货	6.8
S016	一环路南康福隆药房		统货	5.7
S017	走马街德仁堂药房		统货	8.5
S018	一环路北中医大药房	陕西	统货	9.3

天麻浸出物是《中国药典》2010年版新收录的指标，2005年版《中国药典》天麻项下并未规定其醇溶性浸出物含量。有关天麻浸出物文献报道较少。任守利[1]考察了不同浓度乙醇的天麻浸出物，得到75%乙醇浸出物含量最大且通过紫外分光光度法得到此浓度乙醇的浸出物甲醇溶液紫外吸光度最大，即包含的信息量大。刘绍欢测定了八个产地的天麻95%醇热浸出物和75%醇冷浸出物两种不同浓度，其中95%醇热浸出物仅有贵州黔西大方县和贵州大方普底乡两个能达到《中国药典》2010年版（一部）规定的不低于10.0%，而75%醇浸出物值较大，结果均大于10.0%。结合天麻化学性质及浸出物测定结果，本研究拟采用不同浓度乙醇作为浸出溶剂。实验考察了50%、65%、75%、85%、95%不同浓度乙醇，实验结果见表21-4。

表 21-4　不同乙醇浓度浸出物含量

乙醇浓度 /%	50	65	75	85	95
浸出物含量 /%	13.2	14.1	15.5	11.0	6.3

由表21-4可见，75%乙醇浸出物含量较高，此结果与文献报道一致。因此拟采用75%乙醇作为浸出溶剂测定天麻饮片浸出物，结果见表21-5。

2. 水分、总灰分、二氧化硫残留量

24批样品水分、总灰分含量虽都符合《中国药典》规定，但各组之间没有显著差异，故水分、总灰分含量不能作为区分各饮片等级的指标。暂定各等级饮片水分不得过12%，总灰分不得过4.5%。运用SPSS 19.0软件作Kruskal-Wallish检验，水分的 $p=0.991 > 0.05$，以 $\alpha =0.05$ 水准接受 H_0，即一级、二级和三级的水分含量总体分布相同，可以认为一级、二级和三级的水分含量没有显著差异。运用spss19.0软件作Kruskal-Wallish检验，总灰分的 $p=0.503 > 0.05$，以 $\alpha =0.05$ 水准接受 H_0，即一级、二级和三级的总灰分含量总体分布相同，可以认为一级、二级和三级的总灰分含量没有显著差异。24批样品中，一级和二级均为未检出，部分三级饮片检出，但均符合规定。结果见表21-5。

表 21-5　天麻饮片测定结果

编号	产区	产地	市场等级	水分 /%	总灰分 /%	75% 乙醇浸出物 /%
S1	道地产区	陕西	一级	11.1	2.3	14.7
S2			一级	11.4	2.6	14.9
S3			二级	11.5	2.5	15.5
S4			二级	11.2	2.4	15.5
S5			三级	10.5	2.8	15.1

续表

编号	产区	产地	市场等级	水分 /%	总灰分 /%	75% 乙醇浸出物 /%
S6			三级	10.3	2.4	15.0
S7			一级	11.2	2.6	16.5
S8			一级	11.0	2.5	16.7
S9			二级	10.2	2.5	16.5
S10			三级	10.8	2.8	16.7
S11			一级	11.5	2.7	19.6
S12			一级	11.1	2.4	19.8
S13			二级	10.5	2.9	19.6
S14			三级	10.6	2.5	19.8
S15	非道地主产区	四川	一级	11.2	2.6	19.3
S16			二级	9.8	2.4	20.4
S17			三级	11.2	2.5	20.1
S18			一级	9.8	2.2	19.2
S19			一级	11.3	2.4	19.3
S20			二级	11.6	2.5	19.8
S21			三级	10.1	2.3	20.9
S22	非道地主产区	贵州	一级	10.8	2.8	13.9
S23			二级	11.1	2.7	16.3
S24			三级	11.5	2.7	15.5

五、含 量 测 定

对天麻饮片中主要有效成分天麻素等主要有效成分进行了含量测定，分析成分含量与饮片分级的相关性。

（一）仪器与试药

岛津 LC-2010A 液相色谱仪，LC 色谱工作站，2010 色谱工作站（日本岛津公司）；TU-1901 双光束紫外可见分光光度计（北京普析通用仪器有限责任公司）；SartoriusBP211D 电子天平（感量 0.1mg; 0.01mg。载量 210g; 80g，德国赛多利斯公司）；AutoscienceAS5150A 超声波清洗器（天津奥特赛恩斯仪器有限公司）；TGL-16G 高速离心机（上海安亭科学仪器厂）；电热鼓风干燥箱 DB-207（成都电烘箱厂）；电热式恒温水浴锅（江苏金坛宏凯仪器厂）。

对照品：天麻素（批号：110807-200205，中国食品药品检定研究院）。

（二）方法与结果

1. 色谱条件

参照《中国药典》2010 年版（一部）天麻项下，以十八烷基硅烷键合硅胶为填充剂；以乙腈 -0.05% 磷酸溶液（3 ：97）为流动相；检测波长为 220nm。理论塔板数按天麻素峰计算应不低于 5000。

2. 对照品溶液制备

取天麻素对照品适量，精密称定，加流动相制成每 1ml 含 50μg 的溶液，即得。

3. 供试品溶液制备

参照《中国药典》2010 年版（一部）天麻项下天麻素含量测定方法：取本品粉末（过三号筛）约 2g，精密称定，置具塞锥形瓶中，精密加入稀乙醇 50ml，称定重量，加热回流 3h，放冷，再称定重量，用稀乙醇补足减失的重量，摇匀，滤过，精密量取续滤液 10ml，浓缩至近干，残渣加乙腈 - 水（3：97）混合溶液溶解，转移至 25ml 量瓶中。用乙腈 - 水（3：97）混合溶液稀释至刻度，摇匀，滤过，取续滤液，即得。

4. 方法学考察

因检测方法参照《中国药典》2010 年版（一部）天麻项下操作，故仅对线性关系进行了考察。具体如下：精密称取天麻素对照品 50mg，置 100ml 容量瓶中，加甲醇溶解并稀释至刻度，摇匀，作为对照品溶液；分别精密吸取对照品溶液 1μl、2μl、4μl、6μl、8μl、10μl，置 25ml 容量瓶中，加甲醇溶解并稀释至刻度，摇匀，作为标准曲线溶液，测定峰面积。

天麻素进样量在 0.2 ~ 2.0μg 范围内与峰面积呈很好的线性关系，回归方程及相关系数：$Y=1.49 \times 10^6 X+28847.64$，$r=0.9999$（$X$ 为天麻素进样量，单位 μg，Y 为峰面积）；以进样量（μg）为横坐标（X），峰面积（A）为纵坐标（Y）绘制标准曲线。

5. 不同等级天麻饮片含量测定

取不同天麻饮片样品，按上述色谱条件测定天麻素含量，每批平行测定 2 次，结果见表 21-6。

表 21-6　天麻饮片样品中天麻素含量测定结果

编号	市场等级	平均值 /%	编号	市场等级	平均值 /%	编号	市场等级	平均值 /%
S1	一级	0.27	S9	一级	0.73	S17	三级	0.25
S2	一级	0.28	S10	一级	0.71	S18	一级	0.30
S3	二级	0.26	S11	二级	1.03	S19	一级	0.30
S4	二级	0.22	S12	二级	1.04	S20	二级	0.24
S5	三级	0.23	S13	三级	0.94	S21	三级	0.29
S6	三级	0.22	S14	三级	0.94	S22	三级	0.21
S7	一级	0.71	S15	二级	0.35	S23	二级	0.23
S8	一级	0.74	S16	二级	0.29	S24	三级	0.25

6. 结果

24 批样品天麻素含量均高于《中国药典》规定的 0.20%，大部分样品天麻素含量集中于 0.20%~0.80%，各样品间的天麻素含量有显著差异，故天麻素含量可作为区分各饮片等级的关键指标。暂定一级饮片按干燥品计算，含天麻素 ($C_{13}H_{18}O_7$) 不得少于 0.80%；二级饮片按干燥品计算，含天麻素 ($C_{13}H_{18}O_7$) 不得少于 0.20%；三级饮片按干燥品计算，含天麻素 ($C_{13}H_{18}O_7$) 不得少于 0.20%。运用 SPSS 19.0 软件作 Kruskal-Wallish 检验，天麻素含量的 $p=0.003 < 0.01$，以 $\alpha=0.01$ 水准拒绝 H_0，即一级和二级的天麻素含量总体分布不相同，可以认为一级和二级的天麻素含量有极显著差异。

第三节　天麻饮片分级方法及其说明

一、分级依据

本研究在传统方法分类对饮片形态规格进行分级的基础上，结合现代科学方法，逐步增加评价指标，拟定天麻饮片分级规格。实验选取各样品间有显著差异的指标作为区别各级饮片之间差别的关键指标，分别为：饮片规格（直接测量）、二氧化硫残留量、天麻素含量（HPLC 测定）。

二、分级要点

天麻饮片分为三个等级，各等级饮片的产地、片径、二氧化硫残留量及主要成分含量应符合下列要求。见图 21-5 和表 21-7。

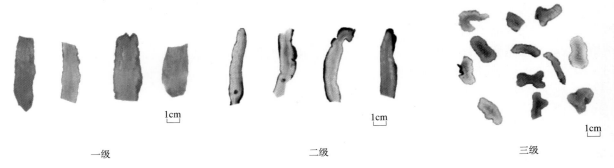

一级   二级   三级

图 21-5 天麻各等级饮片

表 21-7 天麻各等级饮片分级要点

项目	一级	二级	三级
产地	陕西汉中	四川绵阳、贵州毕节地区、陕西汉中	陕西汉中、四川绵阳
片径	横片长径不小于 25mm 或纵片长径不小于 60mm	横片长径不小于 25mm 或纵片长径不小于 50mm	大小不分
二氧化硫残留量	不得检出	不得检出	不得过 400mg/kg
含量测定	天麻素含量不得少于 0.8%	天麻素含量不得少于 0.2%	天麻素含量不得少于 0.2%

第四节 天麻饮片质量评价标准

天 麻

Tian Ma

【原料药材】 本品为兰科植物天麻 *Gastrodia elata* Bl. 的干燥块茎。立冬后至次年清明前采挖，立即洗净，蒸透，敞开低温干燥。陕西汉中为道地产区，四川绵阳、贵州大方为主产区。

【饮片】 兰科植物天麻 *Gastrodia elata* Bl. 的干燥块茎的炮制加工品。

【炮制】 取天麻，洗净，润透或蒸软，切薄片，干燥。

【性状】 本品呈不规则的薄片，外表皮淡黄色至淡黄棕色，纵片有时可见点状排成的横环纹。切面黄白色至淡棕色，纵片切面可见细弱的维管束纹理，横片切面可见细弱的散点状分布的维管束纹理。角质样，半透明。气微，味甘。一级饮片横片长径不小于 25mm 或纵片长径不小于 60mm；二级饮片横片长径不小于 25mm 或纵片长径不小于 50mm；三级饮片大小不分。

【鉴别】

(1) TLC 特征图谱

取本品粉末 0.5g，加 70% 甲醇 5ml，超声处理 30min，滤过，取滤液作为供试品溶液。另取天麻对照药材 0.5g，同法制成对照药材溶液。再取天麻素对照品，加甲醇制成每 1ml 含 1mg 的溶液，作为对照品溶液。照薄层色谱法（附录Ⅵ B）试验，吸取供试品溶液 10 μl、对照药材溶液及对照品溶液各 5 μl，分别点于同一硅胶 G 薄层板上，以乙酸乙酯 - 甲醇 - 水 (9 ∶ 1 ∶ 0.2) 为展开剂，展开，取出，晾干，喷以 10% 磷钼酸乙醇溶液，在 105℃加热至斑点显色清晰。供试品色谱中，在与对照药材色谱和对照品色谱相应的位置上，显相同颜色的斑点。

(2) HPLC 特征图谱

照高效液相色谱法 [《中国药典》2010 年版（一部）附录Ⅵ D] 测定。

色谱条件与系统适用性试验　以十八烷基硅烷键合硅胶为填充剂；以 0.4% 磷酸水溶液为流动相 A，乙腈为流动相 B，按表 21-8 中的规定进行梯度洗脱；流速 1ml/min；检测波长 270nm；柱温 25℃。理论塔板数按天麻素峰计算应不低于 5000。

表 21-8　梯度洗脱条件表

T/min	流动相 A/%	流动相 B/%
0~10	98	2
10~20	98 → 96	2 → 4
20~25	96	4
25~35	96 → 89	4 → 11
35~50	89	11
50~60	89 → 82	11 → 18
60~78	82	18

参照物溶液制备　取天麻素对照品适量，精密称定，加甲醇制成每 1ml 含 100μg 的溶液，即得。

供试品溶液制备　取本品粉末（过三号筛）约 4g，精密称定，置具塞锥形瓶中，精密加入甲醇 50ml 称定重量，加热回流 1h，放冷，再称定重量，用甲醇补足减失的重量，摇匀，滤过，取续滤液，即得。

测定法　分别精密吸取参照物溶液与供试品溶液各 10μl 注入液相色谱仪，测定，记录色谱图，即得。本品所得图谱与标准图谱一致（图 21-6、图 21-7）。

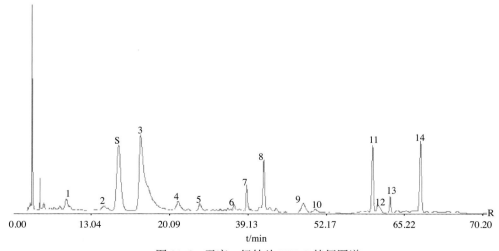

图 21-6　天麻一级饮片 HPLC 特征图谱

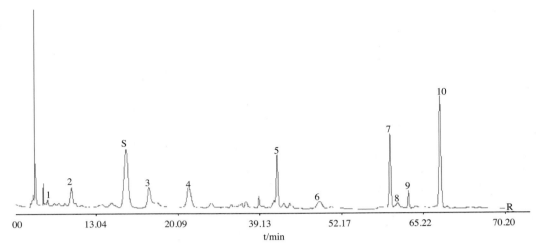

图 21-7　天麻二级饮片 HPLC 特征图谱

【检查】　水分　　不得过 12.0% [《中国药典》2010 年版（一部）附录Ⅸ H 第一法]

总灰分　　不得过 4.5% [《中国药典》2010 年版（一部）附录Ⅸ K]

二氧化硫残留量　　一级、二级饮片不得检出；三级饮片不得过 400mg/kg [《中国药典》2010 年版（一部）附录Ⅸ U]

【浸出物】　照醇溶性浸出物测定法 [《中国药典》2010 年版（一部）附录Ⅹ A] 项下的热浸法测定，用 75% 乙醇作溶剂，不得少于 15.0%。

【含量测定】　照高效液相色谱法 [《中国药典》2010 年版（一部）附录Ⅵ D] 测定。

色谱条件与系统适用性　　以十八烷基硅烷键合硅胶为填充剂；以乙腈 -0.05% 磷酸溶液 (3∶97) 为流动相；检测波长为 220nm。理论塔板数按天麻素峰计算应不低于 5000。

对照品溶液制备　　取天麻素对照品适量，精密称定，加流动相制成每 1ml 含 50μg 的溶液，即得。

供试品溶液制备　　取本品粉末 (过三号筛) 约 2g，精密称定，置具塞锥形瓶中，精密加入稀乙醇 50ml，称定重量，加热回流 3h，放冷，再称定重量，用稀乙醇补足减失的重量，摇匀，滤过，精密量取续滤液 10ml，浓缩至近干，残渣加乙腈 - 水 (3∶97) 混合溶液溶解，转移至 25ml 量瓶中。用乙腈 - 水 (3∶97) 混合溶液稀释至刻度，摇匀，滤过，取续滤液，即得。

测定法　　分别精密吸取对照品溶液 5μl 与供试品溶液 5μl，注入液相色谱仪，测定，即得。

本品按干燥品计算，一级饮片含天麻素不得少于 0.80%；二级、三级饮片含天麻素不得少于 0.20%。

【性味与归经】　甘，平。归肝经。

【功能与主治】　息风止痉，平抑肝阳，祛风通络。用于小儿惊风，癫痫抽搐，破伤风，头痛眩晕，手足不遂，肢体麻木，风湿痹痛。

【用法与用量】　3 ~ 10g。

【储藏】　置通风干燥处，防蛀。

第二十二章　玄参饮片的分级方法及其质量评价

第一节　原料药材

按照《中国药典》2010 年版（一部）玄参项下的规定，本品来源于玄参科植物玄参 *Scrophularia ningpoensis* Hemsl. 的干燥根。玄参药材于每年冬季茎叶枯萎时采挖，除去根茎、幼芽、须根及泥沙，晒或烘至半干，堆放 3～6 天，反复数次至干燥。《药物出产辨》：玄参"产浙江杭州府"。文献记载玄参原产地在浙江磐安、东阳、仙居、桐乡、缙云等地，故有浙玄参之称。资源调查表明，在湖北恩施及重庆南川有较早的玄参栽培历史，目前已成为重点产区。据文献及栽培区扩展历史确定玄参的道地产区为浙江磐安、及湖北恩施、重庆南川等地。道地产区和其他产区的玄参原料药材在外观性状上有显著的差异，可以作为玄参饮片分级研究的参考依据。玄参药材商品规格参照《七十六种药材商品规格标准》中玄参药材商品规格标准分级，对于玄参饮片一级品的原料药材来源规定于浙江磐安、湖北恩施及重庆南川，玄参饮片二级品、三级品原料药材可为其他产地。课题组分赴浙江磐安、湖北恩施及重庆南川、贵州道真及四川等玄参产地，共采集道地产区玄参药材 9 批，主产地玄参药材 4 批，商品玄参饮片 23 批，所有样品基源经鉴定为玄参科植物玄参 *Scrophularia ningpoensis* Hemsl 的干燥根。

第二节　饮　　片

以玄参科植物玄参 *Scrophularia ningpoensis* Hemsl. 的干燥根为原料药材，按照《中国药典》2010 年版（一部）玄参项下规定，炮制加工玄参饮片。

一、炮　　制

除去残留根茎和杂质，洗净，润透，切薄片，干燥；或微泡，蒸透，稍晾，切薄片，干燥。

二、性　　状

（一）玄参原料药材的传统分级

产地、种植经验以及初加工技术的差异等赋予了玄参药材显著的性状特征（图 22-1、表 22-1），可以作为药材分级以及质量评价的依据。

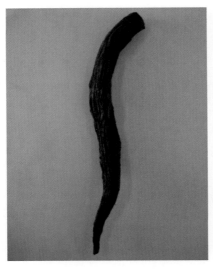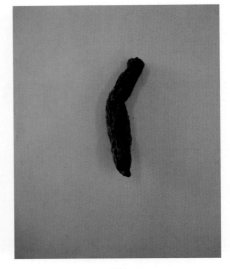

湖北恩施 安徽

图 22-1 玄参原料药材

表 22-1 不同玄参原料药材的差异

项目	道地产区	非道地产区
产地	浙江磐安、湖北恩施及重庆南川	贵州、安徽、山东
外形	圆柱形，中间略粗或上粗下细，微弯曲，长 8 ~ 20cm，直径 1 ~ 3cm	圆柱形，微弯曲，长 6 ~ 15cm，直径 1 ~ 2cm
表面	表面灰黄色或灰褐色，有不规则的纵沟、横向皮孔及稀疏的横裂纹和须根痕	灰黄色或灰褐色，纵沟纹深、横向皮孔及稀疏的横裂纹和须根痕
质地	质坚实，不易折断	质较坚实，不易折断
断面	断面黑色，有一定光泽	断面褐黑色，微有光泽
气味	气特异，浓郁。有的具烟熏味	气稍淡

（二）玄参饮片质量评价传统方法

本课题对产地采集、加工的玄参饮片和采购的企业商品饮片共 36 批进行了性状的传统评价（图 22-2、表 22-2）。

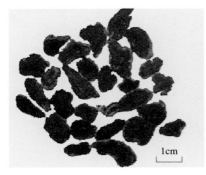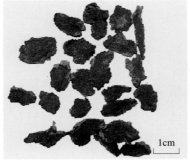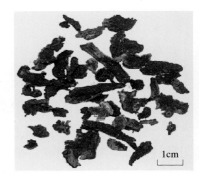

一级 二级 三级

图 22-2 玄参饮片照片

表 22-2　玄参饮片传统评价结果

饮片来源	气味	均匀性	性状特征
浙江磐安 1	气特异浓郁	大小均匀	长椭圆形片，短径 9.94~16.48mm。表皮灰褐色。断面黑色，微有光泽，有裂隙。气特异似焦糖，具烟熏味，味甘，微苦
浙江磐安 2	气特异浓郁	大小均匀	长椭圆形片，短径 10.51~18.81mm。表皮灰褐色。断面黑色，微有光泽，有裂隙。气特异似焦糖，具烟熏味，味甘，微苦
重庆南川 1	气特异浓郁	大小均匀	长椭圆形片，短径 8.12~16.46mm。表皮褐色。断面黑色，微有光泽，有裂隙。气特异似焦糖，具烟熏味，味甘，微苦
重庆南川 2	气特异浓郁	大小均匀	长椭圆形片，短径 6.93~24.01mm。表皮褐色。断面黑色，微有光泽，有裂隙。气特异似焦糖，具烟熏味，味甘，微苦
重庆南川 3	气特异浓郁	大小均匀	长椭圆形片，短径 9.27~14.09mm。表皮褐色。断面黑色，微有光泽，有裂隙。气特异似焦糖，具烟熏味，味甘，微苦
湖北恩施 1	气特异浓郁	大小均匀	长椭圆形片，短径 13.30~16.18mm。表皮黄褐色。断面黑色，微有光泽，有裂隙。气特异似焦糖，具烟熏味，味甘，微苦
湖北恩施 2	气特异浓郁	大小均匀	长椭圆形片，短径 12.5~16.16mm。表皮黄褐色。断面黑色，微有光泽，有裂隙。气特异似焦糖，具烟熏味，味甘，微苦
四川中药材市场	气特异浓郁	大小均匀	长椭圆形片，短径 11.76~17.72mm。表皮灰褐色。断面黑色，微有光泽，有裂隙。气特异似焦糖，具烟熏味，味甘，微苦
同仁堂福州东大药店	气特异浓郁	大小均匀	长椭圆形片，短径 12.06~19.20mm。表皮灰褐色。断面黑色，微有光泽，有裂隙。气特异似焦糖，味甘，微苦
山西国大万民药房	气特异浓郁	大小均匀	长椭圆形片，短径 13.59~18.79mm。表皮灰褐色。断面棕色黑色，微有光泽，有裂隙。气特异似焦糖，味甘，微苦
浙江	有特异味	较均匀	长椭圆形片，短径 10.22~14.46mm。表皮灰褐色。断面黑色，微有光泽，有裂隙。气特异似焦糖。烟熏味淡，味甘，微苦
湖北	有特异味	较均匀	长椭圆形片，短径 10.21~15.61mm。表皮褐色。断面黑色，微有光泽，裂隙少。气特异似焦糖。烟熏味淡。味甘，微苦
贵州	有特异味	较均匀	长椭圆形片，短径 10.93~16.81mm。外表皮黄褐色。断面黑色，微有光泽，裂隙少。气特异似焦糖。烟熏味淡。味甘，微苦
贵州	有特异味	较均匀	长椭圆形片，短径 10.90~16.54mm。表皮黄褐色。断面黑褐色，微有光泽，裂隙少。气特异似焦糖，烟熏味浓。味甘，微苦
湖北	有特异味	较均匀	长椭圆形片，短径 10.25~16.21mm。外表皮黄褐色。断面黑褐色，微有光泽，裂隙较少。气特异似焦糖，烟熏味浓。味甘，微苦
亳州中药材市场	有特异味	较均匀	长椭圆形片，短径在 .9.01~14.22mm。表皮黄褐色。断面乌黑色，微有光泽，少裂隙。气特异似焦糖，烟熏味浓。味甘，微苦
义乌市人民医院	有特异味	较均匀	长椭圆形片，短径在 10.93~13.86mm。表皮黄褐色。断面黑色，微有光泽，少裂隙。气特异似焦糖，烟熏味浓。味甘，微苦
北京同仁堂	有特异味	较均匀	长椭圆形片，短径在 10.91~14.77mm。表皮黄褐色。断面黑褐色，微有光泽，少裂隙。气特异似焦糖，烟熏味浓。味甘，微苦
柳州桂中大药房	有特异味	较均匀	长椭圆形片，短径在 10.56~14.47mm。表皮黄褐色。断面乌黑色，微有光泽，少裂隙。气特异似焦糖，烟熏味浓。味甘，微苦
杭州宝泰堂中医门诊	有特异味	较均匀	椭圆形片，短径在 13.44~20.50mm。表皮灰褐色，断面乌黑，少裂隙。气特异似焦糖，味甘，微苦
亳州中药材市场	有特异味	较均匀	椭圆形片，短径在 16.24~22.98mm。表皮灰褐色，断面乌黑，细腻。气特异似焦糖。味甘，微苦
亳州中药材市场	有特异味	较均匀	椭圆形片，短径 15.70~23.62mm。表皮灰褐色，断面棕黑，质微软。气特异似焦糖。味甘，微苦
武汉市中医医院	气味淡	不均匀	长椭圆形片，短径 10.21~15.61mm。表皮黑色，微有光泽，少裂隙。焦糖气味，烟熏味淡。味甘，微苦
武汉天济饮片厂	气味淡	不均匀	长椭圆形片，短径 14.17~21.67mm。表皮黄褐色，断面深褐色，少有裂隙。似焦糖气味。味甘，微苦

饮片来源	气味	均匀性	性状特征
三亚市人民医院	气味淡	不均匀	椭圆形片，短径 14.99~27.57mm。表皮灰褐色，断面棕黑。似焦糖气味。味甘，微苦
宁德市中医院	气味淡	不均匀	类圆形片，短径 10.45~19.25mm。表皮灰褐色，断面棕黑。似焦糖气味，有烟熏味。味甘，微苦
时珍阁中药房	气味淡	不均匀	椭圆形片，短径 11.97~18.87mm。表皮灰褐色，断面棕黑，偏黄。气味香。味甘，微苦
奇运生大药房连锁店	气味淡	不均匀	类圆形片，短径 16.52~22.30mm。表皮灰褐色，断面黑色。气味香。味甘，微苦
瑞丰农业科技有限公司	气味淡	不均匀	椭圆形片，短径 11.97~18.87mm。表皮灰褐色，断面棕黑，偏黄。气味淡香。味甘，微苦
湖北康进药业有限公司	气味淡	不均匀	椭圆形片，短径 11.21~18.95mm。表皮灰褐色，断面乌黑。气味香。味甘，微苦
贵阳太升中药批发市场	气味淡	不均匀	椭圆形片，短径 10.86~21.12mm。表皮灰褐色，断面棕黑，偏黑，些许泛白。气味香，有烟熏味。味甘，微苦。
西安怡康医药连锁门店	气味淡	不均匀	椭圆形片，短径 14.63~19.75mm。外表皮灰褐色，断面棕黑，有空洞。气味淡香。味甘，微苦
安国市神禾中药材饮片有限公司	气味淡	不均匀	椭圆形片，短径 11.38~20.64mm。表皮灰褐色，断面乌黑，有裂隙。气味香。味甘，微苦
亳州中药材市场	气味淡	不均匀	椭圆形片，短径 14.34~22.74mm。表皮灰褐色，断面乌黑，细腻。气味香。味甘，微苦
亳州中药材市场	气味淡	不均匀	椭圆形片，短径 15.06~22.10mm。表皮灰褐色，断面棕黑，偏黑，无裂隙。气味香。味甘，微苦
潞城市民康药业有限公司直属一店	气味淡	不均匀	椭圆形片，短径 13.09~19.17mm。表皮灰褐色，断面棕黑，色浅。气味香，有裂隙。味甘，微苦

  药材炮制加工为饮片后单个药材个体的大小等特征已基本消失，而玄参特异的焦糖气味与药材的新陈及成分含量等其他质量参数相关。因此，最具有分级特性的指标是饮片的气味。可作为质量评价要点之一，结合玄参药材的传统分级方法，将玄参饮片的特异气味、饮片外观均匀性作为分级的关键指标，制定性状标准：玄参饮片一级品有浓郁的特异气味、饮片外观大小较均匀；玄参饮片二级品有特异气味、饮片外观大小较均匀。玄参饮片三级品特异气味淡、饮片外观大小不均匀。

（三）玄参饮片的初步分级分析

  根据玄参饮片外观性状特征（气味、片形均匀性），将制备和收集到的饮片初步分为三个等级。见表 22-3。

表 22-3　玄参饮片初步分级结果

等级	饮片来源	气味	均匀性
一级	浙江磐安 1	浓郁特异气味	均匀
	浙江磐安 2	浓郁特异气味	均匀
	重庆南川 1	浓郁特异气味	均匀
	重庆南川 2	浓郁特异气味	均匀
	重庆南川 3	浓郁特异气味	均匀
	湖北恩施 1	浓郁特异气味	均匀
	湖北恩施 2	浓郁特异气味	均匀
	四川中药材市场	浓郁特异气味	均匀
	同仁堂福州东大药店	浓郁特异气味	均匀
	山西国大万民药房	浓郁特异气味	均匀
二级	浙江	有特异气味	较均匀
	湖北	有特异气味	较均匀

续表

等级	饮片来源	气味	均匀性
	贵州	有特异气味	较均匀
	贵州	有特异气味	较均匀
	湖北	有特异气味	较均匀
	河南	有特异气味	较均匀
	亳州中药材市场	有特异气味	较均匀
	义乌市人民医院	有特异气味	较均匀
	北京同仁堂	有特异气味	较均匀
	柳州桂中大药房	有特异气味	较均匀
	杭州宝泰堂中医门诊部	有特异气味	较均匀
	亳州中药材市场	有特异气味	较均匀
	亳州中药材市场	有特异气味	较均匀
三级	武汉市中医院	气味淡	不均匀
	武汉天济饮片厂	气味淡	不均匀
	三亚市人民医院	气味淡	不均匀
	宁德市中医院	气味淡	不均匀
	时珍阁中药房	气味淡	不均匀
	奇运生大药房连锁店	气味淡	不均匀
	2010产自制饮片瑞丰农业科技有限公司	气味淡	不均匀
	湖北康进药业有限公司	气味淡	不均匀
	贵阳太升中药批发市场	气味淡	不均匀
	西安怡康医药连锁有限责任公司	气味淡	不均匀
	安国市神禾中药材饮片有限责任公司	气味淡	不均匀
	亳州中药材市场	气味淡	不均匀
	亳州中药材市场	气味淡	不均匀
	潞城市民康药业有限公司直属一店	气味淡	不均匀

三、鉴　　别

采用 TLC 和 HPLC 两种方式对分级的玄参饮片进行了比较研究，探讨不同等级玄参饮片的质量评价方式和评价标准。

（一）TLC 鉴别

取本品粉末 2g，加甲醇 25ml，浸泡 1h，超声处理 30min，滤过，滤液蒸干，残渣加水 25ml 使溶解，用水饱和的正丁醇振摇提取 2 次，每次 30ml，合并正丁醇液，蒸干，残渣加甲醇 5ml 使溶解，作为供试品溶液。另取哈巴苷对照品和哈巴俄苷对照品加甲醇制成每 1ml 含 1mg 的对照药材溶液。照薄层色谱法(附录 VI B)试验，吸取上述两种溶液各 4 μl，分别点于同一硅胶 G 薄层板上，以三氯甲烷 - 甲醇 - 水(12：4：1)的下层溶液为展开剂，置用展开剂预饱和 15min 的展开缸内，展开，取出，晾干，喷以 5% 香草醛硫酸溶液，热风吹至斑点显色清晰。供试品色谱中可见光下与对照品色谱相应的位置上，应显示相同颜色斑点。如图 22-3 所示。

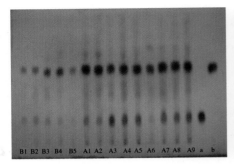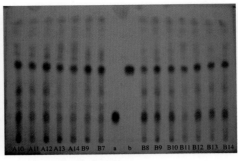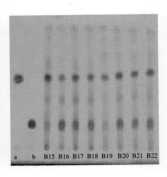

B1 B2 B3 B4 B5 A1 A2 A3 A4 A5 A6 A7 A8 A9 a b

A10 A11 A12 A13 A14 B9 B7 a b B8 B9 B10 B11 B12 B13 B14

a b B15 B16 B17 B18 B19 B20 B21 B22

图 22-3　玄参饮片 TLC

a. 哈巴苷对照品；b. 哈巴俄苷对照品

A1. 磐安 -1；A2. 磐安 -2；A3. 磐安 -3；A4. 十堰 -1；A5. 十堰 -2；A6. 道真 -1；A7. 道真 -2；A8. 南川 -1；A9. 南川 -2；A10 南川 -3；A11. 湖北武汉；A12. 恩施 -1；A13. 恩施 -2；A14. 恩施 -3；B1. 安徽；B2. 海南三亚；B3. 福建宁德；B4. 浙江义乌；B5. 重庆；B6. 北京；B7. 广西柳州；B8. 四川；B9. 辽宁大连；B10. 重庆南川；B11. 浙江杭州；B12 湖北咸宁；B13. 贵州贵阳；B14. 福建福州；B15. 陕西西安；B16. 河北安国；B17. 安徽亳州 -1；B18. 安徽亳州 -2；B19. 安徽亳州 -3；B20. 安徽亳州 -4；B21. 山西 -1；B22. 山西 -2

玄参饮片 TLC 图谱显示，所有玄参饮片中均能清晰地检定出哈巴苷和哈巴俄苷。此外，一级饮片和二级饮片在与对照品相同的位置上显示的斑点颜色稍深，三级饮片上述两斑点颜色稍浅，但不足以作为分级指标，但可以作为玄参饮片的 TLC 鉴别特征。

（二）HPLC 特征图谱

参照《中药注射剂指纹图谱研究的技术要求（暂行）》，进行了多波长融合玄参饮片 HPLC 特征图谱的研究，建立多波长 HPLC 特征图谱共有模式，并对不同产地饮片进行了相似度比较。

1. 仪器与试药

Dionex P680 高效液相色谱仪；Themorn C$_{18}$ 色谱柱 (250mm×4.6mm,5μm)；电子天平（北京赛多利斯科学仪器有限公司），SK7200HP 型超声器。

哈巴苷对照品（购于中国食品药品检定研究院，批号：111729-200602），梓醇对照品（购于中国食品药品检定研究院，批号：0808-9803），桃叶珊瑚苷对照品（购于日本和光纯药工业株式会社，批号：016-10351)，安格洛苷 -C 对照品（购于上海同田生物技术股份有限公司，纯度 ≥ 98%，批号：09090332），哈巴俄苷对照品（购于中国食品药品检定研究院，批号：111730-200605），肉桂酸对照品（购于国药集团化学试剂有限公司，纯度 ≥ 99.5%，批号：F20090915)。甲醇为色谱纯（美国 Fisher 试剂公司），乙腈为色谱纯（美国 Fisher 试剂公司），甲醇，甲酸，水为双蒸水。

2. 色谱条件

以十八烷基硅烷键合硅胶为填充剂；以乙腈为流动相 A，以 0.1% 甲酸水溶液为流动相 B，按表 22-4 中的规定进行梯度洗脱；流速 1.0ml/min；柱温 30℃。多波长检测，即 0~5min 为 230nm、5~13min 为 210nm、13~23min 为 320nm、23~50min 为 278nm。

表 22-4　梯度洗脱条件表

时间 /min	流动相 A/%	流动相 B/%
0 ~ 15	3 → 10	97 → 90
15 ~ 30	10 → 25	90 → 75
30 ~ 45	25 → 35	75 → 65
45 ~ 50	35 → 3	65 → 97

3. 溶液制备

1) 参照物溶液制备。取哈巴俄苷对照品适量，精密称定，加甲醇制成每 1ml 含哈巴俄苷 20μg 的对照溶液。

2) 供试品溶液制备。取本品粉末（过三号筛）2.0g，精密称定，置具塞锥形瓶中，精密加入 50% 甲醇 50ml，密塞，称定重量，浸泡 1h，超声处理（功率 500W，频率 40kHz）30min，放冷，再称定重量，用 50% 甲醇补足减失的重量，摇匀，滤过，取续滤液，即得。

3) 对照品溶液制备。取哈巴苷、梓醇、桃叶珊瑚苷、安格洛苷 -C、肉桂酸、哈巴俄苷对照品适量，精密称定，分别加甲醇制成对照品溶液。哈巴苷对照溶液每 1ml 含哈巴苷 40μg、梓醇对照溶液每 1ml 含梓醇 40μg、桃叶珊瑚苷对照溶液每 1ml 含桃叶珊瑚苷 20μg、安格洛苷 -C 对照溶液每 1ml 含安格洛苷 -C 50μg、肉桂酸对照溶液每 1ml 含肉桂酸 60μg、哈巴俄苷对照溶液每 1ml 含哈巴俄苷 20μg。

4. 测定法

分别精密吸取参照物溶液和供试品溶液各 20μl，注入液相色谱仪，测定，记录色谱图，即得。

5. 方法学考察

（1）精密度试验

取同一批次供试品溶液，连续进样 5 次，记录色谱图。对其共有的 25 个主要色谱峰分别进行差异性评价，结果表明，各共有峰保留时间 RSD 为 0.02% ~ 0.74%，各共有峰面积 RSD 为 0.28% ~ 1.55%，符合指纹图谱的要求。

（2）稳定性试验

取同一批次供试品溶液，分别于制备后 0h、3h、6h、10h、15h、24h 进样，记录色谱图。对其共有的 25 个主要色谱峰分别进行差异性评价，结果表明，各共有峰保留时间 RSD 为 0.01% ~ 0.50%，峰面积 RSD 为 0.61% ~ 1.48%，证明供试液在 24h 内稳定。

（3）重复性试验

取同一供试品 5 份，分别制备供试品溶液，进样，记录色谱图。对其共有的 25 个主要色谱峰分别进行差异性评价，结果表明，各共有峰保留时间 RSD 为 0.02% ~ 0.50%，峰面积 RSD 为 0.31% ~ 1.46%，表明该方法重复性较好。

6. 供试品 HPLC 参数的测定

将 10 批玄参饮片，分别制备供试品溶液，进样，记录 HPLC 色谱图。其中，出峰时间为 38.21min 的 23 号峰（哈巴俄苷）保留时间适中，峰面积较大且稳定，峰形较好，为各样品中所共有的色谱峰，故选择 23 号峰为内参照峰 S。通过 10 批玄参饮片指纹图谱的比较，确定特征峰 25 个。

7. 玄参饮片 HPLC 特征图谱分析

将所得图谱导入国家药典委员会"中药色谱特征图谱相似度评价系统"(2004 年 A 版)，经比较 10 批供试品玄参一级饮片，发现其中 25 个峰是各批供试品所共有的，且峰面积较为稳定，因此确定这 25 个峰为共有指纹峰。其中，出峰时间为 38.21min 的 23 号峰保留时间适中，峰面积较大且稳定，峰形较好，为各待鉴样品中所共有的色谱峰，故选择 23 号峰为内参照峰进行各供试品溶液相对保留时间和相对峰面积的计算。根据其共有模式确定标准特征图谱。如图 22-4 所示。

分别以标准特征指纹图谱为对照，利用"中药色谱图分析和数据管理系统"软件计算 10 批玄参一级饮片的相似度。结果平均相似度大于 0.95，相似度均在 0.92 以上。说明一级饮片之间差异较小，表明其可作为玄参饮片标准特征图谱。见表 22-5。

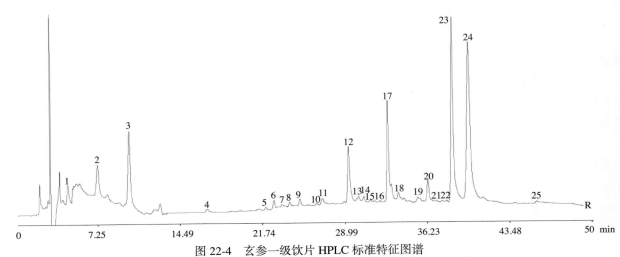

图 22-4　玄参一级饮片 HPLC 标准特征图谱

1.梓醇；2.桃叶珊瑚苷；3.哈巴苷；17.安格洛苷 -C；23.哈巴俄苷（S）；24.肉桂酸

表 22-5　一级玄参饮片相似度分析

项目	S1	S2	S3	S4	S5	S6	S7	S8	S9	S10	对照图谱
S1	1.000	0.960	0.977	0.975	0.978	0.975	0.978	0.939	0.909	0.980	0.979
S2	0.960	1.000	0.975	0.958	0.960	0.993	0.991	0.976	0.926	0.962	0.993
S3	0.977	0.975	1.000	0.945	0.953	0.979	0.979	0.979	0.961	0.978	0.984
S4	0.975	0.958	0.945	1.000	0.996	0.973	0.978	0.925	0.860	.0967	0.976
S5	0.978	0.960	0.953	0.996	1.000	0.974	0.980	0.939	0.880	0.977	0.980
S6	0.975	0.993	0.979	0.973	0.974	1.000	0.999	0.969	0.914	0.972	0.997
S7	0.978	0.991	0.979	0.978	0.980	0.999	1.000	0.968	0.914	0.976	0.988
S8	0.939	0.976	0.979	0.925	0.939	0.969	0.968	1.000	0.969	0.965	0.975
S9	0.909	0.926	0.961	0.860	0.880	0.914	0.914	0.969	1.000	0.943	0.927
S10	0.980	0.962	0.978	0.967	0.977	0.972	0.976	0.965	0.943	1.000	0.979
对照图谱	0.979	0.993	0.984	0.976	0.980	0.997	0.998	0.975	0.927	0.979	1.000

　　对 13 批玄参二级饮片进行 HPLC 特征图谱分析，结果显示，二级饮片图谱中均可检测到 16 个共有峰，将其作为玄参二级饮片的特征图谱鉴别特征。此外，对 14 批三级玄参饮片进行的 HPLC 特征图谱分析显示，各样品图谱中均可检测到 20 个共有峰，将其作为玄参三级饮片的特征图谱鉴别特征。如图 22-5、图 22-6 所示。

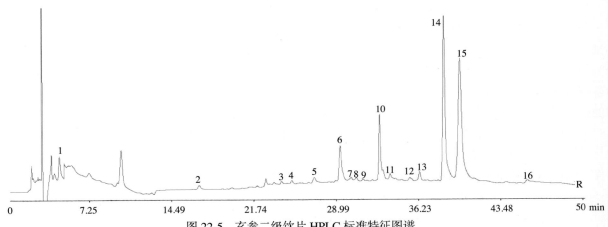

图 22-5　玄参二级饮片 HPLC 标准特征图谱

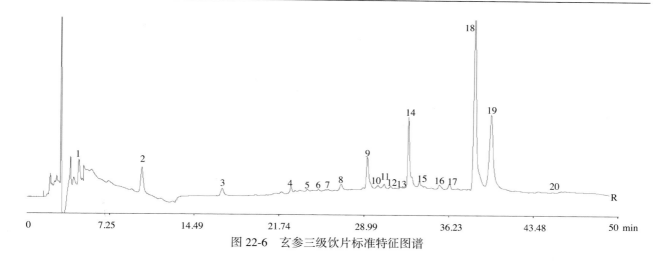

图 22-6　玄参三级饮片标准特征图谱

根据 36 批玄参饮片特征图谱检测结果，36 个样品中，相似度最高为 0.990。相似度大于 0.93 的 16 个；相似度在 0.85~0.93 之间的 12 个；相似度小于 0.85 的 8 个。据此可拟定玄参饮片的质量品级，玄参一级饮片相似度大于 0.93。二级饮片相似度大于 0.85。三级饮片相似度大于 0.70。见表 22-6。

表 22-6　玄参饮片特征图谱相似度比较

编号	饮片来源	相似度	编号	饮片来源	相似度
1	浙江磐安	0.938	19	重庆	0.789
2	浙江磐安	0.937	20	北京	0.920
3	浙江磐安	0.952	21	广西柳州	0.888
4	湖北十堰	0.789	22	四川	0.972
5	湖北十堰	0.968	23	辽宁大连	0.719
6	贵州道真	0.924	24	重庆南川金山	0.919
7	贵州道真	0.931	25	浙江杭州	0.917
8	重庆南川	0.977	26	湖北咸宁	0.897
9	重庆南川	0.976	27	贵州贵阳	0.857
10	重庆南川	0.973	28	福建福州	0.931
11	湖北武汉	0.898	29	陕西西安	0.447
12	湖北恩施	0.979	30	河北安国	0.775
13	湖北恩施	0.945	31	安徽亳州	0.800
14	湖北恩施	0.990	32	安徽亳州	0.970
15	安徽	0.973	33	安徽亳州	0.913
16	海南	0.791	34	安徽亳州	0.913
17	福建宁德	0.928	35	山西	0.946
18	浙江义乌	0.916	36	山西	0.702

8. 不同等级玄参饮片特征图谱比较

三个等级的玄参饮片 HPLC 特征图谱有明显的差异，一级、二级、三级饮片特征峰比较：2 号峰（桃叶珊瑚苷）、3 号峰（哈巴苷）、12 号峰、17 号峰（安格洛苷 -C）、20 号峰、24 号峰（肉桂酸）有明显差别。如图 22-7、图 22-8 所示。

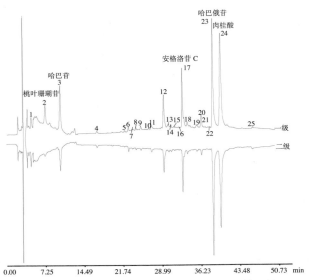

图 22-7　玄参一级、二级饮片 HPLC 特征图谱比较

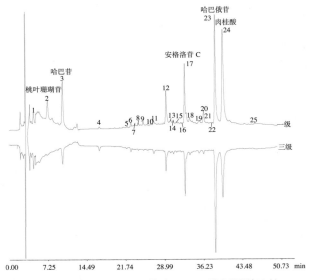

图 22-8　玄参一级、三级饮片 HPLC 特征图谱比较

9. 小结

特征图谱研究结果显示，HPLC 特征图谱可用于一级、二级玄参饮片和三级玄参饮片的鉴别，具有分级的可行性和实用性，建立的玄参饮片的 HPLC 特征图谱分析方法，可以作为玄参饮片分级的辅助依据。

四、检　查

（一）水分

参照《中国药典》2010 年版（一部）附录Ⅸ H 水分测定法（第一法），取供试品 2 ~ 5g，平铺于干燥至恒重的扁形称瓶中，精密称定，打开瓶盖在 100 ~ 105℃干燥 5h，将瓶盖盖好，移置干燥器中，冷却 30min，精密称定重量，再在上述温度干燥 1h，冷却，称重，至连续两次称重的差异不超过 5mg 为止。根据减失的重量，计算供试品中含水量（%），结果见表 22-7。

表 22-7　玄参饮片检查结果　（单位：%）

来源	水分	总灰分	酸不溶灰分	水溶性浸出物	醇溶性浸出物
浙江磐安	7.05	4.74	0.93	70.44	26.64
浙江磐安	7.47	4.43	0.44	71.65	20.63
浙江磐安	7.58	4.82	1.66	63.37	20.95
湖北十堰	7.24	2.86	0.30	75.16	28.54
湖北十堰	7.86	3.36	0.48	75.92	23.52
贵州道真	9.74	4.17	1.03	65.38	18.65
贵州道真	9.15	3.81	0.46	68.21	17.04
重庆南川	14.67	4.06	0.38	74.15	24.20
重庆南川	15.12	4.71	0.46	67.45	22.49
重庆南川	13.04	4.76	0.72	67.61	21.48
湖北武汉	12.60	4.45	1.04	75.02	28.97
湖北恩施	9.50	3.28	0.41	63.98	16.20
湖北恩施	9.73	3.61	0.42	63.98	14.33
湖北恩施	10.60	3.89	0.45	61.31	15.54
安徽	14.04	8.17	2.68	57.92	22.37
海南	12.24	6.19	1.67	66.79	19.65
福建宁德	11.67	11.33	3.03	53.57	20.05
浙江义乌	11.58	6.74	1.79	68.80	17.82
重庆	12.09	6.14	1.93	50.77	20.99
北京	12.20	4.36	0.21	74.80	17.57
广西柳州	12.02	7.35	1.62	69.00	18.78
四川	12.69	2.48	0.22	64.66	17.56
辽宁大连	12.42	10.54	2.86	53.21	20.47
重庆南川	10.23	5.82	1.35	63.67	18.98
浙江杭州	12.15	6.12	2.00	70.51	20.80
湖北咸宁	13.34	4.88	0.37	56.75	23.30
贵州贵阳	11.77	8.98	2.33	57.23	27.17
福建福州	10.02	4.39	0.73	76.69	22.38
陕西西安	11.37	6.79	1.57	66.84	18.47
河北安国	15.55	6.64	1.22	67.75	26.71
安徽亳州	14.21	5.19	0.75	69.46	25.74
安徽亳州	14.47	5.83	0.64	68.29	21.19
安徽亳州	13.12	5.54	0.98	71.73	24.27
安徽亳州	12.35	6.09	1.68	76.04	18.75
山西	10.61	4.48	0.47	77.30	19.34
山西	13.17	8.13	2.63	58.73	25.10

（二）浸出物

1. 水溶性浸出物

参照《中国药典》2010 年版（一部）水溶性浸出物测定法（附录ⅩA）项下热浸法，以水作溶剂，对玄参饮片进行水溶性浸出物含量测定。取供试品约 3g，精密称定，置 100ml 的锥形瓶中，精密加入水70ml，密塞，称定重量，静置 1h 后，连接回流冷凝管，加热至沸腾，并保持微沸 1h。放冷后，取下锥形瓶，密塞，再称定重量，用水补足减失的重量，摇匀，用干燥滤器滤过。精密取滤液 25ml，置已干燥至恒重的蒸发皿中，在水浴上蒸干后，于 105℃干燥 3h，置干燥器中冷却 30min，迅速精密称定重量。扣除饮片中水分，计算供试品水中溶性浸出物的含量（%）。结果见表 22-7。

2. 醇溶性浸出物

参照《中国药典》2010年版（一部）醇溶性浸出物测定法（附录X A）项下热浸法，以95%乙醇作溶剂，对防风饮片进行醇溶性浸出物含量测定。取供试品约2g，精密称定，置100ml的锥形瓶中，精密加入95%乙醇80ml，密塞，称定重量，静置1h后，连接回流冷凝管，加热至沸腾，并保持微沸1h。放冷后，取下锥形瓶，密塞，再称定重量，用95%乙醇补足减失的重量，摇匀，用干燥滤器滤过。精密取滤液25ml，置已干燥至恒重的蒸发皿中，在水浴上蒸干后，于105℃干燥3h，置干燥器中冷却30min，迅速精密称定重量。扣除饮片中水分，计算供试品中醇溶性浸出物的含量（%）。结果见表22-7。

（三）灰分

参照《中国药典》2010年版（一部）附录IX K灰分测定法中总灰分测定法，称取玄参饮片粉末（过2号筛）约4g，置炽灼至恒重的坩埚中，称定重量（准确至0.01g），缓缓炽热，注意避免燃烧，至完全炭化时，逐渐升高温度至500~600℃，使完全灰化并至恒重。根据残渣重量，计算样品中总灰分的含量。结果见表22-7。

参照《中国药典》2010年版（一部）附录IX K灰分测定法中酸不溶性灰分测定法，取上项所得的灰分，在坩埚中小心加入盐酸约10ml，用表面皿覆盖坩埚，至水浴上加热10min，表面皿用热水5ml冲洗，洗液并入坩埚中，用无灰滤纸滤过，坩埚内的残渣用水洗于滤纸上，并洗涤至洗液不含氯化物反应为止。残渣连同滤纸移置同一坩埚中，干燥，炽灼至恒重。根据残渣重量，计算样品中酸不溶性灰分的含量。结果见表22-7。

（四）结果

根据《中国药典》2010年版规定，玄参饮片含水量不得过16.0%，水溶性浸出物不得低于60.0%，总灰分不超过5.0%，酸不溶灰分不得过2.0%。

测定的玄参饮片中有个别企业饮片的水溶性浸出物低于60.0%，总灰分、酸不溶灰分超标，其余样品均符合《中国药典》标准。此外，在《中国药典》标准的基础上，补充制定了玄参饮片的醇浸出物含量标准。测定的玄参饮片醇浸出物的含量为14.40%~28.68%。经SPSS 19.0统计软件分析，三个等级饮片的浸出物含量无显著性差异。

五、含 量 测 定

对玄参饮片中哈巴苷与哈巴俄苷两种主要有效成分进行了含量测定，分析成分含量与饮片分级的相关性。

《中国药典》2005年版（一部）中玄参药材含量测定，在波长278nm检测哈巴俄苷含量，《中国药典》2010年版（一部）修订为，在波长210nm检测哈巴苷与哈巴俄苷总含量。210nm反复测试，发现溶剂吸收干扰大，参考白云娥等《HPLC-UV波长转换法测定玄参药材及饮片中哈巴苷与哈巴俄苷的含量》，色谱设定两个波长，哈巴苷采用210nm，哈巴俄苷采用278nm。

（一）仪器与试药

Dionex P680高效液相色谱仪；Themorn C_{18}色谱柱(250mm×4.6mm,5μm)；电子天平（北京赛多利斯科学仪器有限公司），SK7200HP型超声器。

哈巴苷对照品（购于中国食品药品检定研究院，批号：111729-200602），哈巴俄苷对照品（购于中国食品药品检定研究院，批号：111730-200605），甲醇为色谱纯（美国Fisher试剂公司），乙腈为色谱纯（美国Fisher试剂公司），水为双蒸水。

（二）方法与结果

1. 色谱条件

以十八烷基硅烷键合硅胶为填充剂；以乙腈为流动相 A，以 0.03% 磷酸溶液为流动相 B，按表 22-8 中的规定进行梯度洗脱；检测波长为 210nm、278nm。

表 22-8　流动相梯度表

时间 /min	流动相 A/%	流动相 B/%
0 ~ 10	3 → 10	97 → 90
10 ~ 20	10 → 33	90 → 67
20 ~ 25	33 → 50	67 → 50
25 ~ 30	50 → 80	50 → 20
30 ~ 35	80	20
35 ~ 37	80 → 3	20 → 97

2. 对照品溶液制备

取哈巴苷对照品、哈巴俄苷对照品适量，精密称定，加 30% 甲醇制成每 1ml 含哈巴苷 60μg、哈巴俄苷 20μg 的混合溶液，即得。

3. 供试品溶液制备

取本品粉末（通过三号筛）约 0.5g，精密称定，置具塞锥形瓶中，精密加入 50% 甲醇 50ml，密塞，称定重量，浸泡 1h，超声处理（功率 500W，频率 40kHz）45min，放冷，再称定重量，用 50% 甲醇补足减失的重量，摇匀，滤过，取续滤液，即得。

4. 测定法

分别精密吸取对照品溶液与供试品溶液各 10 μl，注入液相色谱仪，测定，即得。见图 22-9。

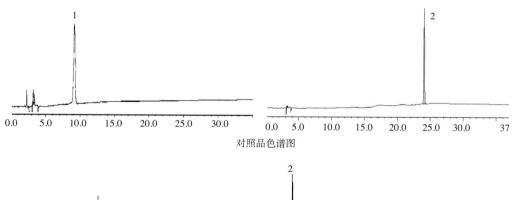

图 22-9　供试品与对照品色谱图

1.哈巴苷对照品（210nm）；2.哈巴俄苷对照品（278nm）

5. 方法学考察

（1）线性关系考察

精密吸取对照品溶液 4 μl、8 μl、12 μl、16 μl、20 μl，按照上述色谱条件进样，以峰面积为纵坐标，进样进样体积（μl）为横坐标，得哈巴苷回归方程为 $Y=0.0998X+0.1286$，$r=0.9995$，结果表明哈巴苷在 0.240~1.200μg 线性关系良好。哈巴俄苷回归方程 $Y=0.4188X+0.0871$，$r=0.9995$。结果表明哈巴俄苷在 0.080~0.400μg 线性关系良好。

（2）精密度试验

精密吸取对照品溶液 10 μl，连续进样 5 次，结果哈巴苷与哈巴俄苷峰面积 RSD 分别为 0.09%，0.12%。

（3）稳定性试验

同一对照品溶液，每隔 3h 进样一次，共 5 次，结果在 12h 内稳定性良好。

（4）回收率试验

称取已知含量浙江磐安产一级玄参饮片 5 份，每份 0.5g，精密称定，每份分别精密加入哈巴苷与哈巴俄苷对照品液适量，依法计算哈巴苷与哈巴俄苷的平均回收率分别为 97.36%，100.21%，RSD 分别为 1.82%，1.91%。

（5）含量测定结果

精密吸取各供试品溶液，依法测定峰面积，计算不同产地玄参饮片哈巴苷及哈巴俄苷含量，不同等级玄参饮片哈巴苷和哈巴俄苷总含量见表 22-9。

表 22-9　玄参饮片含量测定结果　　　　　　　　　　（单位：%）

等级	饮片来源	哈巴苷	哈巴俄苷	总含量
一级	浙江磐安 1	2.47	0.15	2.62
	浙江磐安 2	2.81	0.14	2.95
	重庆南川 1	2.91	0.08	2.97
	重庆南川 2	2.62	0.13	2.75
	重庆南川 3	2.55	0.10	2.65
	湖北恩施 1	2.82	0.12	2.94
	湖北恩施 2	2.67	0.12	2.79
	四川中药材市场	2.25	0.18	2.43
	同仁堂福州东大药店	2.64	0.12	2.76
	山西国大万民药房	3.00	0.12	3.12
二级	浙江	2.56	0.16	2.72
	湖北	1.26	0.08	1.34
	贵州	1.63	0.15	1.78
	贵州	1.72	0.17	1.89
	湖北	2.56	0.12	2.68
	河南	1.57	0.10	1.67
	亳州中药材市场	1.90	0.07	1.97
	义乌市人民医院	1.97	0.11	2.08
	北京同仁堂	1.95	0.12	2.07
	柳州桂中大药房	1.71	0.10	1.81
	杭州宝泰堂中医门诊部	2.05	0.16	2.21
	亳州中药材市场	1.34	0.05	1.39

续表

等级	饮片来源	哈巴苷	哈巴俄苷	总含量
三级	武汉市中医院	1.16	0.09	1.25
	武汉天济饮片厂	0.88	0.06	0.94
	三亚市人民医院	1.78	0.21	1.99
	宁德市中医院	1.53	0.07	1.60
	时珍阁中药房	1.85	0.36	2.21
	奇运生大药房连锁店	1.03	0.14	1.17
	2010 产自制饮片瑞丰农业科技有限公司	0.97	0.11	1.08
	湖北康进药业有限公司	2.43	0.26	2.69
	贵阳太升中药批发市场	1.06	0.14	1.20
	西安怡康医药连锁有限责任公司	1.23	0.05	1.28
	安国市神禾中药材饮片有限责任公司	0.61	0.10	0.71
	亳州中药材市场	2.03	0.13	2.16
	亳州中药材市场	1.27	0.08	1.35
	潞城市民康药业有限公司直属一店	1.42	0.16	1.58

　　结果显示，36 批玄参饮片中，18 批哈巴苷与哈巴俄苷的总含量在 2.0% 以上，道地产区新产药材制成的饮片均在此之列；16 批含量在 1.0%~2.0%。2 批在 1.0% 以下。综合《中国药典》2010 年版中对玄参饮片的质量限度，将一级饮片含量限度定为哈巴苷和哈巴俄苷的总量不得少于 2.40%；二级饮片含量限度定为哈巴苷和哈巴俄苷的总量不得少于 1.20%；三级饮片含量限度定为哈巴苷和哈巴俄苷的总量不得少于 0.45%。

第三节　玄参饮片分级方法及其说明

一、分级依据

　　玄参饮片以玄参科植物玄参 *Scrophularia ningpoensis* Hemsl. 的干燥根为原料，按照《中国药典》（一部）玄参项下收录的炮制方法，炮制为饮片。玄参饮片分为三个等级，在明确玄参原料药材产地的基础上，以性状作为主要分级指标，HPLC 特征图谱及两种成分（哈巴苷和哈巴俄苷）含量为辅助分级依据。

二、分级要点

　　玄参饮片分为三个等级，各等级饮片的产地、性状、HPLC 特征图谱及主要成分含量应符合下列要求，见图 22-10 和表 22-10。

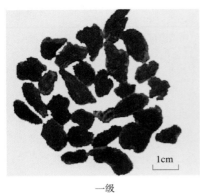
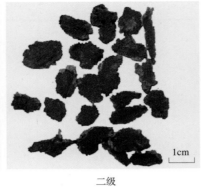
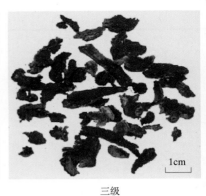

一级　　　　　　　　　　二级　　　　　　　　　　三级

图 22-10　不同等级玄参饮片照片

表 22-10　玄参各等级饮片分级要点

项目	一级	二级	三级
产地	道地产区：浙江磐安、重庆南川、湖北恩施	产地不限：浙江磐安、湖北恩施、重庆南川、贵州、四川	同二级
性状	大小较均匀，有浓郁焦糖气味	大小较均匀，有焦糖气味	大小不均匀，气味淡
HPLC 特征图谱	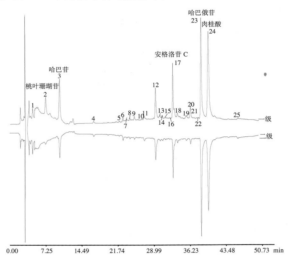 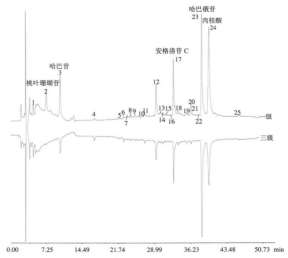	一级、二级、三级饮片特征峰比较：2 号峰（桃叶珊瑚苷）、3 号峰（哈巴苷）、12 号峰、17 号峰（安格洛苷 -C）、20 号峰、24 号峰（肉桂酸）有明显差别	
含量测定	哈巴苷、哈巴俄苷总量不低于 2.40%	哈巴苷、哈巴俄苷总量不低于 1.20%	哈巴苷、哈巴俄苷总量不低于 0.45%

第四节　玄参饮片质量评价标准

玄　参

Xuan Shen

【原料药材】　玄参科植物玄参 *Scrophularia ningpoensis* Hemsl. 的干燥根。冬季茎叶枯萎时采挖，除去根茎、幼芽、须根及泥沙，晒或烘至半干，堆放 3～6 天，反复数次至干燥。道地产区为浙江磐安、湖北恩施、重庆南川等地。

【饮片】　玄参科植物玄参 *Scrophularia ningpoensis* Hemsl. 的干燥根的炮制加工品。

【炮制】　除去残留根茎和杂质，洗净，润透，切薄片，干燥；或微泡，蒸透，稍晾，切薄片，干燥。

【性状】　本品类圆形或椭圆形的薄片，片径 10～20mm。外表皮灰褐色或褐色，断面黑色，微有光泽。味甘，微苦。一级、二级饮片大小均匀，有浓郁的焦糖气味；三级饮片大小不等，焦糖气味淡。

【鉴别】

(1) TLC 特征图谱

取本品粉末 2g，加甲醇 25ml，浸泡 1h，超声处理 30min，滤过，滤液蒸干，残渣加水 25ml 使溶解，用水饱和的正丁醇振摇提取 2 次，每次 30ml，合并正丁醇液，蒸干，残渣加甲醇 5ml 使溶解，作为供试品溶液。另取玄参对照药材 2g，同法制成对照药材溶液。再取哈巴俄苷对照品，加甲醇制成每 1ml 含 1mg 的溶液，作为对照品溶液。照薄层色谱法（附录Ⅵ B）试验，吸取上述三种溶液各 4 μl，分别点于同一硅胶 G 薄层板上，以三氯甲烷 - 甲醇 - 水（12：4：1）的下层溶液为展开剂，置用展开剂预饱和 15min 的展开缸内，展开，取出，晾干，喷以 5% 香草醛硫酸溶液，热风吹至斑点显色清晰。供试品色谱中，在与对照药材色谱和对照品色谱相应的位置上，显相同颜色的斑点。

(2) HPLC 特征图谱

色谱条件及系统适用性　以十八烷基硅烷键合硅胶为填充剂；以乙腈为流动相 A，以 0.1% 甲酸水溶液为流动相 B，按表 22-11 中的规定进行梯度洗脱；流速为 1.0ml/min；柱温 30℃。检测波长为多波长，即 0~5min 为 230nm、5~13min 为 210nm、13~23min 为 320nm、23~50min 为 278nm。

表 22-11　梯度洗脱条件表

时间 /min	流动相 A/%	流动相 B/%
0～15	3→10	97→90
15～30	10→25	90→75
30～45	25→35	75→65
45～50	35→3	65→97

供试品溶液制备　取本品粉末（过三号筛）2.0g，精密称定，置具塞锥形瓶中，精密加入 50% 甲醇 50ml，密塞，称定重量，浸泡 1h，超声处理（功率 500W，频率 40kHz）30min，放冷，再称定重量，用 50% 甲醇补足减失的重量，摇匀，滤过，取续滤液，即得。

测定法　分别精密吸取参照物溶液和供试品溶液各 20μl，注入液相色谱仪，测定，记录色谱图，即得。

本品所得图谱与标准图谱一致（图 22-11～图 22-13）。

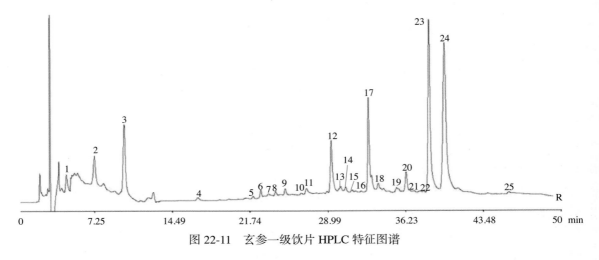

图 22-11 玄参一级饮片 HPLC 特征图谱

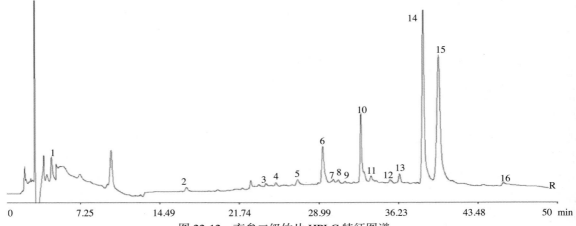

图 22-12 玄参二级饮片 HPLC 特征图谱

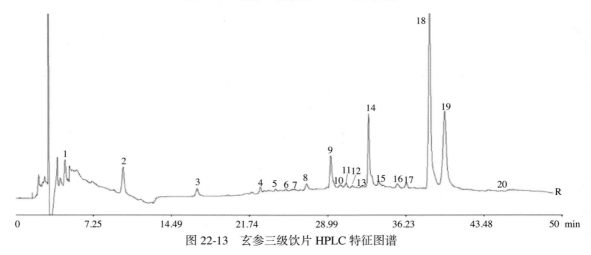

图 22-13 玄参三级饮片 HPLC 特征图谱

【检查】 水分 不得过 16.0% [《中国药典》2010 年版（一部）附录Ⅸ H 第一法]。

总灰分 不得过 5.0% [《中国药典》2010 年版（一部）附录Ⅸ K]。

酸不溶性灰分 不得过 2.0% [《中国药典》2010 年版（一部）附录Ⅸ K]。

杂质 不得超过 1.0% [《中国药典》2010 年版（一部）附录Ⅸ A]。

【浸出物】 照水溶性浸出物测定法 [《中国药典》2010 年版（一部）附录 X A] 项下热浸法测定，不得少于 60.0%。照醇溶性浸出物测定法 [《中国药典》2010 年版（一部）附录 X A] 项下热浸法测定，不得少于 10.0%。

【含量测定】　照高效液相色谱法 [《中国药典》2010 年版（一部）附录Ⅵ D] 测定。

色谱条件与系统适用性　以十八烷基硅烷键合硅胶为填充剂；以乙腈为流动相 A，以 0.03% 磷酸溶液为流动相 B，按表 22-12 中的规定进行梯度洗脱；检测波长为（哈巴苷）210nm、（哈巴俄苷）278nm。

表 22-12　梯度洗脱条件表

时间 /min	流动相 A/%	流动相 B/%
0 ~ 10	3 → 10	97 → 90
10 ~ 20	10 → 33	90 → 67
20 ~ 25	33 → 50	67 → 50
25 ~ 30	50 → 80	50 → 20
30 ~ 35	80	20
35 ~ 37	80 → 3	20 → 97

对照品溶液制备　取哈巴苷对照品、哈巴俄苷对照品适量，精密称定，加 30% 甲醇制成每 1ml 含哈巴苷 60μg、哈巴俄苷 20μg 的混合溶液，即得。

供试品溶液制备　取本品粉末（过三号筛）约 0.5g，精密称定，置具塞锥形瓶中，精密加入 50% 甲醇 50ml，密塞，称定重量，浸泡 1h，超声处理（功率 500W，频率 40kHz)45min，放冷，再称定重量，用 50% 甲醇补足减失的重量，摇匀，滤过，取续滤液，即得。

测定法　分别精密吸取对照品溶液与供试品溶液各 10μl，注入液相色谱仪，测定，即得。

本品按干燥品计算，一级饮片含哈巴苷和哈巴俄苷的总量不得少于 2.40%；二级饮片含哈巴苷和哈巴俄苷的总量不得少于 1.20%；三级饮片含哈巴苷和哈巴俄苷的总量不得少于 0.45%。

【性味与归经】　甘、苦、咸，微寒。归肺、胃、肾经。

【功能与主治】　清热凉血，滋阴降火，解毒散结。用于热入营血，温毒发斑，热病伤阴，舌绛烦渴，津伤便秘，骨蒸劳嗽，目赤，咽痛，白喉，瘰疬，痈肿疮毒。

【用法与用量】　9 ~ 15g。

【注意】　不宜与藜芦同用。

【储藏】　置干燥处，防霉，防蛀。

第二十三章　延胡索饮片的分级方法及其质量评价

第一节　原料药材

按照《中国药典》2010 年版（一部）延胡索项下规定，本品来源于罂粟科植物延胡索 *Corydalis yanhusuo* W. T. Wang 的干燥块茎，为我国的大宗药材，夏初茎叶枯萎时采挖，除去须根，洗净。又名玄胡、元胡。根据本草考证和延胡索产地调研，延胡索道地产区为浙江东阳、磐安一带。目前陕西汉中市城固县等地为延胡索主产区，其产量已超过浙江，成为市场上的主流。因此规定延胡索饮片一级品原料药材来源于浙江东阳、磐安；二级品原料药材来源于陕西。据报道，各产地将延胡索药材进行分级，其商品规格有以下三种：一等品：干货，呈不规则的扁球形，表面黄棕色或灰黄色，多皱缩。顶端有略凹陷的茎痕。质脆而硬，有蜡样光泽。味苦。每 50g 45 粒以内。无老皮、黑粒、杂质、虫蛀、霉变。二等品：每 50g 45 粒以上，其余同一等。统货：不分大小，其余同一等。采集道地产区延胡索药材 16 批，主产地延胡索药材 8 批，商品延胡索饮片 37 批，所有样品基源经中国中医科学院中药研究所胡世林研究员鉴定为罂粟科植物延胡索 *Corydalis yanhusuo* W. T. Wang 干燥块茎。

第二节　饮　片

以罂粟科植物延胡索（*Corydalis yanhusuo* W. T. Wang) 的干燥块茎为原材料，按照《中国药典》2010 年版（一部）延胡索项下规定，炮制加工延胡索饮片。

一、炮　制

取延胡索干燥药材，除去杂质，洗净，置沸水中煮至恰无白心时，取出，干燥，切厚片。

二、性　状

（一）延胡索原料药材的传统分级

延胡索药材传统鉴别为块茎扁球形，表面灰黄色或黄棕色，质坚硬，难折断，破断面黄色或黄棕色，角质样，有蜡样光泽，气微，味苦。以个大、饱满、质坚实、断面色黄者为佳。传统评价以片径大小为主要依据，因此，首先对不同地区采集、加工的延胡索饮片进行性状外观的传统评价。

（二）延胡索饮片质量评价传统方法

对浙江磐安和陕西城固延胡索饮片进行片径测量，所得饮片直径数据以 SPSS 11.5 软件进行统计分析，结果如图 23-1~图 23-4 所示。

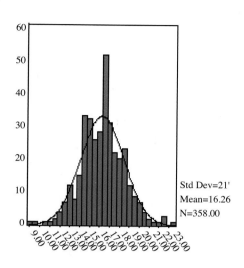

图 23-1　磐安延胡索一级饮片直径数据及频率
分布图

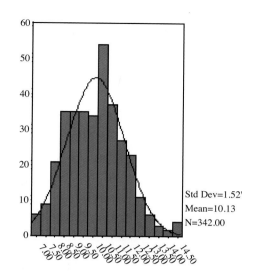

图 23-2　磐安延胡索二级饮片直径数据及频率分布图

由图 23-1 和图 23-2 可以看出，磐安一级延胡索饮片饮片直径范围为 8.719~23.6mm，平均直径为 16.25mm。由频率分布图可知，片径数据大多集中在 14~19mm。二级延胡索饮片直径范围为 6.92~14.66mm，平均直径为 10.13mm，片径数据大多集中在 8.0~12mm。

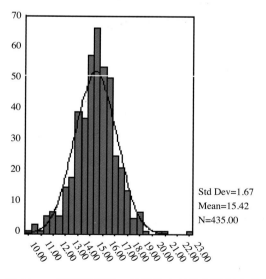

图 23-3　陕西延胡索一级饮片直径数据及频率分布图

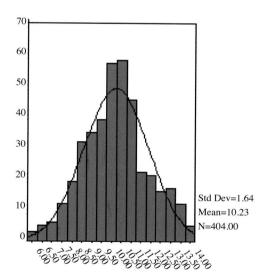

图 23-4　陕西延胡索二级饮片直径数据及频率分布图

由图 23-3 和图 23-4 可以看出，陕西一级延胡索饮片直径范围为 10.22~22.8mm，平均直径为 15.42mm。由频率分布图可知，片径数据大多集中在 14~18mm，为 77%。二级延胡索饮片直径范围为 6.00~14.20mm，平均直径为 10.23mm，片径数据大多集中在 8.0~12.5mm，为 75.7%。

根据测定和分析结果，规定延胡索饮片一级品呈不规则圆形厚片，外表皮黄色或黄褐色，具不规则细纵皱；切面黄色，角质样，具蜡样光泽，片径大于 14mm；二级品呈不规则圆形厚片，外表皮黄色或黄褐色，具不规则细纵皱；切面黄色，角质样，具蜡样光泽，片径 6~14mm。

三、鉴　别

采用 TLC 和 HPLC 特征图谱对初步分级的延胡索饮片进行比较研究，探讨不同等级延胡索饮片的质量评价方式和评价标准。

（一）TLC 鉴别

取延胡索粉末 1g，加甲醇 50ml，超声处理 30min，滤过，滤液蒸干，残渣加水 10ml 使溶解，加浓氨试液调制碱性（pH 为 12），用乙醚振摇提取 3 次，每次 10ml，合并乙醚液，蒸干，加甲醇 1ml 溶解残渣。精密称取延胡索乙素对照品 1.02mg，加甲醇制成每 1ml 含 0.51mg 的溶液；取延胡索对照药材 1g，同法制成对照药材溶液。以甲苯 - 丙酮 - 浓氨水（9 ： 2.5 ： 0.1）为展开剂。展开剂用量为 15ml。点样量为 2μl；挥干溶剂后置碘缸中约 3min 后挥尽板上吸附的碘；置紫外光灯（365nm）下检视。供试品色谱中，在与对照药材色谱和对照品色谱相应的位置上，显相同颜色的斑点。如图 23-5 所示。

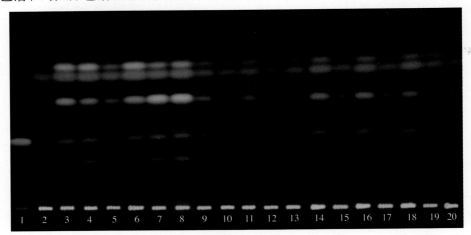

图 23-5　延胡索饮片 TLC 图谱

1.延胡索乙素对照品；2.延胡索对照药材；3.东阳优级；4.东阳统货；5.磐安优级；6.磐安统货；7.陕西优级；8.陕西统货；9.浙江华东优级Ⅰ；10.浙江华东统货Ⅰ；11.浙江华东优级Ⅱ；12.浙江华东统货Ⅱ；13.陕西饮片厂优级Ⅰ；14.陕西饮片厂统货Ⅰ；15.陕西饮片厂优级Ⅱ；16.陕西饮片厂统货Ⅱ；17.浙中医优级Ⅰ；18.浙中医统货Ⅰ；19.浙中医优级Ⅱ；20.浙中医统货Ⅱ

（二）HPLC 特征图谱

1. 仪器与试药

岛津 LC-20A 高效液相色谱仪由两个泵、紫外检测器、柱温箱和自动进样器四部分组成，LC-Solution 工作站。FA/JA 万分之一电子分析天平（上海良平仪器仪表有限公司），BP-211D 十万分之一电子分析天平（北京赛多利斯天平有限公司），KQ-300DE 型数控超声波清洗器（昆山市超声仪器有限公司），RE-85Z 旋转蒸发器（巩义市英峪予华仪器厂）。

延胡索乙素对照品（中国食品药品检定研究院，批号：110726-201011），原阿片碱对照品（中国食品药品检定研究院，批号：110853-201003），延胡索甲素对照品购自北京中科三捷生物科技有限公司，其余对照品四氢非洲防己胺、黄连碱、巴马汀均由中国医学科学院药物研究所秦海林研究员提供，经 HPLC 法测定各对照品纯度均达到 98% 以上。甲醇、乙腈为美国 Fisher 公司产色谱纯，冰醋酸、甲醇、三乙胺、氨水均为分析纯，水为纯净水。

2. 色谱条件

资生堂 C₁₈ 色谱柱（4.6mm×250mm，5μm）；乙腈 -0.6% 冰乙酸水溶液（0.06% 的三乙胺）（19 ： 81）

为流动相；流速 1.0ml/min；检测波长 280nm；柱温 35℃；进样量 10μl。

3. 供试品溶液制备

取延胡索粉末（过三号筛）约 0.50g，精密称定，置具塞三角瓶中，精密加入浓氨试液 - 甲醇（1∶20）混合溶液 50ml；称定重量，冷浸 30min 后超声 30min；上述所得溶液再称定重量，用上述混合溶液补足减失的重量，摇匀、滤过。精密吸取续滤液 25ml，蒸干，残渣加甲醇溶解，转移至 5ml 量瓶中，并稀释至刻度，摇匀，滤过，微孔（0.45μm）滤膜过滤即得。

4. 延胡索饮片 HPLC 特征图谱分析

（1）精密度试验

精密称取延胡索试样品粉末 0.5g，按供试品溶液制备项下方法操作，每次进样 10μl，连续进样 6 次，各共有峰相对保留时间的 RSD 为 0.037%~0.073%，相对峰面积的 RSD 为 0.29%~2.2%。表明仪器精密度良好。

（2）稳定性试验

称取同一供试样品粉末 0.5g，按供试品溶液制备项下方法操作，分别于 0、3h、6h、12h、18h、24h进样测定，各共有峰相对保留时间的 RSD 为 0.024%~0.089%，相对峰面积的 RSD 为 0.18%~2.9%。表明供试品 24h 内稳定。

（3）重复性试验

重复称取同一供试样品粉末 6 份，按供试品溶液制备项下方法操作，得到 6 个供试样，依次注入HPLC 色谱仪中检测，各共有峰相对保留时间的 RSD 为 0.016%~0.082%，相对峰面积的 RSD 为 1.2%~2.2%。表明该方法重复性良好。

（4）延胡索饮片特征图谱测定

自制延胡索一级饮片特征图谱 60min 内共出现 35 个特征峰，其中共有峰 18 个，以 10 号峰（延胡索乙素）作为参照峰，利用"中药色谱指纹图谱相似度评价系统"（2004 年 A 版），生成对照图谱并计算各饮片特征图谱的相似度。见图 23-6 和表 23-1。

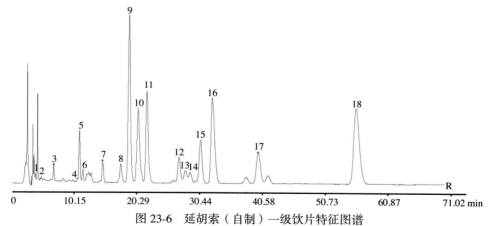

图 23-6　延胡索（自制）一级饮片特征图谱

表 23-1　延胡索（自制）一级饮片相似度

项目	S1	S2	S3	S4	S5	S6
R（对照图谱）	0.994	0.992	0.979	0.966	0.947	0.964

自制延胡索二级饮片在 60min 内出现 35 个特征峰，其中共有峰 23 个，以 14 号峰（延胡索乙素）作为参照峰，利用"中药色谱指纹图谱相似度评价系统"（2004 年 A 版），生成对照图谱并计算各饮片特征图谱的相似度。见图 23-7 和表 23-2。

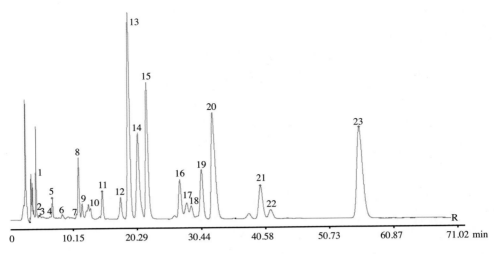

图 23-7　延胡索（自制）二级饮片对照特征图谱

表 23-2　延胡索（自制）二级饮片特征图谱相似度

项目	S1	S2	S3	S4	S5	S6
R（对照图谱）	0.996	0.997	0.996	0.989	0.952	0.97

延胡索一级商品饮片特征图谱在 60min 内出现 32 个特征峰，其中共有峰 20 个，13 号峰为延胡索乙素，以延胡索乙素作为参照峰，利用"中药色谱指纹图谱相似度评价系统"（2004 年 A 版），生成对照图谱并计算各饮片特征图谱的相似度。见图 23-8 和图表 23-3。

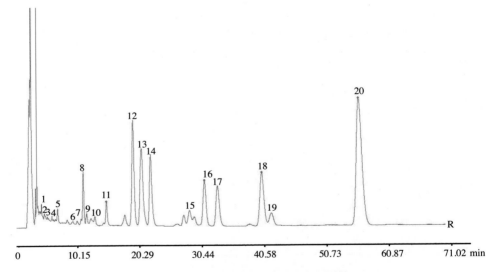

图 23-8　商品一级饮片对照特征图谱

表 23-3　商品一级饮片相似度

项目	S1	S2	S3	S4	S5	S6
R（对照图谱）	0.951	0.986	0.997	0.993	0.949	0.997

延胡索二级商品饮片特征图谱在 60min 内出现 33 个特征峰，其中共有峰 17 个，10 号峰为延胡索乙素，以延胡索乙素作为参照峰，利用"中药色谱指纹图谱相似度评价系统"（2004 年 A 版），生成对照图谱并计算各饮片特征图谱的相似度。见图 23-9 和表 23-4。

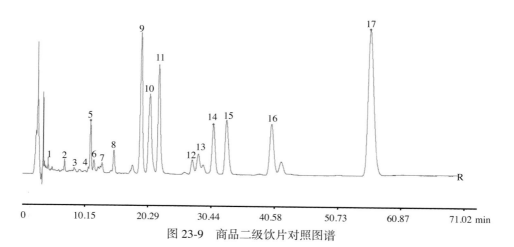

图 23-9 商品二级饮片对照图谱

表 23-4 商品二级饮片相似度

项目	S1	S2	S3	S4	S5	S6
R（对照图谱）	0.936	0.99	0.999	0.999	0.999	0.998

5. 不同等级延胡索饮片特征图谱比较

将不同来源同一等级、同一来源不同等级的延胡索饮片 HPLC 特征图谱进行镜像比较，结果显示，各图谱间无显著差异，因此 HPLC 特征图谱不适宜作为延胡索饮片分级的依据，可作为其质量评价内容。见图 23-10 和图 23-11。

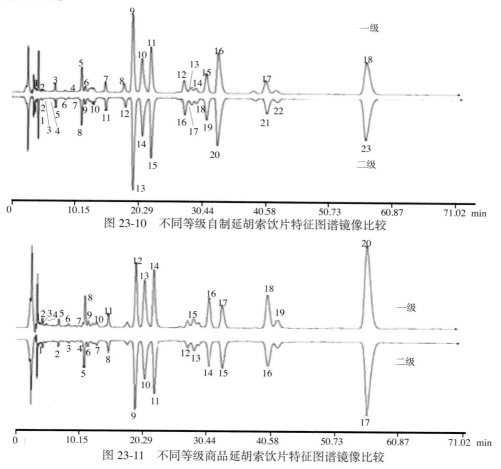

图 23-10 不同等级自制延胡索饮片特征图谱镜像比较

图 23-11 不同等级商品延胡索饮片特征图谱镜像比较

6. 小结

建立了延胡索饮片的 HPLC 特征图谱分析方法，并用于不同等级延胡索饮片的分级和质量评价。研究结果显示，HPLC 特征图谱无显著差异，因此 HPLC 特征图谱不适宜作为延胡索饮片分级的依据，可作为其质量评价内容。

四、检　　查

（一）水分

参照《中国药典》2010 年版（一部）附录Ⅸ H 水分测定法（第一法），取供试品 2 ~ 5g，平铺于干燥至恒重的扁形称瓶中，精密称定，打开瓶盖在 100 ~ 105℃干燥 5h，将瓶盖盖好，移置干燥器中，冷却 30min，精密称定重量，再在上述温度干燥 1h，冷却，称重，至连续两次称重的差异不超过 5mg 为止。根据减失的重量，计算供试品中含水量（%），结果见表 23-5。

表 23-5　延胡索检查项含量测定结果　　　　　　（单位：%）

样品产地	水分	总灰分	酸不溶灰分	浸出物
东阳一级母	6.01	1.72	0.275	14.9
东阳一级子	5.86	1.99	0.289	16.8
东阳统母	5.74	1.95	0.249	13.7
东阳统子	3.92	2.00	0.309	13.5
磐安一级母	7.58	1.93	0.105	13.9
磐安一级子	8.81	1.88	0.145	17.7
磐安统母	5.38	2.32	0.309	13.4
磐安统子	5.56	2.18	0.075	13.1
陕西一级母	7.34	2.43	0.075	18.1
陕西一级子	6.37	2.50	0.005	16.9
陕西统母	6.59	2.67	0.383	22.1
陕西统子	5.08	2.74	0.309	17.4
浙江华东延胡索一级生Ⅰ	12.17	2.44	0.315	16.0
浙江华东延胡索二级生Ⅰ	10.12	2.77	0.299	14.7
浙江华东延胡索饮片一级生Ⅱ	11.34	2.32	0.145	14.3
浙江华东延胡索饮片二级生Ⅱ	9.77	2.94	0.374	13.5
浙江中医药延胡索饮片一级生Ⅰ	11.06	2.05	0.185	16.3
浙江中医药延胡索饮片二级生Ⅰ	9.96	2.49	0.204	14.8
浙江中医药延胡索饮片一级生Ⅱ	11.07	1.89	0.110	17.9
浙江中医药延胡索饮片二级生Ⅱ	9.36	2.56	0.349	17.0
陕西饮片一级生Ⅰ	9.03	2.13	0.204	16.3
陕西饮片二级生Ⅰ	7.48	2.49	0.204	14.8
陕西饮片一级生Ⅱ	9.50	1.89	0.125	17.9
陕西饮片二级生Ⅱ	7.47	2.56	0.359	17.0

（二）浸出物

参照《中国药典》2010 年版（一部）醇溶性浸出物测定法（附录 X　A）项下热浸法，以 95% 乙醇作溶剂，对延胡索饮片进行醇溶性浸出物含量测定。取供试品约 2g，精密称定，置 100ml 的锥形瓶中，精密加入 95% 乙醇 50ml，密塞，称定重量，静置 1h 后，连接回流冷凝管，加热至沸腾，并保持微沸 1h。放冷后，取下锥形瓶，密塞，再称定重量，用 95% 乙醇补足减失的重量，摇匀，用干燥滤器滤过。精密取滤液 25ml，置已干燥至恒重的蒸发皿中，在水浴上蒸干后，于 105℃ 干燥 3h，置干燥器中冷却 30min，迅速精密称定重量。扣除饮片中水分，计算供试品中醇溶性浸出物的含量（%）。结果见表 23-5。

（三）灰分

参照《中国药典》2010 年版（一部）总灰分及酸不溶性灰分测定法（附录 IX　K），取供试品 3g，置炽灼至恒重的坩埚中，称定重量，缓缓炽热，注意避免燃烧，至完全炭化时，逐渐升高温度至 500 ~ 600℃，使完全灰化并至恒重。根据残渣重量，计算供试品中总灰分的含量（%）。结果见表 23-5。

取上项所得的灰分，在坩埚中小心加入稀盐酸约 10ml，用表面皿覆盖坩埚，置水浴上加热 10min，表面皿用热水 5ml 冲洗，洗液并入坩埚中，用无灰滤纸滤过，坩埚内的残渣用水洗于滤纸上，并洗涤至洗液不显氯化物反应为止，滤渣连同滤纸移至同一坩埚中，干燥，炽灼至恒重。根据残渣重量，计算供试品中酸不溶性灰分的含量（%）。结果见表 23-5。

（四）结果

根据《中国药典》2010 年版规定，对延胡索饮片水分、灰分、浸出物进行了测定。经 SPSS 19.0 统计软件分析，延胡索一级、二级饮片水分含量为 3.6% ~ 12.1%；总灰分含量为 1.72% ~ 3.31%，酸不溶性灰分含量为 0.005% ~ 0.383%；醇溶性浸出物含量为 13.1% ~ 22.1%，均符合《中国药典》2010 年版规定，两个等级饮片的浸出物含量等无显著性差异。

此外，在《中国药典》标准的基础上，补充制定了延胡索饮片酸不溶灰分的测定，并制定了相应的标准。统计分析表明，不同等级饮片间各检查项无明显差异，均按《中国药典》2010 年版标准执行。

五、含 量 测 定

《中国药典》2010 年版规定延胡索饮片的含量测定是以延胡索乙素为指标，课题组在以往研究的基础上，增加了总生物碱的含量测定。分析成分含量与饮片分级的相关性。

（一）仪器与试药

岛津 LC-20A 高效液相色谱仪由两个泵、紫外检测器、柱温箱和自动进样器四部分组成，LC-Solution 工作站。FA/JA 万分之一电子分析天平（上海良平仪器仪表有限公司），BP-211D 十万分之一电子分析天平（北京赛多利斯天平有限公司），KQ-300DE 型数控超声波清洗器（昆山市超声仪器有限公司），RE-85Z 旋转蒸发器（巩义市英峪予华仪器厂）。

延胡索乙素对照品（中国食品药品检定研究院，批号：110726-201011），购自北京中科三捷生物科技有限公司，经 HPLC 法测定各对照品纯度均达到 98% 以上。甲醇、乙腈为美国 Fisher 公司产色谱纯，冰醋酸、甲醇、三乙胺、氨水均为分析纯，水为纯净水。

（二）方法与结果

1. 色谱条件

资生堂 C_{18} 色谱柱（4.6mm×250mm，5 μm）；乙腈 -0.6% 冰醋酸水溶液（0.06% 的三乙胺）（19∶81）

为流动相；流速 1.0ml/min；检测波长 280nm；柱温 35 ℃；进样量 10 μl。理论塔板数按延胡索乙素峰不得低于 3000。空白溶剂色谱图中在与延胡索乙素相应的位置上无峰（图 23-12）。

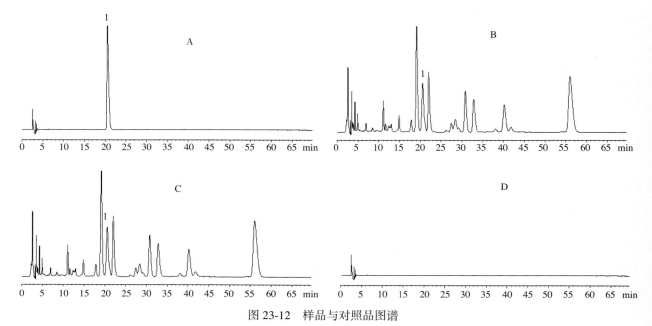

图 23-12　样品与对照品图谱

A.延胡索乙素对照品；B.东阳延胡索一级；C.东阳延胡索二级；D.空白溶剂；1.延胡索乙素

2. 对照品溶液制备

精密称取延胡索乙素对照品适量，配制浓度为 0.046mg/ml。

3. 供试品溶液制备

测定延胡索乙素：取延胡索饮片粉末（过三号筛）约 0.50g，精密称定，置容量瓶中，精密加入浓氨 - 甲醇 (1 : 20) 混合溶液 50ml；称定重量，冷浸 1h 后超声 30min；上述所得溶液再称定重量，用上述混合溶液补足减失的重量，摇匀、滤过。精密吸取续滤液 25ml，蒸干，残渣加 10ml 甲醇溶解，摇匀，滤过，微孔滤膜过滤，取续滤液即得。

测定总生物碱：取延胡索饮片粉末约 0.3g，精密称定，置 50ml 量瓶中，加 0.1 mol/ L HCl 溶液约 40ml，水浴加热 20min，时时振摇，取出放冷，加同一溶液至刻度，摇匀，滤过，弃去初滤液，留取续滤液备用。

4. 方法学考察

（1）线性关系考察

精密称取延胡索乙素对照品适量，配制浓度为 0.046mg/ml，依次进行等度稀释。按上述色谱条件测定峰面积，以峰面积 Y 为纵坐标，以进样质量 X 为横坐标，并计算回归方程：

延胡索乙素：$Y = 836763X - 774$　$r = 0.9999$

结果表明，延胡索乙素在 0.001075 ~ 0.0684 μg 线性关系良好。

（2）精密度试验

取延胡索样品 0.5g，按供试品制备项下方法操作，精密吸取同一样品 10 μl 连续进样 6 次，测定峰面积值，结果延胡索乙素 RSD 为 0.7%，表明仪器精密度良好。

（3）稳定性试验

取上述同一样品溶液，分别于 0h、3h、6h、12h、18h、24h 进样测定，记录峰面积，计算延胡索乙素含量，测得 RSD=0.59%，结果表明本样品溶液在 24h 内稳定。

（4）重复性试验

精密称取同一样品6份，按供试品制备项下方法操作，进行测定，计算延胡索乙素RSD为1.7%，表明该方法重复性良好。

（5）加样回收试验

采用加样回收法，精密称取同一样品0.25g，6份，精密称定，加入延胡索乙素对照品适量，按供试品溶液制备方法制备，测定含量，计算平均回收率和RSD依次为97.3%、1.9%、100.1%、1.6%、101.2%、2.7%；100.6%、1.5%、102.5%、2.0%、99.4%、1.9%。

（6）不同等级延胡索饮片延胡索乙素含量测定

取各批次延胡索饮片分别测定延胡索乙素的含量，结果见表23-6。

表23-6　延胡索乙素含量 （单位：%）

样品产地	延胡索乙素
东阳一级母	0.090
东阳一级子	0.113
东阳统母	0.099
东阳统子	0.124
磐安一级母	0.055
磐安一级子	0.064
磐安统母	0.088
磐安统子	0.104
陕西一级母	0.142
陕西一级子	0.117
陕西统母	0.141
陕西统子	0.139
浙江华东延胡索饮片一级生Ⅰ	0.081
浙江华东延胡索饮片二级生Ⅰ	0.051
浙江华东延胡索饮片一级生Ⅱ	0.080
浙江华东延胡索饮片二级生Ⅱ	0.052
陕西饮片一级生Ⅰ	0.095
陕西饮片二级生Ⅰ	0.104
陕西饮片一级生Ⅱ	0.091
陕西饮片二级生Ⅱ	0.120
浙江中医药延胡索饮片一级生Ⅰ	0.092
浙江中医药延胡索饮片二级生Ⅰ	0.057
浙江中医药延胡索饮片一级生Ⅱ	0.089
浙江中医药延胡索饮片二级生Ⅱ	0.056

（7）不同等级延胡索饮片总生物碱含量测定

采用酸性染料比色法对延胡索饮片总生物碱含量进行测定，并进行不同等级延胡索饮片的含量比较。吸取对照品溶液和样品溶液各1ml，分别置于分液漏斗中，各加乙酸-乙酸钠缓冲液10.0ml，0.2%甲基橙溶液1.0ml，再加入氯仿10ml，振摇3min，静置使分层，分取氯仿液，分别在紫外分光光度计上扫描测量最大吸收波长。各个批次延胡索饮片中总生物碱含量见表23-7。

表 23-7　延胡索中总生物碱含量　　　　　　　　　　　　　　　　（单位：%）

样品产地	总生物碱
东阳一级母	0.617
东阳一级子	0.847
东阳统母	0.681
东阳统子	0.830
磐安一级母	0.470
磐安一级子	0.494
磐安统母	0.879
磐安统子	0.882
陕西一级母	0.847
陕西一级子	0.947
陕西统母	0.965
陕西统子	0.974
浙江华东延胡索一级生 I	0.563
浙江华东延胡索二级生 I	0.480
浙江华东延胡索饮片一级生 II	0.711
浙江华东延胡索饮片二级生 II	0.512
陕西饮片一级生 I	0.853
陕西饮片二级生 I	1.041
陕西饮片一级生 II	0.897
陕西饮片二级生 II	0.978
浙江中医药延胡索饮片一级生 I	0.771
浙江中医药延胡索饮片二级生 I	0.703
浙江中医药延胡索饮片一级生 II	0.704
浙江中医药延胡索饮片二级生 II	0.533

5. 结果

《中国药典》2010年版中延胡索饮片的含量测定是以延胡索乙素为指标，课题组在以往研究的基础上，增加了总生物碱的含量测定。延胡索饮片中延胡索乙素含量范围为0.051%～0.142%，均高于《中国药典》2010年版延胡索饮片项下延胡索乙素含量标准。对上述结果采用t检验法进行统计分析，自制饮片一级和二级数据之间有明显的差异，二级饮片中延胡索乙素含量明显高于一级（$P<0.05$）；商品饮片由于药材来源不是很明确，数据之间没有规律。延胡索饮片中总生物碱含量范围为0.470%～1.041%，《中国药典》2010年版中暂无延胡索总生物碱含量的相关规定。对自制加工一级和二级采用t检验统计分析后得出两个等级饮片总生物碱含量无显著性差异（$P>0.05$）。因此规定延胡索饮片一级品与二级品中延胡索乙素均不得少于0.05%；总生物碱以延胡索乙素计，均不得少于0.45%。

第三节　延胡索饮片分级方法及其说明

一、分级依据

以罂粟科植物延胡索 (*Corydalis yanhusuo* W. T. Wang) 的干燥块茎为原料，按照《中国药典》2010 年版(一部)延胡索项下规定，炮制为饮片。延胡索饮片分为两个等级，在明确延胡索原料药材产地的基础上，以外观性状作为主要分级指标。

二、分级要点

延胡索饮片分为二个等级，各等级饮片的产地、性状、片径应符合下列要求。见图 23-13 和表 23-8。

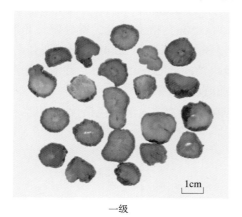 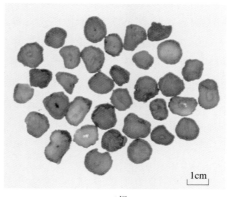

一级　　　　　　　　　　　　　　　　　　二级

图 23-13　延胡索各等级饮片

表 23-8　延胡索各等级饮片分级要点

项目	一级	二级
产地	道地产区：浙江东阳、磐安	陕西
性状	外表皮黄色或黄褐色，具不规则细纵皱；切面黄色，角质样，具蜡样光泽	外表皮黄色或黄褐色，具不规则细纵皱；切面黄色，角质样，具蜡样光泽
片径	≥ 14mm	6~14mm

第四节　延胡索饮片质量评价标准

延 胡 索

Yan Hu Suo

【原料药材】　罂粟科植物延胡索 (*Corydalis yanhusuo* W. T. Wang) 的干燥块茎，夏初茎叶枯萎时采挖，除去须根，洗净。产自浙江东阳、磐安一带。

【饮片】　罂粟科植物延胡索 (*Corydalis yanhusuo* W. T. Wang) 干燥块茎的炮制加工品。

【炮制】　除去杂质，洗净，置沸水中煮至恰无白心时，取出，干燥，切厚片。

【性状】 本品呈不规则的圆形厚片，外表皮黄色或黄褐色，具不规则细纵皱；切面黄色，角质样，具蜡样光泽，一级饮片片径大于 14mm，二级饮片片径 6~14mm。

【鉴别】

(1) TLC 特征图谱

取延胡索粉末 1g，加甲醇 50ml，超声处理 30min，滤过，滤液蒸干，残渣加水 10ml 使溶解，加浓氨试液调制碱性 (pH 为 12)，用乙醚振摇提取 3 次，每次 10ml，合并乙醚液，蒸干，加甲醇 1ml 溶解残渣。精密称取延胡索乙素对照品 1.02mg，加甲醇制成每 1ml 含 0.51mg 的溶液；取延胡索对照药材 1g，同法制成对照药材溶液。以甲苯 - 丙酮 - 浓氨水（9：2.5：0.1）为展开剂。展开剂用量为 15ml。点样量为 2μl；挥干溶剂后置碘缸中约 3min 后挥尽板上吸附的碘；置紫外光灯（365nm）下检视。供试品色谱中，在与对照药材色谱和对照品色谱相应的位置上，显相同颜色的斑点。

(2) HPLC 特征图谱

照高效液相色谱法（附录 Ⅵ D）测定。

色谱条件与系统适用性 以十八烷基硅烷键合硅胶为填充剂；乙腈 -0.6% 冰乙酸水溶液（0.06% 的三乙胺）（19：81）为流动相；流速 1.0ml/min；检测波长为 280nm。

供试品溶液制备 取本品饮片粉末 (过三号筛) 约 0.50g，精密称定，置具塞三角瓶中，精密加入浓氨试液 - 甲醇 (1：20) 混合溶液 50ml；称定重量，冷浸 30min 后超声 30min；上述所得溶液再称定重量，用上述混合溶液补足减失的重量，摇匀、滤过。精密吸取续滤液 25ml，蒸干，残渣加甲醇溶解，转移至 5ml 量瓶中，并稀释至刻度，摇匀，滤过，微孔滤膜过滤既得。

测定法 分别精密吸取对照品溶液与供试品溶液各 10 μl，注入液相色谱仪，测定，即得。

本品所得图谱与标准图谱一致（图 23-14）。

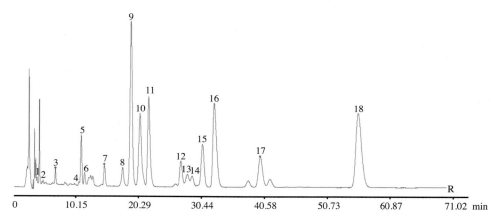

图 23-14 延胡索饮片 HPLC 标准特征图谱

【检查】 水分 不得过 15.0% [《中国药典》2010 年版（一部）附录Ⅸ H 第一法]。

总灰分 不得过 4.0% [《中国药典》2010 年版（一部）附录Ⅸ K]。

酸不溶灰分 不得过 0.5% [《中国药典》2010 年版（一部）附录Ⅸ K]。

【浸出物】 照醇溶性浸出物测定法 [《中国药典》2010 年版（一部）附录 Ⅹ A] 项下的热浸法测定，用稀乙醇作溶剂，不得少于 13.0%。

【含量测定】

(1) 总生物碱

对照品溶液制备 取延胡索乙素对照品适量，用 0.1 mol/ml 的盐酸溶解，制成含延胡索乙素为 0.32mg/ml 的对照品溶液。

　　标准曲线绘制　　精密量取延胡索乙素对照品溶液，按照等度稀释的原则，分别配置成一系列浓度的溶液，以相应的试剂为空白，照紫外 - 可见分光光度法 [《中国药典》2010 年版（一部）附录 V A]，在 420nm 处测定吸光度，以吸光度为纵坐标，浓度为横坐标，绘制标准曲线。

　　测 定 法　　精密称取延胡索粉末约 0.3g 置于 50ml 的锥形瓶中，精密加入 0.1mol/ml 盐酸溶液约 50ml，超声 30min，时时振摇，取出放冷，用上述溶液补足减失的重量，摇匀，过滤，弃去初滤液，留取续滤液，备用。精密吸取延胡索乙素和延胡索样品溶液各 1ml，分别置于 100ml 的分液漏斗中，精密加入乙酸 - 乙酸钠缓冲液（pH 为 4.5）10ml，0.2% 甲基橙染料溶液 1.0ml，再加入氯仿 10ml，振摇 3min，静置 30min 使分层，分取氯仿液，另取乙酸 - 乙酸钠缓冲溶液 10ml 同法操作所得氯仿溶液作为空白溶液，分别在 420nm 波长下进行扫描，测定吸光度，计算总生物碱含量。

　　(2) 延胡索乙素

　　色谱条件与系统适用性　　以十八烷基硅烷键合硅胶为填充剂；以乙腈 -0.6% 冰醋酸水溶液（0.06% 的三乙胺）（19 ∶ 81）为流动相；流速 1.0ml/min；检测波长 280nm。理论塔板数按延胡索乙素峰不得低于 3000。

　　对照品溶液制备　　取延胡索乙素对照品适量，加甲醇溶解并稀释，制成含延胡索乙素 0.05mg/ml 的对照品溶液。

　　供试品溶液制备　　取样品粉末（过三号筛）约 0.50g，精密称定，置容量瓶中，精密加入浓氨 - 甲醇 (1 ∶ 20) 混合溶液 50ml；称定重量，冷浸 1h 后超声 30min；上述所得溶液再称定重量，用上述混合溶液补足减失的重量，摇匀、滤过。精密吸取续滤液 25ml，蒸干，残渣加 10ml 甲醇溶解，摇匀，滤过，微孔滤膜过滤，取续滤液即得。

　　测 定 法　　分别精密吸取对照品溶液与供试品溶液各 10μl 注入液相色谱仪，测定。

　　本品按干燥品计算，延胡索一级、二级饮片延胡索乙素均不得少于 0.05%；总生物碱以延胡索乙素计，不得少于 0.45%。

　　【性味与归经】　　辛、苦、温。归肝、脾经。

　　【功能与主治】　　活血，行气，止痛。用于胸胁、脘腹疼痛，胸痹心痛，经闭痛经，产后瘀阻，跌扑肿痛。

　　【用法与用量】　　3 ~ 10g；研末吞服，一次 1.5 ~ 3g。

　　【储藏】　　置干燥处，防蛀。

第二十四章　泽泻饮片的分级方法及其质量评价

第一节　原料药材

按照《中国药典》2010年版（一部）泽泻项下的规定，本品为泽泻科植物泽泻 *Alisma orientalis*（Sam.）Juzep. 的干燥块茎。生长180天、最佳采收期冬季茎叶开始枯萎时采挖，洗净，干燥，除去须根和粗皮。根据本草考证和泽泻的产地调研，确定泽泻原料药材的道地产区为福建建瓯、建阳一带；四川、江西为目前泽泻原料药材的主产区。道地产区和主产区的泽泻药材在外观性状上有显著的差异，可以作为泽泻饮片分级研究的参考依据。根据《七十六种药材商品规格标准》中泽泻药材的传统分级要点，规定泽泻一级饮片原料药材来源于福建建瓯、建阳一带，二级饮片原料药材来源于四川、江西等地。采集道地产区泽泻药材3批，主产地泽泻药材5批，商品泽泻饮片12批，所有样品基源经福建中医药大学药学院范世明高级实验师鉴定为泽泻科植物泽泻 *Alisma orientalis*（Sam.）Juzep. 的干燥块茎。

第二节　饮　　片

以泽泻科植物泽泻 *Alisma orientalis*（Sam.）Juzep. 的干燥块茎为原料药材，按照《中国药典》2010年版（一部）泽泻项下规定，炮制加工泽泻饮片。

一、炮　　制

取泽泻干燥药材，除去须根、粗皮及泥土，洗净，润透，切厚片，干燥。

泽泻饮片炮制过程中，易产生碎屑，败片，因此将碎屑、败片等杂质比例作为泽泻饮片等级划分的辅助依据，并以此来控制饮片的质量，杜绝掺杂现象。

二、性　　状

（一）泽泻原料药材的传统分级

产地差异赋予了泽泻药材显著的外观特征（图24-1，表24-1），可以作为药材分级以及质量评价的依据，但将药材炮制加工为饮片后这些特征部分消失，最具有分级特性的指标是饮片的颜色及外皮残留的须根痕。因此，首先对不同来源的泽泻药材和饮片进行性状的传统评价。见表24-2和图24-2。

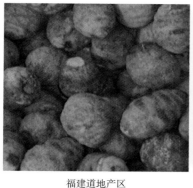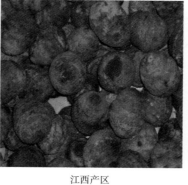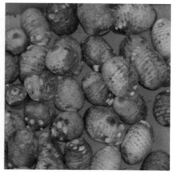

| 福建道地产区 | 江西产区 | 四川产区 |

图 24-1　泽泻原料药材

表 24-1　不同产地泽泻原料药材差异

项目	道地产区泽泻	江西产区泽泻	四川产区泽泻
外形	呈类球形、椭圆形或卵圆形，长2~7cm，直径 2~6cm	呈类球形、椭圆形或卵圆形，长2~6cm，直径 2~7cm	呈类球形、椭圆形或卵圆形，长2~5cm，直径 2~5cm
表面	黄白色或淡黄棕色，有不规则的横向环状浅沟纹和多数细小突起的须根痕	深黄白色或淡黄棕色，有不规则的横向环状浅沟纹和多数细小突起的须根痕	淡黄白色或淡黄棕色，有不规则的横向环状浅沟纹和瘤状突起的须根痕较多
底部	有的有瘤状芽痕	有的有瘤状芽痕	有瘤状芽痕
质地	质坚实	质坚实	质坚实
断面	黄白色，粉性，有多数细孔	深黄白色，粉性，有多数细孔	淡黄白色，粉性，有多数细孔
气味	气微，味微苦	气微，味微苦	气微，味微苦

（二）泽泻饮片质量评价传统方法

泽泻饮片传统质量评价指标为性状特征、片径、败片率等，见图 24-2 和表 24-2。

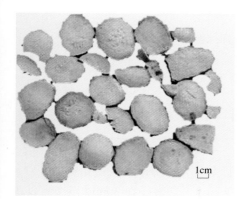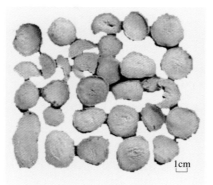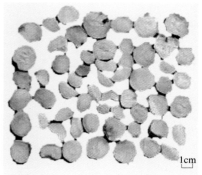

| 道地产区泽泻饮片 | 江西产泽泻饮片 | 四川产泽泻饮片 |

图 24-2　道地产区与主产区泽泻饮片

表 24-2　泽泻饮片传统评价

饮片来源	性状特征	直径 /mm	败片率 /%	碎屑率 /%
福建建瓯 -1	呈椭圆形或圆形厚片，外表皮淡黄棕色至黄棕色，可见细小突起的须根痕。切面黄白色，粉性，有多数细孔	3.3~5.7	17	—
福建建瓯 -2	呈椭圆形或圆形厚片，外表皮淡黄棕色至黄棕色，可见细小突起的须根痕。切面黄白色，粉性，有多数细孔	3.0~5.2	19	—

续表

饮片来源	性状特征	直径/mm	败片率/%	碎屑率/%
福建建瓯-3	呈椭圆形、圆形或不规则形厚片，外表皮黄棕色，可见细小突起的须根痕。切面黄色，粉性，有多数细孔	2.1~4.8	27	—
江西广昌-1	呈圆形或椭圆形厚片，外表皮淡黄棕色至黄棕色，可见细小突起的须根痕。切面黄白色，粉性，有多数细孔	3.2~5.2	28	—
江西广昌-2	呈圆形或椭圆形厚片，外表皮淡黄棕色至黄棕色，可见细小突起的须根痕。切面黄白色，粉性，有多数细孔	3.2~4.6	20	—
江西广昌-3	呈圆形或椭圆形厚片，外表皮淡黄棕色至黄棕色，可见细小突起的须根痕。切面黄白色或黄色，粉性，有多数细孔	2.20~4.1	20	—
四川-1	呈圆形或椭圆形厚片，外表皮黄棕色，有多数须根痕及瘤状小疙瘩。切面黄白色，粉性，有多数细孔	3.0~4.5	23	—
四川-2	呈圆形或椭圆形厚片，外表皮黄棕色，有多数须根痕及瘤状小疙瘩。切面黄白色至黄色，粉性，有多数细孔	2.20~3.4	23	—
福建回春药业-1（11011801）	呈圆形、椭圆形或不规则形厚片，外表皮淡褐色，有多数须根痕及瘤状小疙瘩。切面黄色或黄棕色，粉性一般	2.1~4.1	14	1
福建回春药业-2（11011802）	呈圆形、椭圆形或不规则形厚片，外表皮淡褐色，有多数须根痕及瘤状小疙瘩。切面黄白色或黄褐色，粉性一般	2.2~4.5	44	1
福建回春药业-3（071106）	呈圆形或椭圆形厚片，外表皮淡褐色。切面黄褐色，粉性一般	2.5~4.4	15	1
福建漳州聚善堂（20120201）	呈椭圆形或不规则形厚片，外表皮暗褐色，切面黄棕色，粉性足	2.5~4.0	42	16
甘肃陇西聚善堂（20111128）	呈圆形或椭圆形厚片，外表皮淡灰褐色，切面黄色、淡黄棕色，粉性一般	2.9~4.7	13	—
安徽协和药业（110108）	呈不规则厚片，外表皮淡褐色，有的偏白，切面淡黄白色，粉性足	2.2~4.4	74	2
陕西渭南福满香药业（20120210）	呈圆形、椭圆形或不规则形厚片，外表皮棕褐色，切面黄棕色，粉性一般	2.6~4.8	24	—
江西樟树庆仁药业（1009056）	呈圆形、椭圆形或不规则厚片，外表皮暗褐色，有多数须根痕及瘤状小疙瘩。切面黄棕色，粉性足	2.2~4.6	31	3
福建天人药业（120301）	呈圆形、椭圆形或不规则厚片，外表皮深黄棕色，有多数须根痕及瘤状小疙瘩。切面黄棕色，粉性一般	2.2~4.5	24	2
湖北天济药业（20110514）	呈圆形、椭圆形或不规则厚片，外表皮深黄棕色，有多数须根痕及瘤状小疙瘩。切面黄白色或黄棕色，粉性一般	2.6~5.0	69	1
四川新荷花药业-1（1204026）	呈圆形、椭圆形或不规则厚片，外表皮深黄棕色至浅褐色，有多数须根痕及瘤状小疙瘩。切面浅黄棕色至黄棕色，粉性足	2.6~4.5	64	1
四川新荷花药业-2（1207035）	呈圆形、椭圆形或不规则厚片，外表皮深黄棕色，切面黄棕色，粉性足	2.5~4.7	33	1

参考泽泻药材的传统分级方法，将泽泻饮片的性状特征、片径、败片率作为分级的关键指标。

主要依据饮片直径，性状，初步分为两个级别：一级与二级（表24-3）。直径在30mm以上，外表皮淡黄棕色至黄棕色，切面呈黄白色，瘤状须根痕少见者定为一级。直径21 ~ 30mm，外表皮颜色黄棕色，切面颜色棕色或更深、瘤状须根痕较多者定为二级。同时也参考败片率和碎屑等杂质的含量。

表24-3　泽泻饮片初步分级结果

等级	饮片来源	性　状
一级	福建建瓯-1	外表皮淡黄棕色至黄棕色，切面黄白色
	福建建瓯-2	外表皮淡黄棕色至黄棕色，切面黄白色
	江西广昌-1	外表皮淡黄棕色至黄棕色，切面黄白色
	江西广昌-2	外表皮淡黄棕色至黄棕色，切面黄白色

续表

等级	饮片来源	性状
二级	福建建瓯-3	外表皮黄棕色，切面黄棕色，瘤状须根痕较多
	江西广昌-3	外表皮淡黄棕色至黄棕色，切面黄白色至黄棕色，瘤状须根痕较多
	四川-1	外表皮黄棕色，切面黄白色，瘤状须根痕较多
	四川-2	外表皮黄棕色，切面黄白色至黄色，瘤状须根痕较多
	福建回春药业-1	外表皮淡褐色，切面黄色或黄棕色，瘤状须根痕较多
	福建回春药业-2	外表皮淡褐色，切面黄白色或黄褐色，瘤状须根痕较多
	福建回春药业-3	外表皮淡褐色，切面黄褐色，瘤状须根痕较多
	福建漳州聚善堂	外表皮淡褐色，切面黄棕色，瘤状须根痕较多
	甘肃陇西聚善堂	外表皮淡褐色，切面黄色、淡黄棕色，瘤状须根痕较多
	安徽协和药业	外表皮淡褐色，切面淡黄白色，瘤状须根痕较多
	陕西渭南福满香药业	外表皮棕褐色，切面黄棕色，瘤状须根痕较多
	江西樟树庆仁药业	外表皮暗褐色，切面黄棕色，瘤状须根痕较多
	福建天人药业	外表皮深黄棕色，切面黄棕色，瘤状须根痕较多
	湖北天济药业	外表皮深黄棕色，切面黄白色或黄棕色，瘤状须根痕较多
	四川新荷花药业-1	外表皮深黄棕色，切面浅黄棕色至黄棕色，瘤状须根痕较多
	四川新荷花药业-2	外表皮深黄棕色，切面黄棕色，瘤状须根痕较多

三、鉴　　别

采用 TLC 和 HPLC 两种方式对初步分级的泽泻饮片进行比较研究，探讨不同等级泽泻饮片的质量评价方式和评价标准。

（一）TLC 鉴别

称取泽泻饮片粉末约2g，加入乙酸乙酯20ml，超声处理30min，滤过，滤液加于氧化铝柱（200～300目，5g，内径为1cm，干法装柱）上，用乙酸乙酯10ml洗脱，收集洗脱液，蒸干，残渣加入乙酸乙酯1ml使溶解，作为供试品溶液。吸取上述两种溶液各5μl，分别点于同一硅胶H薄层板上，以环己烷-乙酸乙酯（1：1）为展开剂，展开，取出，晾干，喷以5%硅钨酸乙醇溶液，在105℃加热至斑点显色清晰。样品色谱中，在与对照品色谱相应的位置上，显相同颜色的斑点。如图24-3所示。

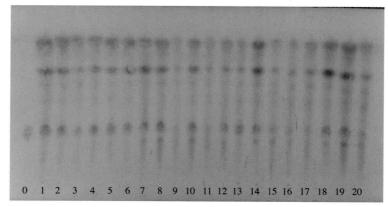

图 24-3　泽泻饮片 TLC 图谱

0.20-乙酰泽泻醇B；1.福建建瓯-1；2.福建建瓯-2；3.福建建瓯-3；4.江西广昌-1；5.江西广昌-2；6.江西广昌-3；7.四川-1；8.四川-2；9.福建回春药业-1；10.福建回春药业-2；11.福建回春药业-3；12.福建漳州聚善堂；13.甘肃陇西聚善堂；14.安徽协和药业；15.陕西渭南福满香药业；16.江西樟树庆仁药业；17.福建天人药业；18.湖北天济药业；19.四川新荷花药业-1；20.四川新荷花药业-2

泽泻饮片 TLC 图谱显示，所有泽泻饮片中均能清晰地检定出 23-乙酰泽泻醇 B，可以作为泽泻饮片的 TLC 鉴别特征。

（二）HPLC 特征图谱

1. 仪器与试药

岛津 LC-20AT 液相色谱仪（DAD 检测器）；KQ-500E 型超声波清洗器（昆山市超声仪器有限公司）；乙腈为色谱纯，水为纯水，使用前均经 0.45μm 滤膜滤过，其他试剂均为分析纯。

2. 色谱条件

依利特 C_{18} 色谱柱（150mm × 4.6mm，5μm），以 0.1% 甲酸乙腈（A）-0.1% 甲酸水（B）为流动相梯度洗脱：0~5min，55%（A）；5 ~ 30min、55%→76%（A）；30 ~ 60min，76%（A）；流速 1.0ml/min 进行洗脱；检测波长 210nm；流速 1.0ml/min；柱温为室温。

3 供试品溶液制备

精密称取泽泻饮片粉末 2.0g，置具塞锥形瓶，精密加入乙腈 25ml，超声 30min，抽滤，减压浓缩，用乙腈溶解并稀释至 5ml 容量瓶，用 0.45μm 微孔滤膜过滤，作为供试品溶液。

4 泽泻饮片 HPLC 特征图谱分析

（1）精密度试验

取泽泻饮片粉末，制备供试品溶液，连续进样 5 次，测定 HPLC 图谱，计算相对保留时间及相对峰面积，各共有峰相对保留时间的 RSD 在 0.10% ~0.40%，各共有峰相对峰面积的 RSD 在 1.39% ~2.94%。表明仪器精密度良好。

（2）稳定性试验

取泽泻饮片粉末，制备供试品溶液，分别在 0、2h、4h、8h、12h、24h 共进样 6 次，测定 HPLC 图谱，计算相对保留时间及相对峰面积，各共有峰相对保留时间的 RSD 均为 0.01%，各共有峰相对峰面积的 RSD 在 0.26%~1.92%。结果表明，供试品溶液在 24h 内保持稳定。

（3）重复性试验

取泽泻饮片粉末 5 份，制备供试品溶液，平行操作 5 份，测定 HPLC 图谱，计算相对保留时间及相对峰面积，各共有峰相对保留时间的 RSD 在 0.10%~0.14%，各共有峰相对峰面积的 RSD 在 1.39%~1.91%。表明该方法重复性良好。

（4）泽泻饮片特征图谱测定

对初步分级的泽泻饮片进行 HPLC 特征图谱测定，并运用"中药色谱指纹图谱相似度评价系统"（2004年 A 版），对初步划分的等级进行比较分析。泽泻两个等级饮片均有 6 个共有峰，以 3 号峰为参照峰（S）计算其余各峰的相对保留时间和相对峰面积，结果显示两个等级泽泻饮片相对保留时间 RSD 值均为 1.37%以内，相对峰面积 RSD 在 0.81% ~ 16.01%（图 24-4、图 24-5）；相对保留时间 RSD 值均为 0.70% 以内，相对峰面积 RSD 在 11.40% ~ 76.54%（图 24-6）。

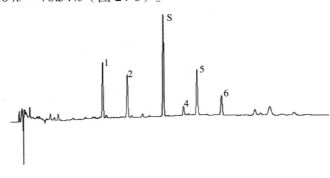

图 24-4　泽泻一级饮片 HPLC 标准特征图谱

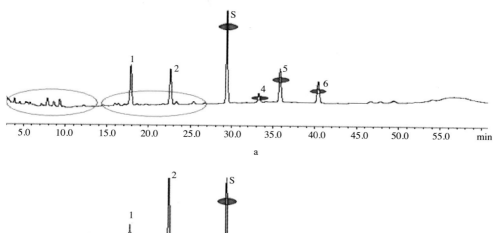

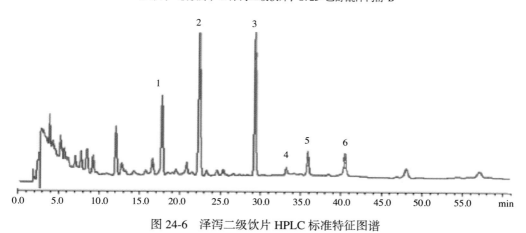

图 24-5 不同等级泽泻饮片 HPLC 特征图谱比较

a. 泽泻一级饮片；b. 泽泻二级饮片；S. 23- 乙醇酰泽泻醇 B

图 24-6 泽泻二级饮片 HPLC 标准特征图谱

不同等级泽泻饮片均在 45min 内洗脱完全，计算相似度结果显示，一级饮片中产自福建道地产区的 S1、S2 之间的近似度较高，产自江西的 S3、S4 之间的近似度较高，两个产地之间的近似度在 0.86%~0.89%，说明两个产地产的泽泻饮片之间有较高的相似度。16 批二级饮片之间的相似度在 0.35~0.96，不同批次不同企业饮片之间的相似度较差。结果见表 24-4 和表 24-5。

表 24-4 泽泻一级饮片相似度结果

样品	S1	S2	S3	S4	对照图谱
S1	1	0.955	0.88	0.882	0.957
S2	0.955	1	0.87	0.863	0.95
S3	0.88	0.87	1	0.983	0.974
S4	0.882	0.863	0.983	1	0.973
对照图谱	0.957	0.95	0.974	0.973	1

表 24-5　泽泻二级饮片相似度结果

样品	S1	S2	S3	S4	S5	S6	S7	S8	S9	S10	S11	S12	S13	S14	S15	S16	对照图谱
S1	1	0.746	0.594	0.494	0.51	0.579	0.444	0.524	0.551	0.521	0.44	0.452	0.435	0.422	0.616	0.809	0.706
S2	0.746	1	0.783	0.753	0.656	0.807	0.575	0.666	0.761	0.732	0.496	0.631	0.63	0.603	0.633	0.629	0.848
S3	0.594	0.783	1	0.916	0.714	0.939	0.641	0.789	0.911	0.828	0.451	0.699	0.666	0.649	0.558	0.474	0.879
S4	0.494	0.753	0.916	1	0.748	0.963	0.683	0.808	0.917	0.899	0.403	0.745	0.7	0.748	0.501	0.52	0.901
S5	0.51	0.656	0.714	0.748	1	0.777	0.926	0.773	0.874	0.797	0.611	0.873	0.885	0.903	0.564	0.44	0.894
S6	0.579	0.807	0.939	0.963	0.777	1	0.694	0.824	0.937	0.898	0.47	0.771	0.703	0.732	0.569	0.556	0.93
S7	0.444	0.575	0.641	0.683	0.926	0.694	1	0.737	0.806	0.743	0.629	0.839	0.913	0.907	0.546	0.363	0.842
S8	0.524	0.666	0.789	0.808	0.773	0.824	0.737	1	0.846	0.856	0.481	0.844	0.745	0.702	0.5	0.455	0.872
S9	0.551	0.761	0.911	0.917	0.874	0.937	0.806	0.846	1	0.888	0.582	0.841	0.823	0.8	0.607	0.499	0.948
S10	0.521	0.732	0.828	0.899	0.797	0.898	0.743	0.856	0.888	1	0.447	0.806	0.738	0.793	0.552	0.471	0.91
S11	0.44	0.496	0.451	0.403	0.611	0.47	0.629	0.481	0.582	0.447	1	0.593	0.647	0.503	0.528	0.354	0.61
S12	0.452	0.631	0.699	0.745	0.873	0.771	0.839	0.844	0.841	0.806	0.593	1	0.843	0.817	0.537	0.433	0.872
S13	0.435	0.63	0.666	0.7	0.885	0.703	0.913	0.745	0.823	0.738	0.647	0.843	1	0.882	0.477	0.379	0.843
S14	0.422	0.603	0.649	0.748	0.903	0.732	0.907	0.702	0.8	0.793	0.503	0.817	0.882	1	0.484	0.399	0.847
S15	0.616	0.633	0.558	0.501	0.564	0.569	0.546	0.5	0.607	0.552	0.528	0.537	0.477	0.484	1	0.465	0.684
S16	0.809	0.629	0.474	0.52	0.44	0.556	0.363	0.455	0.499	0.471	0.354	0.433	0.379	0.399	0.465	1	0.654
对照图谱	0.706	0.848	0.879	0.901	0.894	0.93	0.842	0.872	0.948	0.91	0.61	0.872	0.843	0.847	0.684	0.654	1

5. 不同等级泽泻饮片特征图谱比较

一级与二级均有 6 个特征峰。一级饮片 HPLC 图谱特征明显，1 号峰、2 号峰、3 号峰呈"川"字状，1 号峰、2 号峰、5 号峰高相当，二级饮片 2 号峰、3 号峰、5 号峰呈"山"字状，即一级与二级饮片图谱的区别主要体现在 6 个特征峰的峰高或峰面积成一定的比例（图 24-5）。

6. 小结

建立了泽泻饮片的 HPLC 特征图谱分析方法，并用于不同等级泽泻饮片的分级和质量评价。研究结果显示，HPLC 特征图谱可用于一级与二级泽泻饮片的鉴别，具有分级的可行性和实用性，可以作为泽泻饮片分级的辅助依据。

四、检　查

（一）水分

参照《中国药典》2010 年版（一部）附录Ⅸ H 水分测定法（第一法），取供试品 2 ~ 5g，平铺于干燥至恒重的扁形称瓶中，精密称定，打开瓶盖在 100 ~ 105℃干燥 5h，将瓶盖盖好，移置干燥器中，冷却 30min，精密称定重量，再在上述温度干燥 1h，冷却，称重，至连续两次称重的差异不超过 5mg 为止。根据减失的重量，计算供试品中含水量（%），结果见表 24-6。

表 24-6　泽泻饮片检查项测定结果　　　　　　　　　　　　　　（单位：%）

编号	来源	水分	总灰分	醇溶性浸出物
1	福建建瓯 -1	9.12	3.79	24.85
2	福建建瓯 -2	9.23	3.68	20.69
3	福建建瓯 -3	9.17	4.62	17.19
4	江西广昌 -1	8.97	3.50	17.33

续表

编号	来源	水分	总灰分	醇溶性浸出物
5	江西广昌 -2	8.99	3.61	17.96
6	江西广昌 -3	9.32	3.72	16.50
7	四川 -1	8.96	2.65	17.51
8	四川 -2	8.41	2.43	15.95
9	福建回春药业 -1	12.14	2.38	15.45
10	福建回春药业 -2	12.11	1.89	14.32
11	福建回春药业 -3	11.77	2.96	14.71
12	福建漳州聚善堂	9.25	2.72	16.36
13	甘肃陇西聚善堂	11.29	2.69	20.06
14	安徽协和药业	9.84	2.70	15.03
15	陕西渭南福满香药业	17.31	2.19	9.25
16	江西樟树庆仁药业	11.54	2.26	17.45
17	福建天人药业	11.57	2.72	15.61
18	湖北天济药业	9.78	2.55	15.92
19	四川新荷花药业 -1	9.08	2.59	15.03
20	四川新荷花药业 -2	12.32	2.55	14.67

（二）浸出物

参照《中国药典》2010 年版（一部）水溶性浸出物测定法（附录 X A），以 95% 乙醇作溶剂，对泽泻饮片进行醇溶性浸出物含量测定。取供试品约 3g，精密称定，置 250ml 圆底烧瓶中，精密加入 95% 乙醇 75ml，称定重量，静置 1h 后，连接回流冷凝管，加热至微沸，并保持 1h，放冷后，取下圆底烧瓶，再称定重量，用 95% 乙醇补足重量，摇匀，用干燥滤器滤过，精密量取滤液 25ml，置已干燥至恒重的蒸发皿中，在水浴上蒸干后，于 105 ℃干燥 3h，置干燥器中冷却 30min，迅速精密称定重量。以干燥品计算样品中醇溶性浸出物的含量（%）。结果见表 24-6。

（三）灰分

参照《中国药典》2010 年版（一部）总灰分测定法（附录Ⅸ K），取供试品 3g，置炽灼至恒重的坩埚中，称定重量，缓缓炽热，注意避免燃烧，至完全炭化时，逐渐升高温度至 500 ~ 600℃，使完全灰化并至恒重。根据残渣重量，计算供试品中总灰分的含量（%）。结果见表 24-6。

（四）结果

泽泻一级饮片醇溶性浸出物含量为 17.3%~24.9%；二级饮片醇溶性浸出物含量为 9.3%~20.1%。

根据《中国药典》2010 年版规定，泽泻饮片水分不得过 12.0%，总灰分不得过 5.0%，醇溶性浸出物不得少于 10.0%。所测定的泽泻饮片中有个别企业饮片的水分、醇溶性浸出物不合格，其余样品均符合《中国药典》标准。

五、含量测定

参照《中国药典》2010 年版（一部）泽泻饮片项下，对 23- 乙醇酰泽泻醇 B 主要有效成分进行了含量测定，分析成分含量与饮片分级的相关性。

（一）仪器与试药

岛津 LC-20AT 液相色谱仪（DAD 检测器）；KQ-500E 型超声波清洗器（昆山市超声仪器有限公司）；乙腈为色谱纯，水为纯水，使用前均经 0.45μm 滤膜滤过，其他试剂均为分析纯。

对照品 23- 乙醇酰泽泻醇 B 纯度 98% 以上，可供含量测定用。

（二）方法与结果

1. 色谱条件

依利特 C$_{18}$ 色谱柱，以乙腈 - 水（73 ：27）为流动相，流速为 1.0ml/min，检测波长为 208nm，室温条件下测定。理论塔板数按 23- 乙醇酰泽泻醇 B 计算应不低于 3000。在此条件下泽泻饮片中各峰分离良好（图 24-7）。

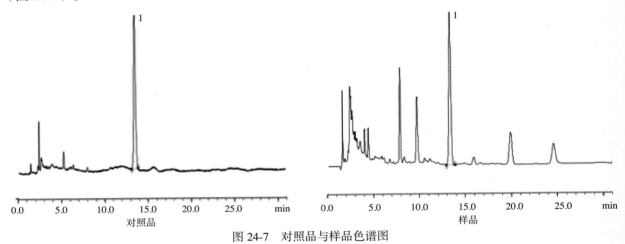

图 24-7 对照品与样品色谱图

2. 对照品溶液制备

精密称取 23- 乙醇酰泽泻醇 B 适量，精密加入乙腈定容，制成 0.029mg/ml 标准溶液，备用。

3. 供试品溶液制备

取泽泻饮片粉末约 0.5g，精密称定，置具塞锥形瓶中，精密加入乙腈 25ml，密塞，称定重量，超声处理（功率 250 W，频率 50 kHz）30min，放冷，称重，用乙腈补足减失的重量，摇匀，用 0.45 μm 滤膜滤过，取续滤液，即得。

4. 方法学考察

（1）线性关系考察

精密吸取 23- 乙醇酰泽泻醇 B 对照品溶液 1μl、5μl、9μl、12μl、16μl、18μl、20μl，以 23- 乙醇酰泽泻醇 B 浓度为横坐标（X），每个体积进样 2 次，以峰面积积分值为纵坐标（Y），得线性回归曲线：$Y=749833.78X － 969.50$（$r=0.9999$），表明 23- 乙醇酰泽泻醇 B 在 0.029 ～ 0.580μg 范围内线性关系良好。

（2）精密度试验

精密吸取对照品溶液 10μl，重复进样 5 次，结果峰面积积分值的相对标准偏差分别为 0.10%，表明仪器精密度良好。

（3）稳定性试验

精密吸取供试品溶液 10μl，分别于 0、2h、4h、6h、12h 重复进样共 6 次，峰面积值 RSD（%）为 0.52%，表明供试品溶液在 12h 内保持稳定。

（4）重复性试验

取泽泻饮片粉末 5 份，各约 0.5g，精密称定，制备成供试品溶液，并进行测定，结果 5 次测定值的相对标准偏差为 0.59%。表明该法重复性良好。

（5）加样回收试验

精密称定已知含量的泽泻饮片粉末 0.5g，精密加入对照品适量，按供试品溶液制备及测定法操作，进行色谱分析。结果平均回收率分别为 99.3%。

（6）不同等级泽泻饮片含量测定

以泽泻中的 23- 乙醇酰泽泻醇 B 为指标，对采集和制备的泽泻饮片进行了含量分析（表 24-7）。

表 24-7　不同等级泽泻饮片含量比较

编号	饮片来源	平均含量 /%
1	福建建瓯 -1	0.26
2	福建建瓯 -2	0.25
3	江西广昌 -1	0.22
4	江西广昌 -2	0.23
5	福建建瓯 -3	0.14
6	江西广昌 -3	0.23
7	四川 -1	0.23
8	四川 -2	0.25
9	福建回春药业 -1	0.05
10	福建回春药业 -2	0.19
11	福建回春药业 -3	0.03
12	福建漳州聚善堂	0.14
13	甘肃陇西聚善堂	0.11
14	安徽协和药业	0.12
15	陕西渭南福满香药业	0.06
16	江西樟树庆仁药业	0.03
17	福建天人药业	0.05
18	湖北天济药业	0.26
19	四川新荷花药业 -1	0.18
20	四川新荷花药业 -2	0.05

5. 结果

《中国药典》2010 年版中以 23- 乙醇酰泽泻醇 B 为主要的含量指标，为和《中国药典》一致，本分级标准以 23- 乙醇酰泽泻醇 B 含量作为现代分级方法中的指标，以干燥品计，23- 乙醇酰泽泻醇 B 含量 ≥ 0.20% 的为一级饮片；23- 乙醇酰泽泻醇 B 含量 ≥ 0.05% 的为二级饮片；23- 乙醇酰泽泻醇 B 含量 <0.05% 的为不合格饮片。

第三节　泽泻饮片分级方法及其说明

一、分级依据

泽泻饮片以泽泻科植物泽泻 *Alisma orientalis*（Sam.）Juzep. 的干燥块茎为原料，按照《中国药典》2010 年版（一部）泽泻项下收录的炮制方法，炮制为饮片。泽泻饮片分为两个等级，在明确泽泻原料药材产地的基础上，以饮片直径、性状作为主要分级指标，HPLC 特征图谱及 23- 乙醇酰泽泻醇 B 含量为辅助分级依据。

二、分级要点

泽泻饮片分为两个等级，各等级饮片的产地、性状、片径、HPLC 特征图谱及主要成分含量应符合下列要求。见图 24-8 和表 24-8。

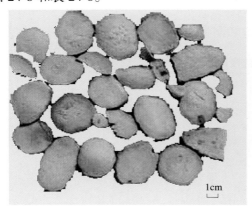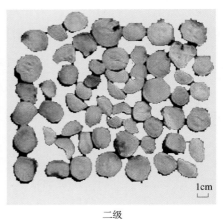

一级　　　　　　　　　　　　　　　　　　　二级

图 24-8　不同等级泽泻饮片

表 24-8　泽泻两个等级饮片分级要点

项目	一级	二级
产地	福建建瓯、建阳一带	江西、四川、广西等
性状	外表皮淡黄棕色至黄棕色，可见细小突起的须根痕。切面黄白色，粉性	外表皮深黄棕色，有多数须根痕及瘤状小疙瘩。切面黄白色或黄棕色，粉性
片径	30~57mm	21~30mm

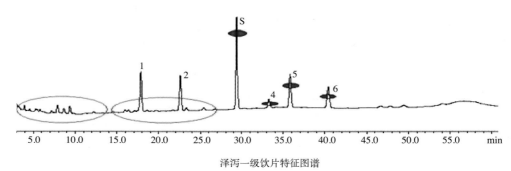

泽泻一级饮片特征图谱

HPLC 特征图谱

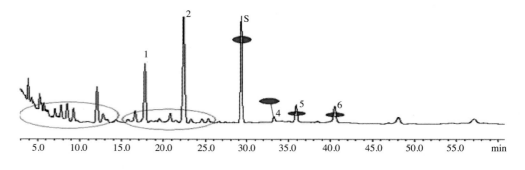

泽泻二级饮片特征图谱

一级与二级均有 6 个特征峰。一级饮片 HPLC 图谱特征明显，1 号峰、2 号峰、3 号峰呈"川"字状，1 号峰、2 号峰、5 号峰高相当，二级饮片 2 号峰、3 号峰、5 号峰呈"山"字状，即一级与二级饮片图谱的区别主要体现在 6 个特征峰的峰高或峰面积成一定的比例

含量测定	23-乙醇酰泽泻醇 B 含量不得少于 0.20%	23-乙醇酰泽泻醇 B 含量不得少于 0.05%

第四节　泽泻饮片质量评价标准

泽　泻
Ze Xie

【原料药材】　泽泻科植物泽泻 *Alisma orientalis*（Sam.）Juzep. 的干燥块茎。生长 180 天、最佳采收期冬季茎叶开始枯萎时采挖，洗净，干燥，除去须根和粗皮。道地产区为福建建瓯、建阳一带。

【饮片】　泽泻科植物泽泻 *Alisma orientalis*（Sam.）Juzep. 的干燥块茎的炮制加工品。

【炮制】　除去须根、粗皮及泥土，洗净，润透，切厚片，干燥，无杂质及碎屑。

【性状】　本品呈椭圆形或圆形厚片，外表皮淡黄棕色至黄棕色，可见细小突起的须根痕。切面黄白色，粉性，有多数细孔。一级饮片片径 30~57mm，二级饮片 21~30mm。

【鉴别】

(1) TLC 特征图谱

称取泽泻饮片粉末约2g，加入乙酸乙酯20ml，超声处理30min，滤过，滤液加于氧化铝柱（200 ～ 300 目，5g，内径为 1 cm，干法装柱）上，用乙酸乙酯 10ml 洗脱，收集洗脱液，蒸干，残渣加入乙酸乙酯 1ml 使溶解，作为供试品溶液。吸取上述两种溶液各 5 µl，分别点于同一硅胶 H 薄层板上，以环己烷 - 乙酸乙酯（1：1）为展开剂，展开，取出，晾干，喷以 5% 硅钨酸乙醇溶液，在 105 ℃加热至斑点显色清晰。样品色谱中，在与对照品色谱相应的位置上，显相同颜色的斑点。

(2) HPLC 特征图谱

色谱条件及系统适用性　以十八烷基硅烷键合硅胶为填充剂；以乙腈（0.1% 甲酸）为流动相A，水（0.1% 甲酸）为流动相 B 梯度洗脱：0~5min，55%（A）；5 ～ 30min，55 → 76%（A）；30 ～ 60min，76%（A），检测波长 210nm；流速 1.0ml/min；柱温为室温。

供试品溶液制备　精密称取泽泻饮片粉末 2.0g，置具塞锥形瓶，精密加入乙腈 25ml，超声 30min，抽滤，减压浓缩，用乙腈溶解并稀释至 5ml 容量瓶，用 0.45 µm 微孔滤膜过滤，作为供试品溶液。

测定法　分别精密吸取对照品溶液与供试品溶液各 10 µl，注入液相色谱仪，测定，即得。

本品所得图谱与标准图谱一致（图 24-9、图 24-10）。

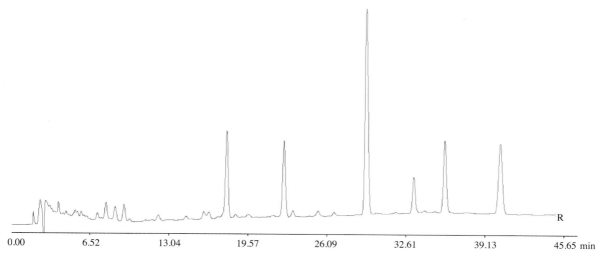

图 24-9　泽泻一级饮片 HPLC 标准特征图谱

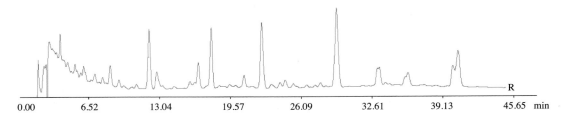

图 24-10 泽泻二级饮片 HPLC 标准特征图谱

【检查】 水分 不得过 12.0%[《中国药典》2010 年版（一部）附录Ⅸ H 第一法]。

总灰分 不得过 5.0%[《中国药典》2010 年版（一部）附录Ⅸ K]。

【浸出物】 照醇溶性浸出物测定法 [《中国药典》2010 年版（一部）附录Ⅹ A] 项下热浸法测定，不得少于 10.0%。

【含量测定】 照高效液相色谱法 [《中国药典》2010 年版（一部）附录Ⅵ D] 测定。

色谱条件与系统适用性 以十八烷基硅烷键合硅胶为填充剂；以乙腈 - 水（73 ∶ 27）为流动相，流速为 1.0ml/min，检测波长为 208nm，室温条件下测定。理论塔板数按 23- 乙醇酰泽泻醇 B 计算应不低于 3000。

对照品溶液制备 精密称取 23- 乙醇酰泽泻醇 B 适量，精密加入乙腈至刻度，制成 0.029mg/ml 标准溶液，备用。

供试品溶液制备 取泽泻饮片粉末约 0.5g，精密称定，置具塞锥形瓶中，精密加入乙腈 25ml，密塞，称定重量，超声处理（功率 250 W，频率 50 kHz）30min，放冷，称重，用乙腈补足减失的重量，摇匀，用 0.45 μm 滤膜滤过，取续滤液，即得。

测定法 精密称取对照品溶液 5 μl，供试品溶液 10 μl，注入液相色谱仪，测定，即得。

本品按照干燥品计算，一级饮片含 23- 乙醇酰泽泻醇 B 含量不得少于 0.20%，二级饮片 23- 乙醇酰泽泻醇 B 含量不得少于 0.05%。

【性味与归经】 甘、淡、寒。归肾、膀胱经。

【功能与主治】 利水渗湿，泄热，化浊降脂。用于小便不利，水肿胀满，泄泻尿少，痰饮眩晕，热淋涩痛，高脂血症。

【用法与用量】 6 ~ 10g。

【储藏】 置干燥处，防蛀。

第二十五章 制何首乌饮片的分级方法及其质量评价

第一节 原料药材

按照《中国药典》2010 年版（一部）何首乌项下的规定，为蓼科植物何首乌 *Polygonum multiflorum* Thunb. 的块根。秋、冬两季叶枯时采挖，削去两端，洗净，个大的切成块，干燥。何首乌分布于河北、河南、山东、江苏、安徽、浙江、江西、福建、台湾、湖北、湖南、广东、广西、四川、云南、贵州等地。根据本草考证和何首乌的产地调研，确定何首乌道地产区为今天的河北、河南、广东、广西等地，全国其他地区也有生产。因此，规定制何首乌饮片一级品原料药材来源于广东、河南、四川等地，二级品原料药材来源为符合《中国药典》基源的其他地区何首乌。所用药材均为栽培品，采自广东德庆县 11 批、广东信宜市 2 批、电白县 1 批、化州市 1 批（隶属属广东高州市），新兴县 4 批，河南新郑 1 批，四川成都 1 批。经广东食品药品职业学院中药研究所庄义修教授鉴定为蓼科植物何首乌 *Polygonum multiflorum* Thunb. 的干燥块根。

第二节 饮 片

以蓼科植物何首乌 *Polygonum multiflorum* Thunb. 的块根为原料药材，按照《中国药典》2010 年版（一部）何首乌项下规定，炮制加工制何首乌饮片。

一、炮 制

取何首乌片或块，置于非铁质容器，黑豆汁拌匀（每 100kg 净首乌片，用 25kg 黑豆汁），待汁液吸尽，置容器内密闭后，置蒸药箱内炖 32h，内外呈棕褐色，晒至半干，切片（非药用部位不得过 1.0%），干燥。

黑豆汁制法：取黑豆 10kg，加入 8 倍水，煮 4h，熬汁约 15kg，豆渣再加水 6 倍，煮 3h，熬汁约 10kg，合并得黑豆汁 25kg。

制何首乌炮制过程中主要存在净制不完全的问题，而且不同来源饮片的性状差异不显著。因此将非要用部位比例作为作为制何首乌饮片等级划分的辅助依据，并以此来控制饮片的质量，杜绝掺杂现象。

二、性 状

（一）制何首乌原料药材的传统分级

制何首乌饮片呈不规则皱缩状横切片，片厚约 1cm；表面黑褐色或棕褐色，凹凸不平。质坚硬，断面角质样，棕褐色或黑色。气微，味微甘而苦涩。不同来源饮片的性状差异不显著。商品按照加工方法的不同分为生首乌和制首乌。文献考证表明，古代何首乌为野生品，只对药材按照重量大小为依据做了分级。生首乌，再按照个头重量分为首乌王（每个重 200g 以上）、提首乌（每个重 100g 以上）、统首乌（首乌王和提首乌选剩下的药材），也有分拳乌（如拳头大）、3 只乌（每千克 6 支）等规格，见表 25-1。

表 25-1 何首乌药材分级表

等级	原料药材来源	生长期和产地加工
优级	道地产区广东德庆县，基源为《中国药典》收载的蓼科植物何首乌 *Polygonum multiflorum* Thunb. 的干燥块根	生长 1.5 年以上，秋季、冬季采挖，洗净，切去两端，晒干或切片晒干的头等何首乌药材
一级	主产区广东高州、新兴，河南新郑，四川青城山，基源为《中国药典》收载的蓼科植物何首乌 *Polygonum multiflorum* Thunb. 的干燥块根	生长 1.5 年以上，秋季、冬季采挖，洗净，切去两端，晒干或切片晒干的头等何首乌药材
统货	《中国药典》收载的蓼科植物何首乌 *Polygonum multiflorum* Thunb. 的干燥块根	生长 1.5 年以上，秋季、冬季采挖，洗净，切去两端，晒干或切片晒干的统货药材

（二）制何首乌饮片质量评价传统方法

首先对制何首乌饮片进行外观形状评价，结果见表 25-2。

表 25-2 制何首乌饮片传统评价

编号	产地	直径 /mm	片厚 /mm	杂质 /%	密度 /(g/cm³)
A	广东新兴县天堂镇五二村早水洞	17 ～ 25	6 ～ 9	0.5	5.243
B	广东新兴县坡面镇石尾村	23 ～ 40	6 ～ 9	0.6	1.600
C	广东新兴县天堂镇五东村山塘角村	17 ～ 28	5 ～ 10	0.2	5.161
D	广东新兴县天堂镇针坑村	15 ～ 24	6 ～ 11	0.3	2.753
F	广东信宜市东镇镇尚文管区新建村	26 ～ 38	4 ～ 10	0.7	2.679
G	广东电白县电城镇大岗岭村	21 ～ 39	6 ～ 12	0.6	3.441
H	广东化州市丽岗镇珠砂村	23 ～ 36	6 ～ 11	0.2	5.129
I	河南禹州市郭连镇郭村	26 ～ 37	4 ～ 6	0.5	3.509
L	广东德庆县新圩镇独洲村黄泥地	24 ～ 37	7 ～ 12	0.3	3.677
M	广东德庆县新圩镇独洲村洞儿地	20 ～ 38	5 ～ 9	0.4	5.283
N	广东德庆县官圩镇金林水乡鸡头山 A	11 ～ 26	7 ～ 11	0.5	3.501
O	广东德庆县官圩镇金林水乡鸡头山 B	16 ～ 27	3 ～ 6	0.5	3.379
P	广东德庆县官圩镇金林水乡河头地 A	17 ～ 30	4 ～ 8	0.3	2.072
Q	广东德庆县官圩镇金林水乡河头地 B	17 ～ 30	5 ～ 7	0.7	3.328
T	广东德庆县登云村南	21 ～ 27	5 ～ 10	0.5	5.005
V	广东德庆县登云村东北	21 ～ 36	5 ～ 7	0.3	3.413
X	广东康美药业股份有限公司	纵切		0.3	5.055
Y	广州健泽药业股份有限公司	纵切		0.7	5.016
Z	四川新荷花	21 ～ 39	2 ～ 3	0.6	5.062
R1	河南	12 ～ 20	3 ～ 5	1.5	2.530
R2	广东新兴	15 ～ 20	5 ～ 8	1.6	2.313
R3	广东德庆	16 ～ 20	7 ～ 10	1.8	3.439

参考何首乌药材商品规格等级，将制何首乌饮片的密度作为分级的关键指标。另外，由于制何首乌炮制过程中主要存在净制不完全的问题，而且不同来源饮片的性状差异不显著。因此将非要用部位比例作为评价的指标之一，同时采用细沙包埋法测定了各批次制何首乌饮片的密度，以客观评价何首乌炮制后质地的变化情况。经分析比较，制何首乌饮片两个等级间存在差异，规定一级品的密度为 5.0g/cm³ 以上，非用药部位不得过 1.0%；二级品非用药部位不得过 2.0%。结果见表 25-2。

（三）制何首乌密度分析

1. 仪器

电子分析天平（WT5002NY 型，常州万泰天平仪器有限公司）；细沙（过 60 目筛）；量筒；23 批次制何首乌饮片。

2. 方法与结果

取何首乌饮片各 50g，采用细沙包埋法，即饮片置于 250ml 量筒中，加细沙至 250ml，包埋饮片，振摇均匀，取出饮片测定细沙体积，按下列公式计算得到饮片密度，结果见表 25-2。

$$密度 = \frac{M\,饮片}{V\,量筒 - V\,细沙}$$

利用 SPSS 19.0 数据处理软件，对采集的何首乌饮片密度进行系统聚类分析，结果显示，根据密度可将何首乌聚为两类（图 25-1），即 S1、S3、S8、S11、S16、S18、S19、S20 号饮片为一类（Ⅰ类），其余饮片为一类（Ⅱ类）。其中 Ⅰ 类饮片密度高于 Ⅱ 类饮片，初步将 Ⅰ 类饮片定为统货饮片，Ⅱ 类饮片定为一级饮片。在统货饮片中，S5 号样品密度值逸出，将其剔除；一级与优级饮片密度值符合正态分布，其 95% 置信区间范围分别为 5.03~5.21g/cm³，2.60~3.35g/cm³。两个等级饮片的密度值作为独立样本进行比较，总体方差齐性检验结果：$F = 20.124$，$P = 0.000$，认为总体方差不齐，校正 t 检验结果为 $t = 12.134$，$P < 0.001$，统货饮片与一级饮片密度有显著性差异，因此以密度为指标进行何首乌饮片的等级划分具有统计学意义。

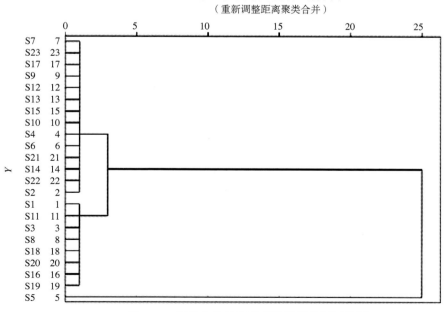

图 25-1　何首乌饮片密度系统聚类分析树状图

三、鉴　别

采用 TLC 和 HPLC 对初步分级的制何首乌饮片进行比较研究，探讨不同等级制何首乌饮片的质量评价方式和评价标准。

（一）TLC 鉴别

取本品粉末 0.25g，加乙醇 50ml，加热回流 1h，滤过，滤液浓缩至 3ml，作为供试品溶液。另取制何首乌对照药材 0.25g，同法制成对照药材溶液。取 2，3，5，4′ - 四羟基二苯乙烯 -2-*O*-β -D- 葡萄糖苷对照品适量，称定，加稀乙醇制成每 1ml 含约 0.2mg 的对照溶液。取大黄素、大黄素甲醚对照品适量，称定，加甲醇分别制成每 1ml 含大黄素约 80μg、大黄素甲醚约 40μg 的对照溶液。照薄层色谱法 [《中国药典》2010 年版（一部）附录Ⅵ B] 实验，吸取上述四种溶液各 2 μl，分别点于同一以羧甲基纤维素钠为黏合剂的硅胶 H 薄层板上，以三氯甲烷 - 甲醇（7 ∶ 3）为展开剂，展至约 3.5cm，取出，晾干，再以三氯甲烷 - 甲醇（20 ∶ 1）为展开剂，展至约 7cm，取出，晾干，置紫外灯（365nm）下检视。供试品色谱中，在与对照药材、对照溶液色谱相应的位置上，显相同颜色的荧光斑点。如图 25-2 和图 25-3 所示。

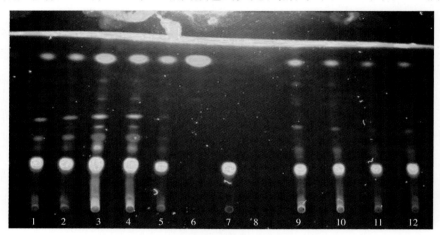

图 25-2　制何首乌一级饮片薄层色谱图

1. 饮片 A；2. 饮片 C；3. 饮片 H；4. 饮片 M；5. 饮片 T；6. 大黄素；7. 二苯乙烯苷；
8. 大黄素甲醚；9. 饮片 X；10. 饮片 Y；11. 饮片 Z；12. 对照药材

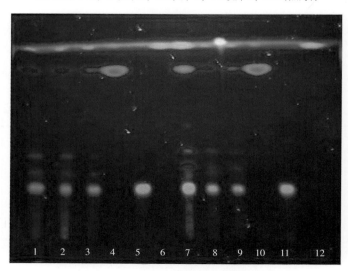

图 25-3　制何首乌二级饮片薄层色谱图

1. 饮片 L；2. 饮片 N；3. 饮片 O；4. 大黄素；5. 二苯乙烯苷；
6. 大黄素甲醚；7. 对照药材；8. 饮片 P；9. 饮片 Q；10. 大黄素；11. 二苯乙烯苷；12. 大黄素甲醚

（二）HPLC 特征图谱

1. 仪器与试药

美国 Agilent 1100 液相色谱仪（DE40927806），脱气机 (G13979A, JP40716985)、四元泵 (G1311A, DE40927806)，自动进样器 (G1329A, DE33226129)、恒温箱 (G1316A, DE40540439)，DAD 检测器 (G1315B, DE40522688)，1/10 万分析天平（型号：AE240）。甲醇、乙腈、乙醇均为色谱纯（天津化学试剂厂）。二苯乙烯苷，含量测定用，94.7%（批号：110844—201109），制何首乌对照药材（购自中国食品药品检定研究院，批号：121454—200703）。

2. 色谱条件

Agilent XDB-C$_{18}$ (4.6mm × 250mm，5 μm) 色谱柱，以甲醇（A）- 水（B）为流动相梯度洗脱：0~45min, 18%~100% A；流速 1.0ml/min；检测波长 280nm；记录 55min；进样量 10 μl。

3. 供试品溶液制备

精密称取制何首乌饮片粉末（过四号筛）约 0.2g，精密称定，置具塞玻璃瓶中，精密加入甲醇 25ml，称定重量，加热回流 30min，放冷，再称定重量，用稀甲醇补足减失的重量，摇匀，静置，上清液滤过，取续滤液，即得。

4. 对照品溶液制备

取 2，3，5，4′- 四羟基二苯乙烯 -2-O- β -D- 葡萄糖苷对照品适量，精密称定，加稀乙醇制成每 1ml 含 0.2mg 的溶液，即得。取大黄素、大黄素甲醚对照品适量，精密称定，加甲醇分别制成每 1ml 含大黄素 80 μg、大黄素甲醚 40 μg 的溶液，即得。

5. 制何首乌饮片 HPLC 特征图谱分析

（1）精密度试验

取制何首与饮片供试品溶液，连续进样 6 次，分别对共有峰的相对保留时间和峰面积比值进行考察，结果表明，各共有峰的相对保留时间 RSD 小于 0.1%；峰面积比值 RSD 小于 5.0%，表明仪器精密度良好。

（2）稳定性试验

取 C1 号供试品溶液，分别于 0、3h、6h、9h、12h、15h、18h、21h、24h 进样分析，考察共有峰的相对保留时间和峰面积比值，结果表明，各共有峰相对保留时间 RSD 小于 0.1%，峰面积比值 RSD 小于 5.0%，表明供试品溶液在 24h 内基本稳定。

（3）重复性试验

取 C1 号样品粉末 6 份，按 2.3 项下方法制备供试品溶液，分别对共有峰的相对保留时间和峰面积比值进行考察。结果表明，各共有峰相对保留时间 RSD 小于 0.1%，峰面积比值 RSD 小于 5.0%，表明该方法重复性良好。

（4）制何首乌饮片 HPLC 特征图谱的测定

对初步分级的制何首乌饮片进行 HPLC 特征图谱测定，并运用"中药色谱指纹图谱相似度评价系统"（2004 年 A 版）。将不同等级制何首乌饮片供试品溶液分别进样分析，记录色谱图，以二苯乙烯苷峰（S）为参照，以其保留时间和峰面积为 1，计算各峰的相对保留时间和峰面积比值，对初步划分的等级进行比较分析，见表 25-3、表 25-4、图 25-4、图 25-5。

表 25-3　一级制何首乌与对照特征图谱的相似度

编号	相似度	编号	相似度
1（L1）	0.986	3（N1）	0.998
2（M1）	0.998	4（O1）	0.992

编号	相似度	编号	相似度
5（P1）	0.996	9（T1）	0.993
6（Q1）	0.948	10（U1）	0.995
7（R1）	0.998	11（V1）	0.998
S（S1）	0.992		

表 25-4　二级制何首乌与对照特征图谱的相似度

编号	相似度	编号	相似度
1	0.983	7	0.996
2	0.996	S	0.988
3	0.998	8	0.67
4	0.994	9	0.945
5	0.997	10	0.986
6	0.999	11	0.989

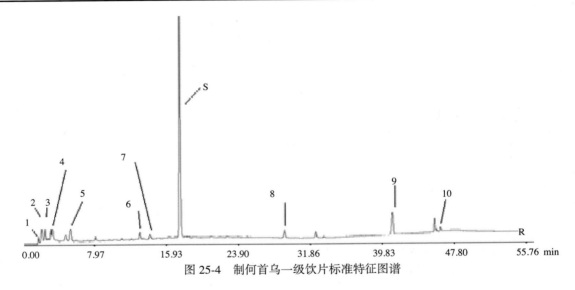

图 25-4　制何首乌一级饮片标准特征图谱

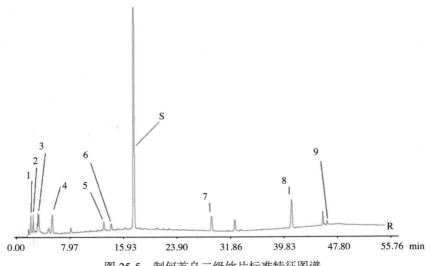

图 25-5　制何首乌二级饮片标准特征图谱

6. 不同等级制何首乌饮片特征图谱比较

为了全面系统反映制何首乌饮片的内在属性，采用 HPLC 色谱方法建立制何首乌饮片特征图谱，对各批次制何首乌饮片进行了分析、比较；结果显示制何首乌一级和二级饮片 HPLC 特征图谱无显著差异，不适宜作为分级依据。但可作为制何首乌饮片的质量评价标准。

四、检　　查

（一）水分

参照《中国药典》2010 年版（一部）附录Ⅸ H 水分测定法（第一法），取供试品 2 ~ 5g，平铺于干燥至恒重的扁形称瓶中，精密称定，打开瓶盖在 100 ~ 105℃干燥 5h，将瓶盖盖好，移置干燥器中，冷却 30min，精密称定重量，再在上述温度干燥 1h，冷却，称重，至连续两次称重的差异不超过 5mg 为止。根据减失的重量，计算供试品中含水量（%），结果见表 25-5。

表 25-5　制何首乌饮片检查项测定结果　　　　　　（单位：%）

等级	编号	水分	总灰分	浸出物
一级	A	10.2	0.8	8.4
	C	11.5	2.5	5.5
	T	11.8	1.7	10.7
	M	10.1	2.5	7.6
	Y	9.8	3.5	7.4
	Z	8.7	3.2	7.3
二级	L	10.2	0.8	6.6
	N	11.5	1.3	6.1
	O	11.6	1.8	7.6
	P	11.9	3.2	5.3
	Q	11.7	0.6	9.5
	D	11.6	1.3	5.3
	F	11.7	3.2	5.1
	V	11.0	4	5.2
	R2	9.8	6.3	6.9
	R3	11.2	4.2	7.4

（二）浸出物

参照《中国药典》2010 年版（一部）醇溶性浸出物测定法（附录Ⅹ A）项下热浸法，以 95% 乙醇作溶剂，对制何首乌饮片进行醇溶性浸出物含量测定。取供试品约 2g，精密称定，置 100ml 的锥形瓶中，精密加入 95% 乙醇 50ml，密塞，称定重量，静置 1h 后，连接回流冷凝管，加热至沸腾，并保持微沸 1h。放冷后，取下锥形瓶，密塞，再称定重量，用 95% 乙醇补足减失的重量，摇匀，用干燥滤器滤过。精密取滤液 25ml，置已干燥至恒重的蒸发皿中，在水浴上蒸干后，于 105℃干燥 3h，置干燥器中冷却 30min，迅速精密称定重量。扣除饮片中水分，计算供试品中醇溶性浸出物的含量（%）。结果见表 25-5。

（三）灰分

参照《中国药典》2010 年版（一部）总灰分及酸不溶性灰分测定法（附录Ⅸ　K），取供试品 3g，置炽灼至恒重的坩埚中，称定重量，缓缓炽热，注意避免燃烧，至完全炭化时，逐渐升高温度至 500 ~ 600℃，使完全灰化并至恒重。根据残渣重量，计算供试品中总灰分的含量（%）。结果见表 25-5。

（四）结果

经 SPSS 19.0 统计软件分析，制何首乌饮片进行了水分、灰分及醇溶性浸出物含量测定，各检查项均符合《中国药典》2010 年版（一部）制何首乌项下相关标准，且两个等级饮片的浸出物含量无显著性差异，因此均按照《中国药典》标准执行。

五、含量测定

对制何首乌饮片中大黄素、大黄素甲醚、二苯乙烯苷主要有效成分进行了含量测定，分析成分含量与饮片分级的相关性。

（一）仪器与试药

美国 Agilent 1100 液相色谱仪（DE40927806），脱气机 (G13979A, JP40716985)、四元泵 (G1311A, DE40927806)，自动进样器 (G1329A, DE33226129)、恒温箱 (G1316A, DE40540439)，DAD 检测器 (G1315B, DE40522688)，1/10 万分析天平（型号：AE240）。甲醇（广州化学试剂厂）、磷酸（北京化学试剂一厂）、乙腈、乙醇均为色谱纯（天津化学试剂厂）。

二苯乙烯苷（批号：110844-201109）、大黄素甲醚（含量测定用，纯度98.5%，批号：1107521-200912）、大黄素（批号：110756-200110），制何首乌对照药材购自中国食品药品检定研究院（批号：121454-200703）。

（二）方法与结果

1. 色谱条件

二苯乙烯测定：Agilent SC-C$_{18}$ 色谱柱（250mm × 4.6mm，5 μm）。以乙腈 - 水（20：80）为流动相，检测波长为 320nm，流速为 1.0ml/min，进样量为 10 μl，理论塔板数按 2，3，5，4′ - 四羟基二苯乙烯 -2-O- β -D- 葡萄糖苷峰计算应不低于 2000（图 25-6）。

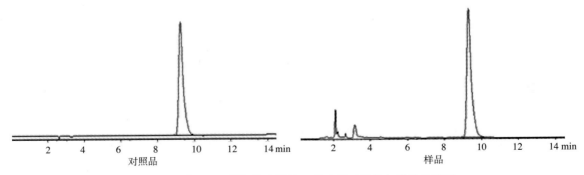

对照品　　　　　　　　　　　　　　　　样品

图 25-6　制何首乌饮片二苯乙烯对照品与样品色谱图

蒽醌苷测定：Agilent XDB-C$_{18}$ 色谱柱 (250mm × 4.6mm，5μm)；以甲醇 -0.1% 磷酸溶液水（80：20）为流动相；检测波长 254nm，进样量 10 μl，不控温。理论塔板数按大黄素峰计算应不低于 3000（图 25-7）。

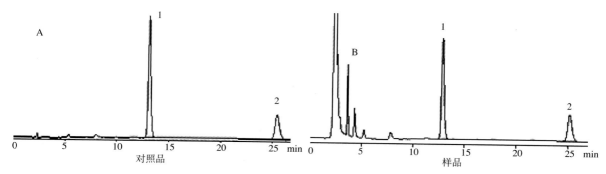

图 25-7　制何首乌饮片蒽醌苷对照品及样品色谱图
1. 大黄素；2. 大黄素甲醚

2. 对照品溶液制备

取 2,3,5,4'- 四羟基二苯乙烯 -2-*O*- β -D- 葡萄糖苷对照品适量，精密称定，加稀乙醇制成每 1ml 含 0.2mg 的溶液，即得。

取大黄素、大黄素甲醚对照品适量，精密称定，加甲醇分别制成每 1ml 含大黄素 80μg、大黄素甲醚 40μg 的溶液，即得。

3. 供试品溶液制备

二苯乙烯测定：取本品粉末（过四号筛）约 0.2g，精密称定，置具塞玻璃瓶中，精密加入稀乙醇 25ml，称定重量，加热回流 30min，放冷，再称定重量，用稀乙醇补足减失的重量，摇匀，静置，上清液滤过，取续滤液，即得。

蒽醌苷测定：取本品粉末（过四号筛）约 1g，精密称定，置具塞锥形瓶中，精密加入甲醇 50ml，称定重量，加热回流 1h，取出，放冷，再称定重量，用甲醇补足减失的重量，摇匀，滤过，取续滤液，即得。

4. 不同等级制何首乌饮片含量测定

分别精密吸取对照品溶液与供试品溶液各 10μl，注入液相色谱仪，测定，即得。见表 25-6。

表 25-6　各等级制何首乌饮片含量比较　　（单位：%）

等级	编号	二苯乙烯苷	大黄素	大黄素甲醚	苷元总含量
一级	A	0.7114	0.0294	0.0330	0.0624
	C	0.8276	0.0282	0.0144	0.0426
	T	1.3131	0.0516	0.0248	0.0764
	M	0.9212	0.0246	0.0118	0.0364
	Y	1.1120	0.0328	0.0145	0.0474
	Z	1.8632	0.0709	0.0313	0.1023
二级	D	1.0046	0.0341	0.0154	0.0495
	F	1.0008	0.0409	0.0187	0.0596
	L	1.1938	0.0220	0.0113	0.0333
	N	2.8397	0.0912	0.0387	0.1299
	O	2.9054	0.0734	0.0330	0.1064
	P	2.7634	0.1988	0.0768	0.2757
	Q	3.1300	0.2338	0.0962	0.3301
	V	1.4344	0.0456	0.0212	0.0668
	R2	0.8050	0.1604	0.0782	0.2386
	R3	2.4437	0.1087	0.0448	0.1535

5. 结果

《中国药典》2010 年版中制何首乌饮片的含量测定是以大黄素、大黄素甲醚为指标，课题组在此基础上，增加了二苯乙烯苷的含量测定方法，并制订了以大黄素、大黄素甲醚、二苯乙烯苷为指标的制何首乌饮片两个等级的限量标准，用于制何首乌饮片的质量评价。参照制何首乌饮片密度为指标的分级结果，将两个等级制何首乌饮片的大黄素、大黄素甲醚两种游离蒽醌总量作为独立样本比较，总体方差齐性检验结果：$F = 20.510$，$P = 0.000$，认为总体方差不齐，校正 t 检验结果为 $t = -3.248$，$P<0.001$，一级饮片与二级饮片苷元总量有显著性差异，其 95% 置信区间范围分别为 0.0474~0.0878；0.1019~0.2216。总体方差齐性检验结果：$F=14.864$，$P=0.001$，认为总体方差不齐，一级饮片与二级饮片中二苯乙烯苷含量有显著差异。综上，规定制何首乌饮片一级品中大黄素和大黄素甲醚总量不低于0.2%，二苯乙烯苷不低于1.3%；二级品中大黄素和大黄素甲醚总量不低于0.1%，二苯乙烯苷不低于0.7%。

第三节　制何首乌饮片分级方法及其说明

一、分级依据

制何首乌饮片以蓼科植物何首乌 *Polygonum multiflorum* Thunb. 的块根为原料药材，按照《中国药典》2010 年版（一部）何首乌项下收录的炮制方法，炮制为饮片。制何首乌饮片分为两个等级，在明确何首乌原料药材产地的基础上，以饮片密度、非要用部位的比例主要分级指标，成分（二苯乙烯、大黄素、大黄素甲醚）含量为辅助分级依据。

二、分级要点

制何首乌饮片分为两个等级，各等级饮片的产地、饮片密度、非要用部位的比例及主要成分（二苯乙烯、大黄素、大黄素甲醚）含量应符合下列要求。见图 25-8 和表 25-7。

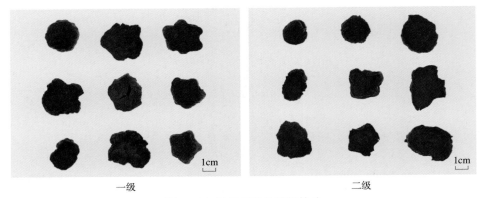

一级　　　　　　　　　　　　　　　　二级

图 25-8　制何首乌各等级饮片

表 25-7　制何首乌各等级饮片分级要点

项目		一级	二级
产地	道地产区：广东		广东、河南、四川
密度	5.0g/cm³ 以上		无要求

续表

项目	一级	二级
非药用部位比例	不得过 1.0%	无要求
含量测定	二苯乙烯苷不低于 1.3%。含游离蒽醌以大黄素（$C_{15}H_{10}O_5$）和大黄素甲醚（$C_{16}H_{12}O_5$）的总量计，不得少于 0.2%	含二苯乙烯苷不低于 0.7%。含游离蒽醌以大黄素（$C_{15}H_{10}O_5$）和大黄素甲醚（$C_{16}H_{12}O_5$）的总量计，不得少于 0.1%

第四节　饮片质量评价标准

制何首乌
Zhi He Shou Wu

【原料药材】　蓼科植物何首乌 *Polygonum multiflorum* Thunb. 的干燥块根。秋、冬两季叶枯时采挖，削去两端，洗净，个大的切成块，干燥。道地产区广东、河南、四川等地。

【饮片】　蓼科植物何首乌 *Polygonum multiflorum* Thunb. 的块根的炮制加工品。

【炮制】　取何首乌片或块，置于非铁质容器，黑豆汁拌匀（每 100kg 净首乌片，用 25kg 黑豆汁），待汁液吸尽，置容器内密闭后，置蒸药箱内炖 32h，内外呈棕褐色，晒至半干，切片（非药用部位不得过 1.0%），干燥。

黑豆汁制法　取黑豆 10kg，加入 8 倍水，煮 4h，熬汁约 15kg，豆渣再加水 6 倍，煮 3h，熬汁约 10kg，合并得黑豆汁 25kg。

【性状】　本品为不规则皱缩状横切片，表面黑褐色或棕褐色，凹凸不平。质坚硬，断面角质样，棕褐色或黑色。气微，味微甘而苦涩。制何首乌一级饮片密度为 5.0g/cm³ 以上，非药用部位不得过 1%。

【鉴别】

(1) TLC 特征图谱

取本品粉末 0.25g，加乙醇 50ml，加热回流 1h，滤过，滤液浓缩至 3ml，作为供试品溶液。另取制何首乌对照药材 0.25g，同法制成对照药材溶液。取 2，3，5，4′ - 四羟基二苯乙烯 -2-*O*-β-D- 葡萄糖苷对照品适量，称定，加稀乙醇制成每 1ml 含约 0.2mg 的对照溶液。取大黄素、大黄素甲醚对照品适量，称定，加甲醇分别制成每 1ml 含大黄素约 80μg、大黄素甲醚约 40μg 的对照溶液。照薄层色谱法 [《中国药典》2010 年版（一部）附录Ⅵ B] 实验，吸取上述四种溶液各 2μl，分别点于同一以羧甲基纤维素钠为黏合剂的硅胶 H 薄层板上，以三氯甲烷 - 甲醇（7∶3）为展开剂，展至约 3.5cm，取出，晾干，再以三氯甲烷 - 甲醇（20∶1）为展开剂，展至约 7cm，取出，晾干，置紫外灯（365nm）下检视。供试品色谱中，在与对照药材、对照溶液色谱相应的位置上，显相同颜色的荧光斑点。

(2) HPLC 特征图谱

色谱条件与系统实用性试验　用十八烷基键合硅胶为填充剂；以甲醇（A）- 水（B）为流动相，梯度洗脱：0~45min，18%~100%（A）；流速 1.0ml/min；检测波长 280nm。

供试品溶液制备　分别取本品粉末（过四号筛）约 0.2g，精密称定，置具塞玻璃瓶中，精密加入甲醇 25ml，称定重量，加热回流 30min，放冷，再称定重量，用甲醇补足减失的重量，摇匀，静置，取上清液，用 0.45μm 微孔滤膜过滤，即得。

测定法　精密吸取供试品溶液 10μl，注入液相色谱仪，记录色谱图，测定，即得。

本品所得图谱与标准图谱一致（图 25-9）。

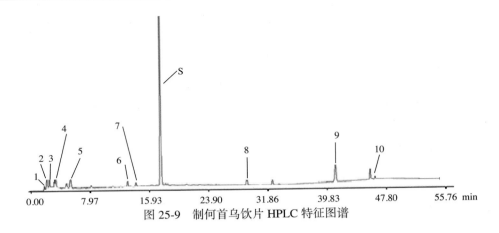

图 25-9　制何首乌饮片 HPLC 特征图谱

【检查】　水分　　不得过 12.0% [《中国药典》2010 年版（一部）附录 IX H 第一法]。

总灰分　　不得过 9.0% [《中国药典》2010 年版（一部）附录 IX K]。

【浸出物】　　照醇溶性浸出物测定法 [《中国药典》2010 年版（一部）附录 X A] 项下热浸法测定，以稀乙醇为溶剂，不得少于 5.0%。

【含量测定】

1. 二苯乙烯苷　避光操作。

色谱条件与系统适用性试验　　以十八烷基硅烷键合硅胶为填充剂；以乙腈 - 水（25 ∶ 75）为流动相；检测波长 320nm。理论塔板数按 2, 3, 5, 4′ - 四羟基二苯乙烯 -2-O- β -D- 葡萄糖苷峰计算应不低于 2000。

对照品溶液制备　　取 2, 3, 5, 4′ - 四羟基二苯乙烯 -2-O- β -D- 葡萄糖苷对照品适量，精密称定，加稀乙醇制成每 1ml 含 0.2mg 的溶液，即得。

供试品溶液制备　　取本品粉末（过四号筛）约 0.2g，精密称定，置具塞玻璃瓶中，精密加入稀乙醇 25ml，称定重量，加热回流 30min，放冷，再称定重量，用稀乙醇补足减失的重量，摇匀，静置，上清液滤过，取续滤液，即得。

测定法　　分别精密吸取对照品溶液与供试品溶液各 10 μl，注入液相色谱仪，测定，即得。

本品按照干燥品计算，一级饮片含二苯乙烯苷不低于 1.3%，二级饮片含二苯乙烯苷不低于 0.7%。

2. 游离蒽醌

色谱条件与系统适用性试验　　以十八烷基硅烷键合硅胶为填充剂；以甲醇 -0.1% 磷酸溶液（80 ∶ 20）为流动相；检测波长 254nm。理论塔板数按大黄素峰计算应不低于 3000。

对照品溶液制备　　取大黄素、大黄素甲醚对照品适量，精密称定，加甲醇分别制成每 1ml 含大黄素 80μg、大黄素甲醚 40μg 的溶液，即得。

供试品溶液制备　　取本品粉末（过四号筛）约 1g，精密称定，置具塞锥形瓶中，精密加入甲醇 50ml，称定重量，加热回流 1h，取出，放冷，再称定重量，用甲醇补足减失的重量，摇匀，滤过，取续滤液，即得。

测定法　　分别精密吸取对照品溶液与供试品溶液各 10 μl，注入液相色谱仪，测定，即得。

本品按照干燥品计算，含游离蒽醌以大黄素和大黄素甲醚的总量计，一级饮片不得少于 0.2%，二级饮片不得少于 0.1%。

【性味归经】　苦、甘、涩，微温。归肝、心、肾经。

【功能主治】　补肝肾，益精血，乌须发，强筋骨，化浊降脂。用于血虚萎黄，眩晕耳鸣，须发早白，腰膝酸软，肢体麻木，崩漏带下，高脂血症。

【用法用量】　　6 ~ 12g。

【储藏】　　置干燥处，防蛀。

第二十六章 五味子饮片的分级方法及其质量评价

第一节 原料药材

按照《中国药典》2010 年版（一部）五味子项下的规定，本品为木兰科植物五味子 *Schisandra chinensis*（Turcz.）Baill. 的干燥成熟果实。五味子药材于每年 9 月下旬开始采收，除去果柄、霉烂果实及青果等杂质。根据本草考证和五味子的产地调研，确定五味子原料药材的道地产区为东北三省，其中以辽宁丹东市的种植规模大、产量高；此外，内蒙古也有部分地区种植五味子。五味子原料药材的传统分级方法是以果实大小、颜色、肉质厚度等为依据，由于五味子为果实类中药，其生品饮片不需切制等加工过程，因此可将药材分级方法作为五味子饮片分级的参考依据。根据《七十六种药材商品规格标准》中五味子药材的传统分级要点，结合产地现行分级方法，进行五味子饮片的分级研究。采集道地产区五味子药材 8 批，商品五味子饮片 7 批，所有样品基源经中国中医科学院中药研究所胡世林研究员鉴定为伞形科植物五味子 *Schisandra chinensis*（Turcz.）Baill. 的干燥成熟果实。

第二节 饮 片

以木兰科植物五味子 *Schisandra chinensis*（Turcz.）Baill. 的干燥成熟果实为原料药材，按照《中国药典》2010 年版（一部）五味子项下规定，炮制加工五味子饮片。

一、炮 制

取五味子干燥药材，晒干，除去果梗及杂质。

五味子属于浆果类中药，富含果汁及糖分，药材在干燥过程中易产生霉变果实，另外由于采收控制等原因，常有青果、果梗混入其中，因此将霉变果、果梗及青果比例等作为五味子饮片等级划分的辅助依据，并以此来控制饮片的质量，杜绝掺杂现象。

二、性 状

（一）五味子原料药材的传统分级

五味子属于果实类中药，其药材的分级方法对于饮片分级具有一定的延续性和参考价值。传统分级主要依据果实颜色、大小、肉质及干瘪粒的比例进行等级的划分，但上述指标均缺乏客观量化的数据，而以主观评判上述指标又易导致分级指标相同但结果不同的现象。此外，通过对产地的调研，了解到五味子在流通销售过程中多以青果的比例作为分级销售的主要依据（表 26-1）。因此，研究过程中我们对不同来源的五味子药材、饮片进行性状外观的传统评价，并以可量化的方式将传统分级指标客观化。

表 26-1 五味子药材产地分级方法

等级	分级方法
出口	全红果，无果梗及霉烂果实，无杂质
优级	全红果，果梗极少，无霉烂果实，无杂质
一般	红果占 85% 左右，其余为青果，有部分果梗，少量霉烂果实及杂质
统货	红果和青果各占 50%
投料	基本为全黄果，不经挑选，杂质较多，一般作药厂投料使用

（二）五味子饮片质量评价传统方法

对采集自各地和各饮片生产企业的五味子饮片进行传统质量评价研究，从颜色、直径、50g 果实粒数、杂质含量等方面进行综合分析。见图 26-1 和表 26-2。

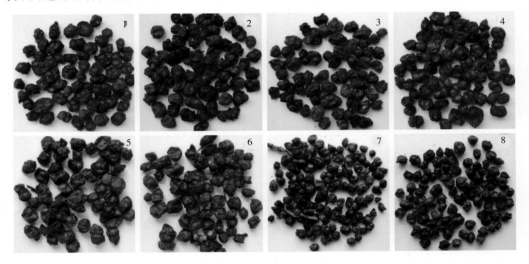

图 26-1 五味子饮片

1. 大梨树村出口；2. 大梨树村一等；3. 大梨树村统货；4. 大梨树村硫熏；
5. 大黑沟村；6. 三七家子村；7. 吉林白山市；8. 沈阳农业大学种植园

表 26-2 五味子饮片传统评价

编号	产地	产地等级	颜色	直径 /mm	粒数 /50g	净粒数 /50g	杂质种类及含量
1	辽宁大梨树村	出口	紫红色	8~10	504	563	无枝梗、霉变、青果
2	辽宁大梨树村	一等	紫红色	6~10	531	595	偶有枝梗，无霉变，青果 3.0%
3	辽宁大梨树村	统货	紫红色	5~10	540	605	少量枝梗，无霉变，青果 4.8%
4	辽宁大梨树村	硫熏	红色 / 紫红色	6~8	570	632	少量枝梗，无霉变，青果 3.7%
5	辽宁大黑沟村	统货	暗紫红色	8~13	465	521	无枝梗、霉变、青果
6	辽宁三七家子村	统货	暗紫红色	8~12	479	543	无枝梗，无霉变，青果 1.3%
7	吉林省白山市	统货	紫红色	5~11	446	520	无枝梗，无霉变，无青果
8	沈阳农业大学种植园	统货	紫红色	4~9	577	680	无枝梗，无霉变，无青果
9	安徽沪谯药业	统货	暗红色	5~7	630	702	枝梗少，霉变 0.5%
10	安徽济人药业	统货	黑红色	9~11	432	484	无枝梗、霉变、青果
11	安徽中正药业	选装	暗红色	6~9	586	640	枝梗 0.2%，霉变 0.9%
12	安徽海鑫药业	统货	红色	7~10	568	644	枝梗 0.2%，霉变 0.7%
13	内蒙古荣兴堂药业	统货	紫红色 / 黑红色	9~10	458	510	无枝梗、霉变、青果
14	武汉中医医院	统货	暗紫红色	5~10	546	643	无枝梗、霉变、青果
15	安徽协和成药业	统货	暗紫红色	6~9	474	560	偶有枝梗，霉变较少，无青果

根据传统评价指标的特点，拟选定可以量化的且与五味子内在物质含量相关的 50g 净粒数作为分级的关键指标。利用 SPSS 19.0 数据处理软件，对采集的五味子饮片 50g 果实的净粒数进行聚类分析（图 26-2）。

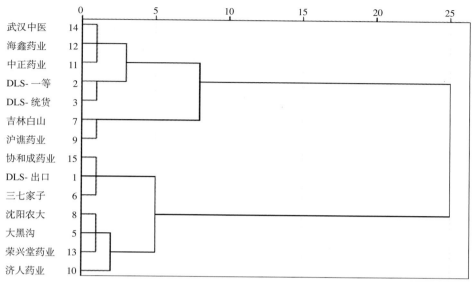

图 26-2　五味子饮片 50g 果实净粒数聚类分析树状图

结果显示，以 50g 果实净粒数为指标可将五味子饮片聚为两类，即 2 号、3 号、7 号、9 号、11 号、12 号、14 号饮片为一类（Ⅰ类），其余饮片为一类（Ⅱ类）。其中Ⅱ类五味子饮片的果实粒数少于Ⅰ类饮片，即Ⅱ类五味子果实大于Ⅰ类饮片，参考传统评价标准，将Ⅰ类饮片初步定为统货饮片，Ⅱ类饮片初步定为优级饮片。统货与优级饮片 50g 果实净粒数符合正态分布，优级饮片总体均数的 95% 置信区间为 502~555；两个等级饮片的 50g 净粒数作为独立样本进行比较，总体方差齐性检验结果：$F = 0.712$，$P = 0.415$，可以认为总体方差相等，t 检验结果为 $t = 5.050$，$P < 0.001$，统货饮片与优级饮片 50g 净粒数有显著性差异，因此以 50g 果实净粒数为指标进行五味子饮片的等级划分具有统计学意义。结果见表 26-3。

表 26-3　五味子饮片初步分级结果

等级	饮片来源	净粒数 /50g
优级	安徽济人药业	484
	内蒙古荣兴堂药业	510
	沈阳农业大学种植园	520
	辽宁大黑沟村	521
	辽宁三七家子村	543
	安徽协和成药业	560
	辽宁大梨树村 - 出口	563
	辽宁大梨树村 - 一等	595
统货	辽宁大梨树村 - 统货	605
	武汉中医医院	643
	安徽中正药业	640
	安徽海鑫药业	644
	吉林白山市	680
	安徽沪谯药业	702

三、鉴　别

采用 TLC 和 HPLC 两种方式对初步分级的五味子饮片进行比较研究，探讨不同等级五味子饮片的质量评价方式和评价标准。

（一）TLC 鉴别

取本品粉末 1g，加三氯甲烷 20ml，加热回流 30min，滤过，滤液蒸干，残渣加三氯甲烷 1ml 使溶解，作为供试品溶液。另取五味子醇甲、五味子甲素、五味子乙素对照品，加三氯甲烷制成每 1ml 含 1mg 的溶液，作为对照品溶液。照《中国药典》2010 年版（一部）附录Ⅵ B 薄层色谱法试验，吸取上述三种溶液各 2 μl，分别点于同一硅胶 GF$_{254}$ 薄层板上，以石油醚 (60 ～ 90℃)-甲酸乙酯 - 甲酸 (15：5：1) 的上层溶液为展开剂，展开，取出，晾干，置紫外光灯 (254nm) 下检视。结果如图 26-3 所示。

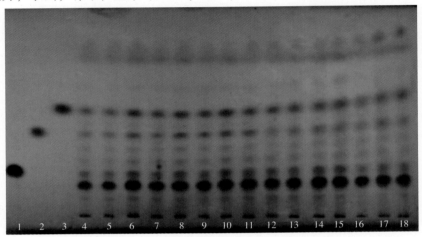

图 26-3　五味子饮片 TLC 图谱

1.五味子醇甲；2.五味子甲素；3.五味子乙素；4.大梨树村 - 出口；5.大梨树村 - 一等；6.大梨树村 - 统货；7.大梨树村 - 硫熏；8.大黑沟村；9.三七家子村；10.白山市；11.沈阳农业大学种植园；12.济人药业；13.安徽中正药业；14.海鑫药业；15.沪谦药业；16.荣兴堂药业；17.武汉中医医院；18.协和成药业

五味子饮片 TLC 图谱显示，所有样品均能清晰检定出五味子醇甲、五味子甲素和五味子乙素，但不同等级饮片间无显著差异。因此 TLC 图谱仅作为质量评价内容，无分级意义。

（二）HPLC 特征图谱

1. 仪器与试药

Waters 高效液相色谱仪（Waters 2695 pump，Waters2996 检测器，Empower 2 数据处理软件）；超声清洗器 KQ-500DB（昆山市超声仪器有限公司）；乙腈、甲醇为色谱纯，水为纯净水，使用前均经 0.45μm 滤膜滤过；其他试剂均为分析纯。

对照品五味子醇甲（批号：100857—200709）、五味子甲素（批号：110764—200609）、五味子乙素（批号：110765—200710）、五味子酯甲（批号：111529—200503）、柠檬酸（批号：111679—200401）、原儿茶酸（批号：110809—200604）购自中国食品药品检定研究院。戈米辛 L1、五味子醇乙、五味子丙素、奎尼酸为实验室分离鉴定，纯度均在 98% 以上。

2. 色谱条件

Spursil C$_{18}$ 色谱柱（250mm× 4. 6mm ，5μm）；Phenomenex 保护柱（柱芯规格 3mm × 4mm）；以乙腈（A）-15mmol/L 磷酸二氢钾溶液（B）为流动相（磷酸调 pH 为 2.0）；梯度洗脱：0 ～ 8min，

1%（A），8 ~ 40min，1 % ~ 24%（A）；40 ~ 60min，24 % ~ 60%（A）。流速 1.0ml/min；检测波长 210nm、254nm；柱温 35℃。

3. 供试品溶液制备

取五味子粉末（过 40 目筛）约 0.5g，精密称定，置具塞锥形瓶中，分别精密加入 30% 甲醇 25ml，密塞，称定重量，超声提取 10min，放冷，密塞，再称定重量，用 30% 甲醇补足减失的重量，摇匀，滤过，取续滤液 10ml 回收溶剂至干后以水溶解，以微孔滤膜（0.45μm）滤过，即得。

4 五味子饮片 HPLC 特征图谱分析

（1）精密度试验

五味子饮片供试品溶液，重复进样 5 次，依法测定，计算各共有峰相对保留时间和相对峰面积的相对标准偏差。210nm 下，相对峰面积的 RSD 为 1.30% ~ 2.98%，相对保留时间的 RSD 为 0.01% ~ 0.37%；254nm 下，相对峰面积的 RSD 为 1.36% ~ 4.77%，相对保留时间的 RSD 为 0.01% ~ 0.53%。表明仪器精密度结果良好。

（2）稳定性试验

五味子饮片供试品溶液，间隔一定时间进样共 6 次，计算各共有峰相对保留时间和相对峰面积的相对标准偏差。210nm 下，相对峰面积的 RSD 为 2.10% ~ 3.49%，相对保留时间的 RSD 为 0.02% ~ 0.36%；254nm 下，相对峰面积的 RSD 为 1.82%-3.70%，相对保留时间的 RSD 为 0.01% ~ 0.46%。表明供试品溶液在 24h 内保持稳定。

（3）重复性试验

取五味子粉末 5 份，各约 0.5g，精密称定，依法制成供试品溶液，测定，计算各共有峰相对保留时间和相对峰面积的相对标准偏差。210nm 下，相对峰面积的 RSD 为 0.01% ~ 3.12%，相对保留时间的 RSD 为 0.01% ~ 0.49%；254nm 下，相对峰面积的 RSD 为 0.01% ~ 4.07%，相对保留时间的 RSD 为 0.01% ~ 0.51%。表明该实验重复性良好。

（4）五味子饮片特征图谱测定

对初步分级的五味子饮片进行 HPLC 特征图谱测定，并运用"中药色谱指纹图谱相似度评价系统"（2004 年 A 版），对初步划分的等级进行比较分析。210nm 色谱图中 6 号峰保留时间适中，峰面积稳定且峰形较好；254nm 色谱图中 12 号峰的峰形较好，峰面积稳定，因此选择 6 号峰、12 号峰为参照峰，利用国家药典委员会颁布的"中药色谱指纹图谱相似度评价系统"（2004 年 A 版）拟合五味子饮片标准特征图谱。如图 26-4 和图 26-5 所示。

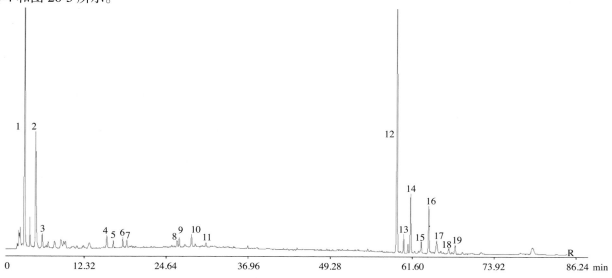

图 26-4　五味子饮片标准特征图谱（210nm）

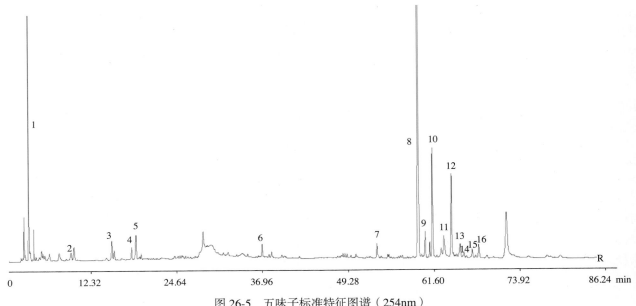

图 26-5　五味子标准特征图谱（254nm）

　　从 14 批次五味子饮片特征图谱（210nm）的测定结果来看，各批次的色谱图基本一致，均含有 19 个共有峰，以 12 号峰为参照峰，结果各共有峰相对保留时间 RSD 值均在 4% 以内，但各样品的相对峰面积差异较大，RSD 为 11.2%~84.7%，平均为 35.5%。以 "中药色谱指纹图谱相似度评价系统"（2004 年 A 版）确定的五味子饮片对照特征图谱（210nm）与 14 个样品的相似度均为 98% 以上，因此五味子饮片特征图谱与标准特征图谱对照，应出现 1~19 号等 19 个共有峰。见表 26-4。

表 26-4　五味子饮片特征图谱相似度（210nm）

编号	S1	S2	S3	S4	S5	S6	S7	S8	S9	S10	S11	S12	S13	S14	对照
S1	1.000	0.997	1.000	0.996	1.000	0.989	0.992	0.991	0.970	0.989	0.996	0.991	0.984	0.994	0.998
S2	0.997	1.000	0.997	0.988	0.998	0.994	0.989	0.987	0.979	0.993	0.993	0.995	0.992	0.994	0.998
S3	1.000	0.997	1.000	0.997	1.000	0.988	0.992	0.991	0.968	0.989	0.996	0.990	0.983	0.994	0.998
S4	0.996	0.988	0.997	1.000	0.996	0.976	0.991	0.989	0.950	0.977	0.993	0.978	0.968	0.988	0.993
S5	1.000	0.998	1.000	0.996	1.000	0.989	0.991	0.991	0.970	0.989	0.996	0.991	0.984	0.994	0.998
S6	0.989	0.994	0.988	0.976	0.989	1.000	0.985	0.977	0.983	0.989	0.985	0.993	0.998	0.996	0.992
S7	0.992	0.989	0.992	0.991	0.991	0.985	1.000	0.990	0.955	0.981	0.992	0.978	0.981	0.995	0.994
S8	0.991	0.987	0.991	0.989	0.991	0.977	0.990	1.000	0.964	0.991	0.997	0.984	0.975	0.988	0.994
S9	0.970	0.979	0.968	0.950	0.970	0.983	0.955	0.964	1.000	0.985	0.969	0.989	0.983	0.973	0.973
S10	0.989	0.993	0.989	0.977	0.989	0.989	0.981	0.991	0.985	1.000	0.993	0.996	0.990	0.989	0.993
S11	0.996	0.993	0.996	0.993	0.996	0.985	0.992	0.997	0.969	0.993	1.000	0.991	0.982	0.992	0.998
S12	0.991	0.995	0.990	0.978	0.991	0.993	0.978	0.984	0.989	0.996	0.991	1.000	0.991	0.990	0.993
S13	0.984	0.992	0.983	0.968	0.984	0.998	0.981	0.975	0.983	0.990	0.982	0.991	1.000	0.992	0.988
S14	0.994	0.994	0.994	0.988	0.994	0.996	0.995	0.988	0.973	0.989	0.992	0.990	0.992	1.000	0.996
对照	0.998	0.998	0.998	0.993	0.998	0.992	0.994	0.994	0.973	0.993	0.998	0.993	0.988	0.996	1.000

从 14 批次五味子饮片特征图谱（254nm）的测定结果来看，各批次的色谱图基本一致，均含有 16 个共有峰，以 8 号峰为参照峰，结果各共有峰相对保留时间 RSD 值均在 2% 以内，但各样品的相对峰面积差异较大，3 号峰 RSD 值为 106.99%，主要是因为济人、中正两家企业样品 3 号峰面积是其他样品的 3~4 倍，其他共有峰的 RSD 为 12.95% ~ 81.86%。以"中药色谱指纹图谱相似度评价系统"（2004 年 A 版）确定的五味子饮片对照特征图谱（254nm）与 14 个样品的相似度均为 95% 以上，因此五味子饮片特征图谱与标准特征图谱对照，应出现 1 ~ 16 号等 16 个共有峰。见表 26-5。

表 26-5　五味子饮片特征图谱相似度（254nm）

编号	S1	S2	S3	S4	S5	S6	S7	S8	S9	S10	S11	S12	S13	S14	对照
S1	1.000	0.995	0.998	0.996	0.997	0.920	0.915	0.988	0.984	0.986	0.989	0.984	0.929	0.905	0.987
S2	0.995	1.000	0.998	0.993	0.998	0.928	0.920	0.992	0.986	0.991	0.994	0.991	0.936	0.911	0.991
S3	0.998	0.998	1.000	0.997	0.999	0.924	0.918	0.992	0.987	0.990	0.994	0.988	0.933	0.909	0.990
S4	0.996	0.993	0.997	1.000	0.997	0.915	0.911	0.986	0.983	0.983	0.987	0.981	0.923	0.900	0.984
S5	0.997	0.998	0.999	0.997	1.000	0.925	0.918	0.991	0.985	0.991	0.993	0.989	0.933	0.909	0.990
S6	0.920	0.928	0.924	0.915	0.925	1.000	0.994	0.922	0.913	0.922	0.925	0.925	0.999	0.997	0.967
S7	0.915	0.920	0.918	0.911	0.918	0.994	1.000	0.919	0.910	0.913	0.919	0.914	0.992	0.994	0.962
S8	0.988	0.992	0.992	0.986	0.991	0.922	0.919	1.000	0.985	0.995	0.997	0.991	0.930	0.907	0.988
S9	0.984	0.986	0.987	0.983	0.985	0.913	0.910	0.985	1.000	0.987	0.981	0.977	0.923	0.902	0.981
S10	0.986	0.991	0.990	0.983	0.991	0.922	0.913	0.995	0.987	1.000	0.993	0.995	0.930	0.905	0.987
S11	0.989	0.994	0.994	0.987	0.993	0.925	0.919	0.997	0.981	0.993	1.000	0.992	0.933	0.910	0.989
S12	0.984	0.991	0.988	0.981	0.989	0.925	0.914	0.991	0.977	0.995	0.992	1.000	0.933	0.908	0.986
S13	0.929	0.936	0.933	0.923	0.933	0.999	0.992	0.930	0.923	0.930	0.933	0.933	1.000	0.996	0.972
S14	0.905	0.911	0.909	0.900	0.909	0.997	0.994	0.907	0.902	0.905	0.910	0.908	0.996	1.000	0.956
对照	0.987	0.991	0.990	0.984	0.990	0.967	0.962	0.988	0.981	0.987	0.989	0.986	0.972	0.956	1.000

5. 不同等级五味子饮片特征图谱比较

五味子一级和二级饮片的 HPLC 特征图谱无显著差异，不适宜作为分级指标，但可作为五味子饮片质量评价指标。如图 26-6 和图 26-7 所示。

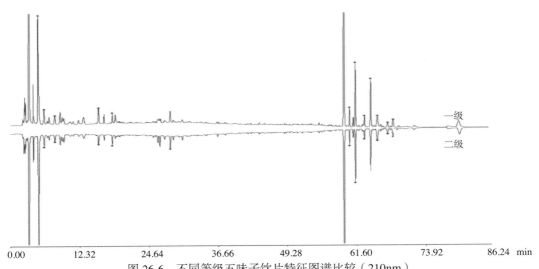

图 26-6　不同等级五味子饮片特征图谱比较（210nm）

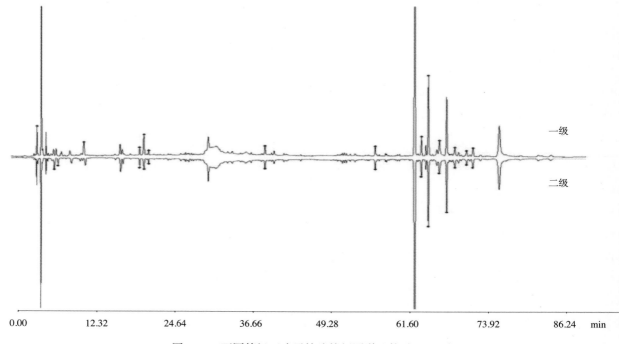

图 26-7　不同等级五味子饮片特征图谱比较（254nm）

6. 生五味子、醋五味子饮片比较

此外，本课题还对生五味子和醋五味子饮片进行了 HPLC 特征图谱的比较。结果显示，五味子醋制后，两个波长的特征图谱与生五味子相比均有显著变化。210nm 特征图谱中 4 ~ 11 号峰、17 ~ 19 号峰面积显著降低甚至消失，同时新增了 A ~ F 等 6 个色谱峰（图 26-8）；254nm 图谱中 1 ~ 7 号峰、15 号峰、16 号峰面积显著降低甚至消失，新增 a ~ n 等 14 个色谱峰，其中又以色谱峰 C 的增加幅度最为显著，经鉴定为 5- 羟甲基糠醛。如图 26-9 所示。

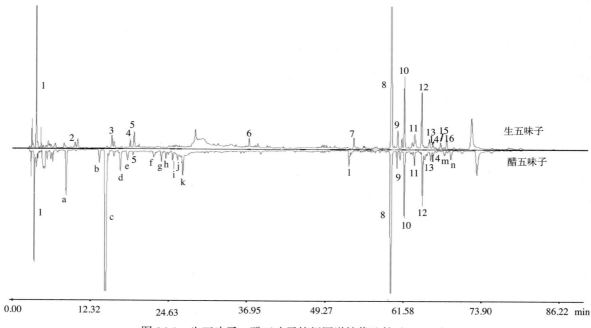

图 26-8　生五味子、醋五味子特征图谱镜像比较（254nm）

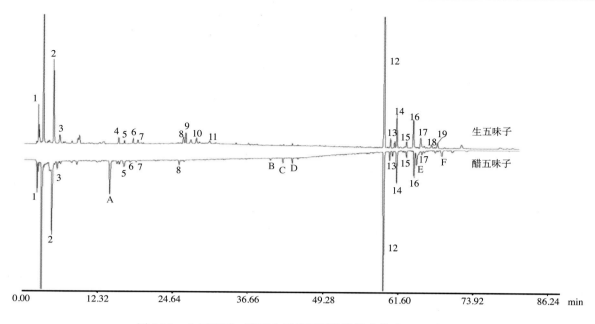

图 26-9　生五味子、醋五味子特征图谱镜像比较（210nm）

7. 小结

通过对五味子饮片的 HPLC 特征图谱研究，建立了五味子饮片的标准特征图谱。特征图谱不仅可用于五味子不同等级饮片的评价，而且可用于生五味子和醋五味子饮片的鉴别和质量评价。

四、检　　查

（一）水分

参照《中国药典》2010 年版（一部）附录Ⅸ H 水分测定法（第一法），取供试品 2 ~ 5g，平铺于干燥至恒重的扁形称瓶中，精密称定，打开瓶盖在 100 ~ 105℃干燥 5h，将瓶盖盖好，移置干燥器中，冷却 30min，精密称定重量，再在上述温度干燥 1h，冷却，称重，至连续两次称重的差异不超过 5mg 为止。根据减失的重量，计算供试品中含水量（%），结果见表 26-6。

表 26-6　五味子饮片检查项测定结果

饮片名称	水分	总灰分	酸不溶灰分	水溶性浸出物	醇溶性浸出物
辽宁大梨树村 - 出口	10.45	4.19	0.48	25.13	24.45
辽宁大梨树村 - 一等	10.74	4.22	0.49	25.12	23.71
辽宁大梨树村 - 统货	10.76	4.29	0.49	23.79	23.37
辽宁大梨树村 - 硫熏	9.93	4.62	0.53	23.02	22.90
辽宁大黑沟村	10.67	4.67	1.01	23.09	26.73
辽宁三七家子村	11.81	4.05	1.07	25.72	25.95
沈阳农业大学种植园	14.20	5.64	0.47	24.04	25.51
吉林白山市	15.14	4.71	0.57	24.18	28.45
安徽沪谯药业	10.21	4.14	0.58	22.59	24.49
安徽济人药业	10.65	4.19	0.51	24.90	23.43

饮片名称	水分	总灰分	酸不溶灰分	水溶性浸出物	醇溶性浸出物
安徽中正药业	8.45	4.11	0.49	21.12	21.52
安徽海鑫药业	11.77	4.22	0.47	21.31	21.65
内蒙古荣兴堂药业	10.17	4.98	0.45	23.46	20.76
安徽协和成药业	15.38	3.04	0.22	25.88	27.12
湖北中医医院	15.13	3.22	0.15	21.89	25.21

（二）浸出物

1. 水溶性浸出物

参照《中国药典》2010 年版（一部）水溶性浸出物测定法（附录 X A）项下热浸法，以水作溶剂，对五味子饮片进行水溶性浸出物含量测定。取供试品约 2g，精密称定，置 100ml 的锥形瓶中，精密加入水 50ml，密塞，称定重量，静置 1h 后，连接回流冷凝管，加热至沸腾，并保持微沸 1h。放冷后，取下锥形瓶，密塞，再称定重量，用水补足减失的重量，摇匀，用干燥滤器滤过。精密取滤液 25ml，置已干燥至恒重的蒸发皿中，在水浴上蒸干后，于 105℃干燥 3h，置干燥器中冷却 30min，迅速精密称定重量。扣除饮片中水分，计算供试品水中溶性浸出物的含量（%）。结果见表 26-6。

2. 醇溶性浸出物

参照《中国药典》2010 年版（一部）醇溶性浸出物测定法（附录 X A）项下热浸法，以 95% 乙醇作溶剂，对五味子饮片进行醇溶性浸出物含量测定。取供试品约 2g，精密称定，置 100ml 的锥形瓶中，精密加入 95% 乙醇 50ml，密塞，称定重量，静置 1h 后，连接回流冷凝管，加热至沸腾，并保持微沸 1h。放冷后，取下锥形瓶，密塞，再称定重量，用 95% 乙醇补足减失的重量，摇匀，用干燥滤器滤过。精密取滤液 25ml，置已干燥至恒重的蒸发皿中，在水浴上蒸干后，于 105℃干燥 3h，置干燥器中冷却 30min，迅速精密称定重量。扣除饮片中水分，计算供试品中醇溶性浸出物的含量（%）。结果见表 26-6。

（三）灰分

参照《中国药典》2010 年版（一部）总灰分及酸不溶性灰分测定法（附录 IX K），取供试品 3g，置炽灼至恒重的坩埚中，称定重量，缓缓炽热，注意避免燃烧，至完全炭化时，逐渐升高温度至 500 ～ 600℃，使完全灰化并至恒重。根据残渣重量，计算供试品中总灰分的含量（%）。结果见表 26-6。

取上述方法所得的灰分，在坩埚中小心加入稀盐酸约 10ml，用表面皿覆盖坩埚，置水浴上加热 10min，表面皿用热水 5ml 冲洗，洗液并入坩埚中，用无灰滤纸滤过，坩埚内的残渣用水洗于滤纸上，并洗涤至洗液不显氯化物反应为止，滤渣连同滤纸移至同一坩埚中，干燥，炽灼至恒重。根据残渣重量，计算供试品中酸不溶性灰分的含量（%）。结果见表 26-6。

（四）结果

经 SPSS 19.0 统计软件分析，五味子一级、二级饮片的醇溶性浸出物、水溶性浸出物均无显著差异，其含量限度确定为不低于 20.0%；酸不溶灰分不得过 0.7%。见表 26-6。

五、二氧化硫含量测定

在调研期间，课题组人员发现五味子产地加工过程中存在硫磺熏蒸现象，因此有必要对五味子饮片中二氧化硫的残留量进行检测，以确保饮片的安全性。课题组曾尝试采用甲醛吸收 - 盐酸付玫瑰苯胺比色法及气相色谱法测定饮片中的二氧化硫残留，但在实验过程中发现上述操作繁琐、影响因素较多，测定结果稳定性差。最终，参照《中国药典》2010年版（一部）附录Ⅸ U 二氧化硫残留量测定法测定五味子饮片中二氧化硫残留量。

（一）仪器与试药

二氧化硫测定装置，C-MAG HS4型磁力搅拌器（IKA集团），PTHW型电热套（河南爱博特科技发展有限公司）。氮气、6mol/L盐酸溶液（购自北京化工厂，批号：20120602）、可溶性淀粉（购自国药集团化学试剂有限公司，批号：F20110628）、购自国家标准物质中心碘标准液[$c(1/2I_2)= 0.0496mol/L$]，纯水。

（二）方法与结果

取五味子饮片粉末约10g，精密称定，置两颈圆底烧瓶中，加水300～400ml和6mol/L盐酸溶液10ml，连接刻度分液漏斗，并导入氮气至瓶底，连接回流冷凝管，在冷凝管的上端E口处连接导气管，将导气管插入250ml锥形瓶底部。锥形瓶内加水125ml和淀粉指示液1ml作为吸收液，置于磁力搅拌器上不断搅拌。加热两颈圆底烧瓶内的溶液至沸，并保持微沸约3min后开始用碘滴定液0.01mol/L滴定，至蓝色或蓝紫色持续20s不褪，并将滴定的结果用空白试验校正。照下式计算：

$$供试品中二氧化硫残留量（mg/g）= \frac{(A-B) \times C \times 0.032}{W} \times 1000$$

式中，A为供试品消耗碘滴定液的体积(ml)；B为空白消耗碘滴定液的体积(ml)；C为碘滴定液浓度，0.01mol/L；W为供试品的重量(g)；0.032为每1ml碘滴定液（1mol/L）相当的二氧化碳的重量(g)，结果见表26-7。

表26-7　五味子饮片二氧化硫测定结果　（单位：mg/kg）

饮片来源	二氧化硫残留量	饮片来源	二氧化硫残留量
辽宁大梨树村-出口	0.8	安徽济人药业	11.5
辽宁大梨树村-一等	1.2	安徽沪谯药业	0.0
辽宁大梨树村-统货	0.0	安徽海鑫药业	4.4
辽宁大梨树村-硫熏	19.4	安徽中正药业	2.0
辽宁三七家子村	6.7	内蒙古荣兴堂药业	0.4
辽宁大黑沟村	0.8	安徽协和成药业	0.4
吉林白山市	0.8	湖北中医医院	3.2
沈阳农业大学种植园	0.0		

实验结果显示，除大梨树村硫熏五味子饮片中二氧化硫残留量较高以外，其余五味子饮片中二氧化硫残留量均低于12mg/kg。大梨树村统货、沈阳农业大学种植园及安徽沪谯药业的五味子饮片中未检测到二氧化硫。因此，将五味子一级饮片的二氧化硫残留量定为不得过20mg/kg，二级饮片执行国家食品药品监督管理总局2013年4月颁布执行的《关于中药材及饮片二氧化硫残留限量有关事项的通知》标准，即不得过150mg/kg。

六、含量测定

根据五味子饮片所含化学成分特征，对6种木脂素类成分和3种有机酸类成分进行了含量测定方法学考察，按照所建立的含量测定方法对五味子饮片进行了上述成分的含量测定，从有效成分含量的角度对饮片质量进行了分析，并探讨了成分含量与饮片分级的相关性。

（一）木脂素类成分含量测定

1. 仪器与试药

Waters 高效液相色谱仪（Waters 2695 pump，Waters2996 检测器，Empower 2 数据处理软件）；超声清洗器 KQ-500DB（昆山市超声仪器有限公司）；甲醇为色谱纯，水为纯净水，使用前均经 0.45μm 滤膜滤过；其他试剂均为分析纯。

对照品五味子醇甲（批号：100857—200709）、五味子甲素（批号：110764—200609）、五味子乙素（批号：110765—200710）、五味子酯甲（批号：111529—200503）购自中国食品药品检定研究院，可供含量测定用。五味子醇乙、五味子丙素为实验室分离得到，经核磁共振鉴定，纯度达到 98% 以上，可供含量测定用。

五味子饮片 14 批，醋五味子饮片 7 批，临用前分别粉碎通过 40 目筛备用。

2. 方法与结果

（1）色谱条件

Angilent XDB C₁₈ 色谱柱（250mm × 4.6mm，5μm）；Phenomenex 保护柱，（柱芯 3mm × 4mm）；以甲醇（A）-0.5% 冰醋酸（B）为流动相梯度洗脱：0 ～ 25min、62%A，25 ～ 37min、62% ～ 80%A，37 ～ 50min、80% ～ 90%A；流速 0.9ml/min；检测波长 254nm；柱温 35℃。在此条件下五味子样品中五味子醇甲等 7 种成分与其他组分均能达到基线分离（图 26-10）。

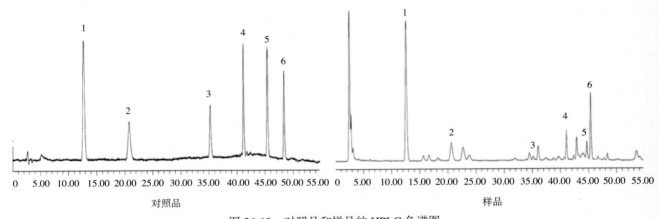

图 26-10　对照品和样品的 HPLC 色谱图
1. 五味子醇甲；2. 五味子醇乙；3. 五味子酯甲；4. 五味子甲素；5. 五味子乙素；6. 五味子丙素

（2）对照品溶液制备

精密称取五味子醇甲、五味子醇乙、五味子酯甲、五味子甲素、五味子乙素、五味子丙素对照品各适量，分别加甲醇制成各成分浓度分别为 0.1224μg/μl、0.0752μg/μl、0.00426μg/μl、0.01584μg/μl、0.0968μg/μl、0.00384μg/μl 的溶液，作为对照品溶液。

（3）供试品溶液制备

取五味子粉末（过 40 目筛）各 0.5g，精密称定，置具塞锥形瓶中，精密加入甲醇 25ml，密塞，称定重量，超声提取 10min，放冷，密塞，再称定重量，用甲醇补足减失的重量，摇匀，滤过，取续滤液，以微孔滤膜（0.45μm）滤过，即得。

（4）样品测定

取五味子及醋五味子饮片粉末，依法制成供试品溶液。对照品溶液进样 5μl，供试品溶液进样 10μl，依法测定含量。结果见表 26-8。

表 26-8　五味子饮片木脂素成分含量测定结果　（单位：%）

饮片来源	五味子醇甲	五味子醇乙	五味子酯甲	五味子甲素	五味子乙素	五味子丙素
辽宁大梨树村 - 出口	0.5070	0.1671	0.0367	0.1019	0.2474	0.0261
辽宁大黑沟村	0.4508	0.1255	0.0313	0.1259	0.2394	0.0256
辽宁三七家子村	0.5470	0.1504	0.0402	0.1309	0.2872	0.0256
沈阳农业大学种植园	0.5555	0.1519	0.0260	0.1566	0.2637	0.0158
安徽济人药业	0.4212	0.1864	0.0291	0.0732	0.2349	0.0333
内蒙古荣兴堂药业	0.5283	0.1490	0.0350	0.1576	0.2845	0.0190
安徽协和成药业	0.5603	0.1670	0.0244	0.1518	0.2919	0.0211
辽宁大梨树村 - 统货	0.4921	0.1653	0.0339	0.1053	0.2505	0.0251
辽宁大梨树村 - 一等	0.5186	0.1645	0.0343	0.1055	0.2543	0.0273
吉林白山市	0.5162	0.2034	0.0283	0.1546	0.3156	0.0253
安徽沪谯药业	0.5230	0.2102	0.0355	0.1139	0.3061	0.0496
安徽中正药业	0.5708	0.2034	0.0366	0.1210	0.3131	0.0338
安徽海鑫药业	0.5535	0.2165	0.0354	0.1183	0.2843	0.0346
湖北中医医院	0.5757	0.1592	0.0272	0.1782	0.2651	0.0178

　　以 SPSS 19.0 统计软件对上述测定结果进行分析，五味子 6 种木脂素类成分中以五味子醇甲和五味子醇乙与饮片分级的相关性较为密切，分别计算其 95% 置信区间确定一级饮片两种木脂素成分的总量应不低于 0.7%，二级饮片的两种木脂素成分总量应不低于 0.5%。

（二）有机酸类成分含量测定

1. 仪器与试药

　　Waters 高效液相色谱仪（Waters 2695 pump，Waters2996 检测器，Empower2 数据处理软件）；超声清洗器 KQ-500DB（昆山市超声仪器有限公司）；乙腈为色谱纯，水为纯净水，使用前均经 0.45μm 滤膜滤过；其他试剂均为分析纯。

　　对照品原儿茶酸、柠檬酸（批号：111679-200401）购自中国食品药品检定研究院，可供含量测定用。奎尼酸为实验室分离得到，经核磁共振鉴定，纯度可供含量测定用。

　　五味子饮片 14 批，醋五味子饮片 7 批，临用前分别粉碎过 40 目筛备用。

2. 方法与结果

（1）色谱条件

　　Spursil C$_{18}$ 柱（4.6mm×250mm，5μm）；Phenomenex 保护柱，（柱芯 3mm× 4mm）；以乙腈 -5mmol/L 乙酸铵溶液 - 冰醋酸（6：94：1）为流动相；检测波长 260nm；流速 1.0ml/min；柱温 35℃。在此条件下原儿茶酸与其他成分分离良好（图 26-11）。

　　Spursil C$_{18}$ 柱（4.6mm×250mm，5μm）；Phenomenex 保护柱，柱芯（3mm×4mm）；以乙腈 -15mmol/L 磷酸二氢钾溶液（磷酸调 pH 为 2.0）（1：99）为流动相；检测波长 210nm；流速 1.0ml/min；柱温 30℃。在此条件下各成分分离良好。如图 26-12 所示。

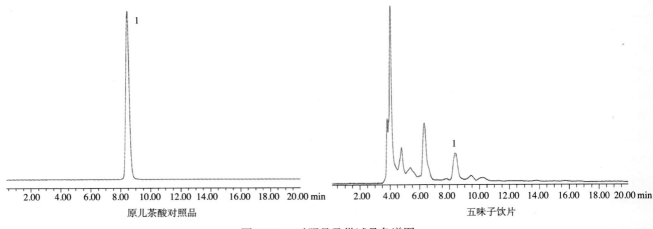

图 26-11　对照品及供试品色谱图

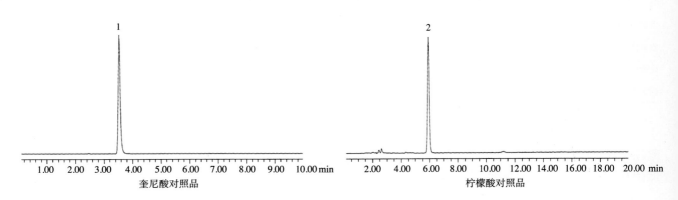

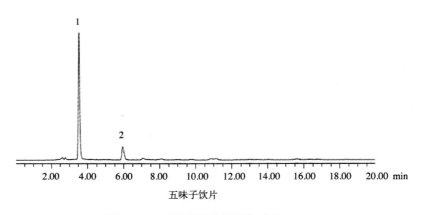

图 26-12　对照品和供试品色谱图

（2）对照品溶液制备

精密称取原儿茶酸 1.71mg 至 5ml 容量瓶中，甲醇溶解并定容至刻度，摇匀，制成浓度为 0.342mg/ml 的原儿茶酸对照品溶液备用。

精密称取奎尼酸、柠檬酸适量至 5ml 容量瓶中，水溶解并定容至刻度，摇匀，制成浓度分别为 0.509mg/ml、2.378mg/ml 的对照品溶液备用。

（3）供试品溶液制备

原儿茶酸含量测定：取五味子饮片干燥粉末（过 40 目筛）0.5g，精密称定，置具塞锥形瓶中，精密加入 50% 乙醇 - 冰醋酸（100：1）25ml，密塞，称定重量，放置 1h 后超声提取 20min，放冷，密塞，再称定重量，用溶剂补足减失的重量，摇匀，滤过，取续滤液微孔滤膜（0.45 μm）滤过，即得。

奎尼酸、柠檬酸含量测定：取五味子饮片干燥粉末（过 40 目筛）0.5g，精密称定，置具塞锥形瓶中，精密加入 30% 甲醇 25ml，密塞，称定重量，超声提取 40min，放冷，密塞，再称定重量，用 30% 甲醇补足减失的重量，摇匀，滤过，取续滤液，取 10ml 回收溶剂至干，再以 10ml 水溶解，以微孔滤膜（0.45μm）滤过，即得。

（4）样品测定

取五味子饮片粉末各 0.5g，依法制成供试品溶液，对照品溶液分别进样 5μl、10μl，计算其中原儿茶酸、柠檬酸和奎尼酸的含量。

（5）结果

五味子饮片中除含有木脂素类成分外，还含有大量的有机酸类成分，本课题选取 3 种主要的有机酸成分进行含量测定。结果显示，3 种有机酸中柠檬酸的含量最高，平均含量为 17%，原儿茶酸的含量最低。结果见表 26-9。

表 26-9　五味子饮片有机酸含量测定结果　　　　　　　　（单位：%）

饮片来源	原儿茶酸	奎尼酸	柠檬酸	总量
辽宁大梨树村 - 出口	0.0057	1.8525	17.8332	19.6914
辽宁大黑沟村	0.0052	1.6395	16.6495	18.2942
辽宁三七家子村	0.0029	1.7124	16.9878	18.7031
沈阳农业大学种植园	0.0063	1.8409	18.0474	19.8945
安徽济人药业	0.0095	1.5224	13.0786	14.6105
内蒙古荣兴堂药业	0.0112	1.2247	15.8387	17.0746
安徽协和成药业	0.0082	2.3520	19.8357	22.1960
辽宁大梨树村 - 统货	0.0055	1.8818	18.5310	20.4183
辽宁大梨树村 - 一等	0.0060	2.0016	18.6754	20.6830
吉林白山市	0.0078	3.2055	16.0257	19.2390
安徽沪谯药业	0.0267	2.1712	13.4902	15.6881
安徽中正药业	0.0291	1.5610	13.2185	14.8086
安徽海鑫药业	0.0172	1.8231	14.2554	16.0957
湖北中医医院	0.0070	2.0636	17.0803	19.1509

五味子饮片有机酸含量测定结果经 SPSS 19.0 统计软件分析，确定三种有机酸含量应不低于 11.0%。

第三节　五味子饮片分级方法及其说明

一、分级依据

五味子饮片以木兰科植物五味子 *Schisandra chinensis*（Turcz.）Baill. 的干燥成熟果实为原料，按照《中国药典》2010 年版（一部）五味子项下收录的炮制方法，炮制为饮片。五味子饮片分为两个等级，在明确五味子原料药材产地的基础上, 以50g果实粒数、外观色泽作为主要分级指标, 木脂素成分(五味子醇甲、五味子醇乙)含量为辅助分级依据。

二、分级要点

五味子饮片分为两个等级, 各等级饮片的产地、性状、片径、杂质限量及主要成分含量应符合下列要求。见图 26-13, 表 26-10。

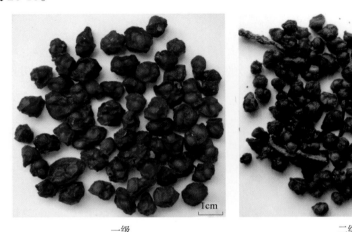

一级   二级

图 26-13 五味子各等级饮片

表 26-10 五味子各等级饮片分级要点

项目	一级	二级
产地	道地产区(辽宁)	主产区(吉林、黑龙江、内蒙古)
性状	表面呈红色或紫红色, 肉质厚而油润	表面呈暗红色或黑红色, 肉质厚略油润
片径	全部通过 12mm 筛孔, 通过 9mm 筛孔的不超过 1%; 50g 果实 560 粒以下	全部通过 9mm 筛孔, 通过 5mm 筛孔的不超过 5%; 50g 果实 560 粒以上
杂质限量	无青果、无枝梗及霉变	青果不得过 10%, 果梗不得过 5%, 无霉变
含量测定	五味子醇甲、醇乙总量不少于 0.70%	五味子醇甲、醇乙总量不少于 0.50%

第四节 五味子饮片质量评价标准

五 味 子

Wu Wei Zi

【原料药材】 木兰科植物五味子 *Schisandra chinensis*(Turcz.) Baill 的干燥成熟果实, 习称"北五味子"。每年秋季 9 ~ 11 月采收, 晒干或烘干, 除去果梗及杂质。道地产区为辽宁, 主产区为吉林、黑龙江等地。

【饮片】 木兰科植物五味子 *Schisandra chinensis*(Turcz.) Baill 的干燥成熟果实炮制加工品。

【炮制】 除去杂质、青果、霉变果实。

【性状】 本品呈不规则的球形或扁球形, 一级饮片表面红色或紫红色, 皱缩, 果肉厚而油润, 全部通过 12mm 筛孔，通过 9mm 筛孔的不超过 1%，50g 果实 560 粒以下；二级饮片表面呈暗红色或黑红色，肉质厚略油润，全部通过 9mm 筛孔，通过 5mm 筛孔的不超过 5%，50g 果实 560 粒以上。

【鉴别】

(1) TLC 特征图谱

取本品粉末 1g，加三氯甲烷 20ml，加热回流 30min，滤过，滤液蒸干，残渣加三氯甲烷 1ml 使溶解，作为供试品溶液。另取五味子醇甲、五味子甲素、五味子乙素对照品，加三氯甲烷制成每 1ml 含 1mg 的溶液，作为对照品溶液。照薄层色谱法 [《中国药典》2010 年版（一部）附录Ⅵ B] 试验，吸取上述三种溶液各 2μl，分别点于同一硅胶 GF_{254} 薄层板上，以石油醚 (60～90℃)- 甲酸乙酯 - 甲酸 (15：5：1) 的上层溶液为展开剂，展开，取出，晾干，置紫外光灯 (254nm) 下检视。供试品色谱中，在与对照品色谱相应的位置上，显相同颜色的斑点。

(2) HPLC 特征图谱

色谱条件与系统适用性试验　　以十八烷基硅烷键合硅胶为填充剂；以乙腈为流动相 A，以 15mmol/L 磷酸二氢钾溶液（磷酸调 pH 为 2.0）为流动相 B；按以下程序梯度洗脱：0～8min、1%A，8～40min、1%～24%A，40～60min、24%～60%A；流速 1.0ml/min；检测波长 210nm；254nm；进样量 10μl；柱温 35℃。

供试品溶液制备　　取五味子粉末（过 40 目筛）约 0.5g，精密称定，置具塞锥形瓶中，分别精密加入 30% 甲醇 25ml，密塞，称定重量，超声提取 10min，放冷，密塞，再称定重量，用 30% 甲醇补足减失的重量，摇匀，滤过，取续滤液 10ml 回收溶剂至干后以 5ml 水溶解，以微孔滤膜（0.45μm）滤过，即得。

测定法　　分别精密吸取对照品溶液与供试品溶液各 10μl，注入液相色谱仪，测定，即得。

本品所得图谱与五味子饮片标准图谱一致（图 26-14）。

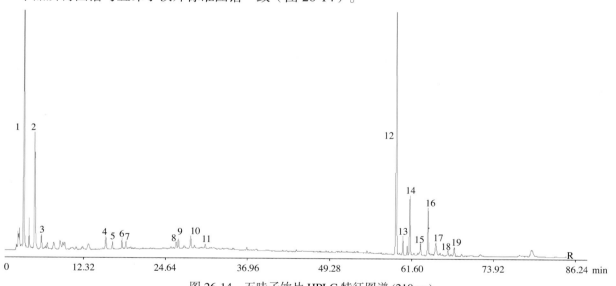

图 26-14　五味子饮片 HPLC 特征图谱 (210nm)

【检查】　　水分　　不得过 16.0% [《中国药典》2010 年版（一部）附录Ⅸ H 第一法]。

总灰分　　不得过 7.0% [《中国药典》2010 年版（一部）附录Ⅸ K]。

酸不溶灰分　　不得过 0.7% [《中国药典》2010 年版（一部）附录Ⅸ K]。

二氧化硫　　一级饮片不得过 20mg/kg [《中国药典》2010 年版（一部）附录Ⅸ U]。

【浸出物】　　照水溶性浸出物测定法 [《中国药典》2010 年版（一部）附录Ⅹ A] 项下热浸法测定，不得少于 20.0%。照醇溶性浸出物测定法 [《中国药典》2010 年版（一部）附录Ⅹ A] 项下热浸法测定，不得少于 20.0%。

【含量测定】　　照高效液相色谱法 [《中国药典》2010 年版（一部）附录Ⅵ D] 测定。

（1）木脂素类成分

色谱条件与系统适用性　　以十八烷基硅烷键合硅胶为填充剂；甲醇为流动相 A，0.5% 冰醋酸为流动相 B，梯度洗脱：0 ~ 25min、62%A，25 ~ 37min、62 % ~ 80%A，37 ~ 50min，80 % ~ 90%A；流速 0.9ml/min；检测波长 254nm；柱温 35℃。

对照品溶液制备　　取五味子醇甲、五味子醇乙对照品各适量，精密称定，加甲醇溶解制成每 1ml 分别含五味子醇甲 122.4μg 和五味子醇乙 75.2μg 的溶液。

供试品溶液制备　　取五味子饮片粉末（过 40 目筛）0.5g，精密称定，置具塞锥形瓶中，精密加入甲醇 25ml，密塞，称定重量，超声提取 10min，放冷，密塞，再称定重量，用甲醇补足减失的重量，摇匀，滤过，取续滤液，以微孔滤膜（0.45μm）滤过，即得。

测定法　　分别精密吸取对照品溶液 5μl 与供试品溶液各 10μl，注入液相色谱仪，测定，即得。

五味子一级饮片中五味子醇甲和五味子醇乙总量不得少于 0.70%，二级饮片五味子醇甲和五味子醇乙总量不得少于 0.50%。

（2）有机酸类成分

a. 原儿茶酸含量测定

色谱条件与系统适用性　　以十八烷基硅烷键合硅胶为填充剂；乙腈 -5mmol/L 乙酸铵溶液 - 冰醋酸（6：94）为流动相；检测波长 260nm；流速 1.0ml/min；柱温 35℃。

对照品溶液制备　　取原儿茶酸对照品适量，精密称定，加甲醇溶解制成每 1ml 含 342.0μg 的溶液。

供试品溶液制备　　取取本品粉末（过 40 目筛）0.5g，精密称定，置具塞锥形瓶中，精密加入 50% 乙醇 - 冰醋酸（100：1）25ml，密塞，称定重量，放置 1h 后超声提取 20min，放冷，密塞，再称定重量，用溶剂补足减失的重量，摇匀，滤过，取续滤液微孔滤膜（0.45μm）滤过，即得。

测定法　　分别精密吸取对照品溶液 5μl 与供试品溶液各 10μl，注入液相色谱仪，测定，即得。

b. 柠檬酸、奎尼酸含量测定

色谱条件与系统适用性　　以十八烷基硅烷键合硅胶为填充剂；乙腈 -15mmol/L 磷酸二氢钾溶液（磷酸调 pH 为 2.0）（1：99）为流动相；检测波长 210nm；流速 1.0ml/min；柱温 30℃。

对照品溶液制备　　取柠檬酸、奎尼酸对照品适量，精密称定，加水溶解制成每 1ml 分别含柠檬酸 1.0mg、奎尼酸 0.5mg 的溶液。

供试品溶液制备　　取本品粉末（过 40 目筛）0.5g，精密称定，置具塞锥形瓶中，精密加入 30% 甲醇 25ml，密塞，称定重量，超声提取 40min，放冷，密塞，再称定重量，用 30% 甲醇补足减失的重量，摇匀，滤过，取续滤液，取 10ml 回收溶剂至干，再以 10ml 水溶解，以微孔滤膜（0.45μm）滤过，即得。

测定法　　分别精密吸取对照品溶液 5 μl 与供试品溶液各 10μl，注入液相色谱仪，测定，即得。

本品含原儿茶酸、柠檬酸、奎尼酸总量不得少于 11.0%。

【性味与归经】　　酸、甘、温。归肺、心、肾经。

【功能与主治】　　收敛固涩，益气生津，补肾宁心。用于久嗽虚喘，梦遗滑精，遗尿尿频，久泻不止，自汗盗汗，津伤口渴，内热消渴，心悸失眠。

【用法与用量】　　2 ~ 6g。

【储藏】　　置通风干燥处，防霉。

第二十七章 栀子饮片的分级方法及其质量评价

第一节 原料药材

按照《中国药典》2010 年版栀子项下的规定，本品来源于茜草科植物栀子 *Gardenia jasminoides* Ellis 的干燥成熟果实；夏、秋两季果实呈红色时采收，热风烘干，除去果梗，或晾至皮皱后，晒干，除去果梗。根据本草考证和栀子的产地变迁情况，栀子全国均产，主要分布于我国南方各地，其道地产区为江西、湖南、福建等地。规定一级栀子饮片原料药材均来源于江西、湖南、福建；二级栀子饮片来源于湖北、河南等地。传统以个小、完整，仁饱满、内外色红为佳。《七十六种药材商品规格标准》制定了栀子药材的分级标准，以果实的成熟程度、是否饱满和色泽深浅分成两个等级。《中国药典》自 1977 年版始收载栀子，"以皮薄、饱满、色红黄者为佳"，但自此版《中国药典》后未有栀子品质评价的文字描述。本项目收集栀子 30 批样品，包括 GAP 基地样品，企业中试、生产样品，医院、药店、药检所以及自采购样品等，收集的样品具有广泛的代表性（表 27-1）。所有样品基源经中国中医科学院中药研究所胡世林研究员鉴定为茜草科植物栀子 *Gardenia jasminoides* Ellis 的干燥成熟果实。

表 27-1 栀子样品一览表

编号	产地	采购地	炮制加工
生 S1	江西	安徽亳州药材市场	安徽沪谯中药科技有限公司
生 S2	江西	安徽亳州药材市场	安徽沪谯中药科技有限公司
生 S3	江西	安徽亳州药材市场	安徽沪谯中药科技有限公司
生 S4	江西	安徽亳州	安徽沪谯中药科技有限公司提供
生 S5	江西	安徽亳州药材市场	自制
生 S6	江西	安徽亳州药材市场	自制
生 S7	江西	—	亳州药检所提供
生 S8	江西	江西秀谷	自制
生 S9	江西	—	江西天齐堂药业提供
生 S10	江西	江西丰城	自制
生 S11	江西	江西樟树	自制
生 S12	江西	—	湖北中医药院提供
生 S13	江西	石家庄药店	—
生 S14	江西	北京同仁堂包头药店	—
生 S15	湖南	安徽亳州药材市场	安徽沪谯中药科技有限公司
生 S16	湖南	安徽亳州药材市场	安徽沪谯中药科技有限公司

编号	产地	采购地	炮制加工
生 S17	湖南	安徽亳州药材市场	安徽沪谯中药科技有限公司
生 S18	湖南	长沙药店	—
生 S19	湖南	湖南浏阳	—
生 S20	湖南	郴州	—
生 S21	福建	安徽亳州药材市场	安徽沪谯中药科技有限公司
生 S22	福建	安徽亳州药材市场	安徽沪谯中药科技有限公司
生 S23	福建	安徽亳州药材市场	安徽沪谯中药科技有限公司
生 S24	湖北	安徽亳州药材市场	安徽沪谯中药科技有限公司
生 S25	湖北	安徽亳州药材市场	安徽沪谯中药科技有限公司
生 S26	湖北	安徽亳州药材市场	安徽沪谯中药科技有限公司
生 S27	湖北	湖北黄陂	湖北中医医药院提供
生 S28	河南	河南唐河 1	自制
生 S29	河南	河南唐河 2	自制
生 S30	河南	河南唐河 3	自制

第二节 饮 片

以茜草科植物栀子 *Gardenia jasminoides* Ellis 的干燥成熟果实为原料药材，按照《中国药典》2010 年版（一部）栀子项下规定，炮制加工栀子饮片。

一、炮 制

取栀子干燥药材，除去杂质，碾碎。

栀子原料药材及饮片中由于采收过程不规范，或前期加工过程中挑拣不够，常有青果、异形果、虫蛀及霉变等混杂，而且由于果皮薄、脆，储存和运输过程中易产生碎屑，因此将青果、异形果、虫蛀及霉变等混杂率、碎屑等杂质比例作为栀子饮片等级划分的辅助依据，并以此来控制饮片的质量，杜绝掺杂现象。

二、性 状

栀子饮片的传统分级评价主要是从颜色、饱满度、大小等方面进行，本项目参考《七十六种药材商品规格标准》中栀子原料药材的分级方法，结合客观的评价方式，对采集到的 30 批栀子饮片进行了外观性状的分析（表 27-2），并以 50g 果实粒数作为果实颗粒大小的评价指标。规定栀子饮片一级品表面红黄、棕红或浅红色，色泽、大小均匀，饱满，每 50g 所含果实粒数为 60 ～ 85 粒；二级品表面青黄、青灰色，色泽不均匀，大小不一，每 50g 所含果实粒数在 60 粒以下。应用此方法首先对不同来源的栀子药材和饮片进行性状外观的传统评价。见表 27-2。

表 27-2　生栀子饮片外观性状考察结果（n=3）

编号	产地/来源	果皮	性状	果实粒数/50g	杂质/%	干瘪率/%	青果率/%
1~3	江西/中试	深红色或深棕色，红黄色。薄而脆，略有光泽	长卵圆形或椭圆形，6 条纵棱，气微，味微酸而苦	84	1.4(碎果皮、梗、叶)	5	4
4	江西/安徽沪谯	红棕色，红黄色，薄而脆，略有光泽	长卵形或卵圆形、椭圆形，6 条纵棱，气微，味微酸而苦	51	0.2（碎屑）	3.2	5
5	江西 -1	棕灰色	长卵形或卵圆形、椭圆形，6 条纵棱，气微，味微酸而苦	70	0.5（灰屑）	1.6	8
6	江西/亳州自制	橙黄色、暗橙色，薄而脆	长卵形或卵圆形、椭圆形，6 条纵棱，气微，味微酸而苦	75	0.2(灰屑)	1.5	15
7	江西/亳州药检所	红黄色、橙色，薄而脆，略有光泽	长卵形或卵圆形、椭圆形，6 条纵棱，气微，味微酸而苦	82	0.2（碎果皮，灰屑）	5	6
8	江西秀谷	橙色，橙红色，橙黄色，薄而脆，略有光泽	长卵形或卵圆形、椭圆形，6 条纵棱，气微，味微酸而苦	73	0.4（碎果皮，灰屑）	1.2	4
9	江西/樟树天齐堂	橙黄色，橙红色，薄而脆，略有光泽	长卵形或卵圆形、椭圆形，6 条纵棱，气微，味微酸而苦	37	0.1（灰屑）	0.2	3
10	江西丰城	橙黄色、橙红色，薄而脆，略有光泽	长卵形或卵圆形、椭圆形，6 条纵棱，气微，味微酸而苦	75	0.2（碎屑）	0.1	5
11	江西樟树	深红色、鲜红色、橙红色，薄而脆，略有光泽	梭形，长椭圆形，6 条纵棱，气微，味微酸而苦	80	0.3（叶、梗、碎屑）	1	1
12	江西/湖北供	深红色，薄而脆，略有光泽	长卵形或卵圆形、椭圆形，6 条纵棱，气微，味微酸而苦	44	0.3（灰屑）	1.7	7
13	河北石家庄	青灰色，灰黄色，薄而脆	长卵形或卵圆形、椭圆形，6 条纵棱，气微，味微酸而苦	68	0.2（灰屑）	0.8	3
14	北京同仁堂	橙黄色，橙色，薄而脆，略有光泽	长卵形或卵圆形、椭圆形，6 条纵棱，气微，味微酸而苦	101	0.1（灰屑）	0.2	6
15~17	湖南/中试	深红色或红褐色。厚而脆，略有光泽	长卵形或卵圆形、椭圆形，6 条纵棱，气微，味微酸而苦	55	1.6（叶、梗、碎屑）	2.6	5
18	湖南	红黄色，黄色，深黄色，薄而脆，略有光泽	长卵形或卵圆形、椭圆形，6 条纵棱，气微，味微酸而苦	70	1.2(碎果皮,叶,梗，碎屑)	1.6	10
19	湖南浏阳	灰黄色，青灰色	长卵形或卵圆形、椭圆形，6 条纵棱，气微，味微酸而苦	75	1.5（果梗、碎屑）	1.2	20
20	湖南郴州	深黄色，青黄色	长卵形或卵圆形、椭圆形，6 条纵棱，气微，味微酸而苦	66	0.8(果梗、碎屑)	0.8	12
21~23	福建/中试	深红色，皮薄而脆，略有光泽	长卵形或梭形，6 条纵棱，气微，味微酸而苦	42	0.7（碎果皮，碎屑等）	0.7	5
24~26	湖北/中试	橘红色，薄而脆，略有光泽	长卵形或卵圆形、椭圆形，6 条纵棱，气微，味微酸而苦	55	0.3（碎屑）	3	7
27	湖北黄陂	鲜红色，橙黄色，薄而脆，略有光泽	长卵形或卵圆形、椭圆形，6 条纵棱，气微，味微酸而苦	64	0.2（灰屑）	1.6	4
28	河南唐河 1	深红色，薄而脆，略有光泽	长卵形或卵圆形、椭圆形，6 条纵棱，气微，味微酸而苦	68	0.8（碎屑）	0.5	1
29	河南唐河 2	青色、橙黄色、青黄色，薄而脆	长卵形或卵圆形、椭圆形，6 条纵棱，气微，味微酸而苦	62	0.6（碎屑）	0.8	12
30	河南唐河 3	深红色、红黄色、橙黄色、青色，薄而脆，略有光泽	长卵形或卵圆形、椭圆形，6 条纵棱，气微，味微酸而苦	65	0.6（碎屑）	0.6	9

三、鉴　　别

采用 TLC 和 HPLC 两种方式对初步分级的栀子饮片进行比较研究，探讨不同等级栀子饮片的质量评价方式和评价标准。

（一）TLC 鉴别

1. 环烯醚萜苷类成分 TLC 鉴别

取栀子不同饮片样品各约 0.5g，加甲醇 5ml，超声处理（频率 40kHz，功率 300W）20min，取上清液，作为供试品溶液。另取京尼平龙胆双糖苷（G-1），京尼平苷（G-2）对照品 2mg，加适量甲醇使溶解于 2ml 量瓶中，摇匀，作为对照品溶液。精密吸取上述对照品和供试品溶液各 2μl，分别点于同一硅胶 G 薄层板上，以三氯甲烷 - 甲醇 - 甲酸（4 : 1 : 0.2）为展开剂，预饱和 20min 后，展开，取出，晾干，喷以 10% 硫酸乙醇溶液显色。供试品色谱中，在与对照品 G-1、G-2 相应的位置处，显相同的紫红色斑点。如图 27-1 所示。

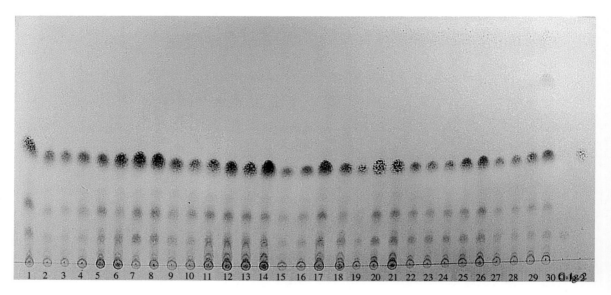

图 27-1　栀子饮片 TLC 鉴别图
1 ~ 30. S1 ~ S30 栀子饮片

2. 色素类成分 TLC 鉴别

取栀子不同饮片样品各约 0.5g，加甲醇 5ml，超声处理（频率 40kHz，功率 300W）20min，取上清液，作为供试品溶液。另取藏红花酸（C），藏红花素（C-Ⅰ），藏红花酸二葡萄糖苷（C-Ⅱ），藏红花算龙胆二葡萄糖苷（C-Ⅲ）对照品各约 2mg，加适量甲醇使溶解于 2ml 量瓶中，摇匀，作为对照品溶液。精密吸取上述对照品和供试品溶液各 2μl，分别点于同一硅胶 G 薄层板上，分别以三氯甲烷 - 甲醇 - 甲酸（2 : 1 : 0.2），石油醚 - 乙酸乙酯 - 甲酸（2 : 1 : 0.2 测定焦栀子）为展开剂，预饱和 20min 后，展开，取出，晾干，于日光下检识。供试品溶液色谱中，在与对照品色谱相应的位置上显相同的黄色斑点。实验结果如图 27-2 所示。

栀子饮片两类成分的 TLC 图谱显示，各等级栀子饮片环烯醚萜苷类成分及色素类成分的 TLC 图谱没有显著性差异。

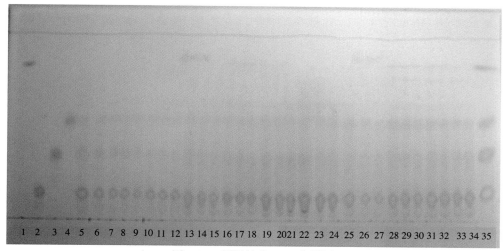

图 27-2　栀子饮片 TLC 鉴别图

1. C；2. C-1；3. C-2；4. C-3；5 ～ 34. 栀子饮片 S1 ～ S30；35. 混标

（二）HPLC 特征图谱

1. 仪器与试药

岛津高效液相色谱仪（LC-20AT）；超声清洗器 KQ-500DB（昆山市超声仪器有限公司）；EYELA 旋转蒸发器；甲醇，乙腈为色谱纯，水为纯净水，使用前均经 0.45 μm 滤膜滤过；其他试剂均为分析纯。

2. 色谱条件

Kromasil C_{18} 色谱柱（4.6mm×250mm，5 μm）；甲醇 (A)- 水 (B) 梯度洗脱：0 ～ 5min、20% ～ 28% A，5 ～ 15min、28% ～ 56% A，15 ～ 29min、56% ～ 58% A，29 ～ 41min、58% ～ 68% A，41 ～ 61min，68% ～ 100% A；检测波长 238nm、440nm；流速 1.0ml/min；柱温 35℃。

3. 供试品溶液制备

取生栀子粉末（过 40 目筛）0.5g，精密称定，置具塞锥形瓶中，精密加入 50% 甲醇 25ml，密塞，称定重量，超声提取 20min 后，放冷，密塞，再称定重量，以甲醇补足减失的重量，摇匀，滤过，取续滤液，以微孔滤膜（0.45μm）滤过，即得。

4. 栀子饮片 HPLC 特征图谱分析

（1）精密度试验

取同一供试品溶液 10μl，连续进样 6 次，以 238nm 和 440nm 检测，根据中药色谱指纹图谱相似度软件评价结果，6 个样品的相似度在 0.997 以上，说明仪器精密度良好。

（2）稳定性试验

取同一供试品溶液 10μl，分别在 0h、4h、8h、12h、16h、24h 检测，根据中药色谱指纹图谱相似度软件评价结果，6 个样品的相似度在 0.997 以上，表明样品在 24h 内稳定。

（3）重复性试验

取同一批样品 6 份，依法制备成供试品溶液，检测特征图谱，根据"中药色谱指纹图谱相似度软件评价系统（2004 年 A 版）"结果，6 个样品的相似度在 0.995 以上，表明该方法重复性良好。

（4）栀子饮片特征图谱测定

参考《中药注射剂指纹图谱研究的技术要求（暂行）》，根据栀子不同饮片 HPLC 色谱峰状况，选择 HPLC 色谱图中可以用于反映栀子不同饮片内在质量的共有峰来进行测定，其中在 238nm 波长下指定共有峰 14 个，440nm 波长下指定共有峰 15 个，分别以 7 号峰、5 号峰为参照峰（s）的相对保留时间和相对峰面积为 1，计算其余各峰的相对保留时间和相对峰面积，所选择的共有峰可以较为全面地反映样品的内在质量。

5. 不同等级栀子饮片特征图谱比较

根据建立的指纹图谱方法，对 30 批生栀子的特征图谱进行了测定。测定结果如图 27-3 ～图 27-4 所示。

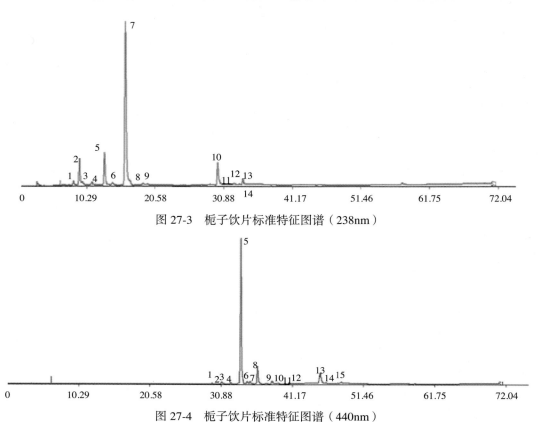

图 27-3　栀子饮片标准特征图谱（238nm）

图 27-4　栀子饮片标准特征图谱（440nm）

30 批生栀子 238nm、440nm 下各批次的色谱图基本一致，HPLC 图谱整体图貌变化不大，但生栀子不同样品色谱峰面积和峰高有明显差异，尤以 440nm 下的色谱峰高差异最为显著。

相似度测定结果表明（图 27-5 ～图 27-8），440nm 下各样品相似度较高，均在 0.993 之上，由此聚

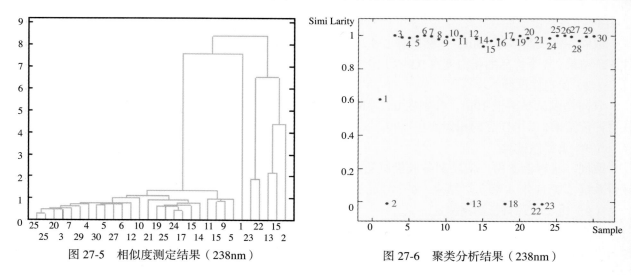

图 27-5　相似度测定结果（238nm）

图 27-6　聚类分析结果（238nm）

类分析结果显示该检测波长下，30 批样品基本聚为一类。238nm 下除样品 S1、S2、S13、S18、S22、S23 外，其余样品的相似度较低，以树图的聚类分析结果显示 30 批样品聚为 2 类，其中 S1、S2、S13、S18、S22、S23 为一类，其余 24 批样品为一类。

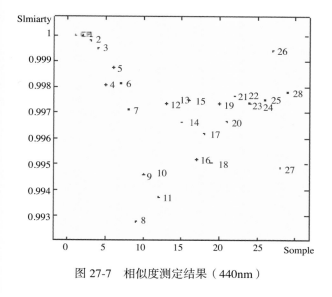

图 27-7　相似度测定结果（440nm）

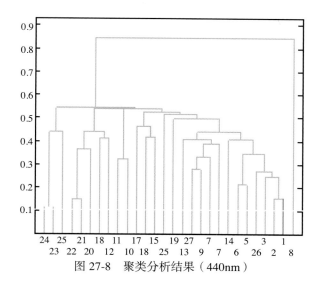

图 27-8　聚类分析结果（440nm）

6. 小结

建立了栀子饮片的 HPLC 特征图谱分析方法，238nm、440nm 下栀子饮片色谱图基本一致，因此，特征图谱不适宜作为栀子饮片分级的指标，但可作为饮片质量评价内容。

四、检　查

（一）水分

参照《中国药典》2010 年版（一部）附录Ⅸ H 水分测定法（第一法），取供试品 2 ~ 5g，平铺于干燥至恒重的扁形称瓶中，精密称定，打开瓶盖在 100 ~ 105℃干燥 5h，将瓶盖盖好，移置干燥器中，冷却 30min，精密称定重量，再在上述温度干燥 1h，冷却，称重，至连续两次称重的差异不超过 5mg 为止。根据减失的重量，计算供试品中含水量（%），结果见表 27-3。

表 27-3　栀子饮片检查项测定结果　　　　　　　　　　　　　　（单位：%）

编号	水分	水浸出物	醇浸出物	总灰分	酸不溶灰分
S1	7.32	32.7	33.82	6.11	0.17
S2	8.66	34.7	34.73	6.45	0.17
S3	8.32	34.7	34.36	6.43	0.16
S4	3.94	32.6	26.73	5.16	0.11
S5	5.63	33.0	22.82	6.52	0.12
S6	5.39	33.7	25.62	5.43	0.08
S7	5.73	33.7	22.87	6.47	0.01
S8	4.82	35.2	26.83	5.04	0.13
S9	4.06	34.1	27.25	5.47	0.03

编号	水分	水浸出物	醇浸出物	总灰分	酸不溶灰分
S10	5.56	39.8	29.75	5.72	0.05
S11	5.76	28.1	28.43	5.52	0.02
S12	4.21	36.1	32.70	5.53	0.01
S13	5.25	26.1	24.97	5.48	0.09
S14	5.56	28.3	25.66	6.63	0.10
S15	6.33	35.1	35.04	5.72	0.16
S16	6.42	35.2	35.13	5.73	0.18
S17	6.49	35.0	35.13	5.64	0.19
S18	4.77	34.9	31.75	4.06	0.12
S19	5.21	42.4	27.79	6.79	0.16
S20	6.02	30.2	22.01	6.06	0.08
S21	8.82	34.8	32.77	5.93	0.45
S22	8.69	37.3	32.67	5.67	0.40
S23	8.63	36.0	32.82	5.83	0.37
S24	7.96	36.0	28.80	6.51	0.23
S25	7.01	33.7	28.66	6.49	0.21
S26	7.83	34.8	28.90	6.64	0.21
S27	3.99	35.8	27.19	6.07	0.01
S28	5.83	31.8	26.59	5.66	0.20
S29	5.65	30.9	25.36	5.66	0.02
S30	5.58	30.1	25.77	5.69	0.11
均值	5.69	30.93	25.91	5.67	0.11
总体均值	6.11 ± 1.38	33.91 ± 3.26	29.13 ± 4.01	5.80 ± 0.56	0.15 ± 0.11

（二）浸出物

1. 水溶性浸出物

参照《中国药典》2010 年版（一部）水溶性浸出物测定法（附录 XA）项下冷浸法，对栀子饮片进行水溶性浸出物含量测定。取供试品约 4g，精密称定，置 200～300ml 的锥形瓶中，精密加入水 100ml，密塞，冷浸，前 6h 内时时振摇，再静置 18h，用干燥滤器迅速滤过，精密量取续滤液 20ml，置已干燥至恒重的蒸发皿中，在水浴上蒸干后，于 105℃干燥 3h，置干燥器中冷却 30min，迅速精密称定重量。扣除饮片中水分，计算供试品水中溶性浸出物的含量（%）。结果见表 27-3。

2. 醇溶性浸出物

参照《中国药典》2010 年版（一部）醇溶性浸出物测定法（附录 XA）项下冷浸法，以 95% 乙醇作溶剂，对栀子饮片进行醇溶性浸出物含量测定。取供试品约 4g，精密称定，置 200～300ml 的锥形瓶中，精密加入水 100ml，密塞，冷浸，前 6h 内时时振摇，再静置 18h，用干燥滤器迅速滤过，精密量取续滤液 20ml，置已干燥至恒重的蒸发皿中，在水浴上蒸干后，于 105℃干燥 3h，置干燥器中冷却 30min，迅速精密称定重量。扣除饮片中水分，计算供试品醇溶性浸出物的含量（%）。结果见表 27-3。

（三）灰分

参照《中国药典》2010 年版（一部）总灰分及酸不溶性灰分测定法（附录ⅨK），取供试品 3g，置炽灼至恒重的坩埚中，称定重量，缓缓炽热，注意避免燃烧，至完全炭化时，逐渐升高温度至 500 ～ 600℃，使完全灰化并至恒重。根据残渣重量，计算供试品中总灰分的含量（%）。结果见表 27-3。

取上述方法所得的灰分，在坩埚中小心加入稀盐酸约 10ml，用表面皿覆盖坩埚，置水浴上加热 10min，表面皿用热水 5ml 冲洗，洗液并入坩埚中，用无灰滤纸滤过，坩埚内的残渣用水洗于滤纸上，并洗涤至洗液不显氯化物反应为止，滤渣连同滤纸移至同一坩埚中，干燥，炽灼至恒重。根据残渣重量，计算供试品中酸不溶性灰分的含量（%）。结果见表 27-3。

（四）结果

《中国药典》2010 年版规定栀子饮片含水量不得过 8.5%，总灰分不得过 6.0%，不同等级饮片间无明显差异，均按《中国药典》2010 年版标准执行。此外，补充制定了栀子饮片酸不溶性灰分及浸出物的测定，并制定了相应的标准。栀子饮片酸不溶性灰分不得过 0.15%，浸出物不得少于 35.0%。各等级饮片无明显差异。

五、含 量 测 定

对栀子饮片中栀子苷进行了含量测定。分析成分含量与饮片分级的相关性。

（一）仪器与试药

岛津高效液相色谱仪（LC-20AT）；超声清洗器 KQ-500DB（昆山市超声仪器有限公司）；EYELA 旋转蒸发器；甲醇，乙腈为色谱纯，水为纯净水，使用前均经 0.45μm 滤膜滤过；其他试剂均为分析纯。

对照品栀子苷为本研究室从栀子中分离鉴定，经 HPLC 面积归一化法测定纯度达 98% 以上，可供含量测定用。

（二）方法与结果

1. 色谱条件

Kromasil C_{18} 色谱柱（4.6mm × 250mm，5 μm）；乙腈 -0.3% 甲酸水（12 ： 88）为流动相；检测波长 238nm；流速 1.0ml/min；柱温 35℃。在此条件下栀子样品中对照品与其他组分均能达到基线分离。如图 27-9 所示。

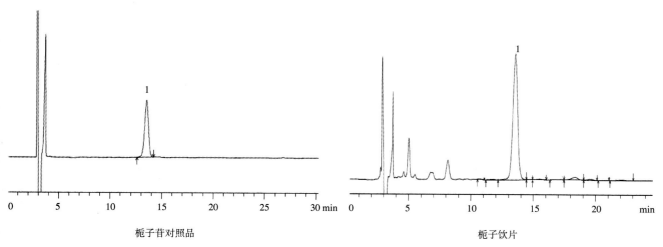

栀子苷对照品　　　　　　　　　　栀子饮片

图 27-9　栀子样品的 HPLC 色谱图

2. 对照品溶液制备

精密称取栀子苷对照品各适量，加甲醇制成 0.708mg/ml 对照品溶液。

3. 供试品溶液制备

取栀子不同样品粉末（过四号筛）各 0.5g，精密称定，置具塞锥形瓶中，精密加入甲醇 25ml，密塞，称定重量，超声提取 10min，放冷，密塞，再称定重量，用甲醇补足减失的重量，摇匀，滤过，取续滤液，以微孔滤膜（0.45μm）滤过，即得。

4. 方法学考察

（1）线性关系考察

精密称取栀子苷对照品适量，加甲醇制成 0.169mg/ml 的溶液，作为对照品溶液。取上述对照品溶液分别进样 1μl、2μl、5μl、10μl、15μl、20μl、25μl、30μl，依法测定，以进样量（μg）为横坐标，峰面积为纵坐标绘制标准曲线，并计算回归方程：

$Y= 1933235.35467\,x + 10709.03832$　$r = 0.99996$

结果表明栀子苷在 0.169 ~ 5.07μg 范围内线性关系良好。

（2）精密度试验

精密吸取上述供试品溶液 10μl，重复进样 5 次，依法测定，结果各对照品峰面积积分值的相对标准偏差小于 2.0%，表明仪器精密度良好。

（3）稳定性试验

精密吸取上述供试品溶液 10μl，分别于 0、2h、4h、6h、12h 重复进样共 6 次，由峰面积值统计结果表明样品溶液在 24h 内稳定。

（4）重复性试验

取生栀子粉末（过 40 目筛）5 份，各约 0.5g，精密称定，制备成供试品溶液，依法测定并计算含量，结果 5 份样品中相对标准偏差为 0.98%，表明该方法重复性好。

（5）加样回收试验

精密称定已知含量的生栀子粉末适量，共 9 份，分别精密加入各对照品适量，按供试品溶液制备及测定法操作，进行色谱分析。结果表明回收率为 99.6%，该样品回收率较好。

5. 不同等级栀子饮片含量测定

精密吸取对照品溶液 5μl、供试品溶液 10μl，注入液相色谱仪，结果见表 27-4。

表 27-4　栀子饮片含量测定结果　　　　　　　（单位：%）

样品	栀子苷	样品	栀子苷
S1	3.7086	S16	3.8944
S2	3.7062	S17	3.9260
S3	3.6769	S18	4.6668
S4	2.6859	S19	3.1408
S5	3.1059	S20	3.3682
S6	3.2928	S21	5.4663
S7	3.2003	S22	5.0205
S8	3.2792	S23	5.8501
S9	3.4463	S24	4.3113
S10	3.3697	S25	3.7724
S11	3.6961	S26	3.5232
S12	5.0351	S27	4.0933
S13	3.5989	S28	5.5783
S14	3.0848	S29	3.2338
S15	3.8550	S30	4.7437

6. 结果

各批次栀子饮片指标成分的含量差异较大。在未有效阐释栀子质量内涵与药效成分相关性之前，将每个成分都纳入栀子分级质量标准体系中，不能有效判断饮片的级别，可能将加重饮片分级的复杂性。由于栀子苷含量较高，且为《中国药典》收载标准，因此将其作为分级研究及质量评价的指标成分。根据30批饮片的测定结果，制定了栀子饮片不同级别的含量标准。栀子饮片一级品栀子苷含量不得少于3.0%，二级品栀子苷含量不得少于1.8%。

第三节　栀子饮片分级方法及其说明

一、分级依据

栀子饮片以茜草科植物栀子 *Gardenia jasminoides* Ellis 的干燥成熟果实为原料，按照《中国药典》2010年版（一部）栀子项下规定，炮制为饮片。栀子饮片分为两个等级，在明确栀子原料药材产地的基础上，以外观性状作为主要分级指标，50g 果实粒数及杂质限量为辅助分级依据。

二、分级要点

栀子饮片分为两个等级，各等级饮片的产地、性状、50g 果实粒数及杂质限量应符合下列要求。见图 27-10 和表 27-5。

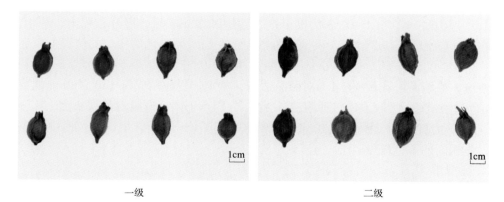

一级　　　　　　　　　　　　　　　　二级

图 27-10　栀子各等级饮片

表 27-5　栀子各等级饮片分级要点

项目	一级	二级
产地	江西、湖南、福建	湖北、河南
性状	表面红黄、棕红或浅红色，色泽、大小均匀，饱满	表面青黄、青灰色，色泽不均匀，大小不一
50g 果实粒数	60 ~ 85 粒	60 粒以下
杂质	无青果、异形果、虫蛀、霉变。药屑不得过 1%	无虫蛀、霉变；青果、异形果不得过 10%；药屑不得超过 3%

第四节　栀子饮片质量评价标准

栀　子
Zhi Zi

【原料药材】　本品为茜草科植物栀子 *Gardenia jasminoides* Ellis 的干燥成熟果实；于每年 11 月果实成熟呈红黄色时采收，除去果梗和杂质，蒸至上气或置沸水中略烫，取出，干燥。来源于江西、湖南、福建等地。

【饮片】　茜草科植物栀子 *Gardenia jasminoides* Ellis 的干燥成熟果实的炮制加工品。

【炮制】　除去杂质，一级饮片无青果、异形果、虫蛀、霉变，药屑不得过 1%。二级饮片无虫蛀、霉变；青果、异形果不得过 10%；药屑不得超过 3%。

【性状】　本品呈长卵圆形或椭圆形，表面红黄、棕红色或浅红色，具 6 条翅状纵棱，棱间常有 1 条明显的纵脉纹，并有分支。顶端残存萼片，基部稍尖，有残留果梗。果皮薄而脆，略有光泽；内表面色较浅，有光泽，具 2 ~ 3 条隆起的假隔膜。种子多数，扁卵圆形，集结成团，深红色或红黄色，表面密具细小疣状突起；色泽、大小均匀，饱满，一级饮片每 50g 本品栀子饮片所含果实粒数为 60 ~ 85 粒。二级饮片每 50g 本品栀子饮片所含果实粒数 60 粒以下。气微，味微酸而苦。

【鉴别】

(1) TLC 特征图谱

取本品粉末约 0.5g，加甲醇 5ml，超声处理（频率 40kHz，功率 300W）20min，滤过，取续滤液作为供试品溶液。另取京尼平龙胆双糖苷（G-1），京尼平苷（G-2）对照品适量，加甲醇制成每 1ml 含 2mg 的溶液，作为对照品溶液。照薄层色谱法试验，吸取上述二种溶液各 2 μl，分别点于同一硅胶 G 薄层板上，以三氯甲烷 - 甲醇 - 甲酸（4∶1∶0.2）为展开剂，预饱和 20min 后，展开，取出，晾干。喷以 10% 硫酸乙醇溶液，在 110℃加热至斑点清晰。供试品色谱中，在与对照品色谱相应的位置上，显相同的紫红色斑点。

取供试品溶液，另取藏红花素（C-1）对照品适量，分别加甲醇制成每 1ml 含 2mg 的溶液，作为对照品溶液。照薄层色谱法试验，吸取上述二种溶液各 2 μl，分别点于同一硅胶 G 薄层板上，以三氯甲烷 - 甲醇 - 甲酸（2∶1∶0.2）为展开剂，预饱和 20min 后，展开，取出，晾干。供试品色谱中，在与对照品色谱相应的位置上，显相同的黄色斑点。

(2) HPLC 特征图谱

色谱条件与系统适用性试验　以十八烷基硅烷键合硅胶为填充剂；以甲醇 (A)- 水 (B) 为流动相梯度洗脱：0 ~ 5min，20% ~ 28%（A）；5 ~ 15min、28% ~ 56%（A）；15 ~ 29min，56% ~ 58%（A）；29 ~ 41min，58% ~ 68%（A）；41 ~ 61min、68% ~ 100%（A）；流速 1.0ml/min；检测波长 238nm、440nm；柱温为 35℃。

供试品溶液配制　取本品粉末（过 40 目筛）0.5g，精密称定，置具塞锥形瓶中，精密加入 50% 甲醇 25ml，密塞，称定重量，超声提取 20min 后，放冷，密塞，再称定重量，以甲醇补足减失的重量，摇匀，滤过，取续滤液，以微孔滤膜（0.45μm）滤过，即得。

测定法　分别精密吸取对照品溶液和供试品溶液各 10 μl，注入液相色谱仪，测定，记录色谱图，即得。本品所得图谱与标准图谱一致（图 27-11）。

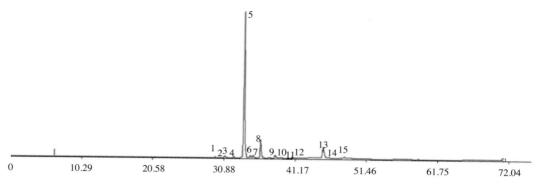

图 27-11　生栀子对照特征图谱（440nm）

【检查】　水分　不得过 8.5% [《中国药典》2010 年版（一部）附录Ⅸ H 第一法]。

总灰分　不得过 6.0% [《中国药典》2010 年版（一部）附录Ⅸ K]。

酸不溶性灰分　不得过 0.15% [《中国药典》2010 年版（一部）附录Ⅸ K]。

【浸出物】　照水溶性浸出物测定法 [《中国药典》2010 年版（一部）附录 X A] 项下冷浸法测定，不得少于 35.0%。

【含量测定】　照高效液相色谱法 [《中国药典》2010 年版（一部）附录Ⅵ D] 测定。

色谱条件与系统适应性　以十八烷基硅烷键合硅胶为填充剂；以乙腈 -0.3% 甲酸水（12 ∶ 88）为流动相，检测波长为 238nm。

对照品溶液制备　精密称取栀子苷对照品适量，加甲醇制成每 ml 含 70μg 的溶液，即得。

供试品溶液配制　取本品粉末（过四号筛）0.5g，精密称定，置具塞锥形瓶中，精密加入甲醇 25ml，密塞，称定重量，超声提取 10min，放冷，密塞，再称定重量，用甲醇补足减失的重量，摇匀，滤过，取续滤液，以微孔滤膜（0.45μm）滤过，即得。

测定法　分别精密吸取上述供试品溶液和对照品溶液各 10μl，注入液相色谱仪，测定，即得。

本品按干燥品计算，一级饮片栀子苷含量不得少于 3.0%。二级饮片栀子苷含量不得少于 1.8%。

【性味与归经】　苦、寒。归心、肺、三焦经。

【功能与主治】　泻火除烦，清热利湿，凉血解毒；外用消肿止痛。用于热病心烦，湿热黄疸，淋证涩痛，血热吐衄，目赤肿痛，火毒疮疡；外治扭挫伤痛。

【用法与用量】　6 ~ 9g。外用生品适量，研末调敷。

【储藏】　置通风干燥处。

第二十八章　大青叶饮片的分级方法及其质量评价

第一节　原料药材

按照《中国药典》2010 年版（一部）大青叶项下的规定，本品为十字花科植物菘蓝 *Isatis indigotica* Fort. 的干燥叶。大青叶药材一般夏季、秋季两季分 2～3 次采收，除去杂质，晒干。根据文献调研和大青叶的产地调研，并通过咨询现代资源学专家，最终确定大青叶道地产区为河北安国、安徽阜阳，主产区为黑龙江大庆、其他如甘肃、陕西、山东、江苏、山西、四川、河南、内蒙古等地也有栽培。河北和安徽为道地产区和其他产区的大青叶原料药材在种质资源和外观性状上有显著的差异，可以作为大青叶饮片分级研究的参考依据。根据报道，大青叶饮片的传统分级要点，规定大青叶饮片一级品原料药材来源于道地产区河北安国、安徽阜阳头等药材（饮片），大青叶饮片二级品原料药材来源于河北安国、安徽阜阳其他等级及黑龙江大庆、甘肃、陕西、内蒙古等地药材。采集道地产区大青叶药材 8 批，主产地大青叶药材 3 批，商品大青叶饮片 21 批，所有样品基源经山东中医药大学张兆旺教授鉴定为十字花科植物菘蓝 *Isatis indigotica* Fort. 的干燥叶。

第二节　饮　　片

以十字花科植物菘蓝 *Isatis indigotica* Fort. 的干燥叶为原料药材，按照《中国药典》2010 年版（一部）大青叶项下规定，炮制加工大青叶饮片。

一、炮　　制

取大青叶干燥药材，除去杂质，抢水洗，切 10～15mm 段，干燥。切碎，干燥。

大青叶饮片多皱缩卷曲，极易包裹沙石、泥块及其他非药用部位杂质，因此将沙土、泥土、其他植物部位等杂质含量作为大青叶饮片等级划分的辅助依据，并以此来控制饮片的质量，杜绝掺杂现象。

二、性　　状

（一）大青叶原料药材的传统分级

种质、产地、采收次数、采收期及生长期等赋予了大青叶药材显著的外观特征（表 28-1），可以作为药材分级以及质量评价的依据。因此，首先对不同等级的大青叶药材进行传统质量评价。

表 28-1 不同品质大青叶原料药材差异

项目	优质大青叶	其他等次大青叶
产地	河北安国、安徽阜阳、黑龙江大庆	甘肃、陕西、山东、江苏、山西、四川、河南、内蒙古等
采收期	6 个月	6 月之后
采收次数	第一次	二次、三次
大小	叶大、无柄	叶小、柄长
色泽	色暗灰绿	淡棕黄色
质地	洁净、无破碎	碎片过多，较脏
气味	无霉味	

（二）大青叶饮片质量评价传统方法

将大青叶药材炮制加工为饮片后原料药材特征已基本消失，最具有分级特性的指标是饮片的性状，而性状又与饮片的产地（道地 / 非道地）有着密切的关系。因此对饮片进行性状外观的传统评价（图 28-1）。

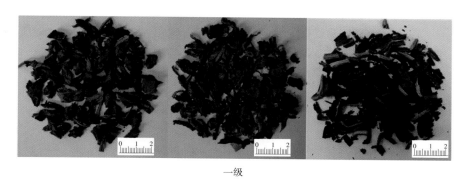

一级

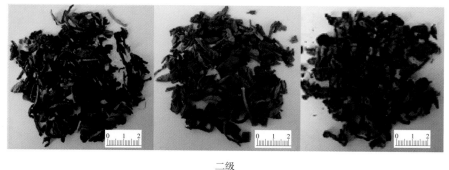

二级

图 28-1 大青叶饮片

大青叶饮片不分等级，但根据企业分级管理情况，以符合《中国药典》2010 年版大青叶药材及饮片项下各标准的道地及主产区的头等大青叶饮片为优质品。由国内主要大型饮片生产企业提供的大青叶饮片（S3，S4，S7，S8，S11，S12，S13，S14，S18，S19，S22，S23）原药材为头等药材，并严格按照《中国药典》2010 年版炮制方法加工。市售大青叶饮片不分等级（S24，S25，S26，S27，S28，S29，S30，S31，S32），均以二级的形式流通，见表 28-2。

表 28-2　大青叶饮片样品采集情况

样品编号	批号	产地	采集时间	采集形式	饮片加工来源	原药材质量评价
S1	110609	河北安国	20110605	药材	山东博康中药饮片有限公司	道地头等
S2	120625	河北安国	20120623	药材	安徽沪谯中药科技有限公司	道地头等
S3	110623	河北安国	20110630	饮片	河北安国奉义中药饮片有限公司	道地头等
S4	120617	河北安国	20120628	饮片	河北安国奉义中药饮片有限公司	道地头等
S5	110611	河北安国	20110602	药材	山东博康中药饮片有限公司	道地头等
S6	110716	河北安国	20110713	药材	安徽沪谯中药科技有限公司	道地其他等级
S7	110805	河北安国	20110814	饮片	河北安国奉义中药饮片有限公司	道地其他等级
S8	110912	河北安国	20110917	饮片	河北安国奉义中药饮片有限公司	道地其他等级
S9	110612	安徽阜阳	20110608	药材	山东博康中药饮片有限公司	道地头等
S10	120621	安徽阜阳	20120617	药材	安徽沪谯中药科技有限公司	道地头等
S11	110625	安徽阜阳	20110629	饮片	安徽沪谯中药科技有限公司	道地头等
S12	120610	安徽阜阳	20120711	饮片	安徽济人药业有限公司	道地头等
S13	1206282343	安徽阜阳	20120728	饮片	安徽沪谯中药科技有限公司	道地头等
S14	1108040001	安徽阜阳	20110813	饮片	安徽济人药业有限公司	道地其他等级
S15	110719	安徽阜阳	20110715	药材	山东博康中药饮片有限公司	道地其他等级
S16	110623	安徽阜阳	20110619	药材	山东博康中药饮片有限公司	道地其他等级
S17	110816	黑龙江大庆	20110809	药材	安徽沪谯中药科技有限公司	非道地主产区头等
S18	110729	黑龙江大庆	20110804	饮片	安徽济人药业有限公司	非道地主产区头等
S19	120802	黑龙江大庆	20120807	饮片	安徽沪谯中药科技有限公司	非道地主产区头等
S20	110814	黑龙江大庆	20110807	药材	山东博康中药饮片有限公司	非道地主产区头等
S21	110929	黑龙江大庆	20110917	药材	安徽沪谯中药科技有限公司	非道地主产区其他等级
S22	111021	黑龙江大庆	20111028	饮片	安徽济人药业有限公司	非道地主产区其他等级
S23	111019	黑龙江大庆	20111028	饮片	安徽济人药业有限公司	非道地主产区其他等级
S24	120728	内蒙古赤峰	20120811	饮片	赤峰市荣兴堂药业有限责任公司	市售二级
S25	120731	河南洛阳	20120815	饮片	河南弘景中药饮片有限公司	市售二级
S26	110803	陕西安定	20110824	饮片	陕西天士力植物药业有限责任公司	市售二级
S27	110910	山西运城	20110923	饮片	南京海源中药饮片有限公司	市售二级
S28	110728	甘肃陇南	20110821	饮片	兰州安泰堂中药饮片有限公司	市售二级
S29	100613	江苏泰兴	20101101	饮片	杭州胡庆余堂天然药物有限公司	市售二级
S30	110921	四川成都	20111008	饮片	新荷花中药饮片股份有限公司	市售二级
S31	110623	安徽亳州	20110712	饮片	亳州市中药饮片厂	市售二级
S32	110923	山东临沂	20110929	饮片	山东博康中药饮片有限公司	市售二级

1. 仪器

电子分析天平（MA110 型，上海第二分析仪器厂）；医用超声波清洗器（KQ-250E 型，昆山市超声仪器有限公司）；游标卡尺（yj0015 型，金华市宇杰塑料五金制品厂）。

2. 方法与结果

（1）性状

观察不同产地大青叶饮片的形状、大小、色泽、表面、质地及气味等特征。因大青叶饮片多皱缩卷曲，先浸湿使软化后，展平，游标卡尺测定叶展宽度，另测定叶柄碎片宽度，结果见表 28-3。

表 28-3　大青叶饮片传统评价

饮片来源	叶展宽度/cm	叶柄宽度/mm	叶碎片/叶柄	杂质种类及含量/%	性状特征
S1	4 ~ 6	3 ~ 6	23.31	1.60；多为其他植物部位、沙土泥土	本品为 10 ~ 15mm 不规则的碎段。叶片绿褐色，叶的表面有的可见色较深稍突起的小点，色泽均一；叶柄碎片淡棕黄色。质脆。气微，味微酸、苦、涩
S2	4 ~ 6	3 ~ 6	23.54	1.63；多为其他植物部位、沙土泥土	本品为 10 ~ 15mm 不规则的碎段。叶片绿褐色，叶的表面有的可见色较深稍突起的小点，色泽均一；叶柄碎片淡棕黄色。质脆。气微，味微酸、苦、涩
S3	4 ~ 6	3 ~ 6	23.62	1.45；多为其他植物部位、沙土泥土	本品为 10 ~ 15mm 不规则的碎段。叶片绿褐色，叶的表面有的可见色较深稍突起的小点，色泽均一；叶柄碎片淡棕黄色。质脆。气微，味微酸、苦、涩
S4	4 ~ 6	3 ~ 6	22.78	1.32；多为其他植物部位、沙土泥土	本品为 10 ~ 15mm 不规则的碎段。叶片暗灰绿色，叶的表面有的可见色较深稍突起的小点，色泽均一；叶柄碎片淡棕黄色。质脆。气微，味微酸、苦、涩
S5	4 ~ 6	3 ~ 6	22.21	1.13；多为其他植物部位、沙土泥土	本品为 10 ~ 15mm 不规则的碎段。叶片绿褐色，叶的表面有的可见色较深稍突起的小点，色泽均一；叶柄碎片淡棕黄色。质脆。气微，味微酸、苦、涩
S6	3 ~ 5	2 ~ 5	18.32	1.91；多为其他植物部位、沙土泥土	本品为 10 ~ 15mm 不规则的碎段。叶片暗灰绿色，叶的表面有的可见色较深稍突起的小点，色泽均一；叶柄碎片淡棕黄色。质脆。气微，味微酸、苦、涩
S7	3 ~ 5	2 ~ 5	15.64	1.47；多为其他植物部位、沙土泥土	本品为 10 ~ 15mm 不规则的碎段。叶片绿褐色，叶的表面有的可见色较深稍突起的小点，色泽均一；叶柄碎片淡棕黄色。质脆。气微，味微酸、苦、涩
S8	3 ~ 5	2 ~ 5	15.71	1.26；多为其他植物部位、沙土泥土	本品为 10 ~ 15mm 不规则的碎段。叶片棕褐色，叶的表面有的可见色较深稍突起的小点，色泽均一；叶柄碎片淡棕黄色。质脆。气微，味微酸、苦、涩
S9	4 ~ 6	3 ~ 6	21.46	1.12；沙土泥土	本品为 10 ~ 15mm 不规则的碎段。叶片深绿褐色，叶的表面有的可见色较深稍突起的小点，色泽均一；叶柄碎片淡棕黄色。质脆。气微，味微酸、苦、涩
S10	4 ~ 6	3 ~ 6	22.52	1.11；多为其他植物部位、沙土泥土	本品为 10 ~ 15mm 不规则的碎段。叶片深绿褐色，叶的表面有的可见色较深稍突起的小点，色泽均一；叶柄碎片淡棕黄色。质脆。气微，味微酸、苦、涩
S11	4 ~ 6	3 ~ 6	23.76	1.56；多为其他植物部位、沙土泥土	本品为 10 ~ 15mm 不规则的碎段。叶片暗灰绿色，叶的表面有的可见色较深稍突起的小点，色泽均一；叶柄碎片淡棕黄色。质脆。气微，味微酸、苦、涩
S12	4 ~ 6	3 ~ 6	22.61	1.72；多为其他植物部位、沙土泥土	本品为 10 ~ 15mm 不规则的碎段。叶片绿褐色，叶的表面有的可见色较深稍突起的小点，色泽均一；叶柄碎片淡棕黄色。质脆。气微，味微酸、苦、涩
S13	4 ~ 6	3 ~ 6	20.58	1.58；多为其他植物部位、沙土泥土	本品为 10 ~ 15mm 不规则的碎段。叶片深绿褐色，叶的表面有的可见色较深稍突起的小点，色泽均一；叶柄碎片淡棕黄色。质脆。气微，味微酸、苦、涩
S14	3 ~ 5	2 ~ 5	16.46	1.92；多为其他植物部位、沙土泥土	本品为 10 ~ 15mm 不规则的碎段。叶片暗灰绿色，叶的表面有的可见色较深稍突起的小点，色泽较均一；叶柄碎片淡棕黄色。质脆。气微，味微酸、苦、涩
S15	3 ~ 5	2 ~ 5	17.62	1.80；多为其他植物部位、沙土泥土	本品为 10 ~ 15mm 不规则的碎段。叶片暗灰绿色，叶的表面有的可见色较深稍突起的小点，色泽较均一；叶柄碎片淡棕黄色。质脆。气微，味微酸、苦、涩
S16	3 ~ 5	2 ~ 5	15.86	1.73；多为其他植物部位、沙土泥土	本品为 10 ~ 15mm 不规则的碎段。叶片暗灰绿色，叶的表面有的可见色较深稍突起的小点，色泽均一；叶柄碎片淡棕黄色。质脆。气微，味微酸、苦、涩

饮片来源	叶展宽度/cm	叶柄宽度/mm	叶碎片/叶柄	杂质种类及含量/%	性状特征
S17	4 ~ 6	3 ~ 6	19.56	1.38；多为其他植物部位、沙土泥土	本品为 10 ~ 15mm 不规则的碎段。叶片暗灰绿色，叶的表面有的可见色较深稍突起的小点，色泽均一；叶柄碎片淡棕黄色。质脆。气微，味微酸、苦、涩
S18	4 ~ 6	3 ~ 6	21.35	1.45；沙土泥土	本品为 10 ~ 15mm 不规则的碎段。叶片暗灰绿色，叶的表面有的可见色较深稍突起的小点，色泽均一；叶柄碎片淡棕黄色。质脆。气微，味微酸、苦、涩
S19	4 ~ 6	3 ~ 6	18.59	1.67；多为其他植物部位、沙土泥土	本品为 10 ~ 15mm 不规则的碎段。叶片深绿褐色，叶的表面有的可见色较深稍突起的小点，色泽均一；叶柄碎片淡棕黄色。质脆。气微，味微酸、苦、涩
S20	4 ~ 6	3 ~ 6	17.53	1.57；多为其他植物部位、沙土泥土	本品为 10 ~ 15mm 不规则的碎段。叶片深绿褐色，叶的表面有的可见色较深稍突起的小点，色泽均一；叶柄碎片淡棕黄色。质脆。气微，味微酸、苦、涩
S21	3 ~ 5	2 ~ 5	17.43	2.31；多为其他植物部位、沙土泥土	本品为 10 ~ 15mm 不规则的碎段。叶片暗灰绿色，叶的表面有的可见色较深稍突起的小点，色泽较均一；叶柄碎片淡棕黄色。质脆。气微，味微酸、苦、涩
S22	3 ~ 5	2 ~ 5	12.97	1.84；多为其他植物部位、沙土泥土	本品为 10 ~ 15mm 不规则的碎段。叶片暗灰绿色，叶的表面有的可见色较深稍突起的小点，色泽较均一；叶柄碎片淡棕黄色。质脆。气微，味微酸、苦、涩
S23	3 ~ 5	2 ~ 5	13.59	1.88；多为其他植物部位、沙土泥土	本品为 10 ~ 15mm 不规则的碎段。叶片暗灰绿色，叶的表面有的可见色较深稍突起的小点，色泽均一；叶柄碎片淡棕黄色。质脆。气微，味微酸、苦、涩
S24	3 ~ 5	2 ~ 4	8.68	7.21；多为其他植物部位、沙土泥土，芦头	本品为 9 ~ 17mm 不规则的碎段。叶片灰绿色，叶的表面有的可见色较深稍突起的小点，色泽较均一；叶柄碎片淡棕黄色。质脆。气微，味微酸、苦、涩
S25	3 ~ 5	2 ~ 4	13.36	9.79；多为其他植物部位、沙土泥土，芦头	本品为 10 ~ 15mm 不规则的碎段。叶片暗灰绿色，叶的表面有的可见色较深稍突起的小点，色泽较均一；叶柄碎片淡棕黄色。质脆。气微，味微酸、苦、涩
S26	3 ~ 5	2 ~ 5	14.77	6.55；多为其他植物部位、沙土泥土，芦头	本品为 10 ~ 14mm 不规则的碎段。叶片暗灰绿色，叶的表面有的可见色较深稍突起的小点，色泽均一；叶柄碎片淡棕黄色。质脆。气微，味微酸、苦、涩
S27	2 ~ 4	2 ~ 5	8.56	6.36；多为其他植物部位、沙土泥土，芦头	本品为 9 ~ 17mm 不规则的碎段。叶片灰绿色，叶的表面有的可见色较深稍突起的小点，色泽较均一；叶柄碎片淡棕黄色。质脆。气微，味微酸、苦、涩
S28	3 ~ 5	2 ~ 5	15.54	5.97；多为其他植物部位、沙土泥土，芦头	本品为 10 ~ 15mm 不规则的碎段。叶片绿褐色，叶的表面有的可见色较深稍突起的小点，色泽较均一；叶柄碎片淡棕黄色。质脆。气微，味微酸、苦、涩
S29	3 ~ 5	2 ~ 5	17.42	4.02；多为其他植物部位、沙土泥土，芦头	本品为 10 ~ 15mm 不规则的碎段。叶片暗灰绿色，叶的表面有的可见色较深稍突起的小点，色泽均一；叶柄碎片淡棕黄色。质脆。气微，味微酸、苦、涩
S30	2 ~ 4	2 ~ 5	8.38	10.64；多为其他植物部位、沙土泥土，芦头	本品为 9 ~ 18mm 不规则的碎段。叶片棕黄色，叶的表面有的可见色较深稍突起的小点，色泽较均一；叶柄碎片淡棕黄色。质脆。气微，味微酸、苦、涩
S31	4 ~ 6	3 ~ 6	21.24	2.32；多为其他植物部位、沙土泥土	本品为 10 ~ 15mm 不规则的碎段。叶片暗灰绿色，叶的表面有的可见色较深稍突起的小点，色泽均一；叶柄碎片淡棕黄色。质脆。气微，味微酸、苦、涩
S32	2 ~ 4	2 ~ 5	7.67	8.14；多为其他植物部位、沙土泥土，芦头	本品为 9 ~ 15mm 不规则的碎段。叶片灰绿色，叶的表面有的可见色较深稍突起的小点，色泽较均一；叶柄碎片淡棕黄色。质脆。气微，味微酸、苦、涩

（2）杂质含量

称取不同产地大青叶饮片各 100g，按《中国药典》2010 年版（一部）附录Ⅸ A 杂质检查法，分别测定 32 批大青叶饮片的杂质含量，结果见表 28-3。

（3）叶碎片／叶柄碎片

称取不同产地大青叶饮片各 100g，分别称定叶碎片与叶柄碎片重量，计算 32 批大青叶饮片叶碎片与叶柄碎片比例，结果见表 28-3。

3. 小结

表 28-3 显示了不同产地大青叶饮片传统方法质量评价结果，不同产地大青叶饮片性状除质地、气味外，其他性状都有一定程度的差异。市售饮片切制大小不等。叶碎片展开宽度及叶柄宽度分别在 2 ~ 6cm，2 ~ 6mm 范围内，大小不等，以叶碎片宽者为优。

因大青叶药用部位为叶，通过测定叶碎片与叶柄碎片比例可在一定程度上评价大青叶饮片的质量，比值在 7.67 ~ 25.62，道地头等大青叶饮片叶碎片／叶柄碎片 95% 可信区间为 21.910 ~ 23.3670，均值为 22.6390。道地其他等及主产区大青叶饮片叶碎片／叶柄碎片 95% 可信区间为 15.5670 ~ 18.362，均值为 16.964。

杂质系指药材中混存同一来源，但其性状或部位与规定不符或无机杂质，如砂石、泥块，以及其他与该品种来源不相符合的物质。因大青叶饮片多皱缩卷曲，极易包裹沙石、泥块及其他非药用部位杂质，因此饮片的炮制加工是否得当，将直接影响饮片质量。国家中医药管理局关于《中药饮片质量标准通则（试行）》的通知中均有规定，叶类杂质不得过 2%。从表 28-3 结果可见，市售大青叶饮片杂质均已超标，这将影响大青叶饮片质量及应用（本实验中供试品均已除去杂质）。道地及主产区饮片由于严格按照大青叶饮片炮制方法加工，其杂质含量 95% 可信区间为 1.4227% ~ 1.7852%，均值为 1.6040%。

依据对不同产地大青叶饮片的传统方法质量评价结果，建议将大青叶饮片初步分为两级：

一级饮片：为 10 ~ 15mm 不规则的碎段。叶片（深）绿褐色或暗灰绿色，叶的表面有的可见色较深稍突起的小点，色泽均一；叶柄碎片淡棕黄色。质脆。气微，味微酸、苦、涩。叶碎片展开宽度 4 ~ 6 cm，叶柄宽度 3 ~ 6mm，叶碎片／叶柄（重量法）值不得少于 21.91。杂质不得过 1.8%。一级饮片样品包括道地产区河北安国头等饮片 S1、S2、S3、S4、S5；安徽阜阳头等饮片 S9、S10、S11、S12、S13；主产区黑龙江大庆头等饮片 S17、S18、S19、S20；市售安徽亳州 S31。

二级饮片：为不规则的碎段。叶片（暗）灰绿色或棕黄（褐）色，叶上表面有的可见色较深稍突起的小点；叶柄碎片淡棕黄色。质脆。气微，味微酸、苦、涩。杂质不得过 2.0%。

二级饮片样品包括道地产区河北安国其他等饮片 S6、S7、S8；安徽阜阳其他等饮片 S14、S15、S16；非道地主产区黑龙江大庆其他等饮片 S21、S22、S23，市售饮片 S24、S25、S26、S27、S28、S29、S30、S32。市售饮片杂质含量均超过 2.0%，这可能是由于大青叶饮片本身的性状特征引起，也与饮片的加工炮制方法是否得当有密切关系。

三、鉴　别

采用 TLC 和 HPLC 两种方式对初步分级的大青叶饮片进行比较研究，探讨不同等级大青叶饮片的质量评价方式和评价标准。

（一）TLC 鉴别

1）氯仿提取部位 TLC 特征图谱　称取本品粉末（过二号筛）各 0.5g，加三氯甲烷 20ml，加热回流 1h，滤过，滤液浓缩至 1ml，得供试品溶液。称取靛蓝对照品、靛玉红对照品，加三氯甲烷制成每 1ml 各含 1mg 的混合溶液，得对照品溶液。照《中国药典》2010 年版（一部）附录Ⅵ B 薄层色谱法试验，吸取上述两种溶液 8 μl，分别点于同一 0.5%CMC-Na- 硅胶 G 薄层板（未活化）上，在温度为 20 ℃、相对湿度为 45% 下，以环己烷 - 三氯甲烷 - 丙酮（5∶4∶2）为展开剂，展开（9±0.5）cm，取出，晾干。置于可见光下检视。结果如图 28-2 所示。

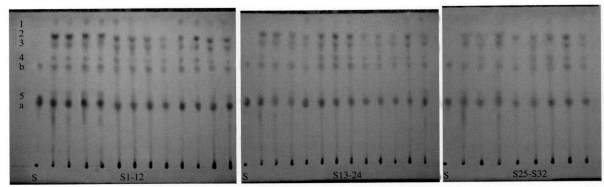

图 28-2　不同产地大青叶饮片 TLC 特征图谱（可见光下）
S. 对照品；S1~S32. 不同产地大青叶饮片样品；a. 靛玉红对照品；b. 靛蓝对照品；
S1~S8：河北安国；S9~S16：安徽阜阳；S17~S23：黑龙江大庆；S24：内蒙古赤峰；
S25：河南洛阳；S26：陕西安定；S27：山西运城；S28：甘肃陇南；S29：江苏泰兴；S30：四川成都；S31：安徽亳州；S32：山东临沂

2）氨基酸部位 TLC 特征图谱　称取本品粉末（过二号筛）各 0.5g，加稀乙醇（50% 乙醇）20ml，超声（25W，40kHz）处理 20min，滤过，滤液蒸干，残渣加稀乙醇 1ml 使溶解，作为供试品溶液。取精氨酸对照品，加稀乙醇制成每 1ml 含 0.5mg 的溶液，作为对照品溶液。照薄层色谱法 [《中国药典》2010 年版（一部）附录Ⅵ B] 试验，吸取上述两种溶液各 2μl，分别点于同一 0.5%CMC-Na- 硅胶 G 薄层板（105℃活化 30min）上，在温度为 22 ℃、相对湿度为 40% 下，以正丁醇 - 冰醋酸 - 水（19∶5∶5）为展开剂，展开（18±0.5）cm，取出，热风吹干，喷以茚三酮试液，在 105℃加热至斑点显色清晰。结果如图 28-3 所示。

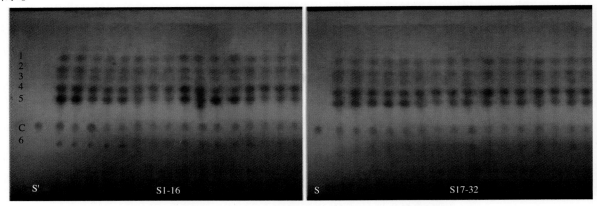

图 28-3　不同产地大青叶饮片氨基酸 TLC 特征图谱
S. 对照品；S1~S32. 不同产地大青叶饮片样品；c. 精氨酸对照品；
S1~S8：河北安国；S9~S16：安徽阜阳；S17~S23：黑龙江大庆；S24：内蒙古赤峰；
S25：河南洛阳；S26：陕西安定；S27：山西运城；S28：甘肃陇南；S29：江苏泰兴；S30：四川成都；S31：安徽亳州；S32：山东临沂

（二）HPLC 特征图谱

1. 仪器与试药

Waters 液相色谱仪（Waters 2695 pump，Waters 2996 检测器，Empower2 数据处理软件）；KQ-100 型超声波清洗器（昆山市超声仪器有限公司）；乙腈为色谱纯，水为纯水，使用前均经 0.45μm 滤膜滤过，其他试剂均为分析纯。

2. 色谱条件

以十八烷基硅烷键合硅胶为填充剂（4.6mm×250mm，5μm），以0.1%甲酸水溶液A-乙腈（B）为流动相，进行梯度洗脱0～45min，97%～62%（A）；45～55min，62%～30%（A）；min，30%～5%（A）；60～70min，5%（A）；流速1.0ml/min；柱温30℃；检测波长为254nm。

3. 供试品溶液制备

取大青叶供试品1.5g，精密称定，置100ml锥形瓶中，加入甲醇约30ml，50℃下超声（25W，40kHz）1h，滤过，滤液浓缩，甲醇定容至10ml，过微孔滤膜（0.45μm），即得。

4. 大青叶饮片HPLC特征图谱分析

（1）精密度试验

取同一供试品（S17）溶液，连续进样5次，将数据导入国家药典委员会"中药色谱指纹图谱相似度评价系统"（2004年A版），设定匹配模板，将谱峰自动匹配，生成对照特征图谱，然后进行谱峰差异性评价和整体相似性评价，考察色谱峰相似度的一致性，结果其主要共有峰相对保留时间RSD＜0.5%，主要共有峰面积RSD＜3%，表明仪器精密度良好。

（2）稳定性试验

取同一供试品（S17）溶液，在室温下放置，分别在0h、2h、4h、8h、12h进行测定，将数据导入国家药典委员会"中药色谱指纹图谱相似度评价系统"（2004年A版），设定匹配模板，将谱峰自动匹配，生成对照特征图谱，然后进行谱峰差异性评价和整体相似性评价，考察色谱峰相似度的一致性，结果其主要共有峰相对保留时间RSD＜0.5%，主要共有峰面积RSD＜3%，表明供试品溶液在12h内稳定。

（3）重复性试验

取同一供试品（S17），精密称定5份，按供试品溶液制备方法制备，按2项色谱条件测定，将数据导入国家药典委员会"中药色谱指纹图谱相似度评价系统"（2004年A版），设定匹配模板，将谱峰自动匹配，生成对照特征图谱，然后进行谱峰差异性评价和整体相似性评价，考察色谱峰相似度的一致性，结果其主要共有峰相对保留时间RSD＜0.5%，主要共有峰面积RSD＜5%，表明试验方法重现性较好。

（4）大青叶饮片特征图谱测定

精取不同产地大青叶32批饮片供试品溶液，按2项项下色谱条件测定，记录各样品色谱图，所有组分在72min内洗脱出柱，其中共有峰数目为31个（除17号峰、19号峰外其余为共有峰），如图28-4所示。从图28-4可以看出，25号峰保留时间适中，峰面积较大且稳定，峰形较好，理论塔板数按25号峰计算不低于2万，与相邻峰的分离效果好，且该峰为各待鉴样品中所共有的色谱峰，故选择25号峰为内参照峰进行各供试品溶液相对保留时间和相对峰面积的计算。采用国家药典委员会"中药色谱峰图谱相似度评价系统"（2004年A版）评价32批大青叶饮片特征图谱的相似度，相似度及特征峰检出率结果见表28-4。结果表明不同产地大青叶饮片相似度及检出率都存在较大的差异。

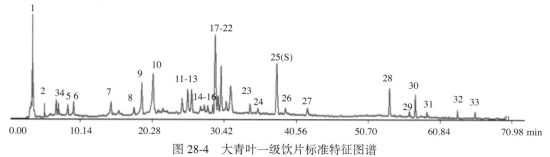

图28-4　大青叶一级饮片标准特征图谱

23号峰．苯甲酸；26号峰．水杨酸；29号峰．靛蓝；30号峰．靛玉红

表 28-4　不同产地大青叶 32 批饮片指纹图谱相似度及检出率比较结果

样品编号	相似度	检出率 /%	样品编号	相似度	检出率 /%
S1	0.914	100	S17	0.903	93.9
S2	0.940	100	S18	0.900	97.0
S3	0.965	100	S19	0.912	93.9
S4	0.974	100	S20	0.926	93.9
S5	0.951	100	S21	0.889	100
S6	0.821	100	S22	0.910	93.9
S7	0.837	100	S23	0.861	93.9
S8	0.855	100	S24	0.747	97.0
S9	0.912	100	S25	0.812	93.9
S10	0.989	100	S26	0.805	93.9
S11	0.951	100	S27	0.762	97.0
S12	0.921	100	S28	0.808	93.9
S13	0.998	100	S29	0.876	97.0
S14	0.879	100	S30	0.732	100
S15	0.879	97.0	S31	0.903	100
S16	0.863	100	S32	0.752	93.9

注：检出率 = 某样品中的特征指纹峰数 / 特征指纹峰总数。

5. 不同等级大青叶饮片特征图谱比较

由于同产地大青叶饮片特征图谱间存在相似性，而不同产地特征图谱间存在较大的差异，故将河北安国、安徽阜阳、黑龙江大庆及市售饮片二级对照指纹图谱导出，与一级大青叶饮片标准特征特征图谱（一级饮片）进行比对并进行直观比较分析。

图 28-5 和图 28-6 中可见不同产地二级饮片特征图谱在 a、b、c 区域的色谱峰有明显的差异，其中 a 和 c 区域色谱峰，一级饮片及黑龙江大庆二级的紫外吸收较强，而河北安国、安徽阜阳及市售饮片二级均较弱，而 b 区域中，17 号峰、18 号峰、19 号峰、20 号峰、21 号峰、22 号峰六个峰组成的整个峰群为一级及道地产区河北安国、安徽阜阳饮片特征图谱所特有的峰群，其中 17 号峰、19 号峰在黑龙江大庆及市售饮片二级特征图谱中几乎不能被检出，直观分析结果可见色谱峰差异明显，b 区域中六个峰组成的整个峰群是体现大青叶饮片道地性的特征峰，具有区别意义。以上差异是造成二级特征图谱相似度、检出率及总峰面积值降低的主要原因之一，也为大青叶饮片的鉴别及分级优选提供了科学依据。

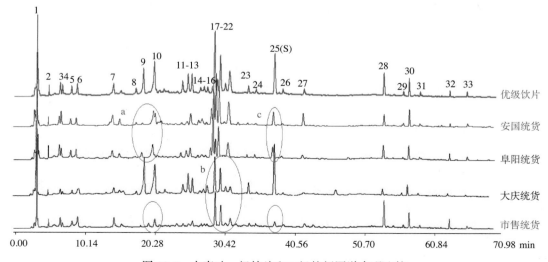

图 28-5　大青叶一级饮片和二级特征图谱直观比较

23 号峰．苯甲酸；26 号峰．水杨酸；29 号峰．靛蓝；30 号峰．靛玉红

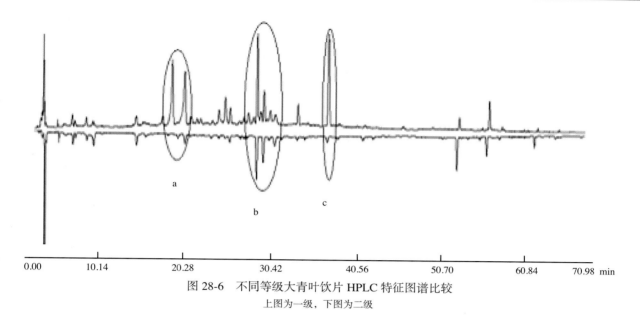

图 28-6　不同等级大青叶饮片 HPLC 特征图谱比较

上图为一级，下图为二级

6. 小结

建立了大青叶饮片的 HPLC 特征图谱分析方法，并用于不同等级大青叶饮片的分级和质量评价。相似度差异：与所建立的一级大青叶饮片的标准特征图谱（对照图谱）相比较，一级饮片相似度 > 0.90；二级相似度在一级标准之下，满足相似度 > 0.73。研究结果显示，HPLC 特征图谱可用于一级、二级大青叶饮片的鉴别，具有分级的可行性和实用性，可以作为大青叶饮片分级的辅助依据。

四、检　　查

（一）水分

参照《中国药典》2010 年版（一部）附录Ⅸ H 水分测定法（第一法），取供试品 3g，平铺于干燥至恒重的扁形称瓶中，精密称定，打开瓶盖在 100 ~ 105℃干燥 5h，将瓶盖盖好，移置干燥器中，冷却 30min，精密称定重量，再在上述温度干燥 1h，冷却，称重，至连续两次称重的差异不超过 5mg 为止。根据减失的重量，计算供试品中含水量（%），结果见表 28-5。

表 28-5　大青叶饮片检查项测定结果　（单位：%）

编号	来源	杂质	水分	总灰分	酸不溶性灰分	醇浸出物
S1	河北安国道地头等	1.60	7.77	10.40	2.38	25.7340
S2	河北安国道地头等	1.63	7.78	10.19	2.28	26.7349
S3	河北安国道地头等	1.45	7.72	9.44	1.40	25.8605
S4	河北安国道地头等	1.32	8.501	9.86	2.42	24.2577
S5	河北安国道地头等	1.13	8.58	9.63	1.57	20.2300
S6	河北安国道地其他等	1.91	8.67	10.53	1.54	19.7700
S7	河北安国道地其他等	1.47	7.03	10.63	2.65	20.8867
S8	河北安国道地其他等	1.26	7.15	10.88	3.27	19.2533
S9	安徽阜阳道地头等	1.12	7.44	10.55	2.58	26.4469

编号	来源	杂质	水分	总灰分	酸不溶性灰分	醇浸出物
S10	安徽阜阳道地头等	1.11	8.86	9.85	1.51	27.7805
S11	安徽阜阳道地头等	1.56	7.77	10.28	2.16	26.6375
S12	安徽阜阳道地头等	1.72	8.53	9.73	1.83	27.7337
S13	安徽阜阳道地头等	1.58	8.90	10.38	2.33	27.0099
S14	安徽阜阳其他等	1.92	7.45	10.73	2.71	16.0900
S15	安徽阜阳其他等	1.8	9.33	10.40	2.41	20.2967
S16	安徽阜阳其他等	1.73	8.99	10.43	2.50	18.5234
S17	黑龙江大庆非道地头等	1.38	8.48	9.72	1.59	25.1946
S18	黑龙江大庆非道地头等	1.45	8.55	10.71	2.77	24.2215
S19	黑龙江大庆非道地头等	1.67	8.49	10.86	3.02	28.5294
S20	黑龙江大庆非道地头等	1.57	8.67	10.21	2.58	21.0912
S21	黑龙江大庆非道地其他等	2.31	7.011	9.56	1.44	20.6667
S22	黑龙江大庆非道地其他等	1.84	8.75	9.91	1.86	20.0723
S23	黑龙江大庆非道地其他等	1.88	8.61	10.08	3.13	18.3211
S24	内蒙古赤峰市售二级	7.21	9.10	12.51	4.85	16.6664
S25	河南洛阳市售二级	9.79	8.87	14.48	6.32	27.8377
S26	陕西安定市售二级	6.55	9.61	10.84	3.08	16.0085
S27	山西运城市售二级	6.36	8.30	10.53	2.95	16.0846
S28	甘肃陇南市售二级	5.97	9.61	10.67	1.86	21.4890
S29	江苏泰兴市售二级	4.02	9.39	15.62	8.55	18.0900
S30	四川成都市售二级	10.64	9.35	12.36	5.52	16.4296
S31	安徽亳州市售二级	2.32	8.20	10.37	2.44	24.6390
S32	山东临沂市售二级	8.14	9.38	11.03	3.26	16.1455

注：①表中数据均为平行测定三次的 $X \pm S$ 值。

（二）浸出物

参照《中国药典》2010 年版（一部）醇溶性浸出物测定法（附录 X A）项下热浸法，以 95% 乙醇作溶剂，对大青叶饮片进行醇溶性浸出物含量测定。取供试品约 4g，精密称定，置 100ml 的锥形瓶中，精密加入 95% 乙醇 50ml，密塞，称定重量，静置 1h 后，连接回流冷凝管，加热至沸腾，并保持微沸 1h。放冷后，取下锥形瓶，密塞，再称定重量，用 95% 乙醇补足减失的重量，摇匀，用干燥滤器滤过。精密取滤液 25ml，置已干燥至恒重的蒸发皿中，在水浴上蒸干后，于 105℃ 干燥 3h，置干燥器中冷却 30min，迅速精密称定重量。扣除饮片中水分，计算供试品中醇溶性浸出物的含量（%）。结果见表 28-5。

（三）灰分

参照《中国药典》2010 年版（一部）总灰分及酸不溶性灰分测定法（附录 IX K），取供试品 4g，置炽灼至恒重的坩埚中，称定重量，缓缓炽热，注意避免燃烧，至完全炭化时，逐渐升高温度至 500 ~ 600℃，使完全灰化并至恒重。根据残渣重量，计算供试品中总灰分的含量（%）。结果见表 28-5。

取上述方法所得的灰分，在坩埚中小心加入稀盐酸约 10ml，用表面皿覆盖坩埚，置水浴上加热 10min，表面皿用热水 5ml 冲洗，洗液并入坩埚中，用无灰滤纸滤过，坩埚内的残渣用水洗于滤纸上，并洗涤至洗液不显氯化物反应为止，滤渣连同滤纸移至同一坩埚中，干燥，炽灼至恒重。根据残渣重量，计算供试品中酸不溶性灰分的含量（%）。结果见表28-5。

（四）结果

大青叶饮片水分不得过10.0%。总灰分一级饮片不得过10.4%，二级饮片不得过13.5%。酸不溶灰分一级饮片不得过2.5%，二级饮片不得过6.0%。醇溶性浸出物一级饮片不得少于24.3%，二级饮片不得少于16.0%。

五、含量测定

对大青叶饮片中靛玉红进行了含量测定，分析成分含量与饮片分级的相关性。

（一）仪器与试药

AgiLent 1100型高效液相色谱仪，DAD检测器，Chemstation色谱工作站；电子分析天平（MA110型，上海第二分析仪器厂）；医用超声波清洗器（KQ-250E型，昆山市超声仪器有限公司）；电热鼓风干燥箱（101A-3型，上海实验仪器厂有限公司）；箱式电阻炉（SXZ-4-10型，上海申光仪器仪表有限公司）；二号筛。靛玉红（批号：110717-200204），购自中国食品药品检定研究院。乙腈、甲醇为色谱纯，其余试剂均为分析纯，均购自山东禹王实业有限公司，水为超纯水。

（二）方法与结果

1. 色谱条件

InertsiL ODS-3（4.6mm×250mm，5μm）；流动相：甲醇-水（75∶25）；检测波长289nm；参比波长450nm；流速1.0ml/min；进样量20μl；柱温30℃。对照液和样品液中靛玉红色谱图见图28-7。

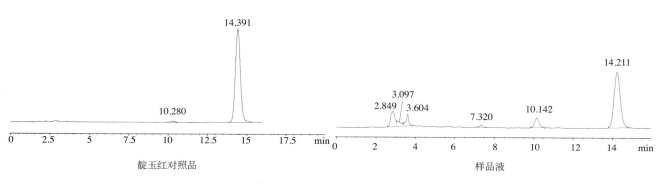

靛玉红对照品　　　　　　　　　　　　　　　样品液

图28-7　对照品与样品色谱图

2. 对照品溶液制备

取靛玉红对照品适量，精密称定，加甲醇制成每1ml含12.8μg的溶液，即得。

3. 供试品溶液制备

分别称取不同产地大青叶饮片细粉0.10～0.25g，精密称定，共32批，分别置索氏提取器中，加三氯甲烷，浸泡15h，加热回流提取至提取液无色。回收溶剂至干，残渣加甲醇使溶解并转移至25ml量瓶中，加甲醇至刻度，摇匀，用0.45μm微孔滤膜滤过，取续滤液，即得。

4. 方法学考察

（1）线性关系考察

吸取对照品溶液，按上述色谱条件，各进样 $2\mu l$、$4\mu l$、$6\mu l$、$8\mu l$、$18\mu l$，以峰面积为纵坐标（Y），靛玉红的含量（μg）为横坐标（X），得回归方程为 $Y=5252.8X+3.8716$，$r^2=1.0000$（$n=5$）。结果表明靛玉红在 $0.0256 \sim 0.2304\mu g$ 范围内线性关系良好。

（2）精密度试验

精密吸取对照品溶液，重复进样 5 次，结果靛玉红峰面积积分值的相对标准偏差为 0.10%，表明仪器精密度良好。

（3）稳定性试验

精密吸取供试液溶液 $4\mu l$，每隔 3h 进样一次，共 5 次，靛玉红峰面积值 RSD（%）结果为 0.26%，表明供试品溶液在 12h 内保持稳定。

（4）加样回收试验

精密吸取安徽阜阳产大青叶饮片供试液（S10）5 份，每份 1ml，分别加入对照品溶液 0.2ml，依法测定，计算回收率。结果靛玉红平均回收率为 101.0%。

（5）不同产地大青叶饮片含量测定

以大青叶中靛玉红成分为指标，依法测定峰面积，计算不同产地大青叶饮片靛玉红的含量（表 28-6）。

表 28-6 大青叶饮片靛玉红含量测定结果

编号	来源	靛玉红含量 /（mg/g）
S1	河北安国道地头等	0.5846
S2	河北安国道地头等	0.9659
S3	河北安国道地头等	0.5777
S4	河北安国道地头等	0.6578
S5	河北安国道地头等	0.4200
S6	河北安国道地其他等	0.3600
S7	河北安国道地其他等	0.2417
S8	河北安国道地其他等	0.2230
S9	安徽阜阳道地头等	0.6784
S10	安徽阜阳道地头等	0.5885
S11	安徽阜阳道地头等	0.6802
S12	安徽阜阳道地头等	0.5587
S13	安徽阜阳道地头等	0.3001
S14	安徽阜阳其他等	0.2400
S15	安徽阜阳其他等	0.2600
S16	安徽阜阳其他等	0.4300
S17	黑龙江大庆非道地头等	0.6056
S18	黑龙江大庆非道地头等	0.5078
S19	黑龙江大庆非道地头等	0.4315
S20	黑龙江大庆非道地头等	0.4229
S21	黑龙江大庆非道地其他等	0.3160
S22	黑龙江大庆非道地其他等	0.2029
S23	黑龙江大庆非道地其他等	0.4055

续表

编号	来源	靛玉红含量 / (mg/g)
S24	内蒙古赤峰市售二级	0.5156
S25	河南洛阳市售二级	0.4060
S26	陕西安定市售二级	0.2057
S27	山西运城市售二级	0.2305
S28	甘肃陇南市售二级	0.2474
S29	江苏泰兴市售二级	0.2065
S30	四川成都市售二级	0.4573
S31	安徽亳州市售二级	0.4973
S32	山东临沂市售二级	0.3977

5. 结果

一级和二级饮片靛玉红的含量均在 0.020% 以上。根据系统聚类分析结合相似度及检出率结果，将不同产地大青叶 32 批饮片分为如下两类。根据以上分类计算第一类样品靛玉红 95% 可信区间为 0.4784 ～ 0.7051mg/g，均值为 0.5917mg/g。第二类样品靛玉红含量 95% 可信区间为 0.2932 ～ 0.4034mg/g，均值为 0.3483mg/g；结合《中国药典》规定，靛玉红含量不得少于 0.020%。综合《中国药典》2010 年版中对大青叶饮片的质量限度，大青叶一级饮片靛玉红含量不得少于 0.048%；大青叶二级饮片靛玉红含量不得少于 0.020%。

六、综合质量评价

（一）主成分分析法（PCA）用于不同产地大青叶饮片质量评价

以不同产地大青叶饮片靛玉红含量、醇浸出物含量、HPLC 特征图谱总峰面积三者为指标，运用主成分分析法（PCA）对不同产地大青叶 32 批饮片测定指标进行综合分析评价。结果如图 28-8 所示。结合靛玉红含量、醇浸出物含量、HPLC 特征图谱总峰面积测定结果，第 Ⅰ 类中样品除 S28（靛玉红含量为 0.2474mg/g）、S25（总峰面积为 3.98×10^4）外，总峰面积均大于 6.03×10^4，醇浸出物含量均大于 20.2%，靛玉红含量均大于 0.03%，道地或主产区头等大青叶饮片均在此类中，总峰面积 95% 可信区间为 7.4526×10^4 ～ 8.7056×10^4；醇浸出物含量 95% 可信区间为 24.1369% ～ 26.9292%；靛玉红含量 95% 可信区间为 0.4779 ～ 0.6620mg/g。

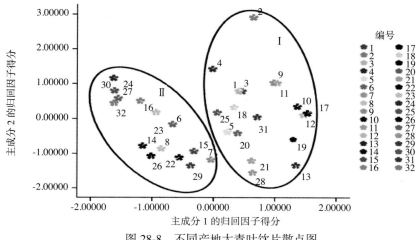

图 28-8　不同产地大青叶饮片散点图

（二）系统聚类分析用于不同产地大青叶饮片质量评价

将所有样品色谱峰相对峰面积作为特征，采用组间联接法（between-groups linkage），以欧式平方距离（squared EucLidean distance）对样品聚类，结果将 32 个样品分为 3 类，与 PCA 结果基本一致，结果如图 28-9 所示。采用 MahaLanobis 法，以 F 值作标准对本方法的分类结果进行判别，聚类判别结果显示，本方法对初始分组的正确性为 100%，验证了建立标准特征图谱进行质量评价的可行性及可操作性。结果如图 28-9 所示。

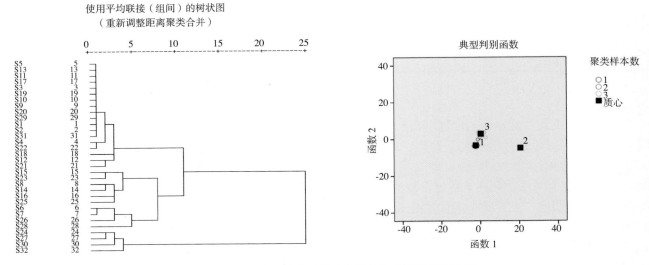

图 28-9　不同产地大青叶饮片聚类分析及聚类判别结果

（三）结果

PCA、系统聚类分析结合相似度及检出率结果，将不同产地大青叶 32 批饮片分为如下两类。第一类：相似度 > 0.90 且检出率 =100%（检出特征峰数目 33 个）。样品包括：道地产区河北安国头等大青叶饮片 S1、S2、S3、S4、S5；安徽阜阳头等大青叶饮片 S9、S10、S11、S12、S13；市售饮片安徽亳州 S31。

第二类：相似度及检出率在一级标准之下，满足相似度 > 0.73 且检出率 > 93.9%（检出特征指纹峰数目 31 ~ 33 个）。样品包括：道地产区河北安国其他等大青叶饮片 S6、S7、S8；安徽阜阳其他等大青叶饮片 S14、S15、S16；主产区黑龙江大庆头等大青叶饮片 S17、S18、S19、S20，其他等大青叶饮片 S21、S22、S23；市售饮片 S24、S25、S26、S27、S28、S30、S32。

根据以上分类计算第一类样品醇浸出物 95% 可信区间为 24.2949% ~ 27.1713%，均值为 25.7331%；靛玉红 95% 可信区间为 0.4784 ~ 0.7051mg/g，均值为 0.5917mg/g。第二类样品醇浸出物 95% 可信区间为 18.3820% ~ 21.7769%，均值为 20.0794%；靛玉红含量 95% 可信区间为 0.2932 ~ 0.4034mg/g，均值为 0.3483mg/g，结合《中国药典》规定，大青叶饮片浸出物含量不得少于 16.0%，靛玉红含量不得少于 0.020%。

由于 S1-23 是严格按照《中国药典》2010 年版炮制规范加工而成的饮片，其水分 95% 可信区间为 7.9248% ~ 8.5126%；总灰分 95% 可信区间为 10.0285% ~ 10.4028%；酸不溶性灰分 95% 可信区间为 1.9960% ~ 2.4597%。而市场流通的饮片，水分 95% 可信区间为 8.6826% ~ 9.4974%，依照《中国药典》规定水分不得过 10%。总灰分 95% 可信区间为 10.5948% ~ 13.4964%，酸不溶性灰分 95% 可信区间为 2.7702% ~ 6.0120%。

第三节　大青叶饮片分级方法及其说明

一、分级依据

大青叶饮片以为十字花科植物菘蓝 *Isatis indigotica* Fort. 的干燥叶为原料，按照《中国药典》2010 年版（一部）大青叶项下收录的炮制方法，炮制为饮片。大青叶饮片分为两个等级，在明确大青叶原料药材产地的基础上，以外观性状作为主要分级指标，HPLC 特征图谱及靛玉红含量为辅助分级依据。

二、分级要点

大青叶饮片分为两类，各等级饮片的产地、性状、HPLC 特征图谱及主要成分含量应符合下列要求。见图 28-10 和表 28-7。

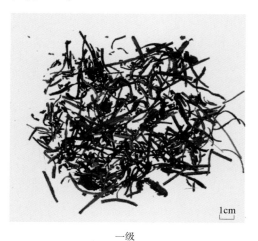
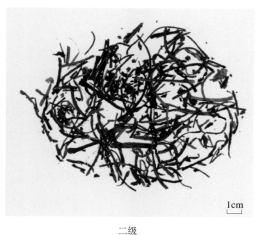

一级　　　　　　　　　　　　　　　　　　二级

图 28-10　大青叶不同等级饮片

表 28-7　大青叶各等级饮片分级要点

项目	一级	二级
产地	河北安国、安徽阜阳头等药材（饮片）	河北安国、安徽阜阳其他等级及黑龙江大庆、甘肃、陕西、内蒙古等地药材（饮片）
性状	10 ~ 15mm 不规则碎段，叶片（深）绿褐色或暗灰绿色	不规则碎段，叶片棕黄（褐）色
HPLC 特征图谱	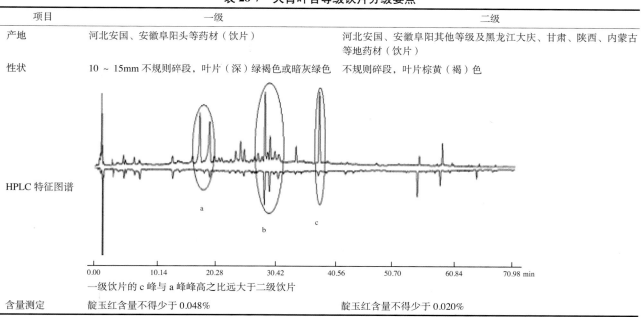一级饮片的 c 峰与 a 峰峰高之比远大于二级饮片	
含量测定	靛玉红含量不得少于 0.048%	靛玉红含量不得少于 0.020%

第四节　大青叶饮片质量评价标准

大 青 叶
Da Qing Ye

【原料药材】　十字花科植物菘蓝 *Isatis indigotica* Fort. 的干燥叶。夏季、秋季两季分 2 ~ 3 次采收，除去杂质，晒干。以河北安国、安徽阜阳为道地产区，黑龙江大庆为主产区，另外甘肃、陕西、山东、江苏、山西、四川、河南、内蒙古等地也有栽培。

【饮片】　十字花科植物菘蓝 *Isatis indigotica* Fort. 的干燥叶的炮制加工品。

【炮制】　除去杂质，抢水洗，切 10 ~ 15mm 段，干燥。

【性状】　本品为 10 ~ 15mm 不规则的碎段。叶片（深）绿褐色或暗灰绿色，叶的表面有的可见色较深稍突起的小点，色泽均一；叶柄碎片淡棕黄色；叶碎片展开宽度 4 ~ 6 cm，叶柄宽度 3 ~ 6mm，质脆。气微，味微酸、苦、涩。一级饮片为 10 ~ 15mm 不规则的碎段。叶片（深）绿褐色或暗灰绿色，叶的表面有的可见色较深稍突起的小点，色泽均一；叶柄碎片淡棕黄色；叶碎片展开宽度 4 ~ 6 cm，叶柄宽度 3 ~ 6mm，质脆。气微，味微酸、苦、涩。二级饮片为不规则的碎段。叶片（暗）灰绿色或棕黄（褐）色，叶上表面有的可见色较深稍突起的小点；叶柄碎片淡棕黄色。质脆。气微，味微酸、苦、涩。

【鉴别】

(1) TLC 特征图谱

氯仿提取部位 TLC 特征图谱　　取本品粉末 0.5g，加三氯甲烷 20ml，加热回流 1h，滤过，滤液浓缩至 1ml，作为供试品溶液。另取靛蓝对照品、靛玉红对照品，加三氯甲烷制成每 1ml 各含 1mg 的混合溶液，作为对照品溶液。照薄层色谱法 [《中国药典》2010 年版（一部）附录Ⅵ B] 试验，吸取上述两种溶液各 8 µl，分别点于同一 0.5%CMC-Na- 硅胶 G 薄层板（未活化）上，在温度为 20 ℃、相对湿度为 45% 下，以环己烷 - 三氯甲烷 - 丙酮（5 : 4 : 2）为展开剂，展开（9 ± 0.5）cm，取出，晾干。供试品色谱中，可见光下显示 7 个斑点，其中在与对照品色谱相应的位置上，分别显相同的蓝色斑点和浅紫红色斑点。

氨基酸部位 TLC 特征图谱　　取本品粉末 0.5g，加稀乙醇（50% 乙醇）20ml，超声（25W，40kHz）处理 20min，滤过，滤液蒸干，残渣加稀乙醇 1ml 使溶解，作为供试品溶液。取精氨酸对照品，加稀乙醇制成每 1ml 含 0.5mg 的溶液，作为对照品溶液。照薄层色谱法 [《中国药典》2010 年版（一部）附录Ⅵ B] 试验，吸取上述两种溶液各 2µl，分别点于同一 0.5%CMC-Na- 硅胶 G 薄层板（105℃活化 30min）上，在温度为 22℃、相对湿度为 40% 下，以正丁醇 - 冰醋酸 - 水（19 : 5 : 5）为展开剂，展开（18 ± 0.5）cm，取出，热风吹干，喷以茚三酮试液，在 105℃加热至斑点显色清晰。供试品色谱中，显色 7 个斑点，其中在与对照品色谱相应的位置上，显相同颜色的斑点。

(2) HPLC 特征图谱

色谱条件与系统适用性　　以十八烷基硅烷键合硅胶为填充剂；以 0.1% 甲酸水溶液（A）- 乙腈（B）为流动相梯度洗脱：0 ~ 45min，97% ~62%（A）；45 ~ 55min，62% ~ 30%（A）；55 ~ 60min，30% ~ 5%（A）；60 ~ 70min、5%（A）。检测波长 254nm；流速 1.0ml/min；柱温 30℃。

参照物溶液制备　　取靛玉红对照品、靛蓝对照品、苯甲酸对照品、水杨酸对照品适量，精密称定，加甲醇溶解并稀释成每 1ml 中含靛玉红 12.8 µg、靛蓝 3.2 µg、苯甲酸 6.4 µg 和水杨酸 5.1 µg 的混合溶液。

供试品溶液制备　　取本品 1.5g，精密称定，置 100ml 锥形瓶中，加入甲醇约 30ml，50 ℃下超声（25W，40kHz）1h，滤过，滤液浓缩，甲醇定容至 10ml，过微孔滤膜（0.45 µm），即得。

测定法　　分别精密吸取参照物溶液和供试品溶液各20 μl,注入液相色谱仪,测定,记录色谱图,即得。本品所得图谱与标准图谱一致(图28-11,图28-12)。

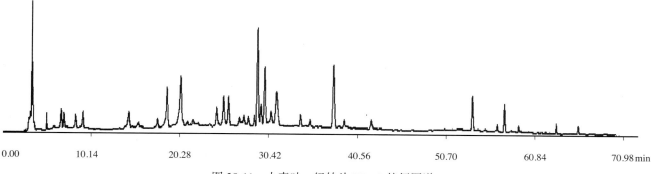

图 28-11　大青叶一级饮片 HPLC 特征图谱

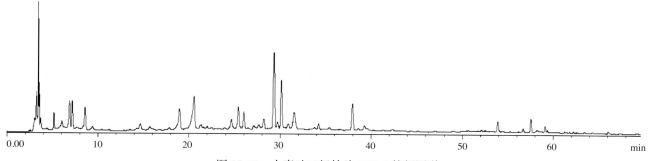

图 28-12　大青叶二级饮片 HPLC 特征图谱

【检查】　　水分　　不得过 8.5% [《中国药典》2010 年版(一部)附录IX H 第一法]。

总灰分　　不得过 10.4% [《中国药典》2010 年版(一部)附录IX K]。

酸不溶性灰分　　不得过 2.5% [《中国药典》2010 年版(一部)附录IX K]。

杂质　　一级饮片不得过 1.8%,其他规格饮片不得过 2.0%。[《中国药典》2010 年版(一部)附录IX A]

【浸出物】　　照醇溶性浸出物测定法项下的热浸法 [《中国药典》2010 年版(一部)附录 X A],用 95% 乙醇作溶剂,不得少于 24.3%。

【含量测定】　　照高效液相色谱法 [《中国药典》2010 年版(一部)附录 VI D] 测定。

色谱条件与系统适用性试验　　以十八烷基硅烷键合硅胶为填充剂;以甲醇 - 水(75 : 25)为流动相;检测波长为289nm。理论塔板数按靛玉红峰计算应不低于 4000。

对照品溶液制备　　取靛玉红对照品适量,精密称定,加甲醇制成每 1ml 含 2μg 的溶液,即得。

供试品溶液制备　　取本品细粉 0.25g,精密称定,置索氏提取器中,加三氯甲烷,浸泡 15h,加热回流提取至提取液无色。回收溶剂至干,残渣加甲醇使溶解并转移至 100ml 量瓶中,加甲醇至刻度,摇匀,滤过,取续滤液,即得。

测定法　　分别精密吸取对照品溶液与供试品溶液各 20μl,注入液相色谱仪,测定,即得。

本品按干燥品计算,一级饮片含靛玉红不得少于 0.048%;二级饮片靛玉红含量不得少于 0.020%。

【性味与归经】　　苦,寒。归心、胃经。

【功能与主治】　　清热解毒,凉血消斑。用于温病高热,神昏,发斑发疹,疰腮,喉痹,丹毒,痈肿。

【用法与用量】　　9 ～ 15g。

【储藏】　　置通风干燥处,防霉。

第二十九章 款冬花饮片的分级方法及其质量评价

第一节 原料药材

按照《中国药典》2010年版（一部）款冬花项下的规定，本品来源于菊科植物款冬 *Tussilago farfara* L. 的干燥花蕾。12月或地冻前当花尚未出土时采挖，除去花梗、泥土，阴干。根据本草考证和款冬花的产地调研，款冬花主产于河南、甘肃、河北、陕西、山西、山东、重庆、四川等地。道地产区为甘肃灵台，主产区为河北，其他产区有陕西、四川等地。目前药材市场款冬花商品饮片主要为统货，且无分级款冬花饮片。调研的多家饮片企业对款冬花饮片的分级情况一般只有一种，优等品少见，即将其规格定为统货，并未细分。道地产地甘肃分级仅依靠外观，粗略的将花蕾饱满，花柄短小者列为优等，其他为统货，对花蕾中泥沙等未做足够的清理。文献记载由于款冬花产地众多，以甘肃地区所产质量最佳。选择甘肃地区款冬花作为头等道地药材来源；以目前市场流通量最大的两个产地：河南、河北为非道地主产区药材来源。采集款冬花药材道地4批、其他2批，饮片9批，见表29-1。所有样品基源经江西中医药大学范崔生教授鉴定为菊科植物款冬 *Tussilago farfara* L. 的干燥花蕾。

表 29-1 款冬花样品来源

编号	等级	采集时间（年.月）	产地	采购地
S1-1	优	2010.11	甘肃	甘肃陇东灵台县中台镇
S1-2	优	2011.11	甘肃	甘肃陇西渭源县锹峪乡
S2-1	统	2010.11	甘肃	甘肃陇西渭源县会川镇
S2-2	统	2011.11	甘肃	甘肃陇西渭源县锹峪乡
S3-1	优	2010.12	河北	河北蔚县代王城镇张北堡村
S3-2	优	2011.12	河北	河北蔚县宋家庄镇小固城村
S4-1	优	2010.11	甘肃	甘肃陇西草源中药饮片厂
S4-2	优	2011.11		
S5-1	统	2010.11	甘肃	甘肃陇西草源中药饮片厂
S5-2	统	2011.11		
S6-1	优	2010.11	陕西	陕西龙山药业有限责任公司
S6-2	优	2011.11		
S7	统	2010.11	陕西	陕西龙山药业有限责任公司
S8-1	统	2010.12	河北	江西樟树天齐堂中药饮片有限公司
S8-2	统	2011.12		
S9-1	优蜜	2010.11	甘肃	铜陵禾田中药饮片有限公司
S9-2	优蜜	2011.11		
S10-1	优蜜	2010.11	四川	四川中庸药业有限公司

编号	等级	采集时间（年.月）	产地	采购地
S10-2	优蜜	2011.11		
S11-1	统蜜	2010.11	河北	江西樟树天齐堂中药饮片有限公司
S11-2	统蜜	2011.11		

第二节　饮　　片

以菊科植物款冬 *Tussilago farfara* L. 的干燥花蕾为原料药材，按照《中国药典》2010 年版（一部）款冬花项下规定，炮制加工款冬花饮片。

一、炮　　制

取款冬花干燥药材，除去杂质、泥土及残梗。

二、性　　状

（一）款冬花原料药材的传统分级

目前市场款冬花药材较少分级，道地产区甘肃粗略地将花蕾饱满，花柄短小者列为优等，其他为统货。

（二）款冬花饮片质量评价传统方法

将款冬花饮片的花柄长度、颜色、开头率、杂质等作为分级的关键指标。

1）花柄长度。花柄长度小于 1cm 的样本占总样本数的比例，一级饮片不低于 60%，二级饮片不低于 50%。

2）杂质数。一级饮片不得超过 2%。

3）开头率。一级品开头率不得超过 15%，统货开头率不得超过 20%。

4）外观。一级饮片：呈长工圆形，单生或 2 至 3 个基部连生，苞片呈鱼鳞状，花蕾饱满，个头均匀，色泽鲜艳。表面紫红或粉红色，体轻，撕开可见絮状毛茸。气微香，味微苦。二级饮片：呈长工圆形，苞片呈鱼鳞状，个头较瘦小，不均匀，表面紫褐色或暗紫色，间有绿白色。体轻，撕开可见絮状毛茸。气微香，味微苦。

三、鉴　　别

采用 TLC 对初步分级的款冬花饮片进行比较研究，探讨不同等级款冬花饮片的质量评价方式和评价标准。

1）芦丁。分别取款冬花样品（过二号筛）粉末 1g，加乙醇 50ml，回流 1h，滤过，减压回收乙醇，残留物加甲醇 1ml 溶解，定容，作为样品溶液。另取芦丁对照品，加甲醇制成 1mg/ml 的对照品溶液，参照《中国药典》2010 年版（一部）附录Ⅵ B 薄层色谱法试验。吸取供试品溶液 5μl，对照品溶液 2μl 分别点于同一硅胶 GF254 薄层板上，用乙酸乙酯 - 甲酸 - 水（8∶1∶1）展开后，取出，晾干，喷以三氯化铝试液，待乙醇挥干后，置紫外光灯 (366nm) 下检视，在供试品薄层色谱中，在与对照品相应的位置上分别显相同颜色的荧光斑点。

2）款冬酮。方法：参照《中国药典》2010 年版款冬花项下鉴别进行试验。检定，紫外光灯（254nm）下检视，以上样品在与对照药材相应的位置上，均可见相同颜色斑点；在款冬酮标准品相应位置上均可见相同颜色斑点。故各样品均为菊科植物款冬花并均含有款冬酮成分，结果如图 29-1 所示。

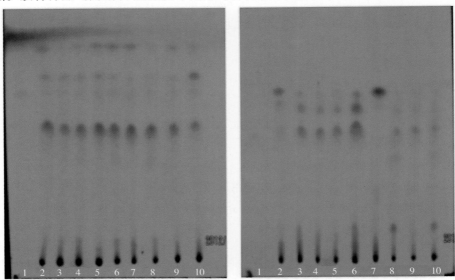

图 29-1　薄层色谱图

1.芦丁；2.款冬花对照药材；3 ~ 10.款冬花饮片

四、检　查

（一）水分

参照《中国药典》2010 年版（一部）附录Ⅸ H 水分测定法（第一法），取供试品 2 ~ 5g，平铺于干燥至恒重的扁形称瓶中，精密称定，打开瓶盖在 100 ~ 105℃干燥 5h，将瓶盖盖好，移置干燥器中，冷却 30min，精密称定重量，再在上述温度干燥 1h，冷却，称重，至连续两次称重的差异不超过 5mg 为止。根据减失的重量，计算供试品中含水量（%）结果见表 29-2。

表 29-2　各样品水分、灰分、开头率、花柄长度测定结果

样品号	水分 / %	灰分 / %	开头率 / %	花柄长度 / %
S1-1	6.81	7.91	3	85
S1-2	6.72	7.18	3	89
S2-1	5.67	5.99	23	55
S2-2	5.32	5.92	21	53
S3-1	6.03	5.81	13	67
S3-2	6.12	5.73	12	63
S4-1	5.31	5.77	17	60
S4-2	5.28	5.83	15	64
S5-1	4.74	6.23	27	48
S5-2	4.8	6.03	27	45
S6-1	5.63	5.54	15	54

续表

样品号	水分 / %	灰分 / %	开头率 / %	花柄长度 / %
S6-2	5.7	5.71	16	58
S7	5.31	6.36	26	46
S8-1	5.57	6.55	25	60
S8-2	5.4	6.42	26	62
S9-1	6.9	6.18	13	40
S9-2	6.95	6	15	40
S10-1	6.91	6.1	32	52
S10-2	6.87	6.05	29	50
S11-1	6.39	5.98	26	63
S11-2	6.27	5.79	25	62

注：花柄长度为长度小于 1cm 的样本占总样本数的比例。

（二）灰分

参照《中国药典》2010 年版（一部）附录 IX K 灰分测定法测定，分别测定不同产地款冬花样品灰分，结果见表 29-2。

（三）开头率测定

每一样品中随机采集样本 100 颗，记录其中开头花蕾数量，以开头数与采样数的比值（100）为开头率，其他各样品开头率计算方法同上，结果可见表 29-2，聚类分析结果见图 29-2。结果各样品开头率范围为 3% ~ 32%，平均为 19.48%。

聚类分析结果：样品 S1-1、S1-2、S3-1、S9-1、S3-2、S6-1、S9-2、S4-2、S4-1、S6-2 开头率较低，药材品质较好，故被聚为一类。其余 11 批样品开头率相对较高，被聚为一类。

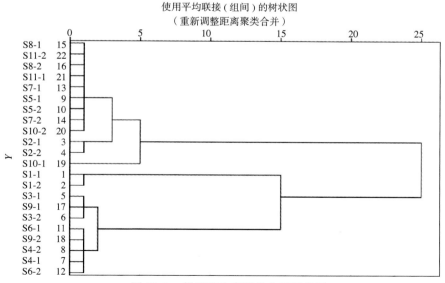

图 29-2　样品开头率聚类分析树状图

（四）花柄长度测定

由于款冬花在生长过程中由于气候、水分、养料等因素会导致花柄徒长，影响药材质量。故本研究以款冬花饮片花柄长度作为其中一项检测指标。

每一编号样品中，随机采集样本 100 颗，以游标卡尺测定各样本花柄长度，计算花柄长度小于 1cm 的样本占总样本数的比例，并记录该款冬花样品是否花蕾饱满，个头均匀。各款冬花样品均按此法测量花柄长度，结果见表 29-2，聚类分析结果见图 29-3。结果各样品中花柄长度小于 1cm 的样本占总样本数（100）的比例范围为：40% ~ 89%，去掉最低值 40%，以次低值 45% 为最低限计算平均值为 60%。参考冬花商品规格标准与实际采样测量情况，该比例一级饮片不低于 60%，二级饮片不低于 50%。

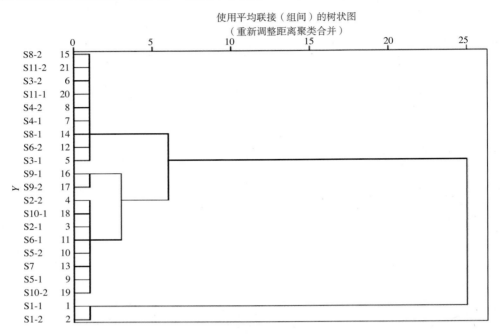

使用平均联接（组间）的树状图
（重新调整距离聚类合并）

图 29-3　样品花柄长度聚类分析树状图

聚类分析结果：样品 S1-1、S1-2 花柄较短，小于 1cm 的样本占总样本数的比例远高于其他 20 批样品，故被聚为一类。考虑到样品 S1-1、S1-2 与其他样品相差很大，另外考虑到其他指标的分类情况，故对于除 S1-1、S1-2 外的其他样品进行二次分类。样品 S8-2、S11-2、S3-2、S11-1、S4-2、S4-1、S8-1、S6-2、S3-1 中花柄长度小于 1cm 的样本比例较高，被聚为一类。剩余各组该比例较低，被聚为一类。

结合对款冬花饮片的水分、灰分、开头率、花柄长度等的质量标准研究结果可知，样品 S4-1、S4-2、S6-2 定为一级饮片。

根据《中国药典》2010 年版规定，款冬花饮片水分不得过 10.0%，总灰分不得过 6.5%，酸不溶灰分不得过 1.5%。

（五）浸出物

参照醇溶性浸出物测定法 [《中国药典》2010 年版（一部）附录 X A] 项下的热浸法测定，用乙醇作溶剂，不得少于 20.0%；蜜款冬花不得少于 22.0%。结果见表 29-3。

表 29-3　各样品醇浸出物、款冬酮含量测定结果

编号	浸出物 / %	编号	浸出物 / %
S1-1	22.41	S3-1	20
S1-2	23.13	S3-2	20.37
S2-1	20.08	S4-1	21.84
S2-2	20.01	S4-2	21.98

编号	浸出物 / %	编号	浸出物 / %
S5-1	20.67	S9-1	22.37
S5-2	20.7	S9-2	22.71
S6-1	20.53	S10-1	23.02
S6-2	20.61	S10-2	23
S7	20.38	S11-1	22.58
S8-1	20.51	S11-2	22.73
S8-2	20.73		

《中国药典》2010 年版（一部）规定，醇浸出物不得少于 20.0%。21 批样品浸出物均符合标准。

五、含 量 测 定

对款冬花饮片中芦丁、款冬酮等主要有效成分进行了含量测定，分析成分含量与饮片分级的相关性。

（一）芦丁含量测定

1. 仪器与试药

Agilent 1200 高效液相色谱仪（美国安捷伦科技有限公司）；十万分之一电子天平（梅特勒 - 托利多仪器有限公司）；KQ-250 型超声波清洗器（昆山市超声仪器有限公司）；SZ-93A 自动双重纯水蒸馏器（上海亚荣生化仪器厂）；芦丁对照品（批号：MUST—11040302），购于成都曼思特生物科技有限公司。乙腈为色谱纯（山东禹王实业有限公司），冰醋酸、甲醇为分析纯（天津恒兴化学试剂制造有限公司），液相用水为重蒸水。

2. 方法与结果

（1）色谱条件

色谱柱：C_{18} 柱 Dikma Technologies（迪马公司）；偶联 Do-Chrom Columnguard C_{18} 保护柱（20mm × 4.6mm），Scienhome 公司；流动相为乙腈 -1 % 乙酸（20 ：80）；体积流量 1.0ml/min；柱温 30℃；进样量 20μl；检测波长 254nm。结果表明，在此色谱条件下，样品分离效果好，理论塔板数以芦丁计不低于 2000。如图 29-4 所示。

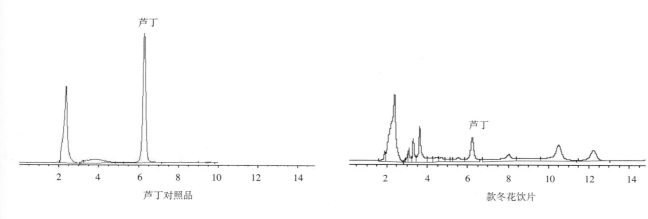

图 29-4　对照品与供试品 HPLC 色谱

（2）对照品溶液制备

取芦丁对照品 6.75mg，精密称定，用甲醇制成 0.27mg/ml 溶液。

（3）供试品溶液制备

取款冬花粉末（过四号筛）0.5g，精密称定，置具塞锥形瓶中，精密加入甲醇 50ml，称定重量，超声处理（功率 250W，频率 40kHz）30min，放冷，再称定重量，用甲醇补足减失的重量，摇匀，滤过。取续滤液，即得。

（4）方法学考察

a. 线性关系考察

分别精密量取对照品溶液 1.0ml、2.0ml、3.0ml、4.0ml、5.0ml 置 10ml 容量瓶中，加甲醇至刻度，摇匀，制成不同浓度系列对照品溶液，同原有对照品溶液，在上述色谱条件下分别进样 10μl，测定。以对照品浓度（mg/ml）为横坐标（X），色谱峰面积为纵坐标（Y）绘制标准曲线。计算芦丁的回归方程为：$Y=389658X-6047.8$，$r=0.9991$（$n=6$），表明芦丁在 0.27~2.7μg 范围内线性关系良好。

b. 精密度试验

取 0.27mg/ml 芦丁对照品溶液测定，连续进样 6 次，测定芦丁峰面积，计算其平均值为 102155.8（RSD=1.55%），表明仪器精密度良好。

c. 重复性试验

取 S11 样品粉末 6 份，每份约 0.5g，精密称定，在上述色谱条件下进行测定，计算芦丁平均含量为 0.18%（RSD=1.51%），表明该方法重复性良好。

d. 稳定性试验

取 S11 样品供试品溶液在室温下避光放置，分别于 0h、2h、4h、8h、24h 进样测定峰面积。计算芦丁峰面积平均值为 721306.2（RSD=0.674%），表明供试品溶液在 24h 内稳定。

e. 回收率试验

取已知含量的 S11 样品 6 份，每份 0.2g，精密称定，置具塞锥形瓶中，精密加入 0.27mg/ml 芦丁对照品溶液，操作提取，在上述色谱条件下进行测定，计算芦丁平均加样回收率（$n=6$）为 99.68%（RSD=1.2%）。

f. 样品测定

分别取不同产地样品，在上述色谱条件下测定芦丁含量，记录色谱图，按外标法计算。结果见表 29-4。

表 29-4　不同产地样品中芦丁含量测定结果

样品	等级	含量/%	样品	等级	含量/%
S1-1	一级	0.42	S6-2	一级	0.11
S1-2	一级	0.13	S7	二级	0.31
S2-1	二级	0.33	S8-1	二级	0.41
S2-2	二级	0.35	S8-2	二级	0.41
S3-1	一级	0.25	S9-1	一级	0.25
S3-2	一级	0.53	S9-2	一级	0.25
S4-1	一级	0.63	S10-1	一级	0.36
S4-2	一级	0.66	S10-2	一级	0.38
S5-1	二级	0.05	S11-1	二级	0.49
S5-2	二级	0.06	S11-2	二级	0.51
S6-1	一级	0.1			

由 HPLC 测定结果可见，由"两步定一级"中分出的一级样品 S4-1、S4-2、S6-2，芦丁含量分别为 0.63%、0.66%、0.11%，S6-2 中芦丁含量明显低于 S4-1、S4-2，故剔除该样品，最后确定 S4-1、S4-2 为一级饮片，其余样品为二级饮片。故由此规定一级饮片芦丁含量不低于 0.6%，二级饮片中芦丁含量应不低于最低值，即二级芦丁含量不低于 0.1%。

（二）款冬酮含量测定

1. 仪器与试药

Waters 2695 高效液相色谱仪（四元梯度泵、自动进样器，Waters 2996 紫外检测器）；Chromeleon 工作站；十万分之一电子天平（梅特勒 - 托利多仪器有限公司）；KQ-250 型超声波清洗器（昆山市超声仪器有限公司）；SZ-93A 自动双重纯水蒸馏器（上海亚荣生化仪器厂）。款冬酮对照品（批号：111884—201001），购于中国食品药品检定研究院。甲醇为色谱纯（山东禹王实业有限公司），乙醇为分析纯（天津恒兴化学试剂制造有限公司），液相用水为重蒸水。

2. 方法与结果

（1）系统适用性条件

色谱条件与系统适应性试验：Waters 2695，检测器 Waters 2996；色谱柱：C_{18} 柱 Dikma Technologies（迪马公司）；偶联 Do-Chrom Column Guard C_{18} 保护柱（20mm×4.6mm），Scienhome 公司；流动相为甲醇 - 水（80∶20）；体积流量 1.2ml/min；柱温 25℃；进样量 5µl；检测波长 220nm。结果表明，在此色谱条件下，样品分离效果好，理论塔板数以款冬酮计不低于 5000。如图 29-5 所示。

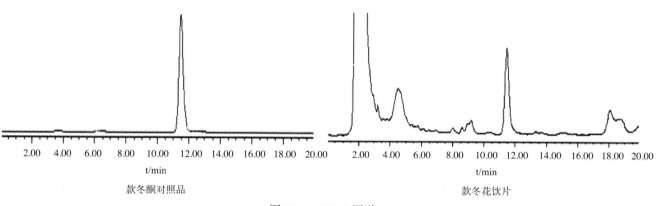

| 款冬酮对照品 | 款冬花饮片 |

图 29-5 HPLC 图谱

（2）对照品溶液制备

取款冬酮对照品 5.3mg，精密称定，用甲醇 - 水（80∶20）溶解，并定容至 25ml，制成 212µg/ml 溶液。

（3）供试品溶液制备

取款冬花粉末（过四号筛）1.25g，精密称定，置具塞锥形瓶中，精密加入乙醇 20ml，称定重量，超声处理（功率 200W，频率 40kHz）1h，放冷，再称定重量，用 95% 乙醇补足减失的重量，摇匀，滤过。取续滤液，即得。

（4）方法学考察

a. 线性关系考察

分别精密量取对照品溶液适量，用流动相稀释，制得 212µg/ml、159µg/ml、106µg/ml、79.5µg/ml、53µg/ml、26.5µg/ml 梯度对照品溶液。在上述色谱条件下分别进样 5µl，测定，每个浓度进样 3 次。以对照品浓度（µg/ml）为横坐标（X），色谱峰面积为纵坐标（Y）绘制标准曲线。计算款冬酮的回归方程为：$Y=6991.3X+21608$ $r=0.9997$（$n=6$），线性范围为：表明款冬酮在 0.13 ～ 1.06µg 范围内线性关系良好。

b. 精密度试验

取 26.5μg/ml 款冬酮对照品溶液测定，连续进样 5 次，测定款冬酮峰面积，计算其平均值为 207 912.3。（RSD=0.47%），表明仪器精密度良好。

c. 重复性试验

取同一样品粉末 5 份，每份约 1.25g，精密称定，制备供试品溶液，在上述色谱条件下进行测定，计算款冬酮平均含量为 0.86mg/g（RSD=0.13%），表明该方法重复性良好。

d. 稳定性试验

取同一供试品溶液在室温下避光放置，分别于 0、2h、4h、8h、12h、24h 进样测定峰面积。计算款冬酮峰面积平均值为 378614（RSD=1.27%），表明供试品溶液在 24h 内稳定。

e. 回收率试验

取已知含量的样品 5 份，每份 0.2g，精密称定，置具塞锥形瓶中，精密加入款冬酮对照品溶液提取，在上述色谱条件下进行测定，计算款冬酮平均加样回收率（$n=5$）为 99.38%（RSD=1.08%）。

表 29-5　各样品款冬酮含量测定结果

编号	款冬酮含量/（mg/g）	编号	款冬酮含量/（mg/g）
S1-1	1.33	S6-2	0.98
S1-2	1.29	S7	0.81
S2-1	0.70	S8-1	0.70
S2-2	0.74	S8-2	0.79
S3-1	1.39	S9-1	0.73
S3-2	1.19	S9-2	0.77
S4-1	0.86	S10-1	1.03
S4-2	1.11	S10-2	1.07
S5-1	0.77	S11-1	0.78
S5-2	0.79	S11-2	0.74
S6-1	0.82		

《中国药典》2010 年版（一部）规定，按干燥品计算含款冬酮不得少于 0.07%。由表 29-5 可见，21 批样品款冬酮含量均符合标准，款冬花一级饮片款冬酮含量不少于 0.10%，二级饮片款冬酮含量不得少于 0.07%。

第三节　款冬花饮片分级方法及其说明

一、分 级 依 据

款冬花饮片以菊科植物款冬 *Tussilago farfara* L. 的干燥花蕾为原料药材，按照《中国药典》2010 年版（一部）款冬花项下收录的炮制方法，炮制为饮片。款冬花饮片分为两个等级，在明确款冬花原料药材产地的基础上，以外观性状、开头率作为主要分级指标，芦丁、款冬酮含量为辅助分级依据。

二、分 级 要 点

款冬花饮片分为两个等级，各等级饮片的产地、性状、开头率、主要成分含量应符合下列要求。见图 29-6，表 29-6。

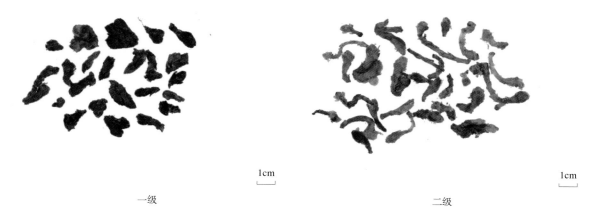

一级 　　　　　　　　　　　　　　　　　　二级

图 29-6　不同等级款冬花饮片

表 29-6　款冬花各等级饮片分级要点

项目	一级	二级
产地	道地产区：甘肃	其他产区：河北、陕西、河南
性状	苞片呈鱼鳞状，花蕾饱满，色泽鲜艳，表面紫红或粉红色。气微香，味微苦	苞片呈鱼鳞状，花蕾不饱满，色泽暗淡，表面紫褐色或暗紫色，间有绿白色。气微香，味微苦
开头率	≤ 20%	> 20%
含量测定	款冬酮不少于 0.10%；芦丁不少于 0.60%	款冬酮不低于 0.07%；芦丁不低于 0.10%

第四节　款冬花饮片质量评价标准

款 冬 花

Kuan Dong Hua

【原料药材】　菊科植物款冬 *Tussilago farfara* L. 的干燥花蕾。多年生，12 月或地冻前，花蕾尚未出土开放时采挖，通风干燥，筛去泥土，出净花梗，晾至全干。道地产区甘肃灵台，主产于陕西、河北。

【饮片】　菊科植物款冬 *Tussilago farfara* L. 的干燥花蕾的炮制加工品。

【制法】　除去杂质及残梗。

【性状】　一级：本品呈长棒状。单生或 2 至 3 个基部连生，苞片呈鱼鳞状，花蕾表面紫红或粉红色，体轻，撕开可见絮状毛茸。气微香，味微苦；开头率：≤ 20%；二级：苞片呈鱼鳞状，花蕾不饱满，色泽暗淡，表面紫褐色或暗紫色，间有绿白色。气微香，味微苦。开头率：> 20%。

【鉴别】　TLC 特征图谱　取款冬花样品（过二号筛）粉末 1g，加乙醇 50ml，回流 1h，滤过，减压回收乙醇，残留物加甲醇 1ml 溶解，定容，作为样品溶液。另取芦丁对照品，加甲醇制成 1mg/ml 的对照品溶液，参照附录 Ⅵ B 薄层色谱法试验。吸取供试品溶液 5μl，对照品溶液 2μl 分别点于同一硅胶 GF254 薄层板上，用乙酸乙酯 - 甲酸 - 水（8：1：1）展开后，取出，晾干，喷以三氯化铝试液，待乙醇挥干后，置紫外光灯 (366nm) 下检视，在供试品薄层色谱中，在与对照品相应的位置上分别显相同颜色的荧光斑点。

【检查】 水分 不得过 6.0% [《中国药典》2010 年版（一部）附录Ⅸ H 第一法]。

总灰分 不得过 6.5%[《中国药典》2010 年版（一部）附录Ⅸ K]。

【浸出物】 照乙醇浸出物测定法项下的 A 法测定，用乙醇作溶剂，不得少于 20.0%。

【含量测定】 照高效液相色谱法 [《中国药典》2010 年版（一部）附录Ⅵ D] 测定。

(1) 款冬酮

色谱条件与系统适用性 以十八烷基硅烷键合硅胶为填充剂；以甲醇 - 水（80：20）为流动相；检测波长 220nm。理论塔板数按款冬酮峰计算应不低于 5000。

对照品溶液制备 取款冬酮对照品 5.3mg，精密称定，用甲醇 - 水（80：20，V/V）溶解，并定容至 25ml，制成 212μg/ml 溶液。

供试品溶液制备 取款冬花粉末（过四号筛）1.25g，精密称定，置具塞锥形瓶中，精密加入乙醇 20ml，称定重量，超声处理（功率 200W，频率 40kHz）1h，放冷，再称定重量，用 95% 乙醇补足减失的重量，摇匀，滤过。取续滤液，即得。

测定法 分别精密吸取对照品与供试品溶液各 5μl，注入液相色谱仪，测定，即得。

一级款冬花饮片含款冬酮不少于 0.10%；二级款冬花饮片含款冬酮不少于 0.070%。

(2) 芦丁

色谱条件与系统适用性 以十八烷基硅烷键合硅胶为填充剂；以乙腈 -1 % 乙酸（20：80）为流动相；检测波长为 254nm，理论塔板数按芦丁峰计算应不低于 2000。

对照品溶液制备 取芦丁对照品 6.75mg，精密称定，用甲醇制成 0.27mg/ml 溶液。

供试品溶液制备 取款冬花粉末（过四号筛）50mg，精密称定，置具塞锥形瓶中，精密加入甲醇 50ml，称定重量，超声处理（功率 250W，工作频率 40kHz）30min，放冷，再称定重量，用甲醇补足减失的重量，摇匀，滤过。取续滤液，即得。

测定法 分别精密吸取对照品与供试品溶液各 20μl，注入液相色谱仪，测定，即得。

一级款冬花饮片含芦丁不少于 0.60%，二级款冬花饮片含芦丁应不低于 0.10%。

【性味与归经】 辛，微苦，温。归肺经。

【功能与主治】 润肺下气，止咳化痰。用于新旧咳嗽，喘咳痰多，劳嗽咳血。

【用法与用量】 5 ~ 10g

【储藏】 置干燥处，防潮防蛀。

第三十章　厚朴饮片的分级方法及其质量评价

第一节　原料药材

按照《中国药典》2010 年版（一部）厚朴项下的规定，本品为木兰科植物厚朴 *Magnolia officinalis* Rehd. et Wils. 或凹叶厚朴 *Magnolia officinalis* Rehd. et Wils. var. *biloba* Rehd. et Wils. 的干燥干皮、枝皮或根皮。厚朴 *Magnolia officinalis* Rehd. et Wils.（又名紫油厚朴），习称"川朴"；凹叶厚朴习称"温朴"。厚朴药材于 4 ~ 6 月剥取，生长年限为 10 年以上。根皮和枝皮直接阴干，干皮需经过产地加工，即置沸水中微煮后，堆置阴湿处，"发汗"至内表面变紫褐色或棕褐色时，蒸软，取出，卷成筒状，干燥，所以样品采集时间为当年 7 ~ 9 月。厚朴为我国特有树种，有两大产区，川朴以四川、陕西、湖北为主产区，温朴以浙江南部、福建北部山区为主产区。根据文献考证和市场调研，确定湖北恩施、四川都江堰为川朴的道地产区，陕西安康、岚皋，重庆南川、湖北十堰、湖南怀化等为主产区的采样地，连续采样两年。

厚朴药材据《现代中药材商品手册》记载按不同部位分为不同级别，干皮呈卷筒状或双卷筒，长 30 ~ 40cm，厚 0.2 ~ 0.7cm，习称"筒朴"；近根部的干皮一端展开如喇叭口，长 13 ~ 25cm，厚 0.3 ~ 0.8cm，习称"靴筒朴"。筒朴即干皮的分级标准为：筒朴一等，干货。卷成单筒或双筒状，筒长 40cm，不超过 43cm，重 500g 以上；筒朴二等，干货。卷成单筒或双筒状，筒长 40cm，不超过 43cm，重 200g 以上；筒朴三等，干货。卷成筒状或不规则的块片。筒长 40cm，重不少于 100g；筒朴四等，干货。凡不合以上规格者以及碎片、枝朴、不分长短大小，均属此等。

厚朴一级饮片采集的原料药材规格为干皮一等以上，产地湖北恩施、四川都江堰地区。厚朴二级饮片采集的原料药材规格为干皮二等以上，厚朴三级饮片采集的原料药材规格为干燥干皮、根皮和枝皮，产地为各产区不同采收期药材。同时在各产地饮片厂直接购买饮片，共采集道地产区、主产区药材 20 批，分别加工成 20 批饮片，购买饮片 11 批。所有样品基源经湖北中医药大学药学院张林碧教授鉴定为木兰科植物厚朴 *Magnolia officinalis* Rehd. et Wils. 的干燥干皮、枝皮或根皮。

第二节　饮　　片

以木兰科植物厚朴 *Magnolia officinalis* Rehd. et Wils. 的干燥干皮、枝皮或根皮为原料药材，按照《中国药典》2010 年版（一部）厚朴项下规定，炮制加工厚朴饮片。

一、炮　　制

取厚朴干燥药材，刮去粗皮，洗净，润透，切丝，干燥。

二、性　状

（一）厚朴原料药材的传统分级

产地、种植年限以及产地加工技术的差异等赋予了厚朴药材显著的性状特征（表 30-1，图 30-1），其外观特征主要与生长年限和采集部位有关，与产地关系不甚密切。传统的分级是将药材厚度、质地、形状、气味、颜色等作为药材分级和质量评价的依据，因此，本课题对产地采集、加工的厚朴饮片和采购的企业商品饮片共 31 批进行了性状的传统评价（图 30-2，表 30-2）。

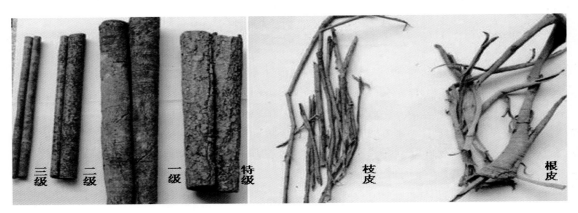

图 30-1　厚朴药材

表 30-1　厚朴药材性状特征

项目	道地产区	非道地产区
产地	湖北恩施及四川都江堰	陕西岚皋、重庆南川
颜色	表面黄棕、内面紫棕色	表面、内面均为棕色
质地	密度 0.60g/cm³ 以上	密度在 0.60g/cm³ 以下
气味	气香浓	气微香
皮厚	3mm 以上	3mm 以下

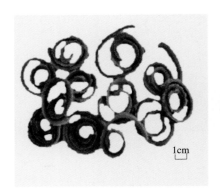
一级

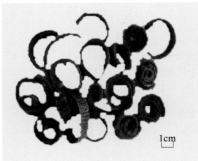
二级

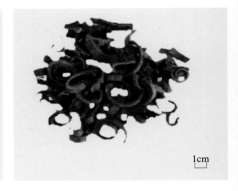
三级

图 30-2　厚朴各等级饮片照片

（二）厚朴饮片质量评价传统方法

表 30-2　不同产地厚朴饮片传统方法质量评价结果

编号	产地	质地（密度）/(g/cm³)	厚度/mm	性状
S1	湖北恩施	0.67	3~5	表面黄棕色、内面紫棕色，卷成双筒或单筒、质坚硬不易折断、具油润，具纤维性，气香味苦辛
S2	湖北恩施	0.64	2~4	表面黄棕色、内面紫棕色，卷成双筒或单筒、质坚硬不易折断、具油润，具纤维性，气香味苦辛
S3	湖北恩施	0.60	1~3	表面黄棕色、内面紫棕色，卷成单筒或少量双筒、质坚硬不易折断、具油润，具纤维性，气香味苦辛
S4	湖北恩施	0.66	3~5	表面黄棕色、内面紫棕色，卷成双筒或单筒、质坚硬不易折断、具油润，具纤维性，气香味苦辛
S5	湖北恩施	0.61	2~4	表面黄棕色、内面紫棕色，卷成单筒或少量双筒、质坚硬不易折断、具油润，具纤维性，气香味苦辛
S6	湖北恩施	0.67	3~5	表面黄棕色、内面紫棕色，卷成双筒或单筒、质坚硬不易折断、具油润，具纤维性，气香味苦辛
S7	湖北恩施	0.62	2~4	表面黄棕色、内面紫棕色，卷成单筒或少量双筒、质坚硬不易折断、具油润，具纤维性，气香味苦辛
S8	湖北恩施	0.58	1~3	表面黄棕色、内面棕色，卷成单筒或少量双筒、质较脆易折断、少油润，具纤维性，气香味苦辛
S9	湖北恩施	0.57	2~4	表面黄棕色、内面深棕色，卷成单筒、质脆易折断、具油润、具纤维性、气香味苦辛
S10	湖北十堰	0.58	2~3	表面棕色黄、内面深棕色，卷成单筒或双筒、质较坚硬不易折断、具油润、具纤维性、气香味苦辛
S11	湖北恩施	0.64	4~5	表面黄棕色、内面紫棕色，卷成单筒或双筒、质脆易折断、具油润、具纤维性、气香味苦辛
S12	湖北恩施	0.63	2~4	表面深棕色、内面深棕色，卷成单筒或少量双筒、质脆易折断、具油润、具纤维性、气香味苦辛
S13	四川都江堰	0.63	1~3	表面黄棕色、内面棕色，卷成双筒或少量单筒、质较坚硬不易折断、具油润、具纤维性、气香味苦辛
S14	四川都江堰	0.62	1~2	表面黄棕色、内面棕色，卷成单筒、质脆易折断、具油润、具纤维性、气香味苦辛
S15	四川都江堰	0.57	1~2	表面黄棕色、内面浅棕色，卷成单筒、质脆易折断、少油润、具纤维性、气较香味苦辛
S16	四川都江堰	0.59	1~3	表面棕色、内面深棕色，卷成单筒、质脆易折断、少油润、具纤维性、气香味苦辛
S17	四川都江堰	0.67	1~3	表面黄棕色、内面紫棕色，卷成单筒或双筒、质脆易折断、具油润、具纤维性、气香味苦辛
S18	四川	0.56	1~3	表面黄棕色、内面紫棕色，卷成单筒、质脆易折断、具油润、具纤维性、气香味苦辛
S19	四川北川	0.59	1~3	表面黄棕色、内面浅棕色，卷成单筒、质较坚硬不易折断、具油润、具纤维性、气香味苦辛
S20	同仁堂（四川）	0.68	3~5	表面棕色、内面深棕色，卷成单筒、质坚硬不易折断、具油润、具纤维性、气香味苦辛
S21	陕西岚皋	0.64	1~3	表面黄棕色、内面棕色，卷成单筒或双筒、质较坚硬不易折断、具油润、具纤维性、气香味苦辛
S22	陕西岚皋	0.56	1~3	表面黄棕色、内面深棕色，卷成单筒或少量双筒、质较脆易折断、少油润、具纤维性、气较香味苦辛
S23	陕西岚皋	0.56	1~2	表面黄棕色、内面深棕色，卷成单筒、质脆易折断、少油润、具纤维性、气淡香味苦辛
S24	陕西	0.57	1~2	表面黄棕色、内面深棕色，卷成单筒、质较脆易折断、具油润、具纤维性、气淡香味苦辛
S25	重庆南川	0.64	2~4	表面棕色、内面棕色，卷成单筒或少量双筒、质较坚硬不易折断、具油润、具纤维性、气香味苦辛
S26	重庆南川	0.52	2~3	表面棕色、内面棕色，卷成单筒、质脆易折断、具油润、具纤维性、气香味苦辛
S27	重庆南川	0.55	1~2	表面棕色、内面棕色，卷成单筒、质脆易折断、少油润、具纤维性、气较香味苦辛
S28	重庆南川	0.50	2~3	表面深棕色、内面深棕色，卷成单筒或少量双筒、质脆易折断、具油润、具纤维性、气香味苦辛
S29	湖南怀化	0.54	2~3	表面黄棕色、内面浅棕色，卷成单筒、质坚硬不易折断、具油润、具纤维性、气香味苦辛
S30	湖南芷江	0.56	1~3	表面棕色、内面深棕色，卷成单筒、质较脆易折断、具油润、具纤维性、气香味苦辛
S31	浙江	0.57	1~2	表面深棕色、内面深棕色，换成单筒、质脆易折断、具油润、具纤维性、气香味苦辛

综合以上指标，可将厚朴饮片分为三个等级。即一级饮片，为 3mm 以上厚度的干燥干皮，表面黄棕色、内面紫棕色、卷成双筒或单筒、质坚不易折断、具油润，具纤维性、气香浓，味苦辛，细丝密度大于 0.65g/cm³；二级饮片，为 3mm 以上厚度的干燥干皮，表面黄棕色、内面紫棕色，卷成双筒或单筒、质坚不易折断、具油润，具纤维性、气香，味苦辛，细丝密度不小于 0.60g/cm³；三级饮片，为 3mm 以下厚度的干燥干皮、根皮和枝皮，表面棕色、内面棕色，卷成单筒，质脆易折断、少油润、具纤维性、气微香，味苦辛，细丝密度小于 0.60g/cm³。

三、鉴　　别

采用 TLC 和 GC 两种方式对初步分级的厚朴饮片进行比较研究，探讨不同等级厚朴的质量评价方式和评价标准。

（一）TLC 鉴别

取本品粉末 0.5g，加甲醇 5ml，密塞，振摇 30min，滤过，取滤液作为供试品溶液。另取厚朴酚对照品、和厚朴酚对照品，加甲醇分别制成每 1ml 各含 1mg 的溶液，作为对照品溶液。照薄层色谱法 [《中国药典》2010 年版（一部）附录 Ⅵ B] 试验，吸取上述两种溶液各 5μl，分别点于同一硅胶 GF254 薄层板上，以甲苯 - 甲醇 (9 ：1) 为展开剂，展开，取出，晾干，在 254nm 下检视。供试品色谱中，在与对照品色谱相应的位置上，显相同颜色的斑点，如图 30-3 和图 30-4 所示。

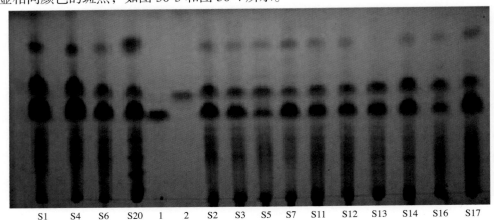

图 30-3　各级别厚朴饮片 TLC 特征图谱 1（254nm）

1. 和厚朴酚；2. 厚朴酚；S1、S4、S6、S20. 一级饮片；S2、S3、S5、S7、S11、S12、S13、S14、S16、S17. 二级饮片

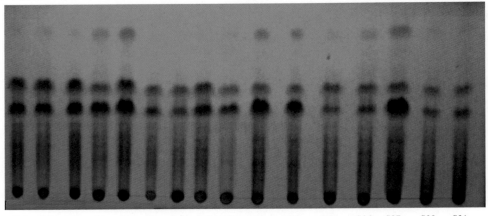

图 30-4　各级别厚朴饮片 TLC 特征图谱 2（254nm）

S18、S21、S25. 二级饮片；S4、S8、S9、S10、S15、S19、S22、S23、S24、S26、S27、S28、S31. 三级饮片

结果显示，紫外灯 254nm 下，一级饮片检出 3 个斑点，Rf 值大的非对照品斑点颜色深，与对照品（厚朴酚、和厚朴酚）相应位置上的 2 个斑点，颜色同对照品斑点。二级饮片与对照品相应位置上的两个斑点，颜色不浅于对照品斑点。三级饮片与对照品相应位置上显相同颜色的斑点。二级、三级饮片 Rf 值大的非对照品斑点颜色较浅，且斑点的个数颜色因饮片产地和级别的不同而不同，因此 TLC 特征图谱中荧光斑点的个数、颜色等可以作为厚朴饮片质量分析的标准和饮片分级的辅助方法。

（二）GC 特征图谱

1. 供试品溶液制备

称取厚朴饮片粉末各约 50g，按《中国药典》2010 年版（一部）附录 X D 挥发油测定法，加 300ml 纯化水浸泡 30min，自挥发油测定器上端加纯化水至溢入烧瓶中止，加正己烷 2ml，加热到沸并保持微沸 5h，停止加热 1h 后分取正己烷液，得厚朴样品溶液备用。

2. 对照品溶液制备

精密称取 0.3mg 的 β 桉油醇对照品溶于 25ml 正己烷溶剂中，摇匀备用。

3. 色谱条件的优化

根据优化原则，综合考虑固定相、载气、流速、柱温等因素的影响，经过多次程序梯度实验进行优化，确定最佳色谱条件：HP-5 柱（30m×0.32mm×0.25μm），柱前压 50kPa，柱流速 1.743ml/min，分流比 40 ∶ 1，尾吹 5 圈，气化室温度 250℃，检测器 280℃。程序升温：起始温度 50℃（2min）以 6℃/min 升至 116℃（2min），再以 1℃/min 升至 118℃（2min），再以 10℃/min 升至 220℃（15min）。

4. 方法学考察

（1）精密度试验

取同一供试品 S1 样品溶液，连续进样 5 次，将数据导入国家药典委员会 "中药色谱指纹图谱相似度评价系统"（2004 年 A 版），设定匹配模板，将谱峰自动匹配，生成对照，然后进行谱峰差异性评价和整体相似性评价，考察色谱峰相似度的一致性，结果其主要共有峰面积 RSD ＜ 3%，表明仪器精密度良好。

（2）稳定性试验

取同一供试品（S1）溶液，在室温下放置，分别在 0、2h、4h、8h、12h 进行测定，将数据导入国家药典委员会 "中药色谱指纹图谱相似度评价系统"（2004 年 A 版），设定匹配模板，将谱峰自动匹配，生成对照，然后进行谱峰差异性评价和整体相似性评价，考察色谱峰相似度的一致性，结果其主要共有峰面积 RSD ＜ 3%，表明供试品溶液在 12h 内稳定。

（3）重复性试验

取同一供试品（S1），平行 5 份，按供试品溶液制备方法制备，将数据导入国家药典委员会 "中药色谱指纹图谱相似度评价系统"（2004 年 A 版），设定匹配模板，将谱峰自动匹配，生成对照，然后进行谱峰差异性评价和整体相似性评价，考察色谱峰相似度的一致性，结果其主要共有峰面积 RSD ＜ 5%，表明试验方法重现性较好。

（4）不同产地厚朴饮片特征图谱的测定

精取 31 个不同产地厚朴饮片供试品溶液。记录各样品色谱图。所有组分在 45min 内洗脱出柱，其中样品 S11 出峰数为 49 个，最少的为 S26，出峰 39 个，共计出峰数 71 个，其中共有峰数目为 34 个。25 号峰保留时间适中，峰面积较大且稳定，峰形较好，理论塔板数按 30 号峰计算不低于 20 000，与相邻峰的分离效果好，且该峰为各待鉴样品中所共有的色谱峰，故选择 29 号峰为内参照峰进行各供试品溶液相对保留时间和相对峰面积的计算。如图 30-5 所示。

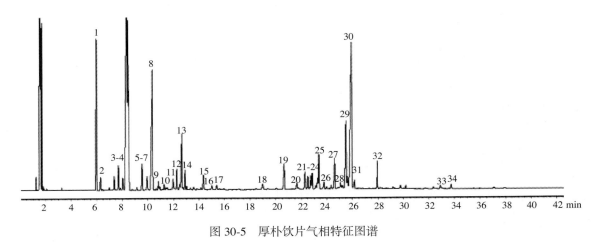

图 30-5　厚朴饮片气相特征图谱

（5）特征峰的确定

按照以下原则选择各特征图谱 *n* 强峰：以一级厚朴饮片为对象，峰面积大小位于前 *n* 位，出峰数目为总数的 1/5 ~ 1/3 为宜。因各样品出峰数目在 39 ~ 51，认为 *n*=15 为宜。不同产地厚朴饮片 15 个特征峰相对总面积在 61.23% ~ 74.55%，共有峰和 15 特征峰（共 34 个峰）峰面积之和占总峰面积的 85% 以上，可全面反映厚朴饮片内在质量。

（6）共有峰定性

通过比较样品与对照品出峰保留时间及结合文献研究确认，21 号峰为 α - 丁香烯，22 号峰为 γ- 杜松烯，23 号峰为 α- 芹子烯，24 号峰为 γ- 芹子烯，27 号峰为丁香烯氧化物，29 号峰为茅苍术醇，30 号峰为 β-桉醇，32 号峰为均三异丙苯。

（7）厚朴饮片特征图谱分级模式的建立

特征图谱 15 个特征峰项下数据显示，一级厚朴样品（道地或主产区，最佳采收期采收，药材产地加工得当）与其他等级的样品具有显著差别，因此采用以下方法筛选样品，建立特征图谱分级模式，作为一级厚朴饮片的标准特征图谱。

所选样品厚朴酚、和厚朴酚总含量较高，不少于 8.934%；所选样品浸出物含量较高，不小于30.21%；所选样品特征图谱出峰数目较多，各峰峰面积较大，所选的 15 特征峰总峰面积占共有模式的比值不小于 0.54。

将图谱导入国家药典委员会 "中药色谱指纹图谱相似度评价系统"（2004 年 A 版）进行数据，设定时间窗宽度为 0.5min，以中位数法生成对照特征图谱，建立共有模式，测得样品与共有模式之间的相似度，经相似度比较剔除了相似度较小的样本，并加入新的样本，再剔除相似度较小的样本，如此反复，得到建立厚朴饮片特征图谱分级模式的 4 批样品（即道地产区湖北恩施 3 批头等药材样品 S1、S4、S6 和湖北恩施生长年限超过 50 年的 S 恩特样品），结果见图 30-6 ~ 图 30-9 及表 30-3 ~ 表 30-6。

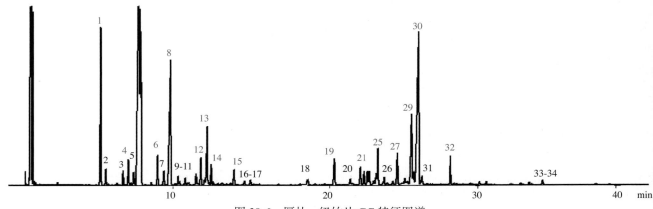

图 30-6　厚朴一级饮片 GC 特征图谱

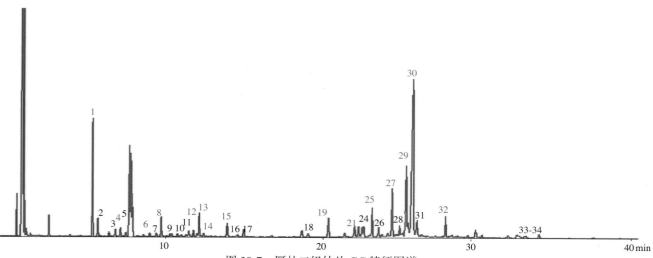

图 30-7 厚朴二级饮片 GC 特征图谱

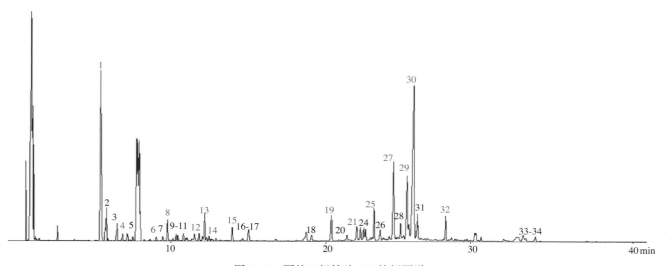

图 30-8 厚朴三级饮片 GC 特征图谱

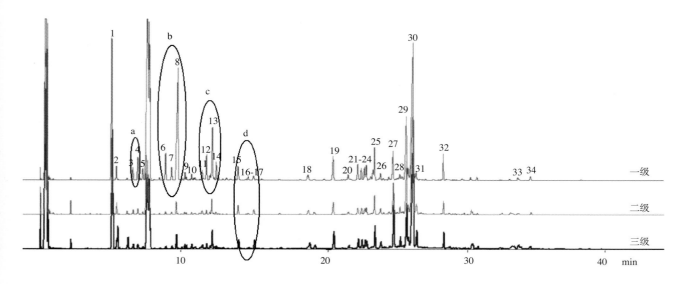

图 30-9 厚朴饮片各级别共有模式相似度分析

表 30-3 厚朴一级饮片 GC 特征图谱相似度分析结果

编号	S	S4	S6	S1	对照图谱
S 恩特	1	0.698	0.905	0.683	0.97
S4	0.698	1	0.851	0.897	0.952
S6	0.905	0.851	1	0.785	0.94
S1	0.683	0.897	0.785	1	0.912
S 对照	0.97	0.952	0.94	0.912	1

表 30-4 厚朴二级饮片 GC 图谱相似度分析结果

编号	S25	S7	S14	S16	S17	S13	S2	S3	S12	S11	对照图谱
S25	1	0.991	0.834	0.894	0.856	0.746	0.898	0.849	0.783	0.924	0.914
S7	0.991	1	0.862	0.913	0.871	0.785	0.922	0.872	0.825	0.946	0.94
S14	0.834	0.862	1	0.975	0.886	0.839	0.953	0.949	0.891	0.959	0.965
S16	0.894	0.913	0.975	1	0.894	0.822	0.951	0.946	0.855	0.968	0.974
S17	0.856	0.871	0.886	0.894	1	0.94	0.964	0.881	0.867	0.957	0.951
S13	0.746	0.785	0.839	0.822	0.94	1	0.901	0.793	0.857	0.901	0.902
S2	0.898	0.922	0.953	0.951	0.964	0.901	1	0.953	0.933	0.993	0.989
S3	0.849	0.872	0.949	0.946	0.881	0.793	0.953	1	0.919	0.955	0.951
S12	0.783	0.825	0.891	0.855	0.867	0.857	0.933	0.919	1	0.926	0.921
S11	0.924	0.946	0.959	0.968	0.957	0.901	0.993	0.955	0.926	1	0.998
对照图谱	0.914	0.94	0.965	0.974	0.951	0.902	0.989	0.951	0.921	0.998	1

表 30-5 厚朴三级饮片 GC 图谱相似度分析结果

编号	S28	S23	S24	S31	S10	S30	S19	S15	S29	S27	对照图谱
S28	1	0.515	0.488	0.575	0.488	0.241	0.682	0.367	0.318	0.596	0.55
S23	0.515	1	0.364	0.354	0.364	0.178	0.391	0.161	0.6	0.386	0.347
S24	0.488	0.364	1	0.77	1	0.661	0.759	0.201	0.268	0.841	0.807
S31	0.575	0.354	0.77	1	0.77	0.64	0.983	0.226	0.279	0.973	0.994
S10	0.488	0.364	1	0.77	1	0.661	0.759	0.201	0.268	0.841	0.807
S30	0.241	0.178	0.661	0.64	0.661	1	0.584	0.101	0.691	0.638	0.669
S19	0.682	0.391	0.759	0.983	0.759	0.584	1	0.265	0.285	0.969	0.976
S15	0.367	0.161	0.201	0.226	0.201	0.101	0.26	1	0.098	0.242	0.22
S29	0.318	0.6	0.268	0.279	0.268	0.691	0.285	0.098	1	0.284	0.282
S27	0.596	0.386	0.841	0.973	0.841	0.638	0.969	0.242	0.284	1	0.978
对照图谱	0.55	0.347	0.807	0.994	0.807	0.669	0.976	0.22	0.282	0.978	1

表 30-6 相似度结果表

项目	R1	R2	R3	对照特征
R1	1	0.343	0.274	0.297
R2	0.343	1	0.691	0.97
R3	0.274	0.691	1	0.716
对照特征	0.297	0.97	0.716	1

厚朴特征图谱结果显示：a 组峰的峰面积比值：（A_3/A_4）分别为 0.5、0.6、0.8，呈逐渐增大趋势；b 组峰的峰面积比值（$A_6/A_7/A_8$）分别为（14：7：100）、（20：20：100）、（14：16：100），6 号和 7 号色谱峰面积比值呈逐渐减小趋势；c 组峰的峰面积比值（$A_{11}/A_{12}/A_{13}/A_{14}$）分别为（0.7：1.4：3.7：1）、（1.5：1.8：5.5：1）、（3：3.5：5：1）；d 组峰的峰面积比值（A_{15}/A_{17}）分别为 3、2、1.5，呈逐渐减小趋势。

三种等级的共有模式之间相似度很差，表明各级别之间有显著性差异，可以作为厚朴饮片分级的要点和依据之一。

5. 小结与讨论

与液相特征图谱相比，气相更具代表性与说服力，同时也是被研究的较多，较成熟的分析手段。液相出峰数目太少，而且除厚朴酚与和和厚朴酚外，基本也没有定性，没有相关文献进行峰定性。本研究也进行液相特征的探索研究，对检测波长，提取方法，提取溶剂进行了筛选，最终确定了最佳提取方法及检测波长。同时也进行了各批次厚朴饮片的检测。

气相作为分级手段，具产地归属性，一级相似度高，达到 90% 以上，二级、三级饮片来源各异，相似度也参差不齐，不建议以相似度为分级评价指标。

通过研究，最终发现 15 个特征峰所占各级别共有模式 34 个共有峰的面积比值与聚类的酚类含量可以呈相关趋势，所以最后以此峰面积比值作为评价。通过进一步的数据分析，一级饮片比值占 0.59 以上，二级与三级同时占 0.68 以上饮片等级与挥发油含量呈负相关。依据传统分级方法，厚朴气味香浓，皮质厚质量佳，但其挥发油的含量较低。该结论与杨红兵论文《湖北恩施产厚朴的品质研究》里的"同一厚朴株，枝皮的挥发油含量最高，枝、干、根皮依次降低"等研究观点相吻合。有刺激性、毒性的报道等，那么一级厚朴所含挥发油较少也可说明品质好。综上，还是建议以比值作为厚朴饮片分级指标。

四、检 查

（一）水分

称取厚朴饮片供试品适量（约相当于含水量 1～4ml），精密称定，按《中国药典》2010 年版（一部）附录Ⅸ H 水分测定法第二法（甲苯法），分别测定 31 批厚朴饮片的含水量。结果见表 30-7。

（二）灰分

称取厚朴饮片粉末（过二号筛）各 4g，精密称定，按《中国药典》（一部）附录Ⅸ K 灰分测定法中总灰分测定法，分别测定 31 批厚朴饮片的总灰分含量。结果见表 30-7。

（三）酸不溶性灰分

称取厚朴饮片粉末（过 2 号筛）各 4g，精密称定，按《中国药典》2010 年版（一部）附录Ⅸ K 灰分测定法中酸不溶性灰分测定法，分别测定 31 批厚朴饮片的酸不溶性灰分含量。结果见表 30-7。

表 30-7　厚朴饮片含水量、总灰分及酸不溶性灰分含量结果

样品编号	含水量 /%	总灰分 /%	酸不溶性灰分 /%
S1	9.53 ± 0.05	3.48 ± 0.04	1.75 ± 0.02
S2	9.80 ± 0.03	4.26 ± 0.03	2.01 ± 0.03
S3	9.62 ± 0.07	3.82 ± 0.03	1.68 ± 0.03
S4	9.53 ± 0.05	3.44 ± 0.05	1.75 ± 0.02
S5	9.80 ± 0.04	4.19 ± 0.02	1.85 ± 0.01
S6	9.58 ± 0.02	4.99 ± 0.11	2.07 ± 0.01
S7	9.40 ± 0.10	3.59 ± 0.02	2.18 ± 0.03
S8	9.89 ± 0.10	4.27 ± 0.03	2.01 ± 0.02
S9	8.07 ± 0.12	4.16 ± 0.04	2.39 ± 0.03
S10	8.51 ± 0.02	4.04 ± 0.06	2.27 ± 0.01
S11	8.33 ± 0.06	3.58 ± 0.03	1.59 ± 0.02
S12	8.71 ± 0.03	3.06 ± 0.05	1.33 ± 0.02
S13	8.40 ± 0.07	4.16 ± 0.05	1.89 ± 0.03
S14	9.33 ± 0.08	3.94 ± 0.03	3.56 ± 0.02
S15	9.98 ± 0.04	3.32 ± 0.09	1.20 ± 0.02
S16	4.76 ± 0.07	4.20 ± 0.02	1.80 ± 0.02
S17	9.38 ± 0.14	3.33 ± 0.04	1.48 ± 0.03
S18	9.87 ± 0.10	3.35 ± 0.02	1.10 ± 0.02
S19	9.06 ± 0.07	3.71 ± 0.03	1.75 ± 0.03
S20	8.14 ± 0.08	3.04 ± 0.03	0.81 ± 0.02
S21	9.81 ± 0.04	4.96 ± 0.04	2.57 ± 0.03
S22	9.04 ± 0.06	4.21 ± 0.04	1.87 ± 0.03
S23	8.29 ± 0.06	4.13 ± 0.02	0.99 ± 0.02
S24	9.96 ± 0.16	4.25 ± 0.03	2.38 ± 0.03
S25	8.32 ± 0.10	4.86 ± 0.05	2.89 ± 0.04
S26	9.61 ± 0.09	4.91 ± 0.02	2.76 ± 0.02
S27	9.99 ± 0.02	5.05 ± 0.06	4.10 ± 0.03
S28	7.18 ± 0.14	5.09 ± 0.09	2.90 ± 0.03
S29	9.98 ± 0.22	3.84 ± 0.06	1.68 ± 0.03
S30	6.35 ± 0.09	3.92 ± 0.03	1.03 ± 0.01
S31	7.58 ± 0.02	4.52 ± 0.03	2.27 ± 0.03

（四）浸出物

1. 水溶性浸出物

水浸出物的测定称取厚朴饮片粉末（过二号筛）各4g，精密称定，用双蒸水，按《中国药典》2010年版（一部）附录 ⅩA，水溶性浸出物测定法（冷浸法），依法测定，分别测定31批厚朴饮片的水浸出物含量。结果见表30-8。

表 30-8 厚朴饮片浸出物含量结果

样品编号	水溶性浸出物 /%	醇溶性浸出物 /%
S1	11.0223 ± 0.0349	36.6648 ± 0.0104
S2	10.5256 ± 0.0371	20.2599 ± 0.0062
S3	12.6524 ± 0.0124	20.8786 ± 0.0107
S4	11.0266 ± 0.0273	36.4840 ± 0.4245
S5	8.2593 ± 0.0504	13.8952 ± 0.0068
S6	6.9807 ± 0.0176	20.2323 ± 0.0047
S7	12.4903 ± 0.0179	19.9550 ± 0.0058
S8	2.5197 ± 0.0065	17.6055 ± 0.0041
S9	2.6673 ± 0.0063	18.2468 ± 0.0121
S10	0.2755 ± 0.0052	13.2931 ± 0.0071
S11	3.4437 ± 0.0105	19.8203 ± 0.0034
S12	11.1751 ± 0.0072	46.2897 ± 0.0387
S13	8.3285 ± 0.0256	14.4653 ± 0.0470
S14	9.1348 ± 0.0080	14.5568 ± 0.0079
S15	8.2660 ± 0.0126	13.6741 ± 0.0138
S16	8.1619 ± 0.0045	15.0912 ± 0.0125
S17	8.9304 ± 0.0085	14.7299 ± 0.0140
S18	0.4077 ± 0.0050	22.2948 ± 0.0085
S19	11.7633 ± 0.0074	17.0562 ± 0.0076
S20	10.5226 ± 0.0184	28.7660 ± 0.0342
S21	10.6569 ± 0.0043	15.9810 ± 0.0247
S22	8.2896 ± 0.0023	13.8926 ± 0.0123
S23	9.3461 ± 0.0115	12.8925 ± 0.0175
S24	11.6059 ± 0.0130	14.5376 ± 0.0173
S25	7.3378 ± 0.0100	16.5926 ± 0.0128
S26	7.0764 ± 0.0066	14.5963 ± 0.0066
S27	5.9630 ± 0.0067	11.7323 ± 0.0166
S28	6.1585 ± 0.0141	13.2703 ± 0.0208
S29	8.8718 ± 0.0459	10.6899 ± 0.0184
S30	0.1602 ± 0.0005	9.1869 ± 0.0175
S31	11.6668 ± 0.0117	15.8311 ± 0.0274

2. 醇溶性浸出物

醇浸出物的测定称取厚朴饮片粉末（过二号筛）各 4g，精密称定，用 75% 乙醇，按《中国药典》2010 年版（一部）附录 X A 醇溶性浸出物测定法（冷浸法），依法测定，分别测定 31 批厚朴饮片的醇浸出物含量。结果见表 30-8。

检查项下的厚朴饮片水分、总灰分及酸不溶性灰分三个指标测定均符合《中国药典》标准，各个样品之间无显著性差异，不作为分级评价指标，但可用于质量分析，根据《中国药典》要求规定，水分不得过 10.0%，总灰分不得过 5.0%，酸不溶性灰分不得过 3.0%。浸出物项下水溶性浸出物无显著性差别，不作为分级评价指标。厚朴各级别饮片中 75% 乙醇浸出物有显著性差别，因此将此作为分级评价指标，75% 乙醇浸出物厚朴一级饮片不得少于 25%，厚朴二级饮片不得少于 15%，厚朴三级饮片不得少于 10%。

五、含量测定

（一）挥发油含量的测定

1. 仪器与试药

万分之一分析天平（BS224S），硬质圆底烧瓶，挥发油测定管，回流冷凝管，水为重蒸馏水。

2. 方法与结果

称取厚朴饮片粉末（过二号筛）各 50g，精密称定，《中国药典》2010 年版（一部）附录Ⅸ XD 挥发油测定法（甲法），依法测定，分别测定 31 批厚朴饮片的挥发油含量。结果见表 30-9。

表 30-9　厚朴饮片挥发油含量测定结果

样品编号	挥发油含量 /%			$\overline{X} \pm S$	RSD/%
	1	2	3		
S1	0.4412	0.4531	0.4382	0.4442 ± 0.0079	1.77
S2	0.1047	0.1045	0.1045	0.1046 ± 0.0001	0.11
S3	0.1933	0.1899	0.1910	0.1914 ± 0.0017	0.91
S4	0.4423	0.4501	0.4478	0.4467 ± 0.0040	0.90
S5	0.3889	0.3921	0.4001	0.3937 ± 0.058	1.47
S6	0.6010	0.6023	0.6012	0.6015 ± 0.0007	0.12
S7	0.2867	0.2799	0.2869	0.2845 ± 0.0040	1.40
S8	0.1278	0.1301	0.1300	0.1293 ± 0.0013	1.01
S9	0.1421	0.1399	0.1419	0.1413 ± 0.0012	0.86
S10	0.0711	0.0698	0.0701	0.0703 ± 0.0007	0.97
S11	0.1003	0.0998	0.1001	0.1003 ± 0.0003	0.25
S12	0.3123	0.3200	0.3099	0.3141 ± 0.0053	1.68
S13	0.2458	0.2398	0.2421	0.2426 ± 0.0030	1.25

样品编号	挥发油含量 /%			$\overline{X} \pm S$	RSD/%
	1	2	3		
S14	0.2901	0.2911	0.2902	0.2905 ± 0.0006	0.19
S15	0.3925	0.4000	0.3999	0.3975 ± 0.0043	1.08
S16	0.4125	0.4099	0.4121	0.4115 ± 0.0014	0.34
S17	0.3998	0.3978	0.4000	0.3992 ± 0.0012	0.30
S18	0.1878	0.1872	0.1889	0.1880 ± 0.0009	0.46
S19	0.3854	0.3875	0.3869	0.3866 ± 0.0011	0.28
S20	0.6278	0.6288	0.6280	0.6282 ± 0.0005	0.08
S21	0.3944	0.4023	0.4031	0.3999 ± 0.0048	1.20
S22	0.3923	0.4020	0.4088	0.4010 ± 0.0083	2.07
S23	0.4922	0.5011	0.4989	0.4974 ± 0.0046	0.93
S24	0.1978	0.2001	0.1987	0.1989 ± 0.0012	0.58
S25	0.1997	0.2010	0.1989	0.1999 ± 0.0011	0.53
S26	0.2745	0.2800	0.2778	0.2774 ± 0.0028	1.00
S27	0.3856	0.3900	0.3894	0.383 ± 0.0024	0.61
S28	0.1645	0.1700	0.1679	0.1675 ± 0.0028	1.66
S29	0.1098	0.1096	0.1089	0.1094 ± 0.0005	0.43
S30	0.2199	0.2229	0.2231	0.2220 ± 0.0018	0.81
S31	0.4811	0.4802	0.4810	0.4808 ± 0.0005	0.10

挥发油含量结果显示厚朴饮片各级别不同产地的挥发油含量有差别，但规律性不明显，级别较高的饮片挥发油含量反而低，不作为分级评价指标，但可作为质量分析的参考。

（二）厚朴酚与和厚朴酚的含量测定

1. 仪器与试药

Dionex U-3000 高效液相色谱仪，DAD 检测器；Hypersil BDS C$_{18}$ 色谱柱；BS110S 十万分之一分析天平（德国 Sartorius）。

厚朴酚对照品（中国食品药品检定研究院，批号：110506-201007）；和厚朴酚对照品（中国食品药品检定研究院，批号：110730-201011）；甲醇为色谱纯，其余试剂分析纯，水为重蒸馏水。

2. 方法与结果

（1）色谱条件

ODS-BP(4.6mm × 250mm，5 μm)；流动相为甲醇 - 水（78 ：22）；检测波长 294nm；流速 1.0ml/min；进样量 20 μl；柱温 25 ℃（图 30-10）。

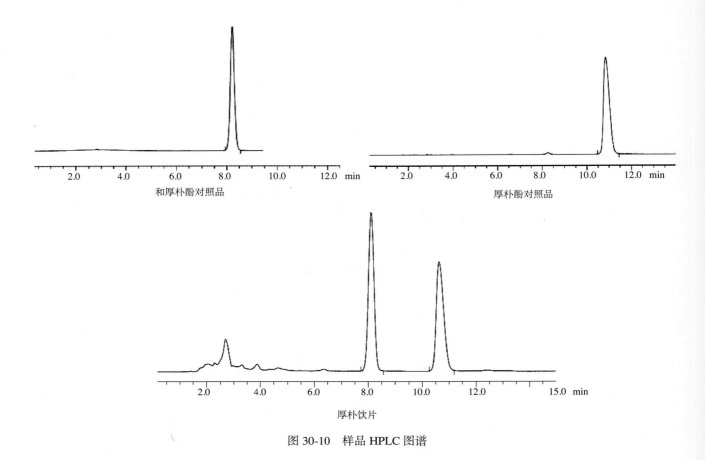

图 30-10　样品 HPLC 图谱

（2）对照品溶液制备

取厚朴酚、和厚朴酚对照品适量，精密称定，分别加甲醇制成每 1ml 含厚朴酚 908 μg、含和厚朴酚 264.8μg 的溶液，即得。

（3）供试品溶液制备

取本品粉末（过三号筛）约 0.2g，精密称定，置具塞锥形瓶中，精密加入甲醇 25ml，摇匀，密塞，浸渍 24h，滤过，精密量取续滤液 5ml，置 25ml 量瓶中，加甲醇至刻度，摇匀，即得。

（4）方法学考察

a. 标准曲线绘制

吸取和厚朴酚对照品溶液，将厚朴酚对照液稀释 2.5 倍，按上述色谱条件，各进样 1 μl、2 μl、3 μl、5 μl、7 μl，以峰面积为纵坐标（Y），进样体积（μl）为横坐标（X），得和厚朴酚回归方程为 $Y=5.960X-2.503$，$r^2=0.999$（$n=5$）、厚朴酚回归方程为 $Y=7.882X-3.156$，$r^2=0.999$（$n=5$）。结果表明和厚朴酚在 0.0069 ~ 0.0888μg/ml 范围内线性关系良好、厚朴酚在 0.0120 ~ 0.1344μg/ml 范围内线性关系良好。

b. 精密度试验

分别精密吸取和厚朴酚对照品溶液 5μl，厚朴酚 2μl，连续进样 5 次，结果和厚朴酚的 RSD 为 0.68%，厚朴酚的 RSD 为 0.46% 表明仪器精密度良好。

c. 稳定性试验

分别精密吸取和厚朴酚对照品溶液、厚朴酚对照品溶液各 20 μl，每隔 3h 进样一次，共 5 次，结果和厚朴酚的 RSD 为 0.01%，厚朴酚的 RSD 为 0.01%，表明供试品 12h 内保持稳定。

d. 回收率试验

精取 S1 样品 5 份，每份 0.05g，分别加入厚朴酚对照溶液 2.5ml 及和厚朴酚对照品溶液 8.5ml，按供试品溶液配制，依法测定，计算回收率。结果和厚朴酚的 RSD 为 0.27%，厚朴酚的 RSD 为 0.27%。

　　e. 含量测定

　　精密吸取各供试品溶液，按确定的色谱条件，依法测定峰面积，计算不同产地厚朴饮片厚朴酚、和厚朴酚的总含量。结果见表 30-10。

表 30-10　各等级厚朴饮片含量测定结果

样品编号	总含量 /%			$\overline{X} \pm S$	RSD/%
	1	2	3		
S1	9.0291	9.0293	9.0311	9.0298 ± 0.0011	0.01
S2	6.6823	6.6834	6.6873	6.6843 ± 0.0026	0.04
S3	4.5549	4.5552	4.5589	4.5563 ± 0.0022	0.05
S4	8.9340	8.9299	8.9367	8.9335 ± 0.0034	0.04
S5	6.0120	6.0132	6.0079	6.0110 ± 0.0028	0.05
S6	10.7306	10.7669	10.7266	10.7414 ± 0.0222	0.21
S7	4.8085	4.8072	4.809	4.8082 ± 0.0009	0.02
S8	3.8259	3.8263	3.8244	3.8255 ± 0.0010	0.03
S9	3.9925	4.0023	3.9821	3.9923 ± 0.0101	0.25
S10	2.9821	2.9901	2.9689	2.9804 ± 0.0107	0.36
S11	4.0190	4.0217	4.0199	4.0202 ± 0.0014	0.03
S12	4.9401	4.9532	4.9367	4.9433 ± 0.0087	0.18
S13	5.1940	5.2131	5.1961	5.2011 ± 0.0105	0.20
S14	4.4880	4.5001	4.4819	4.4900 ± 0.0093	0.21
S15	3.2824	3.283	3.2817	3.2824 ± 0.0007	0.02
S16	4.6187	4.6199	4.5979	4.6122 ± 0.0124	0.27
S17	5.3277	5.3289	5.3266	5.3277 ± 0.0012	0.02
S18	5.6652	5.6811	5.6411	5.6625 ± 0.0201	0.36
S19	2.3132	2.3201	2.2989	2.3107 ± 0.0108	0.47
S20	8.2370	8.2391	8.2388	8.2383 ± 0.0011	0.01
S21	3.5603	3.5612	3.5589	3.5601 ± 0.0012	0.03
S22	6.0683	6.0712	6.0588	6.0661 ± 0.0065	0.11
S23	1.8570	1.8671	1.8654	1.8632 ± 0.0054	0.29
S24	2.4338	2.4378	2.4356	2.4357 ± 0.0020	0.08
S25	4.8279	4.8312	4.8128	4.8240 ± .0098	0.20
S26	3.8744	3.8806	3.8744	3.8765 ± 0.0036	0.09
S27	3.2545	3.2576	3.2601	3.2574 ± 0.0028	0.09
S28	1.0348	1.0378	1.0341	1.0356 ± 0.0020	0.19
S29	0.6565	0.6589	0.6573	0.6576 ± 0.0012	0.18
S30	1.0774	1.101	1.0897	1.0894 ± 0.0118	1.08
S31	1.8109	1.8241	1.8179	1.8176 ± 0.0066	0.36

（5）小结与讨论

将所有样品厚朴酚、和厚朴酚总含量作为特征，采用组间联接法（between-groups linkage），以欧式平方距离（squared Euclidean distance）对样品聚类，结果 31 个样品分为 3 类，得到聚类分析树状图，如图 30-11 所示。第 1 类样品中酚类含量均大于 8.237%；第 2 类样品（其他等）酚类含量在 3.560% 与 6.682% 之间；第 3 类酚类含量均小于 3.282%。此方法验证了生长年限即厚度与含量之间的相关性，由此制定一级饮片含厚朴酚（$C_{18}H_{18}O_2$）与和厚朴酚（$C_{18}H_{18}O_2$）的总量不得少于 7.5%，二级饮片含厚朴酚（$C_{18}H_{18}O_2$）与和厚朴酚（$C_{18}H_{18}O_2$）总量不得少于 4.0%，三级饮片含厚朴酚（$C_{18}H_{18}O_2$）与和厚朴酚（$C_{18}H_{18}O_2$）的总量不得少于 1.6%。

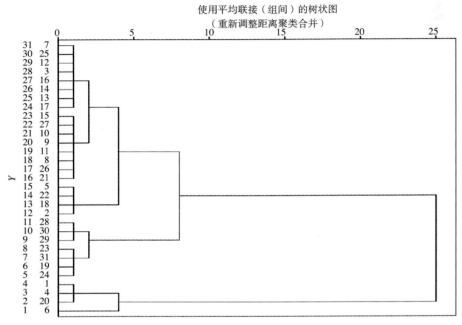

图 30-11　不同产地厚朴饮片聚类分析

第三节　厚朴饮片分级方法及其说明

一、分 级 依 据

厚朴饮片以木兰科植物厚朴 *Magnolia officinalis* Rehd. et Wils. 的干燥干皮、枝皮或根皮为原料药材，按照《中国药典》2010 年版（一部）厚朴项下规定，炮制加工为饮片。厚朴饮片分为三个等级，在明确厚朴药材基源、产地和饮片炮制方法的基础上，以外观性状、质地为主要分级依据，以乙醇浸出物，GC 特征图谱以及厚朴酚和厚朴酚总量为辅助分级依据。

二、分 级 要 点

厚朴饮片分为三个等级，各级饮片的产地、性状、厚度、质地、75% 乙醇浸出物、GC 特征图谱及酚类含量应该符合下列规定。见图 30-12 和表 30-11。

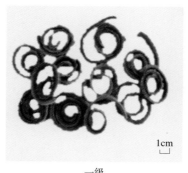
一级

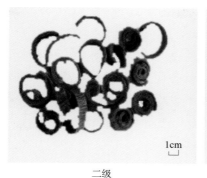
二级

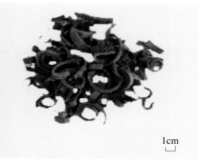
三级

图 30-12　各等级厚朴饮片

表 30-11　厚朴各等级饮片分级要点

项目	一级	二级	三级
产地	道地产区：湖北恩施、四川都江堰	同一级	陕西、重庆、山西、湖南、湖北等
性状	表面黄棕、内面紫棕色，弯曲丝条状或卷成单、双筒状厚片。气香浓	同一级	表面、内面均为棕色，呈弯曲丝条状或卷成单筒状厚片，气微香
厚度	陕 3mm 以上	同一级	3mm 以下
质地	密度 0.65g/cm³ 以上．	密度 0.60 ~ 0.65g/cm³	密度在 0.60g/cm³ 以下
75% 乙醇浸出物	不得低于 25%	不得低于 15%	不得低于 10%
GC 特征图谱	二级饮片的 8 号、13 号峰与 30 号峰的比值远远大于二级和三级饮片		
含量测定	厚朴酚与和厚朴酚总量不少于 7.5%	厚朴酚与和厚朴酚总量不少于 4.0%	厚朴酚与和厚朴酚总量不少于 1.6%

第四节　厚朴饮片质量评价标准

厚　朴

Hou Po

【原料药材】　木兰科植物厚朴 *Magnolia officinalis* Rehd. et Wils. 的干燥干皮、根皮及枝皮。4 ~ 6 月剥取，根皮和枝皮直接阴干；干皮置沸水中微煮后，堆置阴湿处，"发汗"至内表面变紫褐色或棕褐色时，蒸软，取出，卷成筒状，干燥。道地产区为湖北恩施、四川都江堰。

【饮片】　木兰科植物厚朴 *Magnolia officinalis* Rehd. et Wils. 的干燥干皮、根皮、枝皮的炮制加工品。

【制法】　刮去粗皮，洗净，润透，切丝，干燥。

【性状】　本品呈弯曲的丝条状或单、双卷筒状，厚度 3mm 以上。外表面黄棕色，有时可见椭圆形皮孔或纵皱纹。内表面紫棕色色或深紫褐色，较平滑，具细密纵纹，划之显油痕。切面颗粒性，有油性，有的可见小亮星。一级饮片密度大于 0.65g/cm³，二级饮片密度 0.60~0.65g/cm³，三级饮片密度 0.60g/cm³ 以下。

【鉴别】

(1) TLC 特征图谱

取本品粉末 0.5g，加甲醇 5ml，密塞，振摇 30min，滤过，取滤液作为供试品溶液。另取厚朴酚对照品、和厚朴酚对照品，加甲醇分别制成每 1ml 各含 1mg 的溶液，作为对照品溶液。照薄层色谱法 [《中国药典》2010 年版（一部）附录Ⅵ B] 试验，吸取上述两种溶液各 5μl，分别点于同一硅胶 GF254 薄层板上，以甲苯 - 甲醇 (9 ∶ 1) 为展开剂，展开，取出，晾干，在 254nm 下检视。供试品色谱中，在与对照品色谱相应的位置上，显相同颜色的斑点。

(2) GC 特征图谱

照气相色谱法 [《中国药典》2010 年版（一部）附录 VI E] 测定。

色谱条件与系统适用性　　HP-5 毛细管柱，柱长为 30m，内径为 0.32mm，膜厚度为 0.25μm；柱温起始温度 50℃（2min），以 6℃ /min 升至 116℃（2min），以 1℃ /min 升至 118℃（2min），以 10℃ /min 升至 220℃（15min）；气化室温度 250℃；检测器温度 280℃；进样口温度 250℃；分流比 40 ∶ 1。理论塔板数按 β- 桉油醇峰计算应不低于 30 000。

参照物溶液制备　　精密称取 0.3mg 的 β- 桉油醇对照品溶于 25ml 正己烷溶剂中，摇均备用。

供试品溶液制备　　照挥发油测定法项下的甲法操作。取本品粉末 50.0g，加 300ml 纯化水浸泡 30min，自冷凝管上端加纯化水至溢入烧瓶时为止，加正己烷 2ml，加热到沸并保持微沸 5h，停止加热 1h 后分取正己烷即得。

测定法　　分别精密吸取参照物溶液和供试品溶液各 1μl，注入气相色谱仪，测定，记录色谱图，即得。本品所得图谱与标准图谱一致（图 30-13 ～图 30-15）。

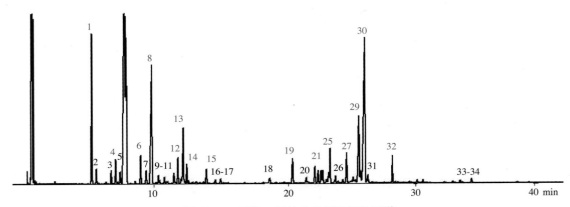

图 30-13　厚朴一级饮片的标准特征图谱

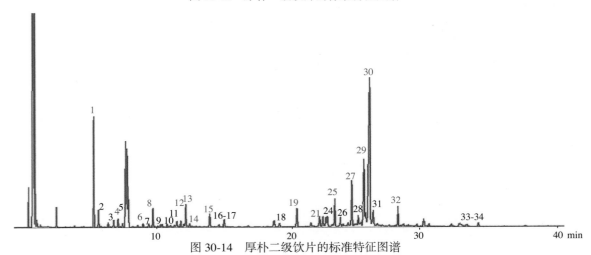

图 30-14　厚朴二级饮片的标准特征图谱

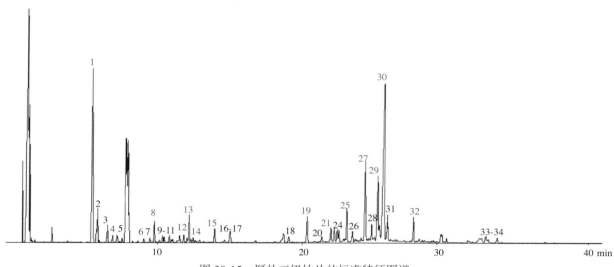

图 30-15 厚朴三级饮片的标准特征图谱

【检查】 水分 不得过 10.0% [《中国药典》2010 年版（一部）附录Ⅸ H 第二法]。

总灰分 不得过 5.0% [《中国药典》2010 年版（一部）附录Ⅸ K]。

酸不溶性灰分 不得过 2.0% [《中国药典》2010 年版（一部）附录Ⅸ A]。

【浸出物】 照醇溶性浸出物测定法 [《中国药典》2010 年版（一部）附录 X A] 项下的冷浸法，用 75% 乙醇作溶剂，一级饮片不得少于 25%，二级饮片不得少于 15%，三级饮片不得少于 10%。

【含量测定】 照高效液相色谱法 [《中国药典》2010 年版（一部）附录Ⅵ D] 测定。

色谱条件与系统适用性 ODS-BP(4.6mm×250mm，5 μm)C_{18} 柱；流动相为甲醇 - 水 (78 ： 22)；流速 1.0ml/min；进样量 20 μl；柱温 25℃；检测波长 294nm。理论塔板数按厚朴酚峰计算应不低于 3 800。

对照品溶液制备 取厚朴酚、和厚朴酚对照品适量，精密称定，分别加甲醇制成每 1ml 含厚朴酚 908 μg、含和厚朴酚 264.8μg 的溶液，即得。

供试品溶液制备 取本品粉末 (过三号筛) 约 0.2g，精密称定，置具塞锥形瓶中，精密加入甲醇 25ml，摇匀，密塞，浸渍 24h，滤过，精密量取续滤液 5ml，置 25ml 量瓶中，加甲醇至刻度，摇匀，即得。

测定法 分别精密吸取参照物溶液和供试品溶液各 20 μl，注入液相色谱仪，测定，记录色谱图，即得。

本品按干燥品计算，一级饮片含厚朴酚（$C_{18}H_{18}O_2$）与和厚朴酚（$C_{18}H_{18}O_2$）的总量不得少于 7.5%，二级饮片含厚朴酚（$C_{18}H_{18}O_2$）与和厚朴酚（$C_{18}H_{18}O_2$）总量不得少于 4.0%，三级饮片含厚朴酚（$C_{18}H_{18}O_2$）与和厚朴酚（$C_{18}H_{18}O_2$）的总量不得少于 1.6%。

【性味与归经】 苦、辛，温。归脾、胃、肺、大肠经。

【功能与主治】 燥湿消痰，下气除满。用于湿滞伤中，脘痞吐泻，食积气滞，腹胀便秘，痰饮喘咳。

【用法与用量】 3 ～ 10g。

【储藏】 置通风干燥处。

第三十一章　黄柏饮片的分级方法及其质量评价

第一节　原料药材

按照《中国药典》2010 年版（一部）黄柏项下的规定，本品为芸香科植物黄皮树 *Phellodendron chinense* Schneid. 的干燥树皮。习称"川黄柏"。3 ~ 6 月采收，选 10 年左右的树，剥取树皮后，除去粗皮，晒干。道地产区为四川荥经县，主产于四川省都江堰、青城山、泸州、洪雅等地，其他产区还有湖北、贵州等。根据《七十六种药材商品规格标准》以及对道地产区的黄柏商品饮片、药材市场及生产企业的饮片规格分级情况调查，结果显示黄柏饮片分等主要参照厚度与颜色两个外观指标，分为两个等级，规定黄柏饮片一级品来源于四川荥经、二级品原料药材来源于四川都江堰、青城山、泸州、洪雅，湖北，贵州等。采集道地产区黄柏药材 5 批，主产地黄柏药材 14 批，商品黄柏饮片 14 批，所有样品基源经成都中医药大学生药教研室卢先明教授鉴定为芸香科植物黄皮树 *Phellodendron chinense* Schneid. 的干燥树皮。

第二节　饮　　片

以芸香科植物黄皮树 *Phellodendron chinense* Schneid. 的干燥树皮为原料药材，按照《中国药典》2010 年版（一部）黄柏项下规定，炮制加工黄柏饮片。

一、炮　　制

取黄柏干燥药材，除去杂质，喷淋清水，润透，切丝，干燥。

黄柏饮片炮制过程中，易残留栓皮，产生碎屑，因此将碎屑、栓皮等杂质比例作为黄柏饮片等级划分的辅助依据，并以此来控制饮片的质量，杜绝掺杂现象。

二、性　　状

产地、种植方式以及生长年限的差异等赋予了黄柏药材显著的外观特征，可以作为药材分级以及质量评价的依据，传统主要分级特性的指标是饮片的颜色、厚度，因此，可先对不同来源的黄柏药材和饮片进行性状外观的传统评价（图 31-1）。

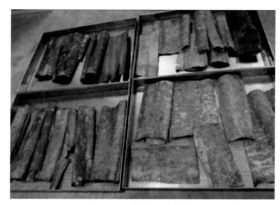

图 31-1　黄柏原料药材

1984 年，国家医药管理局和卫生部颁发《七十六种药材商品规格标准》，其中黄柏分级方法如下：

一等：干货。呈平板状，去净粗栓皮。表面黄褐色或黄棕色。内面暗黄或淡棕色。体轻，质较坚硬。断面鲜黄色。味极苦。长 40 cm 以上，宽 15 cm 以上，无枝皮、粗栓皮、杂质、虫蛀、霉变。

二等：干货。树皮呈板片状或卷筒状。内外表面及断面颜色、质地、气味同一等饮片，长宽大小不分，厚度不得薄于 0.2 cm。间有枝皮。无粗栓皮、杂质、虫蛀、霉变。

由此可得，古代黄柏药材分级依据主要为规格、栓皮去否、长宽、颜色、厚度，这与"黄柏以皮厚色深者为佳"相符合，为黄柏饮片分级指标的选定奠定一定的基础。

课题组收集的 33 批黄柏原料药材中去净栓皮的有 11 批，其余未剥去栓皮。从 33 批样品中每批随机抽取 100 根丝或块，采用游标卡尺（上海恒量量具有限公司，量程 0 ~ 200mm）测定其厚度，将 33 批黄柏饮片粉碎后，目测出黄柏药粉主要为鲜黄色与暗黄色两类（图 31-2，表 31-1）。

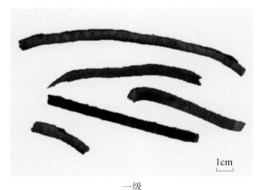

一级

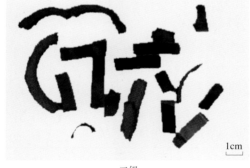

二级

图 31-2　不同等级黄柏饮片

表 31-1　黄柏饮片传统评价

编号	饮片来源	规格	性状特征
S1	四川荥经安靖乡	3 ~ 7mm 厚，6mm 宽丝	外表面黄褐色，内表面黄棕色，粉末暗黄色
S2	四川荥经大田乡	3 ~ 5mm 厚，6mm 宽丝	外表面黄褐色，内表面暗黄色，粉末暗黄色
S3	四川荥经烈太乡	3 ~ 8mm 厚，6mm 宽丝	外表面黄褐色，内表面暗黄色，粉末暗黄色
S4	四川荥经安靖乡	2 ~ 5mm 厚，6mm 宽丝	外表面黄褐色，内表面暗黄色，粉末暗黄色
S5	四川荥经大田乡	2 ~ 4mm 厚，6mm 宽丝	外表面黄褐色，内表面暗黄色，粉末暗黄色
S6	四川荥经烈太乡（加工厂）	1 ~ 3mm 厚，5 ~ 7mm 丝	外表面黄褐色，内表面暗黄色，粉末暗黄色
S7	四川彭州白鹿镇	3 ~ 6mm 厚，6mm 宽丝	外表面黄褐色，内表面暗黄色，粉末暗黄色

编号	饮片来源	规格	性状特征
S8	四川都江堰中兴乡 1 号	2 ~ 3mm 厚，6mm 宽丝	外表面黄褐色，内表面暗黄色，粉末暗黄色
S9	四川都江堰中兴乡 2 号	1 ~ 3mm 厚，6mm 宽丝	外表面黄褐色，内表面暗黄色，粉末暗黄色
S10	四川洪雅	1 ~ 2mm 厚，4 ~ 7mm 丝	外表面黄褐色，内表面暗黄色，粉末鲜黄色
S11	四川泸州	1 ~ 3mm 厚，10 ~ 20mm 块	外表面黄褐色，内表面暗黄色，粉末暗黄色
S12	成都某中药材市场	2 ~ 6mm 厚，4 ~ 6mm 丝	外表面黄褐色，内表面暗黄色，粉末暗黄色
S13	成都某中药材市场	1 ~ 3mm 厚，4 ~ 6mm 丝	外表面黄褐色，内表面暗黄色，粉末暗黄色
S14	四川 A 公司	1 ~ 4mm 厚，5 ~ 7mm 丝	外表面黄褐色，内表面暗黄色，粉末暗黄色
S15	四川 A 公司	1 ~ 3mm 厚，5 ~ 7mm 丝	外表面黄褐色，内表面暗黄色，粉末暗黄色
S16	成都 B 公司	1 ~ 3mm 厚，4 ~ 10mm 丝	外表面黄褐色，内表面暗黄色，粉末暗黄色
S17	成都 B 公司	1 ~ 2mm 厚，4 ~ 10mm 丝	外表面黄褐色，内表面暗黄色，粉末暗黄色
S18	都江堰 C 公司	1 ~ 2mm 厚，6 ~ 10mm 丝	外表面黄褐色，内表面暗黄色，粉末暗黄色
S19	都江堰 C 公司	1 ~ 2mm 厚，6 ~ 10mm 丝	外表面黄褐色，内表面暗黄色，粉末暗黄色
S20	四川 D 公司	3 ~ 7mm 厚，6mm 丝	外表面黄褐色，内表面暗黄色，粉末暗黄色
S21	四川 D 公司	1 ~ 2mm 厚，4 ~ 10mm 丝	外表面黄褐色，内表面暗黄色，粉末鲜黄色
S22	四川 D 公司	1 ~ 2mm 厚，4 ~ 10mm 丝	外表面黄褐色，内表面暗黄色，粉末暗黄色
S23	四川 D 公司	1 ~ 2mm 厚，4 ~ 10mm 丝	外表面黄褐色，内表面暗黄色，粉末暗黄色
S24	北京 E 公司	1 ~ 3mm 厚，4 ~ 6mm 丝	外表面黄褐色，内表面暗黄色，粉末暗黄色
S25	北京 E 公司	1 ~ 3mm 厚，4 ~ 6mm 丝	外表面黄褐色，内表面暗黄色，粉末暗黄色
S26	四川 F 公司	1 ~ 2mm 厚，6 ~ 15mm 丝	外表面黄褐色，内表面暗黄色，粉末暗黄色
S27	四川 F 公司	1 ~ 2mm 厚，6 ~ 15mm 丝	外表面黄褐色，内表面暗黄色，粉末暗黄色
S28	湖北恩施 1 号	3 ~ 5mm 厚，6mm 宽丝	外表面黄褐色，内表面暗黄色，粉末暗黄色
S29	湖北恩施 2 号	1 ~ 5mm 厚，6mm 丝	外表面黄褐色，内表面暗黄色，粉末暗黄色
S30	湖南长沙某市场	1 ~ 2mm 厚，3 ~ 5mm 宽丝	外表面黄褐色，内表面暗黄色，粉末暗黄色
S31	贵州贵阳某市场	2 ~ 4mm 厚，4 ~ 5mm 丝	外表面黄褐色，内表面暗黄色，粉末鲜黄色
S32	贵州贵阳某市场	1 ~ 2mm 厚，8 ~ 20mm 块	外表面黄褐色，内表面暗黄色，粉末鲜黄色
S33	贵州遵义某市场	2 ~ 6mm 厚，10 ~ 15mm 块	外表面黄褐色，内表面暗黄色，粉末暗黄色

　　结合黄柏药材的传统分级方法，将黄柏饮片的颜色、厚度及断面形态作为分级的关键指标。一级饮片，呈弯曲丝条状或卷成单筒状，厚度大于 2mm。表面黄褐色或黄棕色，内面暗黄色或黄棕色。体轻，质较坚硬。味极苦，嚼之有黏性。间有枝皮，无粗栓皮、边角料、灰屑、虫蛀、霉变。二级饮片，呈弯曲丝条状、卷成单筒状或块状，厚度 1~2mm。表面黄褐色或黄棕色，内面暗黄色或黄棕色。体轻，质较坚硬。味极苦，嚼之有黏性。间有枝皮、粗栓皮，边角料、灰屑，无虫蛀、霉变。

三、鉴　　别

　　采用 TLC 和 HPLC 两种方式对初步分级的黄柏饮片进行比较研究，探讨不同等级黄柏饮片的质量评价方式和评价标准。

（一）TLC 鉴别

与《中国药典》2010 年版（一部）增补版黄柏项下一致，取本品粉末 0.2g，加 1% 乙酸甲醇溶液 40ml，于 60 ℃超声处理 20min，滤过，滤液浓缩至 2ml，作为供试品溶液。取黄柏对照药材 0.1g，加 1% 乙酸甲醇 20ml，同法制成对照药材溶液。另取盐酸小檗碱与盐酸黄柏碱对照品，加甲醇分别制成每 1ml 含 0.5mg 的溶液，作为对照品溶液。照薄层色谱法（附录Ⅵ B）试验，吸取上述溶液三种溶液各 3 ~ 5μl，分别点于同一硅胶 G 薄层板上，以三氯甲烷 - 甲醇 - 水 (30 ： 15 ： 4) 的下层溶液为展开剂，置加入等体积的浓氨试液经饱和的展开缸内，展开，取出，晾干，喷以稀碘化铋钾试液。供试品色谱中，在与对照药材色谱和对照品色谱相应的位置上，显相同颜色的荧光斑点。如图 31-3 所示。

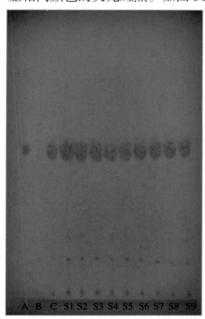

图 31-3　黄柏饮片 TLC 图谱
A. 盐酸小檗碱；B. 盐酸黄柏碱；C. 黄柏对照药材；S1 ~ S9 黄柏样品

（二）HPLC 特征图谱

1. 仪器与试药

美国 Aglient 1200 高效液相色谱仪（含 G1312B 二元泵，G1315C 型 DAD 检测器，）；KQ-300E 超声清洗器（昆山市超声仪器有限公司）；BP-61 电子天平（感量 0.0001g，德国 Sartorius 公司）；盐酸小檗碱（中国食品药品检定研究院，批号：110713-200911）、盐酸黄柏碱（成都曼思特生物科技有限公司，批号：MUST-12021407）；盐酸药根碱（成都曼思特生物科技有限公司，批号：MUST-10122001）；盐酸巴马汀（成都曼思特生物科技有限公司，批号：MUST-11122703）；乙腈为色谱纯，水为纯水，使用前均经 0.45μm 滤膜滤过，其他试剂均为分析纯。

2. 色谱条件

Comatex C_{18} 色谱柱 (4.6 mm × 150 mm，5μm)，乙腈 (A)- 0.65mol/L NH_4Cl (B) 梯度洗脱：0 ~ 8min、8% ~ 12%A，8 ~ 25min、12% ~ 20%A，25 ~ 55min、20% ~ 50% A，55 ~ 68min、50% ~ 8% A，68 ~ 78min、8% A；检测波长 230nm；流速 1.0ml/min；柱温 30℃。

3. 供试品溶液制备

精密称取各等级黄柏样品粉末（过三号筛）约 0.5g，置 250ml 具塞锥形瓶中，精密量取 1% 盐酸 - 乙醇 40ml，超声处理（功率 250W，频率 40kHz)40min，取出，放冷，摇匀，滤过，取续滤液，进样前用 0.45 μm 微孔滤膜过滤，滤液即为供试品溶液，备用。

4. 黄柏饮片 HPLC 特征图谱分析

（1）精密度试验

取黄柏饮片粉末，制备供试品溶液，连续进样 5 次，测定 HPLC 图谱，计算相对保留时间及相对峰面积，各共有峰相对保留时间的 RSD 在 0.07%~1.13%，各共有峰相对峰面积的 RSD 在 0.86%~2.15%。

（2）稳定性试验

取黄柏饮片粉末，制备供试品溶液，分别在 0h、2h、4h、8h、12h、24h 共进样 6 次，测定 HPLC 图谱，计算相对保留时间及相对峰面积，各共有峰相对保留时间的 RSD 在 0.57%~2.47%，各共有峰相对峰面积的 RSD 在 0.17%~2.55%。结果表明，供试品溶液在 24h 内保持稳定。

（3）重复性试验

取黄柏饮片粉末 5 份，制备供试品溶液，平行操作 5 份，测定 HPLC 图谱，计算相对保留时间及相对峰面积，各共有峰相对保留时间的 RSD 在 0.28%~2.27%，各共有峰相对峰面积的 RSD 在 0.9%~2.94%。

（4）黄柏饮片特征图谱测定

对初步分级的黄柏饮片进行 HPLC 特征图谱测定，并运用"中药色谱指纹图谱相似度评价系统"（2004 年 A 版），对初步划分的等级进行比较分析（表 31-2 和图 31-4）。

表 31-2　黄柏一级和二级饮片相似度结果

样品	相似度	样品	相似度	样品	相似度
S1	0.999	S12	0.998	S23	0.997
S2	0.998	S13	0.996	S24	0.996
S3	0.999	S14	0.998	S25	0.995
S4	0.998	S15	0.998	S26	0.999
S5	0.997	S16	0.998	S27	0.997
S6	0.999	S17	0.994	S28	0.998
S7	0.998	S18	0.996	S29	0.995
S8	0.999	S19	0.997	S30	0.992
S9	0.997	S20	0.993	S31	0.996
S10	0.997	S21	0.997	S32	0.999
S11	0.999	S22	0.998	S32	0.999

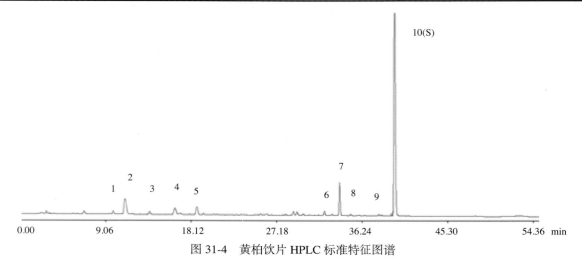

图 31-4　黄柏饮片 HPLC 标准特征图谱

结果显示相似度均大于 0.990，说明各批次黄柏指纹图谱中整体面貌基本一致。黄柏一级和二级饮片的 HPLC 特征图谱没有显著差异。

5. 小结

建立了黄柏饮片的 HPLC 特征图谱分析方法，并用于不同等级黄柏饮片的分级和质量评价。研究结果显示，HPLC 特征图谱不宜作为黄柏饮片分级指标，可用于黄柏饮片质量评价。

四、检　　查

（一）水分

参照《中国药典》2010 年版（一部）附录 Ⅸ H 水分测定法（第一法），取供试品 2 ~ 5g，平铺于干燥至恒重的扁形称瓶中，精密称定，打开瓶盖在 100 ~ 105℃干燥 5h，将瓶盖盖好，移置干燥器中，冷却 30min，精密称定重量，再在上述温度干燥 1h，冷却，称重，至连续两次称重的差异不超过 5mg 为止。根据减失的重量，计算供试品中含水量（%），结果见表 31-3。

表 31-3　黄柏饮片检查项测定结果　　　　　　　　　　　（单位：%）

编号	来源	水分	总灰分	醇溶性浸出物	杂质
S1	四川荥经安靖乡	8.48	6.49	23.58	0.84
S2	四川荥经大田乡	7.69	6.60	21.23	0.31
S3	四川荥经烈太乡	7.47	6.93	22.40	0.69
S4	四川荥经安靖乡	8.82	6.35	19.63	0.96
S5	四川荥经大田乡	9.46	5.41	18.74	1.32
S6	四川荥经烈太乡（加工厂）	6.69	6.17	18.67	0.98
S7	四川彭州白鹿镇	8.23	6.18	17.47	1.10
S8	四川都江堰中兴乡 1 号	7.82	5.69	17.48	1.20
S9	四川都江堰中兴乡 2 号	8.29	6.18	18.25	2.02
S10	四川洪雅	6.55	5.43	20.04	1.12
S11	四川泸州	8.51	6.14	16.22	3.50
S12	成都某中药材市场	6.65	5.15	17.47	0.75
S13	成都某中药材市场	7.23	6.29	16.52	2.34
S14	四川 A 公司	6.56	6.18	20.07	2.36
S15	四川 A 公司	5.60	6.02	14.66	1.20
S16	成都 B 公司	7.26	6.19	17.46	2.13
S17	成都 B 公司	6.60	6.07	15.69	2.36
S18	都江堰 C 公司	5.60	5.40	15.48	6.98
S19	都江堰 C 公司	6.55	5.94	9.98	3.64
S20	四川 D 公司	7.40	6.85	22.01	4.95

续表

编号	来源	水分	总灰分	醇溶性浸出物	杂质
S21	四川 D 公司	6.70	6.19	18.75	4.89
S22	四川 D 公司	6.37	5.72	17.50	5.39
S23	四川 D 公司	7.50	6.24	14.21	7.88
S24	北京 E 公司	7.44	5.40	14.56	7.12
S25	北京 E 公司	7.00	6.45	14.98	4.76
S26	四川 F 公司	7.32	6.71	14.23	5.75
S27	四川 F 公司	7.44	5.99	14.98	6.43
S28	湖北恩施 1 号	7.16	6.29	22.72	8.06
S29	湖北恩施 2 号	6.58	5.38	15.01	7.84
S30	湖南长沙某市场	8.17	7.05	14.98	0.54
S31	贵州贵阳某市场	7.47	6.96	16.24	0.82
S32	贵州贵阳某市场	7.23	5.80	20.61	2.56
S33	贵州遵义某市场	7.26	6.92	17.46	3.12

（二）浸出物

按照《中国药典》2010 年版（一部）附录 X A 试验，取 33 批供试品约 4g，精密称定，置 250ml 的锥形瓶中，精密加稀乙醇 100ml，密塞，冷浸，前 6h 内时时振摇，再静置 18h，用干燥漏斗迅速过滤，用移液管精密量取续滤液 20ml，置已干燥至恒重的蒸发皿中，在水浴上蒸干后，于 105 ℃干燥 3h，再移至干燥器中冷却 30min，迅速精密称定重量。除另有规定外，以干燥品计算各供试品中醇溶性浸出物的含量（%）。结果见表 31-3。

（三）灰分

坩埚处理：将坩埚用 HCl 水溶液（1∶4）煮 2h，洗净晾干，再用三氯化铁溶液在坩埚外壁及盖上写上编号，置于马弗炉中在规定温度 500 ~ 600 ℃灼烧 1h，移至炉口冷却 200 ℃左右，再移入干燥器中，冷却至室温后，准确称重，再放入马弗炉中灼烧，冷却称重，直至恒重（两次称量之差不超过 0.5mg）。

按照《中国药典》2010 年版（一部）附录 Ⅸ K 试验进行，称取 33 批供试品 2g(过二号筛)，置炽灼至恒重的坩埚中，称定重量（准确至 0.01g），把坩埚置于电炉上（半盖坩埚盖），缓缓炽热，注意避免燃烧，至完全炭化，无黑烟生成产生。再将坩埚移入马弗炉中，逐渐升高温度至 500 ~ 600 ℃，使完全灰化，打开炉门，将坩埚移至炉口冷却 200 ℃左右，移入干燥器中冷却至室温，准确称重，再按上述方法进行灼烧、冷却、称重，直至恒重。结果见表 31-3。

（四）重金属与农残留测定

取 13 批样品粉末（过四号筛）各 50g，送至成都市农业部食品质量监督检测测试中心进行检验，以铅、镉、铜、砷、汞 5 种重金属与农残留滴滴涕、六六六、五氯硝基苯 3 种农残留为检验内容，检验结果见表 31-4。

表 31-4　13 批产地采收药材重金属测定结果（单位：mg/kg）

样品编号	重金属					重金属总量
	铅	镉	铜	砷	汞	
S1	0.085	0.090	4.601	0.026	0.024	4.825
S2	0.076	0.052	4.102	0.038	0.017	4.283
S3	0.220	0.036	5.781	0.087	0.012	6.135
S4	0.160	0.034	3.463	0.041	0.025	3.720
S5	0.096	0.083	4.272	0.055	0.018	4.522
S6	0.180	0.046	3.365	0.065	0.013	3.664
S7	0.078	0.034	7.308	0.045	0.023	7.480
S8	0.066	0.016	3.033	0.042	0.012	3.166
S9	0.120	0.047	6.254	0.039	0.020	6.476
S10	0.083	0.021	6.327	0.079	0.037	6.540
S11	0.092	0.041	5.185	0.092	0.026	5.431
S28	0.071	0.039	10.532	0.043	0.039	10.722
S29	0.093	0.056	12.608	0.059	0.042	12.850

（五）杂质

按照《中国药典》2010 年版（一部）附录IX A 杂质检查法，取 1 kg 黄柏样品，通过新标准方孔砂石筛（公称直径 5mm，筛孔边长 4.75mm，上虞市道墟鸣鸣五金仪器厂），筛出杂质（枝皮、粗栓皮、边角料、灰屑），称重，计算其在供试品中的含量（%）。

（六）结果

经 SPSS 19.0 统计软件分析，黄柏饮片水溶性浸出物含量为 21.3%~28.1%，醇溶性浸出物含量为 19.8~28.7%，一级饮片杂质含量不得过 3.0%，二级饮片不得过 9.0%（表 31-3）。

根据《中国药典》2010 年版（一部）规定，黄柏饮片水分不得过 12.0%，总灰分不得过 8%，醇溶性浸出物不得少于 14.0%。所测定的黄柏饮片均符合《中国药典》标准。

参照国家对外贸易经济合作部 2001 年颁布的《药用植物及制剂进出口绿色行业标准》，重金属总量应不得大于 20 ppm（百万分之二十）。结果：13 批样品重金属的含量均小于百万分之二十，符合以上标准。农药残留量均未检测出。

五、含 量 测 定

对黄柏饮片中小檗碱、黄柏碱进行了含量测定，分析成分含量与饮片分级的相关性。

（一）仪器与试药

美国 Aglient 1200 高效液相色谱仪（含 G1312B 二元泵，G1315C 型 DAD 检测器，）；KQ-300E 超声清洗器（昆山市超声仪器有限公司）；BP-61 电子天平（感量 0.0001g，德国 Sartorius 公司）。

盐酸小檗碱（中国食品药品检定研究院，批号：110713-200911）、盐酸黄柏碱（成都曼斯特生物科技有限公司，批号：MUST-12021407）；水为超纯水，乙腈为色谱纯；十二烷基磺酸钠 (SDS) 为分析纯。

（二）方法与结果

1. 色谱条件

（1）盐酸小檗碱

色谱柱为ComatexC$_{18}$柱 (250mm×4.6mm，5um)；流动相 I 为乙腈 -0.1% 磷酸溶液 (50 ： 50，每100ml 加 SDS 为0.1g)；检测波长265nm；流速1ml/min；柱温30℃；进样量5 μl。理论塔板数按盐酸小檗碱峰计算应不低于4 000（图31-5）。

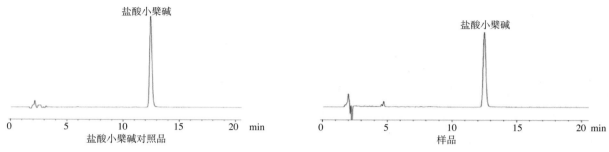

图 31-5　盐酸小檗碱 HPLC 色谱图

（2）盐酸黄柏碱

色谱柱为 ComatexC$_{18}$柱 (250mm×4.6mm，5um)；流动相 II 为乙腈 -0.1% 磷酸溶液 (36 ： 64，每100ml 加 SDS 为0.2g)；检测波长284nm；流速为1ml/min；柱温为30 ℃；进样量5 μl。理论塔板数按盐酸黄柏碱峰计算应不低于6 000（图31-6）。

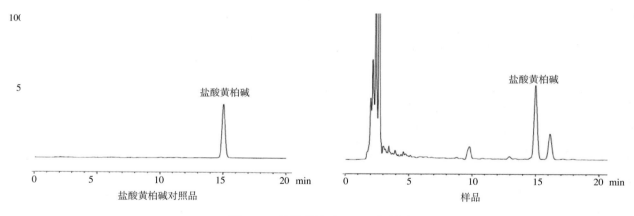

图 31-6　盐酸黄柏碱 HPLC 色谱图

2. 对照品溶液制备

精密称定盐酸小檗碱和盐酸黄柏碱适量，分别用流动相 I 、流动相 II 制成浓度分别为 0.5075mg/ml 和 0.5100mg/ml 的对照品储备溶液，备用。

精密吸取上述两种储备溶液 1ml 至 10ml 容量瓶中，加流动相稀释至刻度，摇匀，即得盐酸小檗碱对照品溶液（0.1015mg/ml）、盐酸黄柏碱对照品溶液（0.102mg/ml）。

3. 供试品溶液制备

（1）盐酸小檗碱测定

精密称定各批样品 (过三号筛) 约 0.1g，置 100ml 容量瓶中，加流动相 I 80ml，超声 40min (功率250W，频率40kHz)，放冷，用流动相 I 稀释至刻度，摇匀，滤过，取续滤液过 0.45mμ 微孔滤膜至高液瓶中，备用。

（2）盐酸黄柏碱测定

精密称定各批粉末（过4号筛）约0.5g，置250ml锥形瓶中，精密加入流动相Ⅱ25ml，称重，超声30min(功率250W，频率40kHz)，放冷，再称重，用流动相Ⅱ补足减失的重量，摇匀，滤过，取续滤液过0.45um微孔滤膜至高液瓶中，备用。

4. 方法学考察

（1）线性关系考察

精密吸取盐酸小檗碱对照品溶液（0.1015mg/ml）1μl、2μl、4μl、6μl、8μl和盐酸黄柏碱对照品溶液（0.102mg/ml）2μl、4μl、6μl、8μl、10μl，进样，以峰面积值（Y）对进样量（X）进行线性回归，分别得到两个回归方程为：$Y_{盐酸小檗碱}=2453.5X-4.4335(r=0.9999)$，在0.102～0.812mγ范围内线性良好；$Y_{盐酸黄柏碱}=1123.0X-8.0500(r=0.9999)$，在0.203～1.015mγ范围内线性良好。

（2）精密度试验

分别精密吸取盐酸小檗碱、盐酸黄柏碱对照品溶液各5μl，重复进样6次，得到盐酸小檗碱平均峰面积值RSD=1.13％，盐酸黄柏碱平均峰面积值RSD=1.52％，说明仪器有良好的精密度。

（3）稳定性试验

分别精密称取S1样品粉末约约0.1g（过三号筛）和0.5g（过四号筛），制备成相应的供试液，于0h、2h、6h、12h、18h、24h进样测定，结果盐酸小檗碱与盐酸黄柏碱的平均峰面积值RSD分别为1.62％和1.25％，表明两种供试品溶液在24h内稳定。

（4）重复性试验

分别精密称取6份S1样品粉末约0.1g（过三号筛）和0.5g（过四号筛），制备供试液，精密量取各5μl，进样测定，记录色谱图。结果盐酸小檗碱平均含量RSD=0.80％、盐酸黄柏碱平均含量RSD=0.93％，表明测定盐酸小檗碱和盐酸黄柏碱的方法重复性良好。

（5）加样回收试验

精密称取9份已知含量的S1黄柏粉末0.05g（过三号筛，盐酸小檗碱含量7.24％），其中分别精密加入盐酸小檗碱对照品溶液（0.5075mg/ml）6ml、7ml、9ml（三个水平下，各平行3份），按供试品溶液制备及测定法操作，进行色谱分析。结果所测两种成分的平均回收率分别为99.36％、98.15％。

（6）不同等级黄柏饮片含量测定

见表31-5。

表 31-5　黄柏饮片含量结果　　　　　　　　　　　　　　　　　　（单位：%）

编号	饮片来源	盐酸小檗碱含量	黄柏碱含量
S1	四川荥经安靖乡	7.24	0.95
S2	四川荥经大田乡	7.15	0.84
S3	四川荥经烈太乡	7.39	0.89
S4	四川荥经安靖乡	6.60	0.73
S5	四川荥经大田乡	7.03	0.79
S6	四川荥经烈太乡（加工厂）	5.88	0.68
S7	四川彭州白鹿镇	7.15	0.71
S8	四川都江堰中兴乡1号	6.87	0.83
S9	四川都江堰中兴乡2号	6.64	0.62
S10	四川洪雅	5.84	0.71
S11	四川泸州	6.98	0.80

续表

编号	饮片来源	盐酸小檗碱含量	黄柏碱含量
S12	成都某中药材市场	5.84	0.72
S13	成都某中药材市场	5.02	0.54
S14	四川 A 公司	6.65	0.71
S15	四川 A 公司	5.13	0.52
S16	成都市 B 公司	6.41	0.48
S17	成都市 B 公司	5.79	0.64
S18	都江堰 C 公司	5.81	0.55
S19	都江堰 C 公司	6.82	0.58
S20	四川 D 公司	7.17	0.88
S21	四川 D 公司	6.12	0.73
S22	四川 D 公司	5.06	0.63
S23	四川 D 公司	6.08	0.61
S24	北京 E 公司	3.48	0.49
S25	北京 E 公司	4.60	0.54
S26	四川 F 公司	6.60	0.87
S27	四川 F 公司	7.06	0.89
S28	湖北恩施 1 号	5.95	0.69
S29	湖北恩施 2 号	3.97	0.55
S30	湖南长沙某市场	4.77	0.50
S31	贵州贵阳某市场	6.64	0.66
S32	贵州贵阳某市场	5.38	0.53
S33	贵州遵义某市场	4.87	0.59

5. 结果

33 批样品盐酸小檗碱含量为 3.48% ~ 7.39%，符合《中国药典》要求的最低限量 3.0%，盐酸黄柏碱含量为 0.45% ~ 0.95%，符合《中国药典》要求的最低限量 0.34%。结合生产实际，考虑到生物碱含量是反映黄柏内在性质的重要指标，对两个等级区别如下：黄柏一级饮片，以盐酸小檗碱计，含小檗碱不得少于 5.5%，以盐酸黄柏碱记，黄柏碱不得少于 0.55%；黄柏二级饮片，以盐酸小檗碱计，含小檗碱不得少于 3.0%，以盐酸黄柏碱计，黄柏碱不得少于 0.34%。

第三节　黄柏饮片分级方法及其说明

一、分级依据

黄柏为芸香科植物黄皮树 *Phellodendron chinense* Schneid. 的干燥树皮，按照《中国药典》2010 年版（一部）黄柏项下收录的炮制方法，炮制为饮片。黄柏饮片分为三个等级，在明确黄柏原料药材产地的基础上，以外观性状作为主要分级指标，两种生物碱成分（小檗碱、黄柏碱）含量为辅助分级依据。

二、分 级 要 点

黄柏饮片分为两个等级，各等级饮片的产地、性状、厚度、杂质限量及主要成分含量应符合下列要求。见图 31-7 和表 31-6。

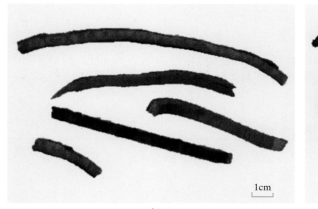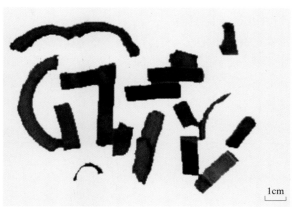

一级　　　　　　　　　　　　　　　　　　　二级

图 31-7　不同等级黄柏饮片

表 31-6　黄柏各等级饮片分级要点

项目	一级	二级
道地性	四川荥经	湖北、贵州等地
厚度	大于 2mm	1~2mm
杂质	不得过 3.0%	不得过 9.0%
含量测定	小檗碱：不得少于 5.5%；黄柏碱：不得少于 0.55%	小檗碱：不得少于 3.0%；黄柏碱：不得少于 0.34%

第四节　黄柏饮片质量评价标准

黄　柏

Huang Bo

【原料药材】　本品为芸香科植物黄皮树 *Phellodendron chinense* Schneid. 的干燥树皮。习称"川黄柏"。3～6 月采收，选 10 年左右的树，剥取树皮后，除去粗皮，晒干。道地产区为四川荥经县，主产于四川省都江堰、青城山、泸州、洪雅等地，其他产区还有湖北、贵州等。

【饮片】　芸香科植物黄皮树 *Phellodendron chinense* Schneid. 的干燥树皮的炮制加工品。

【制法】　除去杂质，喷淋清水，润透，切丝，干燥。

【性状】　本品呈弯曲丝条状，去净粗栓皮。表面黄褐色或黄棕色。内面暗黄或淡棕色。体轻，质较坚硬。味极苦，嚼之有黏性。间有枝皮，无粗栓皮、边角料、灰屑、虫蛀、霉变。一级饮片厚度应大于 2mm，二级饮片厚度为 1~2mm。

【鉴别】

(1) TLC 特征图谱

取本品粉末 0.2g，加 1% 乙酸甲醇溶液 40ml，于 60℃超声处理 20min，滤过，滤液浓缩至 2ml，作为供试品溶液。另取黄柏对照药材 0.1g，加 1% 乙酸甲醇 20ml，同法制成对照药材溶液。再取盐酸黄柏碱对照品，加甲醇制成每 1ml 含 0.5mg 的溶液，作为对照品溶液。照薄层色谱法（附录 Ⅵ B）试验，吸取上述三种溶液各 3 ~ 5 μl，分别点于同一硅胶 G 薄层板上，以三氯甲烷 - 甲醇 - 水 (30 ： 15 ： 4) 的下层溶液为展开剂，置氨蒸气饱和的展开缸内，展开，取出，晾干，喷以稀碘化铋钾试液。供试品色谱中，在与对照药材色谱和对照品色谱相应的位置上，显相同颜色的斑点。

(2) HPLC 特征图谱

照高效液色谱法 [《中国药典》2010 年版（一部）附录 Ⅵ D] 测定。

色谱条件与系统适用性试验 以十八烷基硅烷键合硅胶为填充剂；以乙腈为流动相 A；以 0.65mol/L NH₄Cl 的水溶液为流动相 B，按表 31-6 中的规定进行梯度洗脱；检测波长为 230nm；流速为 1ml/min；记录色谱图。盐酸小檗碱峰与盐酸巴马汀色谱峰分离度应大于 1.5。

表 31-7 梯度洗脱条件表

时间 /min	流动相 A/%	流动相 B/%
0 ~ 8	8 → 12	92 → 88
8 ~ 25	12 → 20	88 → 80
25 ~ 55	20 → 50	80 → 50
55 ~ 68	50 → 8	50 → 92
68 ~ 78	50 → 8	50 → 92

对照品溶液制备 精密称取适量盐酸小檗碱、盐酸黄柏碱、盐酸巴马汀、盐酸药根碱、木兰花碱 5 个对照品溶于甲醇配成混合对照品溶液，即得。

供试品溶液制备 精密称取各等级黄柏样品粉末（过三号筛）约 0.5g，置 250ml 具塞锥形瓶中，精密量取 1% 盐酸 - 乙醇 40ml，超声处理（功率 250W，频率 40kHz)40min，取出，放冷，摇匀，滤过，取续滤液，进样前用 0.45 μm 微孔滤膜过滤，滤液即为供试品溶液，备用。

测定法 分别精密吸取混合对照品溶液与供试品溶液各 5 μl，注入液相色谱仪，测定，记录色谱图，即得。

本品所得图谱与标准图谱一致（图 31-8）。

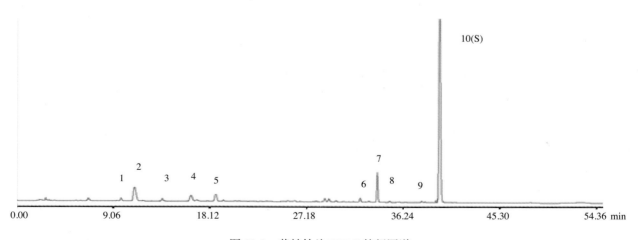

图 31-8 黄柏饮片 HPLC 特征图谱

【检查】 水分 不得过 12.0% [《中国药典》2010 年版（一部）附录 Ⅸ H 第一法]。

总灰分 不得过 8.0% [《中国药典》2010 年版（一部）附录 Ⅸ K]。

杂质　　一级饮片不得过 3.0%，二级饮片不得过 9.0%[《中国药典》2010 年版（一部）附录ⅨA]。

【浸出物】　　照醇溶性浸出物测定法 [《中国药典》2010 年版（一部）附录ⅩA] 项下的冷浸法测定，用稀乙醇作溶剂，不得少于 16.0%。

【含量测定】

(1) 盐酸小檗碱

照高效液相色谱法 [《中国药典》2010 年版（一部）附录ⅥD] 测定。

色谱条件与系统适用性　　以十八烷基硅烷键合硅胶为填充剂；以乙腈 -0.1% 磷酸溶液 (50 ： 50)(每 100ml 加十二烷基磺酸钠 0.1g) 为流动相；检测波长为 265nm。理论塔板数按盐酸小檗碱峰计算应不低于 4000。

对照品溶液制备　　取盐酸小檗碱对照品适量，精密称定，加流动相制成每 1ml 含 0.1mg 的溶液，即得。

供试品溶液制备　　取各等级黄柏粉末（过三号筛）约 0.1g，精密称定，置 100ml 量瓶中，加流动相 80ml，超声处理（功率 250W，频率 40kHz)40min，放冷，用流动相稀释至刻度，摇匀，滤过，取续滤液，即得。

测定法　　分别精密吸取对照品溶液与供试品溶液各 5 μl，注入液相色谱仪，测定，即得。

(2) 盐酸黄柏碱

照高效液色谱法 [《中国药典》2010 年版（一部）附录ⅥD] 测定。

色谱条件与系统适用性　　十八烷基硅烷键合硅胶为填充剂；乙腈 -0.1% 磷酸溶液（每 100ml 加十二烷基磺酸钠 0.2g)(36 ： 64) 为流动相；检测波长 284nm。理论塔板数按盐酸黄柏碱峰计算应不低于 6000。

对照品溶液制备　　取盐酸黄柏碱对照品适量，精密称定，加流动相制成每 1ml 含 0.1mg 的溶液，即得。

供试品溶液制备　　取黄柏粉末（过四号筛）约 0.5g，精密称定，置具塞锥形瓶中，精密加入流动相 25ml，称定重量，超声处理（功率 250W，频率 40kHz)30min，放冷，再称定重量，用流动相补足减失的重量，摇匀，滤过，取续滤液，即得。

测定法　　分别精密吸取对照品溶液与供试品溶液各 5 μl，注入液相色谱仪，测定，即得。

按干燥品计算，含小檗碱以盐酸小檗碱 ($C_{20}H_{17}NO_4 \cdot HCl$) 计，一级饮片不得少于 5.5%；二级饮片为不得少于 3.0%。含黄柏碱以盐酸黄柏碱 ($C_{20}H_{23}NO_4 \cdot HCl$) 计，一级饮片不得少于 0.55%；二级饮片不得少于 0.34%。

【性味与归经】　　苦，寒。归肾、膀胱经。

【功能与主治】　　清热燥湿，泻火除蒸，解毒疗疮。用于湿热泻痢，黄疸尿赤，带下阴痒，热淋涩痛，脚气痿躄，骨蒸劳热，盗汗，遗精，疮疡肿毒，湿疹湿疮。盐黄柏滋阴降火。用于阴虚火旺，盗汗骨蒸。

【用法与用量】　　3 ~ 12g。外用适量。

【储藏】　　置通风干燥处，防潮。

第三十二章 牡丹皮饮片的分级方法及其质量评价

第一节 原料药材

按照《中国药典》2010年版（一部）牡丹皮项下的规定，本品来源于毛茛科植物牡丹 *Paeonia suffruticosa* Andr. 的干燥根皮。根据本草考证和牡丹皮的产地调研，确定牡丹皮原料药材的道地产区：安徽铜陵、芜湖。主产区为安徽亳州，四川、湖北、贵州、浙江等地。为使实验样本具有代表性，根据调研结果，选择一个道地药材产区、一个市场主流药材产区、中药材交易市场，分别为：安徽亳州中药材交易市场、安徽铜陵市牡丹皮GAP种植基地、安徽铜陵市凤凰山牡丹皮种植基地、安徽芜湖市南陵县牡丹皮种植基地、安徽亳州市谯城区牡丹皮种植基地、安徽亳州市十九里区牡丹皮种植基地、安徽沪谯中药科技有限公司、安徽源和堂药业股份有限公司。采集道地产区牡丹皮药材4批，主产地牡丹皮药材6批，商品牡丹皮饮片10批。

第二节 饮 片

以毛茛科植物牡丹 *Paeonia suffruticosa* Andr. 的干燥根皮为原料药材，按照《中国药典》2010年版（一部）牡丹皮项下规定，炮制加工牡丹皮饮片。

一、炮 制

取牡丹皮干燥药材，除去杂质，洗净，润透，切薄片，干燥。

二、性 状

（一）牡丹皮原料药材的传统分级

产地、种植方式以及生长年限的差异等赋予了牡丹皮药材显著的外观特征（图32-1），可以作为药材分级以及质量评价的依据，因此，首先对不同来源的牡丹皮药材和饮片进行性状外观的传统评价（表32-1）。

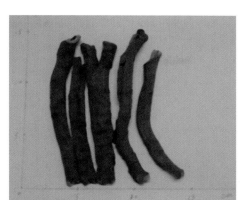

铜陵市 GAP 基地优等药材

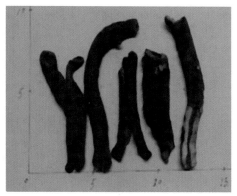

铜陵市 GAP 基地统货药材

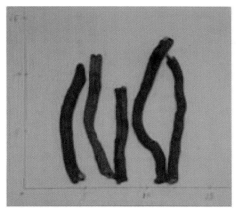

芜湖市基地优等药材

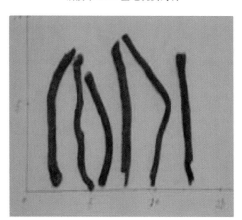

芜湖市基地统货药材

图 32-1　牡丹皮原料药材

表 32-1　牡丹皮饮片的传统质量评价

编号	样品	直径 /mm	均匀性	颜色	气味	质地
1	GAP 优级饮片	10 ~ 12	大小基本一致, 饮片完整	浅褐色	有香气	粉质
2	GAP 统货饮片	8 ~ 10	大小不一致, 碎片较多	浅褐色	有香气	粉质
3	凤凰山优级饮片	10 ~ 12	大小基本一致, 饮片完整	浅褐色	有香气	粉质
4	凤凰山统货饮片	8 ~ 10	大小不一致, 碎片较多	浅褐色	有香气	粉质
5	芜湖优级饮片	10 ~ 12	大小基本一致, 饮片完整	浅褐色	有香气	粉质
6	芜湖统饮片	8 ~ 10	大小不一致, 碎片较多	浅褐色	有香气	粉质
7	亳州优级饮片	12 ~ 15	大小基本一致, 饮片完整	白色	有香气	粉质
8	亳州统货饮片	9 ~ 12	大小不一致, 碎片较多	白色	有香气	粉质
9	市场优级饮片	12 ~ 15	大小基本一致, 饮片完整	白色	有香气	粉质
10	市场统货饮片	9 ~ 12	大小不一致, 碎片较多	白色	有香气	粉质

（二）牡丹皮饮片质量评价传统方法

牡丹皮饮片呈卷曲圆圈形。外圈褐色或黄褐色,内层浅褐色、粉红色。切面显见结晶。粉性足,质硬而脆。外直径 8mm 以上,片厚 3 ~ 4mm,片型基本完整。香气浓,味微苦涩。见表 32-1,图 32-2。

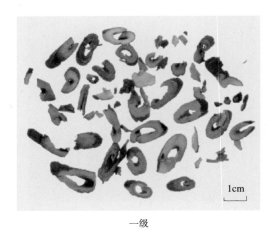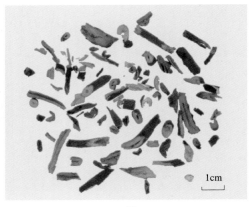

一级   二级

图 32-2 牡丹皮饮片

根据市场销售和生产企业加工饮片实物性状特点，对牡丹皮一级饮片和牡丹皮二级饮片进行上述描述，主要区别：牡丹皮一级饮片色泽较深，内层浅褐色、粉红色；切面显见结晶，习称"银星"；片径 10mm 以上，片厚 3 ~ 4mm，大小基本一致，片型基本完整，碎裂少。牡丹皮二级饮片色泽较淡，内层灰白色；切面可见结晶，晶体少见，晶型较小。片径 8mm 以上；大小基本一致，片型基本完整，有碎裂。

三、鉴　别

采用 TLC 法对初步分级的牡丹皮饮片进行比较研究，探讨不同等级牡丹皮饮片的质量评价方式和评价标准。

1）精密称取牡丹皮饮片 2g，粉碎，过 60 目筛，置于干燥器内完全干燥，再称取本品粉末 1g，放入烧瓶，用量筒称取乙醚 10ml 加入，密塞，振摇 10min，滤过，滤液挥干，残渣加丙酮 2ml 溶解，作为供试品溶液。精密称取丹皮酚对照品，加乙醚 1ml 定容，作为对照品溶液。分别吸取上述标准品与供试品溶液各 10 μl，依次点于硅胶 G 薄板上，以环己烷 - 乙酸乙酯 - 冰醋酸（4：1：0.1）为展开剂，展开，取出，吹干，喷以 2% 香草醛硫酸乙醇溶液，在 105 ℃加热至斑点显色清晰，观察其结果。供试品色谱中，在与对照品色谱相应的位置上，显相同颜色的斑点。如图 32-3 所示。

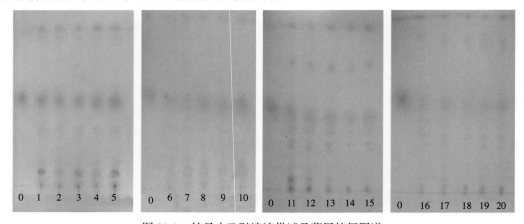

图 32-3 牡丹皮乙醚溶液供试品薄层特征图谱

0 丹皮酚对照品；1-4 GAP 优级饮片；5-6 凤凰山优级饮片；7-8 凤凰山统货饮片；9-10 芜湖优级饮片；11-12 芜湖统货饮片；13-14 亳州优级饮片；
15-16 亳州统货饮片；17-18 药材市场优级饮片；19-20 药材市场统货饮片

2）精密称取牡丹皮饮片 2g，粉碎，过 60 目筛，置于干燥器内完全干燥，再称取本品粉末 0.5g，放入烧瓶，用量筒称取乙醇 10ml 加入，密塞，振摇 5min，滤过，滤液挥干，残渣加乙醇 1ml 溶解，作为供试品溶液。精密称取芍药苷对照品 2mg，加乙醚 1ml 定容，作为对照品溶液。分别吸取上述标准品与供试品溶液各 10 μl，依次点于硅胶 G 薄板上，以氯仿 - 乙酸乙酯 - 甲醇 - 甲酸（40：5：10：0.2）为展开剂，展开，取出，吹干，喷以 2% 香草醛硫酸乙醇溶液，在 105 ℃加热至斑点显色清晰，观察其结果。供试品色谱中，在与对照品色谱相应的位置上，显相同颜色的斑点。如图 32-4 所示。

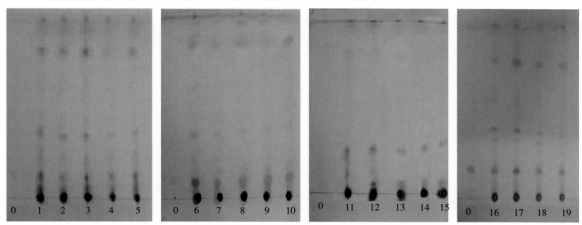

图 32-4　牡丹皮乙醇溶液供试品薄层特征图谱

0 丹皮酚对照品；1-4 GAP 优级饮片；5-6 凤凰山优级饮片；7-8 凤凰山统货饮片；9-10 芜湖优级饮片；11-12 芜湖统货饮片；13-14 亳州优级饮片；15-16 亳州统货饮片；17-18 药材市场优级饮片；19 药材市场统货饮片

四、检　查

（一）水分

按照《中国药典》2010 年版（一部）附录 IX H 项下水分测定法第二法测定。使用前，蒸馏水洗净全部仪器，置烘箱中烘干。天平精密称定牡丹皮粉末 2g，置 500ml 短颈圆底烧瓶中，加入甲苯约 200ml，同时加入干燥、洁净的沸石，将仪器各部分连接，自冷凝管顶端加入甲苯，至充满水分测定管的狭细部分，将短颈圆底烧瓶在电炉上直接中缓慢加热，待甲苯开始沸腾时，调节温度，使每秒滴出 2 滴，待水分完全馏出，即测定管刻度部分的水量不再增加时，将冷凝管先用甲苯冲洗，再用带有甲苯的长刷，将管壁上附着的甲苯推下，继续蒸馏 5 ~ 10min，放冷至室温，拆卸装置，如有水黏附在水分测定管的管壁上，可用蘸甲苯的刷子推下，放置，使水分与甲苯完全分离（加入少量的亚甲蓝粉末，使水染成蓝色，分离观察）。检读水量，计算供试品中的水含量，测得的水分不得超过 13%。见表 32-2。

表 32-2　牡丹皮饮片的检查项测定结果　　　　　　　　　（单位：%）

编号	样品	含水量	总灰分	浸出物含量
1	GAP 优材	8.5	2.36	27.30
2	GAP 优饮	8.0	3.60	28.34
3	GAP 统材	9.0	3.39	26.83
4	GAP 统饮	8.5	4.10	27.34
5	凤优材	9.5	4.70	28.91
6	凤优饮	9.0	4.38	27.32
7	凤统材	9.5	3.82	27.73

续表

编号	样品	含水量	总灰分	浸出物含量
8	凤统饮	9.5	3.46	28.34
9	芜湖优材	9.5	3.40	31.42
10	芜湖优饮	9.0	3.54	26.64
11	芜湖统材	9.0	3.18	30.87
12	芜湖统饮	9.0	4.23	28.34
13	亳州优材	9.5	3.60	30.46
14	亳州优饮	9.5	3.56	27.24
15	亳州统材	9.5	4.25	30.34
16	亳州统饮	9.0	3.67	28.45
17	市场优材	9.5	4.78	29.23
18	市场优饮	9.5	3.46	27.34
19	市场统材	9.0	3.67	28.35
20	市场统饮	8.5	3.68	29.34

（二）灰分

取牡丹皮饮片粉末（过二号筛）约 3g，精密称定，置炽灼至恒重的坩埚中，称定重量，缓慢炽热，注意避免燃烧，至完全炭化时，逐渐升高温度至 500 ~ 600℃，完全炭化并至恒重，根据残渣重量，计算供试品中总灰分的含量（%）。总灰分不得超过 5.0%。结果见表 32-2。

（三）浸出物

样品粉碎，通过 2 号筛，混合均匀，精密称取丹皮粉末 3g，置 250 ~ 300ml 的锥形瓶中，精密加入乙醇 100ml，密塞，称定重量，静置 1h 后，连接回流冷凝管，加热至沸腾，保持微沸 1h。放冷后，取下锥形瓶，密塞，再称定重量，用乙醇补足减失的重量，摇匀，干燥滤器过滤，量取续滤液 25ml，至干燥至恒重的蒸发皿中，水浴上蒸干后，在 105℃干燥 3h，置干燥器中冷却 30min，迅速精密称定重量。浸出物不得少于 15.0%。见表 32-2。

根据《中国药典》2010 年版规定，牡丹皮饮片水分不得过 13.0%，总灰分不得过 5.0%，醇溶性浸出物不得少于 15.0%。所测定的牡丹皮饮片样品均符合《中国药典》标准，各级别饮片之间没有明显差异。

五、含 量 测 定

对牡丹皮饮片中丹皮酚进行了含量测定，分析成分含量与饮片分级的相关性。

（一）仪器与试药

岛津高效液相色谱仪（LC-6AD 二元泵），CP225D 十万分之一电子天平（德国赛多利斯）。甲醇为色谱纯，水为纯水，使用前均经 0.45 μm 滤膜滤过，其他试剂均为分析纯。对照品丹皮酚纯度为 98% 以上，供含量测定用。

（二）方法与结果

1. 色谱条件

色谱柱 AgilentHC-C$_{18}$ 柱（4.6mm×150mm，5μm）；流动相为甲醇 - 水系统（45 ∶ 55）；流速 1ml/min; 检测波长 274nm; 柱温为室温；进样量：10μl。对照品和样品色谱图见图 32-5。

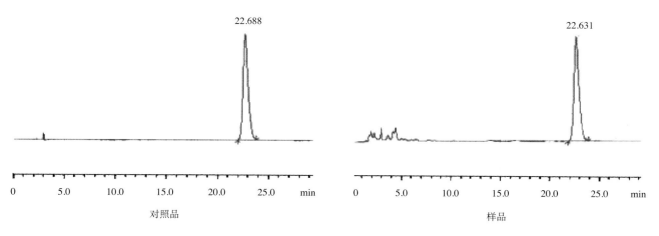

图 32-5　对照品与样品色谱图

2. 对照品溶液制备

精密称取丹皮酚对照品 5mg，置 10ml 的量瓶中，加甲醇稀释至刻度，摇匀，精密量取 0.4ml。置 10ml 量瓶中，加甲醇稀释至刻度，制成浓度为 0.02mg/ml 的对照品溶液。

3. 供试品溶液制备

取牡丹皮饮片，粉碎，过 40 目筛，精密称定粉末 0.5g。置具塞三角瓶中，精密量取甲醇 50ml，密塞，摇匀，称定重量，超声处理 30min，取出放冷，称重，用甲醇补足减失的重量，摇匀，过滤，精密量取续滤液 1ml，置 10ml 量瓶中，用甲醇稀释至刻度，摇匀，取适量经微孔滤膜 (0.45 μm) 过滤 , 即得。

4. 方法学考察

（1）线性关系考察

精密吸取丹皮酚对照品溶液 2.0ml、3.0ml、4.0ml、5.0ml、6.0ml 置于 10ml 容量瓶中，加甲醇（色谱纯）定容，摇匀，制成不同溶度的对照品标准溶液，分别进样 10mλ 记录色谱图与峰面积。

以丹皮酚对照品浓度（μg/ml）为横坐标，对照品峰面积为纵坐标进行线性回归。

线性回归方程为 $Y=45616X+18397$　$R^2=0.9994$（$n=5$）

结果表明：丹皮酚在 2 ~ 40mγ/ml 范围内，其浓度与峰面积线性关系良好，符合技术要求。

（2）精密度试验

精密吸取同一供试品溶液 10 ul，在上述色谱条件下进样，重复进样 5 次，测定各自的吸收峰面积，计算丹皮酚的 RSD。结果表明，丹皮酚的 RSD 为 0.37%（$n=7$），精密度良好。

（3）重复性试验

取同一批号的丹皮粉末，平行称定 5 份，制备供试品溶液 5 份，在上述色谱条件下进样，进样量为 10mλ，测定峰面积并计算含量。结果表明，供试品的丹皮酚含量平均值为 1.9702mg/g, RSD 为 1.68%（$n=5$）重现性良好。

（4）稳定性试验

精密吸取同一供试品溶液，在上述色谱条件下，在 0h、2h、4h、8h、16h、24h 分别进样 10μl 注入液相色谱仪测定，测定峰面积并计算含量。供试品中丹皮酚的 RSD 为 0.14%(*n*=6)。结果表明，供试品溶液在 24h 内稳定性良好。

（5）加样回收率试验

取已测定含量的牡丹皮饮片粉末约 0.25g，精密称定 6 份，加入适量的对照品，制备供试品溶液，测定峰面积并计算含量，计算回收率及 RSD 值，记录色谱图与峰面积。丹皮酚平均回收率为 94.39%，RSD 为 1.58%(*n*=6)。

5. 样品含量测定

取原药材与饮片，分别按上文含量测定项下制备各供试品溶液与对照品溶液，再分别精密吸取 10mλ 注入液相色谱仪，记录色谱图与色谱峰，计算丹皮酚含量，结果见表 32-3。

表 32-3　丹皮酚含量测定结果

编号	丹皮酚含量 /%	编号	丹皮酚含量 /%
1	2.8147	11	2.3145
2	2.3361	12	2.1389
3	2.5098	13	1.8512
4	2.1862	14	1.6886
5	2.5829	15	1.8019
6	2.5166	16	1.5194
7	2.5234	17	1.7498
8	1.6387	18	1.6121
9	2.6361	19	1.7613
10	2.2041	20	1.5316

6. 结果

综合《中国药典》2010 年版中对牡丹皮饮片的质量限度，将牡丹皮一级饮片含量限度定为丹皮酚含量不低于 2.0%，二级饮片丹皮酚含量不低于 1.2%。

第三节　牡丹皮饮片分级方法及其说明

一、分 级 依 据

牡丹皮饮片以毛茛科植物牡丹 *Paeonia suffruticosa* Andr. 的干燥根皮为原料，按照《中国药典》2010 年版（一部）牡丹皮项下收录的炮制方法，炮制为饮片。牡丹皮饮片分为两个等级，在明确牡丹皮原料药材产地的基础上，以外观性状作为主要分级指标，丹皮酚含量为辅助分级依据。

二、分 级 要 点

牡丹皮饮片分为两个等级，各等级饮片的产地、性状、片外径、厚度、杂质限量、主要成分含量应符合下列要求。见图 32-6 和表 32-4。

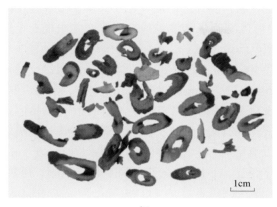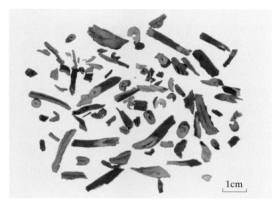

一级   二级

图 32-6 不同等级牡丹皮饮片

表 32-4 牡丹皮各等级饮片分级要点

项目	一级	二级
产地	安徽铜陵、芜湖、亳州等	同一级
性状	呈卷曲圆圈形。外圈褐色或黄褐色，内层浅褐色、粉红色。切面显见结晶。粉性足，质硬而脆。外直径 10mm 以上，片厚 3 ~ 4mm，大小基本一致，片型基本完整。10mm 以下和碎裂片不超过 10%。香气浓，味微苦涩	内层灰白色。外直径 8mm 以上。8mm 以下和碎裂片不超过 10%。其他同一级
片径	10mm 以上	8mm 以上
含量测定	丹皮酚不低于 2.0%	丹皮酚不低于 1.2%

第四节 牡丹皮饮片质量评价标准

牡 丹 皮
Mu Dan Pi

【原料药材】 毛茛科植物牡丹 *Paeonia suffruticosa* Andr. 的干燥根皮，秋季（10 月至翌年 11 月）采集栽植后生长三年以上，采挖根部，除去细根和泥沙，剥取根皮，除尽残留木心，晒干。道地产区：安徽铜陵、芜湖。主产地：安徽亳州，四川、湖北、贵州、浙江等地。

【饮片】 毛茛科植物牡丹 *Paeonia suffruticosa* Andr. 的干燥根皮的炮制加工品。

【炮制】 取牡丹皮净药材，快速冲洗干净，闷润约 75min，至内外湿度一致，切薄片，50 ~ 60℃干燥 90 ~ 120min，干燥好的牡丹皮筛去碎渣，即可。

【性状】 呈卷曲圆圈形。外圈褐色或黄褐色，内层浅褐色、粉红色。切面显见结晶。粉性足，质硬而脆。一级饮片外直径 10mm 以上，片厚 3 ~ 4mm，大小基本一致，片型基本完整。二级饮片外直径 8mm 以下和碎裂片不超过 10%。香气浓，味微苦涩。无木心、霉变等。

【鉴别】 TLC 特征图谱 称取牡丹皮粉末 1g，放入烧瓶，用量筒称取乙醚 10ml 加入，密塞，振摇 10min，滤过，滤液挥干，残渣加丙酮 2ml 溶解，作为供试品溶液。精密称取丹皮酚对照品，加乙醚 1ml 定容，作为对照品溶液。按照薄层色谱法 [《中国药典》2010 年版（一部）附录Ⅵ B] 试验，以定量毛细管吸取对照品溶液及供试品溶液各 10 μl, 分别点于同一以羧甲基纤维素钠为黏合剂的硅胶 G 薄层板上, 以环己烷 - 乙酸乙酯 - 冰醋酸 (4 : 1 : 0.1) 为展开剂, 展开, 取出, 吹干, 喷以 2% 香草醛硫酸乙醇溶液, 在 105℃加热至斑点显色清晰, 观察其结果。可以看到从基线到顶端, 依次共出现七个斑点。供试品色谱中, 在与对照品色谱相应的位置上, 显相同颜色的斑点。

称取牡丹皮粉末 0.5g, 放入烧瓶, 用量筒称取乙醇 10ml 加入, 密塞, 振摇 5min, 滤过, 滤液挥干, 残渣加乙醇 1ml 溶解, 作为供试品溶液。精密称取芍药苷对照品 2mg, 加乙醇 1ml 定容, 作为对照品溶液。按照薄层色谱法 [《中国药典》2010 年版 (一部) 附录 VI B] 试验, 以定量毛细管吸取对照品溶液及供试品溶液各 10 μl, 分别点于同一以羧甲基纤维素钠为黏合剂的硅胶 G 薄层板上, 用毛细管分别吸取上述标准品与供试品溶液各 10 μl, 依次点于硅胶 G 薄板上, 以氯仿 - 乙酸乙酯 - 甲醇 - 甲酸 (40 : 5 : 10 : 0.2) 为展开剂, 展开, 取出, 吹干, 喷以 2% 香草醛硫酸乙醇溶液, 在 105℃加热至斑点显色清晰, 观察其结果。供试品色谱中, 在与对照品色谱相应的位置上, 显相同颜色的斑点。

【检查】 水分 不得过 13.0% [《中国药典》2010 年版 (一部) 附录 IX H 第一法]。

总灰分 不得过 5.0% [《中国药典》2010 年版 (一部) 附录 IX K]。

杂质 不得过 1.0% [《中国药典》2010 年版 (一部) 附录 IX A]。

【浸出物】 照醇溶性浸出物测定法项下的热浸法 [《中国药典》2010 年版 (一部) 附录 X A] 测定, 用乙醇作溶剂, 牡丹皮饮片不得少于 15.0%。

【含量测定】 照高效液相色谱法 [《中国药典》2010 年版 (一部) 附录 VID] 测定

色谱条件与系统适用性 以十八烷基硅烷键合硅胶为填充剂; 甲醇 - 水 (45 : 55) 为流动相; 检测波长 274nm。理论塔板数按丹皮酚峰计算应不低于 5000。

对照品溶液制备 精密称取丹皮酚对照品 5mg, 置 10ml 的量瓶中, 加甲醇稀释至刻度, 摇匀, 精密量取 0.4ml 置 10ml 量瓶中, 加甲醇稀释至刻度, 制成浓度为 0.02mg/ml 的对照品溶液。

供试品溶液制备 取牡丹皮粉末 0.5g, 精密称定, 置具塞三角瓶中, 精密加入甲醇 50ml, 密塞, 称定重量, 超声处理 30min, 取出放冷, 称重, 用甲醇补足减失的重量, 摇匀, 过滤, 精密量取续滤液 1ml, 置 10ml 量瓶中, 用甲醇稀释至刻度, 摇匀, 即得。

测定法 精密吸取供试品溶液与对照品溶液各 10 ul 注入液相色谱仪, 记录色谱图与色谱峰, 计算丹皮酚含量。

本品按干燥品计算, 一级饮片含丹皮酚 ($C_9H_{10}O_3$) 不得少于 2.0%, 二级饮片含丹皮酚 ($C_9H_{10}O_3$) 不得少于 1.2%。

【性味与归经】 苦、辛, 微寒。归心、肝、肾经。

【功能与主治】 清热凉血, 活血化瘀。用于热入营血, 温毒发斑, 吐血衄血, 夜热早凉, 无汗骨蒸, 经闭痛经, 跌扑伤痛, 痈肿疮毒。

【用法与用量】 6 ~ 12g。

【注意】 孕妇慎用。

【储藏】 置阴凉干燥处。

第三十三章　石膏饮片的分级方法及其质量评价

第一节　原料药材

按照《中国药典》2010 年版（一部）石膏项下的规定，本品硫酸盐类矿物硬石膏族石膏，主要含含水硫酸钙（$CaSO_4 \cdot 2H_2O$）。根据本草考证和石膏的产地调研，确定石膏原料药材的道地产区为湖北应城；湖北、山东和河南为目前石膏原料药材的主产区。道地产区和主产区的石膏原料药材在外观颜色、X 射线衍射图谱以及微量元素方面具有明显的差异，可以作为石膏饮片分级研究的参考依据。规定石膏饮片一级品原料药材来源于湖北应城，石膏饮片二级品原料药材来源为湖北其他地区、山东、河南等地。采集道地产地石膏药材 7 批，主产地石膏药材 5 批，商品石膏饮片 2 批，所有样品基源经鉴定为硫酸盐类矿物硬石膏族石膏。

第二节　饮　　片

以硫酸盐类矿物硬石膏族石膏为原料药材，按照《中国药典》2010 年版（一部）石膏项下规定，炮制加工石膏饮片。

一、炮　　制

取石膏药材，打碎，除去杂石，粉碎成最粗粉至细粉。

二、性　　状

（一）石膏原料药材的传统分级

产地的差异等赋予了石膏药材显著的外观颜色特征，道地产地湖北应城产石膏药材为蜡黄色，其他产地石膏药材颜色为白色或淡灰白色，可以作为药材分级以及质量评价的依据，但将石膏药材炮制加工为饮片后这些特征已基本消失。因此，首先对不同来源的石膏药材和饮片进行性状外观的传统评价（图 33-1、表 33-1）。

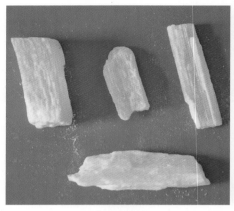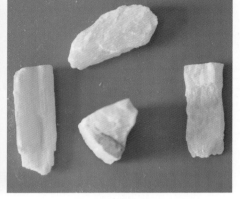

一级石膏药材　　　　　　　　　　　　二级石膏药材

图 33-1　石膏原料药材

表 33-1　不同产地石膏原料药材差异

序号	产地	选择说明	重量/g	分级
1	湖北应城李咀膏矿	蜡黄色；纤维状	1003	一级
		白色；纤维状	981	二级
2	湖北应城和昌膏矿	蜡黄色；纤维状	964	一级
		白色；纤维状	1075	二级
3	湖北应城玉峰膏矿	红色；纤维状	1009	二级
		蜡黄色；纤维状	1316	一级
		白色；纤维状	1100	二级
4	湖北荆门磊鑫石膏有限公司	纤维状	1264	二级
	湖北荆门磊鑫石膏强台选矿厂	纤维状	1009	二级
5	湖北荆门龙源横店膏矿	纤维状	1151	二级
6	山东平邑万庄膏业有限公司	纤维状	1144	二级
7	河北邢台隆尧双华石膏制品有限公司	雪花膏	1190	二级
	河北邢台隆尧广太矿业有限公司	透明状	900	二级
8	河南三门峡永泰石膏粉业有限公司（山西平陆膏矿）	透明状	680	二级
		纤维状	1067	二级
9	湖北天济中药饮片有限公司	白色；纤维状；企业供样	1000	一级
10	湖北金新龙中药饮片有限公司	白色；纤维状；企业供样	2500	一级

（二）石膏饮片质量评价传统方法

参考石膏原料药材的外观性状差异，将石膏饮片的颜色作为分级的指标（图 33-2，表 33-2）。

依据分析结果，建议一级石膏饮片白色或淡青色粗粉，气微，味淡。二级石膏饮片白色或淡灰白色最粗粉至细料，气微，味淡。

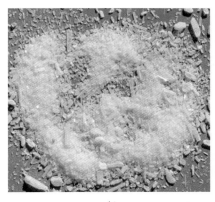
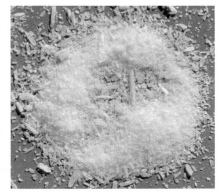

一级　　　　　　　　　　　　　　　　　二级

图 33-2　石膏饮片

表 33-2　石膏饮片传统评价

项目	道地产地石膏饮片	其他产地石膏饮片
粒度	白色或淡青色粗粉至中粉	白色或淡灰白色最粗粉至细粉
色泽	具绢丝样光泽，色度均匀一致	具绢丝样光泽，色度均匀一致
性状	显微镜下仍显纤维状	显微镜下仍显纤维状
质地	体重、质软，易碎	体重、质软或稍硬
气味	气微、味淡	气微、味淡

三、鉴　　别

采用 X 射线衍射特征图谱进行鉴别。

1. 仪器与试药

X 射线分析仪（X-pert MPD Pro）荷兰帕纳科公司。石膏样品一般情况见表 33-3，均符合《中国药典》2010 年版（一部）石膏项下的相关规定。

表 33-3　石膏样品表

分析序号	采集编号	产地	性状	采集时间（年.月.日）
1	1	湖北应城	纤维状；淡黄色	2012.03.15
2	2	湖北应城	纤维状；白 色	2012.03.15
3	5	湖北应城	纤维状；红 色	2012.03.15
4	6	湖北应城	纤维状；淡黄色	2011.07.10
5	7	湖北应城	纤维状；白 色	2012.03.15
6	10	湖北荆门	纤维状；白 色	2012.03.16
7	12	山东平邑	纤维状；白 色	2012.03.26
8	14	河北邢台	透明状；无 色	2012.03.27
9	15	河南三门峡	透明状；无 色	2012.03.28
10	16	河南三门峡	纤维状；白 色	2012.03.28

2. 试验条件

工作电压 40kV；工作电流 40mA；CuK_α 射线；波长 0.154nm；扫描方式为连续式步进扫描；步长 0.017°；定量分析方法为 K 值法。

3. 供试品溶液制备

石膏样品均敲碎至小块，再粉碎过 100 目筛，压制为供 X 射线衍射试验用样品薄片。

4. 石膏 X 射线衍射特征图谱分析

取各检测样品，置于 X 射线衍射仪中测定，得到 X 射线衍射图谱。

10 批石膏样品 X 射线衍射图谱如图 33-3 所示（应用 Origin6.0 数据分析和绘图软件处理）。取 10 批不同产地石膏 X 射线衍射图谱中的峰的平均值绘图，得平均数图，如图 33-4 所示。取 10 批不同产地石膏 X 射线衍射图谱中的峰的中位数值绘图，得中位数图，如图 33-5 所示。

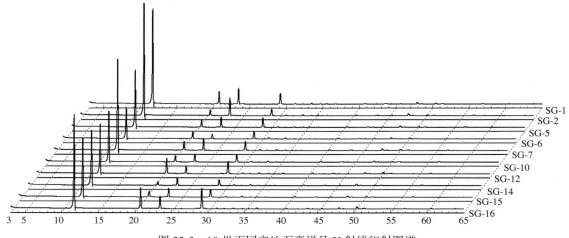

图 33-3　10 批不同产地石膏样品 X 射线衍射图谱

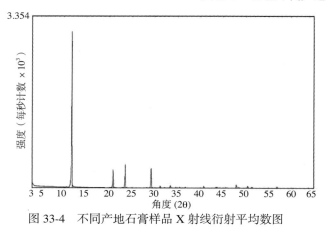

图 33-4　不同产地石膏样品 X 射线衍射平均数图

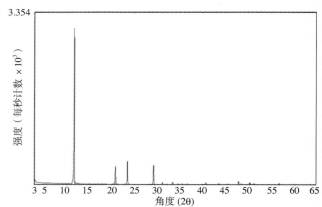

图 33-5　不同产地石膏样品 X 射线衍射中位数图

在 10 批不同产地石膏样品 X 射线衍射平均数图中应用 Origin 6.0 软件，在相同条件下找寻共有峰，得平均数共有峰参数，见表 33-4。

表 33-4　不同产地石膏样品 X- 射线衍射平均数共有峰比较

编号	晶面间距（d）	峰高（I/I_0）	峰高相对比
1	7.551 3	48 821	100.000 0
2	4.266 8	5 789	11.857 6
3	3.788 1	7 416	15.190 2
4	3.057 5	6 149	12.595 0
5	2.866 3	679	1.390 8
6	2.678 2	808	1.655 0
7	2.590 7	270	0.553 0
8	2.528 8	345	0.706 7
9	2.448 2	332	0.680 0

续表

编号	晶面间距（d）	峰高（I/I_0）	峰高相对比
10	2.214 8	612	1.253 6
11	2.071 2	331	0.678 0
12	1.897 4	1 085	2.222 4
13	1.809 6	716	1.466 6
14	1.619 1	482	0.987 3
15	1.531 1	171	0.350 3
16	1.457 8	156	0.319 5

　　取 10 批石膏的 X 射线衍射图谱的峰的平均数作为对照图谱，用相关系数法计算各样品的相似度，结果显示不同产地的中药石膏相似度在 95% 以上。

　　其中，应城淡黄色纤维状石膏与非淡黄色的石膏在相关系数上差异并不明显，但通过将应城淡黄色纤维状石膏 X 射线衍射图谱与非淡黄色石膏 X 射线衍射图谱进行比对，笔者发现其图谱中存在细微差异。

　　研究表明，10 批不同产地石膏样品 X 射线衍射图谱，湖北应城淡黄色石膏具有 30 ~ 32 个峰，其他颜色及产地石膏具有 23 ~ 25 个峰，湖北应城淡黄色石膏具有的峰数显著高于其他产地石膏。在共有模式图谱中，不同产地的中药石膏平均值共有峰具有 16 个。

　　通过对比湖北应城与其他地区石膏的 X 射线衍射图，结合相应的图谱峰值，作者发现湖北应城淡黄色石膏样品 X 射线衍射图谱中均同时具有晶面间距（d）为 1.68 与 1.51 的峰，而湖北应城产非淡黄色（白色、红色）石膏以及其他产地石膏样品 X 射线衍射图谱中这两个峰并不同时存在。

　　因此，可初步推断晶面间距（d）为 1.68 与 1.51 的峰为道地产区湖北应城淡黄色石膏的专属特征峰，可区别其他产地的中药石膏饮片。

四、石膏溶出度实验分析

（一）仪器与试药

　　AUW120D 电子天平（日本岛津）；ZRS-8G 智能溶出试验仪（天津市天大天发科技有限公司）；水为纯化水。

（二）方法与结果

1. 试液配制

　　甲基红指示液：取甲基红 0.1g，加 0.05mol/l 氢氧化钠溶液 7.4ml 使溶解，再加水稀释至 200ml，即得。（变色范围：pH4.2 ~ 6.3，红→黄）

　　氢氧化钾试液：取氢氧化钾 6.5g，加水使溶解成 100ml，即得。

　　钙黄绿素指示剂：取钙黄绿素 0.1g，加氯化钾 10g，研磨均匀，即得。

　　稀盐酸：取盐酸 234ml，加水稀释至 1000ml，即得。（本液含盐酸应为 9.5% ~ 10.5%）

　　氨试液：取浓氨溶液 400ml，加水使成 1000ml，即得。

　　氨 - 氯化铵缓冲液（pH 为 10.0）：取氯化铵 5.4g，加水 20ml 溶解后，加浓氨溶液 35ml，再加水稀释至 100ml，即得。

　　铬黑 T 指示剂：取铬黑 T0.1g，加氯化钠 10g，研磨均匀，即得。

　　乙二胺四乙酸二钠滴定液（0.05mol/l）：①配制。取乙二胺四乙酸二钠 19g，加适量的水使溶解成

1000ml，摇匀。②标定。取约 800℃灼烧至恒重的基准氧化锌 0.12g，精密称定，加稀盐酸 3ml 使溶解，加水 25ml，加 0.025% 甲基红的乙醇溶液 1 滴，滴加氨试液至溶液显微黄色，加水 25ml 与氨 - 氯化铵缓冲液（pH 为 10.0）10ml，再加铬黑 T 指示剂少量，用本液滴定至溶液由紫色变为纯蓝色，并将滴定的结果用空白试验校正。每 1ml 乙二胺四乙酸二钠滴定液（0.05mol/L）相当于 4.069mg 的氧化锌。根据本液的消耗量与氧化锌的取用量，计算本液的浓度，即得（表 33-5）。

表 33-5　乙二胺四乙酸二钠滴定液浓度标定表

序号	氧化锌 /g	滴定液消耗量 /ml	滴定液浓度 /（mol/L）	均值 /（mol/L）
空白	—	0.05	—	—
1	0.12132	29.20	0.0511	
2	0.12014	28.90	0.0512	0.0511
3	0.12045	29.10	0.0509	

2. 供试品制备

取采集的石膏样品，按要求分别粉碎后过 10 目、100 目、200 目筛，备用。

3. 溶出液滴定方法的确定

鉴于石膏主要成分 $CaSO_4 \cdot 2H_2O$ 微溶于水，取样量太少会影响滴定的精确性，所以溶出试验取样量定为 100ml。

对于《中国药典》2010 年版（一部）石膏项下 $CaSO_4 \cdot 2H_2O$ 的含量测定方法也略作调整。该方法为加稀 HCl 溶解石膏固体，然后用甲基红指示液作指示剂，用 KOH 试液调整溶液 pH 至碱性。本溶出实验为因未用稀 HCl 溶解，所以溶出液直接加 KOH 试液即可。即：精密量取溶出液 100ml，加 KOH 试液 5ml，加钙黄绿素指示剂少量，用乙二胺四乙酸二钠（EDTA-2Na）滴定，至溶液的黄绿色荧光消失，并显橙色。

4. 溶出度试验条件的选择

取石膏样品 1.0g，6 份，照溶出度测定法 [《中国药典》2010 年版（二部）附录 X C 第二法]，以纯化水 800ml 为溶剂，转速 75r/min，溶出温度为（37±0.5）℃，依法操作，分别在 5min、10min、20min、30min、60min、90min、120min，精密量取溶液 100ml，加 KOH 试液 5ml，加钙黄绿素指示剂少量，用乙二胺四乙酸二钠（EDTA-2Na）滴定，至溶液的黄绿色荧光消失，并显橙色。

5. 方法学考察

（1）精密度考察

经精密度考察表明，所有样本的 RSD 均小于或等于 0.6%，说明本实验滴定的测定结果精密度良好。

（2）不同粉碎粒径下含水硫酸钙溶出量测定

根据乙二胺四乙酸二钠滴定液标定结果，其浓度为 0.0511 mol/L，即每 1ml 相当于 8.797mg 的含水硫酸钙（$CaSO_4 \cdot 2H_2O$），计算含水硫酸钙溶出量。结果详见表 33-6。

表 33-6　不同粉碎粒径下含水硫酸钙溶出量

序号	溶出时间 /min	平均 EDTA-2Na 消耗量 /ml			含水硫酸钙溶出量 /mg		
		10 目	100 目	200 目	10 目	100 目	200 目
1	5	1.90	2.70	7.38	16.7143	23.7519	64.9512
2	10	2.40	3.15	8.47	21.1128	27.7106	74.4813
3	20	3.85	3.70	9.72	33.8685	32.5489	85.4775

序号	溶出时间 /min	平均 EDTA-2Na 消耗量 /ml			含水硫酸钙溶出量 /mg		
		10 目	100 目	200 目	10 目	100 目	200 目
4	30	4.82	4.30	10.23	42.3722	37.8271	90.0226
5	60	7.03	6.50	11.58	61.8722	57.1805	101.8986
6	90	8.53	6.75	12.02	75.0677	59.3798	105.7106
7	120	10.20	9.60	12.23	89.7294	84.4512	107.6166

（3）含水硫酸钙溶出量与溶出时间的关系考察

a. 10 目粉碎粒径下含水硫酸钙溶出量与溶出时间的关系考察

取表 33-6 中，溶出时间与不同粉碎粒径下含水硫酸钙溶出量两组数据，以溶出时间为自变量 X，以含水硫酸钙溶出量为因变量 Y，绘制散点图，各点分布呈直线趋势，且 Y 随 X 而增加，故进行回归分析，回归方程为 $Y=0.6241X+18.81$，相关系数 $r=0.986848$。

对回归方程的线性关系做显著性检验，结果见表 33-7。

表 33-7　回归方程线性关系显著性检验结果

项目	df	SS	MS	F	P
回归分析	1	4476.222	4476.222	186.345	< 0.01
残差	5	120.1058	24.02115		
总计	6	4596.327			

结果表明线性回归有高度显著性，含水硫酸钙溶出量与溶出时间之间存在线性关系。

b. 100 目粉碎粒径下含水硫酸钙溶出量与溶出时间的关系考察

同样取表 33-6 中，溶出时间与不同粉碎粒径下含水硫酸钙溶出量两组数据，以溶出时间为自变量 X，以含水硫酸钙溶出量为因变量 Y，绘制散点图，各点分布呈直线趋势，且 Y 随 X 而增加，故进行回归分析，回归方程为 $Y=0.4908X+22.635$，相关系数 $r=0.983832$。

对回归方程的线性关系做显著性检验，结果见表 33-8。

表 33-8　回归方程线性关系显著性检验结果

项目	df	SS	MS	F	P
回归分析	1	2767.903	2767.903	150.8876	< 0.01
残差	5	91.72068	18.34414		
总计	6	2859.623			

结果表明线性回归有高度显著性，含水硫酸钙溶出量与溶出时间之间存在线性关系。

c. 200 目粉碎粒径下含水硫酸钙溶出量与溶出时间的关系考察

同样取表 33-6 中，溶出时间与不同粉碎粒径下含水硫酸钙溶出量两组数据，以溶出时间为自变量 X，以含水硫酸钙溶出量为因变量 Y，绘制散点图，各点分布呈对数趋势分布，且 Y 随 X 而增加，故进行回归分析，回归方程为 $Y=13.884\ln(X)+43.034$，相关系数 $r=0.904648$。

对回归方程的对数关系做显著性检验，结果见表 33-9。

表 33-9　回归方程对数关系显著性检验结果

项目	df	SS	MS	F	P
回归分析	1	1299.166	1299.166	22.53123	< 0.01
残差	5	288.3034	57.66068		
总计	6	1587.47			

结果表明对数回归有显著性，含水硫酸钙溶出量与溶出时间之间存在对数关系。

6. 不同粉碎粒径下含水硫酸钙溶出量的比较

对不同粉碎粒径下含水硫酸钙溶出量数据分别进行配对 t 检验，数据以 $\bar{x} \pm s$ 表示，不同粉碎粒径下含水硫酸钙溶出量的比较用 t 检验，以 $P < 0.05$ 有统计学意义。结果见表 33-10～ 表 33-12。

表 33-10　石膏含水硫酸钙溶出量配对 t 检验分析结果

溶出时间 /min	10 目	100 目	P
5	16.7143 ± 0	23.7519 ± 0	—
10	21.1128 ± 0	27.71055 ± 0	—
20	33.8685 ± 0	32.5489 ± 0	—
30	42.3722 ± 0.0645	37.8271 ± 0	< 0.01
60	61.8722 ± 0.0645	57.1805 ± 0	< 0.01
90	75.0677 ± 0.0645	59.37975 ± 0	< 0.01
120	89.7294 ± 0	84.4512 ± 0.1935	< 0.01

表 33-11　石膏含水硫酸钙溶出量配对 t 检验分析结果

溶出时间 /min	100 目	200 目	P
5	16.7143 ± 0	64.9512 ± 0.0645	< 0.01
10	21.1128 ± 0	74.4813 ± 0.0645	< 0.01
20	33.8685 ± 0	85.4775 ± 0.0645	< 0.01
30	42.3722 ± 0.0645	90.0226 ± 0.0645	< 0.01
60	61.8722 ± 0.0645	101.8986 ± 0.2580	< 0.01
90	75.0677 ± 0.0645	105.7106 ± 0.0645	< 0.01
120	89.7294 ± 0	107.6166 ± 0.0645	< 0.01

表 33-12　石膏含水硫酸钙溶出量配对 t 检验分析结果

溶出时间 /min	100 目	200 目	P
5	23.7519 ± 0	64.9512 ± 0.0645	< 0.01
10	27.7106 ± 0	74.4813 ± 0.0645	< 0.01
20	32.5489 ± 0	85.4775 ± 0.0645	< 0.01
30	37.8271 ± 0	90.0226 ± 0.0645	< 0.01
60	57.1805 ± 0	101.8986 ± 0.2580	< 0.01
90	59.3798 ± 0	105.7106 ± 0.0645	< 0.01
120	84.4512 ± 0.1935	107.6166 ± 0.0645	< 0.01

结果表明：10目、100目、200目粉碎粒径下各石膏含水硫酸钙溶出量之间有非常显著差异（$P < 0.01$）。

7. 结果

通过对石膏饮片不同粉碎粒径下（10目、100目、200目）的二水硫酸钙溶出量的分析研究，可知二水硫酸钙的溶出量随着粉碎粒径的减小而增大，并且差异显著。因此，课题组将石膏药材按照《中国药典》2010年版（一部）凡例所规定的药筛，对其进行粉碎处理，制成不同粒径的饮片粉末。课题组发现，粉碎粒径达到细粉级时，生产、运输、验收、调剂、应用等诸多环节都出现不利现象，如饮片加工过程中粉碎腔温度偏高，导致二水硫酸钙结晶水挥发；生产中容易产生大量粉尘，劳动成本显著增大；石膏饮片粒径超过100目后，肉眼观察下纤维状特征不明显，容易导致其他矿物细分掺伪；调剂使用不便，影响煎药过滤等。因此，课题组结合溶出度实验、性状鉴别以及实际生产等多方面因素，确定石膏饮片粒径范围为最粗粉至细粉。石膏粉碎后，只要通过一号筛，基本上可以达到优级或统货要求。为防止掺伪，方便鉴别，满足调剂使用要求，对优级饮片专门做了细粉量控制。因此，课题组对不同规格石膏饮片的粉碎粒径进行了界定，确定石膏一级饮片粒径为粗粉至中粉，全部通过二号筛（24目），但混有能通过五号筛（80目）不超过40%的粉末；二级饮片为最粗粉至细粉，全部通过一号筛（10目），但混有能通过六号筛（100目）不超过60%的粉末。

五、含 量 测 定

（一）仪器与试药

X射线分析仪（X-pert MPD Pro）荷兰帕纳科公司。

石膏样品分别为湖北应城、湖北荆门、山东平邑、河北邢台、河南三门峡、湖北饮片生产企业供样。钙黄绿素、EDTA等试剂均为AR级。氧化锌、碳酸钙试剂为基准试剂。均按《中国药典》2010年版方法配制或标定。

（二）方法与结果

1. EDTA滴定法

取净石膏细粉0.2g，精密称定，置锥形瓶中加稀盐酸10ml，加热使溶解加水100ml与甲基红指示剂1滴，滴加氢氧化钾试液至显浅黄色，再继续多加5ml，加钙黄绿素指示剂少量，用EDTA（0.0502mol/L）滴定至溶液黄绿色荧光消失并显橙色。

2. 结果

将上述5个产地的石膏，每个测定3次。结果见表33-13。结果显示：各个产区石膏样品含含水硫酸钙均不少于95.0%，符合《中国药典》2010年版规定石膏的含量测定要求。湖北饮片企业供样石膏所含的硫酸钙含量最高，均值为99.64%，其次为湖北应城产区的石膏样品和湖北荆门产区的石膏样品，其余产区的石膏样品硫酸钙含量均值低于前三者，结果如图33-6所示。湖北应城的石膏样品以李咀膏矿的硫酸钙含量最高，均值为99.53%，其次为和昌膏矿和玉峰膏矿。

表33-13　不同产地石膏的含量测定结果

产地、来源	批号	选择说明	含水硫酸钙均值/%	RSD/%
湖北应城李咀膏矿	2012031501	蜡黄色、纤维状	99.56	0.00263
	2012031502	白色、纤维状	99.50	0.00252
湖北应城和昌膏矿	2011071001	蜡黄色、纤维状	98.68	0.00483

续表

产地、来源	批号	选择说明	含水硫酸钙均值 /%	RSD/%
	2011071002	白色、纤维状	99.42	0.00163
湖北应城玉峰膏矿	2012031503	红色、纤维状	99.26	0.00489
	2011071003	蜡黄色、纤维状	98.72	0.00468
	2012031504	白色、纤维状	99.40	0.00187
	2012031505	白色、晶须	99.23	0.00438
湖北荆门磊鑫石膏有限公司	2012031601	白色、纤维状	99.29	0.00105
湖北荆门磊鑫石膏强台选矿厂	2012031602	白色、纤维状	99.29	0.00494
湖北荆门龙源横店膏矿	2012031603	白色、纤维状	99.29	0.00197
山东平邑万庄膏业有限公司	2012032601	白色、纤维状	99.20	0.00479
河北邢台隆尧双华石膏制品有限公司	2012032701	白色、雪花膏	99.10	0.00494
河北邢台隆尧广太矿业有限公司	2012032702	透明状	99.28	0.00243
河南三门峡永泰石膏粉业有限公司（山西平陆膏矿）	2012032801	透明状	99.20	0.00485
	2012032802	纤维状	99.38	0.00499
湖北天济中药饮片有限公司	2012030101	白色、纤维状	99.47	0.00380
湖北金新龙中药饮片有限公司	2012031001	白色、纤维状	99.81	0.00047

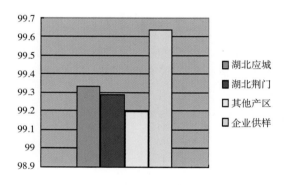

图 33-6　不同产地石膏的含量测定结果的比较

3. 小结

通过实验结果的比较，发现实验共测定石膏样品 18 个，其中含水硫酸钙最高含量为 99.81%，最低含量为 98.68%，均符合《中国药典》2010 年版（一部）石膏的含量测定含水硫酸钙不少于 95.0% 的要求，合格率为 100%，说明各地石膏样品的质量较好。

湖北饮片企业供样的石膏含量测定结果最高，可能是因为企业在制作饮片的过程中反复净选，石膏样品所含杂质少，较为纯净，而企业供样均采于湖北应城。湖北应城的石膏样品以李咀膏矿的硫酸钙含量最高，其次为和昌膏矿和玉峰膏矿。湖北产区的石膏样品硫酸钙含量普遍高于山东、河北、河南等产区的石膏样品。应城纤维石膏主产区及石膏加工企业普遍认为蜡黄色的石膏质润、含膏量高，经过实验对比发现蜡黄色石膏的含水硫酸钙含量并不是最高的，其"含膏量高"的说法可能另有所指（有待下一步研究证实）。湖北应城玉峰的石膏晶须样品为石膏加工品，所含成分为硫酸钙半水化合物，而并不是硫酸钙含水化合物。

本法中 $CaSO_4 \cdot 2H_2O$ 与稀盐酸的解离反应是否完全是这个试验的关键，由于 $CaSO_4 \cdot 2H_2O$ 在酸性介质中溶解度较大，微微加热即可溶解，但并非等于完全解离。若 $CaSO_4 \cdot 2H_2O$ 解离不完全，则滴定终点提前出现，溶液中微量解离的 Ca^{2+} 与指示剂络合复显黄绿色荧光，使终点无法判断。本实验采用 100℃水浴加热 5min 的方法，使 $CaSO_4 \cdot 2H_2O$ 完全解离。

六、微量元素分析

（一）仪器与试药

电感耦合等离子体质谱仪（型号：Elan DRC-e）。

各元素标准溶液均为国家标准样品；所有的石膏饮片为实地采集或由相关生产企业提供，均为药用纤维性石膏，留样保存于武汉市中医药学基地标本室。石膏样品来源见表 33-14。

表 33-14　石膏样品来源表

样品编号	产地	批号	选择说明
1	湖北应城李咀膏矿	2012031501	蜡黄色、纤维状
2	湖北应城李咀膏矿	2012031502	白色、纤维状
3	湖北应城和昌膏矿	2011071001	蜡黄色、纤维状
4	湖北应城和昌膏矿	2011071002	白色、纤维状
5	湖北应城玉峰膏矿	2012031503	红色、纤维状
6	湖北应城玉峰膏矿	2011071003	蜡黄色、纤维状
7	湖北应城玉峰膏矿	2012031504	白色、纤维状
8	湖北应城玉峰膏矿	2012031505	晶须
9	湖北荆门磊鑫石膏有限公司	2012031601	纤维状
10	湖北荆门磊鑫石膏强台选矿厂	2012031602	纤维状
11	湖北荆门龙源横店膏矿	2012031603	纤维状
12	山东平邑万庄膏业有限公司	2012032601	纤维状
13	河北邢台隆尧双华石膏制品有限公司	2012032701	雪花膏
14	河北邢台隆尧广太矿业有限公司	2012032702	透明状
15	河南三门峡永泰石膏粉业有限公司（山西平陆膏矿）	2012032801	透明状
16	河南三门峡永泰石膏粉业有限公司（山西平陆膏矿）	2012032802	纤维状
17	湖北天济中药饮片有限公司	2012030101	纤维状；企业供样
18	湖北金新龙中药饮片有限公司	2012031001	纤维状；企业供样

（二）方法与结果

1. 试验条件

发生器输出功率 1100W；氩气压力 0.7~0.8MPa；冷却气 15 L/min；等离子气 1.2 L/min；载气 0.98 L/min；积分时间 50ms；每次间隔时间 50ms。

2. 供试品制备

石膏样品（除 8 号样品为晶须外）均敲碎至小块，再粉碎过 100 目过筛以备测试。

3. 样品测定

称取一定量样品，加入硝酸加热溶解，样品溶解完全后稀释定容。依上述条件测定。

4. 结果

（1）微量元素含量分析

石膏药材中的元素分析结果见表 33-15。结果显示，石膏药材中，除了主要元素 Ca 外，Sr、Al、Fe、Mg、K 等元素的含量较高，尤其是 Sr 的均值最高；而 Cs、Sn、Be 等元素的含量较低，尤其是 Sn，在大多数样品中均未检出。各产地石膏药材微量元素比对如图 33-7 所示。

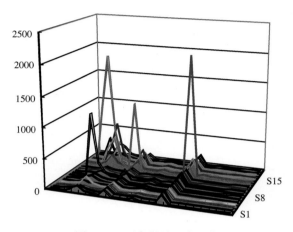

图 33-7　石膏微量元素比较

（2）重金属及有害元素含量分析

在对 As、Hg、Pb、Cu、Cd、Cr 等重金属及有害元素分析结果显示，As 在所有样品中均有检出，其含量最高。Hg 在所以样品中均未检出；Cu、Pb、Cd 在部分样品中检出。各产地石膏药材重金属及有害元素比对如图 33-8 所示。

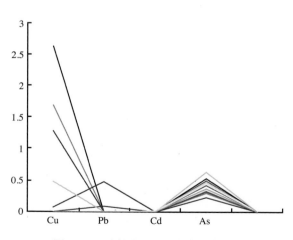

图 33-8　石膏重金属及有害元素比较

（3）各石膏饮片中的元素含量的相关性分析

湖北应城产石膏药材中元素含量间的相关性分析结果见表 33-16。其他地区产石膏药材中元素含量间的相关性分析结果见表 33-17。

表 33-15　石膏饮片中微量元素含量测定数据

送样号	1	2	3	4	5	6	7	8	9
产地	应城李嘴	应城李嘴	应城和昌	应城和昌	应城玉峰	应城玉峰	应城玉峰	应城玉峰	荆门磊鑫
Li	0.098	0.132	0.003	0.223	0.01	0.043	0.098	0.11	ND
Be	ND	0.014	0.018	0.004	0.012	ND	0.008	0.005	0.02
Na	ND	8.977	ND	16.471	ND	ND	ND	ND	ND
Mg	26.58	21.54	5.658	20.58	19.44	26.94	13.56	633.6	5.802
Al	57.759	43.729	8.365	76.818	4.447	44.312	41.135	119.118	28.218
K	29.955	19.998	7.485	40.162	5.352	17.342	18.670	56.840	11.202
Ti	7.68	2.778	0.84	4.488	0.804	1.542	1.308	8.94	4.332
Mn	0.604	0.356	0.049	0.341	ND	ND	ND	10.148	ND
Fe	64.19	75.6	66.01	75.6	41.02	48.09	49.63	112	46.83
V	ND	ND	ND	ND	ND	ND	ND	ND	ND
Cr	2.86	1.14	0.84	1.16	1.16	1.19	1.04	4.51	0.9
Co	0.93	0.87	0.91	0.92	0.91	0.89	0.91	1.11	0.9
Ni	24.4	22.2	23.3	23.54	24.6	22.9	23.3	28.2	22.7
Cu	2.62	1.68	ND	ND	1.27	ND	ND	0.072	ND
Zn	2.82	2.82	6.28	1.77	6.89	0.69	0.43	3.623	0.13
Pb	ND	ND	ND	ND	ND	ND	ND	0.47	ND
Sr	144	173	126	132	131	163	138	197	184
Zr	ND	0.002	ND	ND	ND	ND	ND	0.02	1.23
Ba	ND	0.64	0.61	0.53	ND	ND	ND	1.54	ND
Sn	ND	ND	0.034	0.038	0.007	ND	ND	ND	ND
U	0.007	0.005	0.002	0.02	0	0.003	0.003	0.014	0.015
Cd	0	ND	0	ND	ND	ND	ND	0.003	ND
Cs	0.003	0.01	0.002	0.011	ND	0.003	0	0.008	0.001
As	0.52	0.36	0.3	0.64	0.22	0.34	0.35	0.42	0.36
Hg	ND	ND	ND	ND	ND	ND	ND	ND	ND
Si	0.051	0.037	0.014	0.056	0.009	0.037	0.042	0.065	0.028

表33-16 应城石膏样本元素相关性

	Li	Be	Na₂O	MgO	Al₂O₃	K₂O	TiO₂	MnO	Fe₂O₃	V	Cr	Co	Ni	Cu	Zn	Pb	Sr	Zr	Ba	Sn	U	Cd	Cs	As	Hg	SiO₂
Li	1.000																									
Be	-0.388	1.000																								
Na₂O	0.840	-0.065	1.000																							
MgO	0.203	-0.101	-0.047	1.000																						
Al₂O₃	0.735	-0.550	0.393	0.744	1.000																					
K₂O	0.735	-0.505	0.411	0.763	0.989	1.000																				
TiO₂	0.477	-0.549	0.064	0.848	0.914	0.926	1.000																			
MnO	0.225	-0.103	-0.034	0.999	0.756	0.777	0.857	1.000																		
Fe₂O₃	0.488	-0.031	0.296	0.904	0.831	0.848	0.774	0.912	1.000																	
V	-	-	-	-	-	-	-	-	-	1.000																
Cr	0.193	-0.402	-0.203	0.917	0.769	0.780	0.947	0.919	0.738	-	1.000															
Co	0.201	-0.168	-0.087	0.954	0.727	0.777	0.888	0.959	0.844	-	0.935	1.000														
Ni	0.055	-0.175	-0.203	0.876	0.576	0.643	0.823	0.877	0.668	-	0.909	0.953	1.000													
Cu	-0.092	-0.307	-0.400	0.301	0.157	0.134	0.399	0.293	-0.024	-	0.515	0.274	0.441	1.000												
Zn	-0.591	0.631	-0.338	0.238	-0.392	-0.296	-0.146	0.225	0.038	-	0.075	0.278	0.432	0.052	1.000											
Pb	0.192	-0.070	-0.052	0.999	0.731	0.752	0.836	0.999	0.908	-	0.908	0.956	0.876	0.280	0.257	1.000										
Sr	0.231	-0.215	0.009	0.733	0.651	0.571	0.600	0.722	0.678	-	0.656	0.521	0.398	0.383	-0.189	0.718	1.000									
Zr	0.213	-0.030	-0.019	0.994	0.727	0.739	0.807	0.993	0.917	-	0.881	0.922	0.831	0.290	0.234	0.994	0.770	1.000								
Ba	0.314	0.242	0.268	0.852	0.630	0.658	0.572	0.855	0.952	-	0.591	0.764	0.599	-0.145	0.261	0.863	0.611	0.882	1.000							
Sn	0.179	0.296	0.492	-0.156	-0.082	0.013	-0.213	-0.144	0.098	-	-0.342	-0.029	-0.091	-0.834	0.251	-0.135	-0.553	-0.175	0.212	1.000						
U	0.866	-0.409	0.741	0.467	0.835	0.875	0.664	0.485	0.687	-	0.425	0.520	0.388	-0.206	-0.296	0.460	0.233	0.443	0.544	0.413	1.000					
Cd	0.192	-0.070	-0.052	0.999	0.731	0.752	0.836	0.999	0.908	-	0.908	0.956	0.876	0.280	0.257	1.000	0.718	0.994	0.863	-0.135	0.460	1.000				
Cs	0.797	-0.140	0.798	0.500	0.753	0.741	0.480	0.507	0.751	-	0.304	0.375	0.194	-0.195	-0.281	0.492	0.570	0.535	0.702	0.212	0.815	0.492	1.000			
As	0.868	-0.641	0.629	0.281	0.805	0.824	0.646	0.303	0.490	-	0.371	0.379	0.251	-0.156	-0.557	0.270	0.122	0.240	0.267	0.289	0.925	0.270	0.630	1.000		
Hg	-	-	-	-	-	-	-	-	-	-	-	-	-	-	-	-	-	-	-	-	-	-	-	-	1.000	
SiO₂	0.799	-0.667	0.398	0.543	0.954	0.926	0.837	0.560	0.664	-	0.645	0.549	0.390	0.154	-0.623	0.526	0.537	0.522	0.411	-0.144	0.791	0.526	0.655	0.868	-	1.000

表33-17　其他产地石膏样本元素相关性

	Li	Be	Na₂O	MgO	Al₂O₃	K₂O	TiO₂	MnO	Fe₂O₃	V	Cr	Co	Ni	Cu	Zn	Pb	Sr	Zr	Ba	Sn	U	Cd	Cs	As	Hg	SiO₂
Li	1.000																									
Be	0.842	1.000																								
Na₂O	-0.037	-0.110	1.000																							
MgO	0.981	0.822	-0.141	1.000																						
Al₂O₃	0.968	0.836	-0.131	0.977	1.000																					
K₂O	0.982	0.876	-0.074	0.970	0.988	1.000																				
TiO₂	0.991	0.861	-0.073	0.987	0.987	0.933	1.000																			
MnO	0.953	0.820	-0.152	0.949	0.990	0.977	0.970	1.000																		
Fe₂O₃	0.992	0.845	-0.078	0.980	0.988	0.995	0.995	0.979	1.000																	
V	0.842	0.550	0.094	0.802	0.754	0.785	0.805	0.744	0.825	1.000																
Cr	0.906	0.668	-0.142	0.917	0.920	0.921	0.912	0.893	0.925	0.772	1.000															
Co	0.915	0.665	0.007	0.919	0.849	0.868	0.905	0.801	0.889	0.889	0.882	1.000														
Ni	0.029	-0.123	0.015	0.066	-0.119	-0.070	-0.011	-0.221	-0.046	0.234	0.123	0.376	1.000													
Cu	-0.023	-0.322	-0.156	0.083	0.039	-0.096	-0.022	0.037	-0.037	-0.047	-0.030	0.021	-0.073	1.000												
Zn	0.576	0.279	-0.185	0.608	0.638	0.589	0.562	0.641	0.620	0.635	0.695	0.491	-0.125	0.231	1.000											
Pb	0.991	0.823	0.032	0.961	0.942	0.971	0.978	0.923	0.980	0.884	0.908	0.936	0.098	-0.103	0.565	1.000										
Sr	-0.046	0.166	-0.111	-0.137	-0.109	-0.081	-0.093	-0.023	-0.080	-0.284	-0.302	-0.311	-0.439	-0.069	-0.381	-0.107	1.000									
Zr	0.767	0.759	0.066	0.769	0.745	0.766	0.798	0.715	0.765	0.761	0.582	0.782	0.076	-0.116	0.280	0.786	-0.232	1.000								
Ba	0.119	0.337	-0.118	0.024	0.060	0.096	0.077	0.143	0.090	-0.166	-0.140	-0.172	-0.456	-0.139	-0.294	0.058	0.982	-0.103	1.000							
Sn	-	-	-	-	-	-	-	-	-	-	-	-	-	-	-	-	-	-	-	1.000						
U	0.879	0.869	-0.125	0.832	0.844	0.862	0.870	0.874	0.866	0.618	0.660	0.686	-0.228	-0.045	0.289	0.839	0.394	0.680	0.537	-	1.000					
Cd	-0.066	0.156	-0.105	-0.161	-0.132	-0.099	-0.114	-0.046	-0.099	-0.296	-0.316	-0.329	-0.430	-0.108	-0.395	-0.123	0.999	-0.248	0.980	-	0.373	1.000				
Cs	0.998	0.839	-0.037	0.982	0.974	0.989	0.994	0.958	0.996	0.847	0.925	0.919	0.031	-0.048	0.595	0.993	-0.096	0.775	0.072	-	0.857	-0.115	1.000			
As	0.594	0.545	-0.490	0.632	0.710	0.632	0.631	0.769	0.640	0.287	0.514	0.348	-0.566	0.370	0.458	0.496	0.305	0.364	0.397	-	0.734	0.274	0.582	1.000		
Hg	-	-	-	-	-	-	-	-	-	-	-	-	-	-	-	-	-	-	-	-	-	-	-	-	1.000	
SiO₂	0.823	0.698	-0.335	0.862	0.922	0.865	0.855	0.942	0.869	0.583	0.797	0.632	-0.371	0.242	0.721	0.760	-0.028	0.579	0.112	-	0.763	-0.057	0.827	0.892	-	1.000
	0.006	0.036	0.379	0.003	0.000	0.003	0.003	0.000	0.002	0.099	0.010	0.068	0.326	0.530	0.028	0.017	0.942	0.102	0.775	-	0.017	0.885	0.006	0.001	-	-

结果显示，湖北应城产石膏饮片中，有 42 对元素呈显著正相关（*P* <0.01）：

Ti-Al、Ti- K、Mn-mg、Fe-mg、Fe-Mn、Cr-Mg、Cr- Ti、Cr- Mn、Co-Mg、Co-Ti、Co-Mn、Co-Cr、Ni-Mg、Ni-Mn、Ni - Cr、Ni-Co、Pb-Mg、Pb- Mn、Pb-Fe、Pb-Cr、Pb-Co、Pb- Ni、Zr-Mg、Zr-Mn、Zr-Fe、Zr-Cr、Zr- Co、Zr- Pb、Ba-Fe、Ba-Zr、U-K、Cd-Mg、Cd-Mn、Cd-Fe、Cd-Cr、Cd-Co、Cd-Ni、Cd-Pb、Cd-Zr、As-U、Si-Al、Si-K；1 对元素呈负相关（*P* <0.05）：Sn-Cu。

其他地区石膏所含微量元素中，有 94 对元素呈显著正相关（*P* <0.01）：

Be-Li、Mg-Li、Mg-Be、Al-Li、Al-Be、Al-Mg、K-Li、K-Be、K-Mg、K-Al、Ti-Li、Ti-Be、Ti-Mg、Ti-Al、Ti-K、Mn-Li、Mn-Be、Mn-Mg、Mn-Al、Mn-K、Mn-Ti、Fe-Li、Fe-Be、Fe-Mg、Fe-Al、Fe-K、Fe-Ti、Fe-Mn、V-Li、V-Mg、V-Ti、V-Fe、Cr-Li、Cr-Mn 等。

正相关表明，石膏在矿物形成中这些元素能够促进相互间的富集，而负相关表明这些元素对在石膏矿物形成过程中能够相互抑制对方的富集。

通过对石膏饮片的微量元素含量统计，得出：湖北应城产蜡黄色石膏饮片中 Mg 含量均小于 30ppm，Fe 含量均小于 70ppm，Mg、Al、K、Fe 四种元素的总和不大于 180ppm；其他产区石膏饮片中 Mg 含量普遍大于 30 ppm，Fe 含量普遍大于 70 ppm。Mg、Al、K、Fe 四种元素的总和大于 180 ppm。

第三节　石膏饮片分级方法及其说明

一、分 级 依 据

石膏饮片以硫酸盐类矿物硬石膏族石膏为原料，按照《中国药典》2010 版（一部）石膏项下收录的炮制方法，炮制为饮片。石膏饮片分为两个等级，在明确石膏原料药材产地的基础上，以外观性状作为主要分级指标，含水硫酸钙含量及微量元素含量为辅助分级依据。

二、分 级 要 点

石膏饮片分为两个等级，各等级饮片的产地、性状、粒径、含水硫酸钙含量及微量元素应符合下列要求。见图 33-9 和表 33-18。

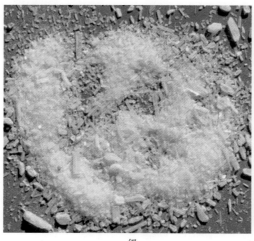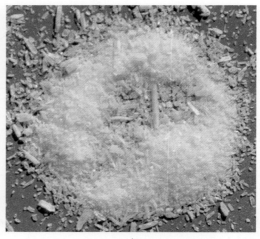

一级　　　　　　　　　　　　　　　　　　　　二级

图 33-9　不同等级石膏饮片

表 33-18　石膏各等级饮片分级要点

项目	一级	二级
产地	湖北应城	其他产地
性状	白色或淡青色粗粉至中粉，具绢丝样光泽，显微镜下仍显纤维状，色度均匀一致，体重、质软，易碎。气微、味淡	白色或淡灰白色最粗粉至细粉，具绢丝样光泽，显微镜下仍显纤维状，色度均匀一致，体重、质软或稍硬。气微、味淡
粒径	粗粉至中粉，全部通过一号筛，但混有能通过六号筛不超过 40% 的粉末	最粗粉至细粉，全部通过二号筛，但混有能通过五号筛不超过 60% 的粉末
含量测定	$CaSO_4 \cdot 2H_2O$ 含量不得少于 98.0%	$CaSO_4 \cdot 2H_2O$ 含量不得少于 95.0%
微量元素	含 Mg 含量小于 30ppm，Fe 含量小于 70ppm，Mg、Al、K、Fe 四种元素的总和不得大于 180ppm	含 Mg 含量大于 30ppm，Fe 含量大于 70ppm，Mg、Al、K、Fe 四种元素的总和大于 180ppm

第四节　石膏饮片质量评价标准

石　膏
Shi Gao

【原料药材】　硫酸盐类矿物硬石膏族石膏，主含含水硫酸钙 ($CaSO_4 \cdot 2H_2O$)，采挖后，除去杂石及泥沙。道地产区为湖北应城。

【饮片】　硫酸盐类矿物硬石膏族石膏的炮制加工品。

【炮制】　打碎，除去杂石，粉碎成最粗粉至细粉。

【性状】　本品白色或淡青色粗粉至中粉，具绢丝样光泽，显微镜下仍显纤维状，色度均匀一致，体重、质软，易碎。气微、味淡。

【鉴别】

1）取本品一小块（约 2g），置具有小孔软木塞的试管内，灼烧，管壁有水生成，小块变为不透明体。

2）取本品粉末 0.2g，加稀盐酸 10ml，加热使溶解，溶液显钙盐与硫酸盐 [《中国药典》2010 年版（一部）附录Ⅳ] 的鉴别反应。

3）X 射线衍射特征峰。①检测条件：X 射线分析仪；工作电压 40kV；工作电流 40mA；CuK_α 射线；波长 0.15416nm；扫描方式为连续式步进扫描；步长 0.017°；预制时间 2min 36s 或 5min；定量分析方法为 K 值法。②检测法：将供试品置于 X 射线分析仪，检测，即得。一级饮片 X 射线衍射图谱中具有晶面间距（d）为 1.68 与 1.51 的峰；二级饮片 X 射线衍射图谱中无晶面间距（d）为 1.68 与 1.51 的峰。

4）微量元素。①检测条件：电感耦合等离子体质谱仪；发生器输出功率 1100W；氩气压力 0.7~0.8MPa；冷却气 15 L/min；等离子气 1.2 L/min；载气 0.98 L/min；积分时间 50ms；每次间隔时间 50ms。②检测法：供试品加入硝酸加热溶解，样品溶解完全后稀释定容，置于电感耦合等离子体质谱仪，检测，即得。一级饮片含 Mg 含量小于 30ppm，Fe 含量小于 70ppm，Mg、Al、K、Fe 四种元素的总和不大于 180ppm；二级饮片含 Mg 含量大于 30ppm，Fe 含量大于 70ppm，Mg、Al、K、Fe 四种元素的总和大于 180ppm。

【检查】　重金属　取本品 8g，加冰醋酸 4ml 与水 96ml，煮沸 10min，放冷，加水至原体积，滤过。取滤液 25ml，依法检查 [《中国药典》2010 年版（一部）附录Ⅸ E 第一法]，含重金属不得过百万分之十。

砷盐　取本品 1g，加盐酸 5ml，加水至 23ml，加热使溶解，放冷，依法检查 [《中国药典》2010 年版（一部）附录Ⅸ F 第二法]，含砷量不得过百万分之二。

【含量测定】　取本品细粉约 0.2g，精密称定，置锥形瓶中，加稀盐酸 10ml，加热使溶解，加水

100ml 与甲基红指示液 1 滴，滴加氢氧化钾试液至溶液显浅黄色，再继续多加 5ml，加钙黄绿素指示剂少量，用乙二胺四乙酸二钠滴定液 (0.05mol/L) 滴定，至溶液的黄绿色荧光消失，并显橙色。每 1ml 乙二胺四乙酸二钠滴定液 (0.05mol/L) 相当于 8.608mg 的含水硫酸钙 ($CaSO_4 \cdot 2H_2O$)。

本品一级饮片含含水硫酸钙 ($CaSO_4 \cdot 2H_2O$) 不得少于 98.0%；二级饮片含含水硫酸钙 ($CaSO_4 \cdot 2H_2O$) 不得少于 95.0%。

【性味与归经】　甘、辛，大寒。归肺、胃经。

【功能与主治】　清热泻火，除烦止渴。用于外感热病，高热烦渴，肺热喘咳，胃火亢盛，头痛，牙痛。

【用法与用量】　15 ~ 60g，先煎。

【储藏】　置干燥处。

第三十四章　荆芥饮片的分级方法及其质量评价

第一节　原料药材

按照《中国药典》2010 年版（一部）荆芥项下的规定，本品为荆芥为唇形科一年生草本植物荆芥 *Schizonepeta tenuifolia* Briq. 的干燥地上部分。历代荆芥的主要道地产区在江苏常州、泰州，河北安国以及江西一带，而且以江苏产荆芥质量最优。但现在江苏已基本无种植，河北安国近 20 多年来已成为全国最大的荆芥主产区。虽然道地产区和主产区的荆芥原料药材在种植方式、外观性状和品质上都有一定的差异，但是在质量标准研究中，道地产区会对中药材品质有一定的影响，目前尚无将产地作为荆芥药材分级的依据。因此，根据荆芥药材的种植现状，规定荆芥饮片一级品来源于河北安国，二级品来源于安徽、河南等地。采集河北安国、江西吉安等地的荆芥药材，均严格按照该规定进行炮制，制得荆芥饮片。从市场购买荆芥饮片共 22 批，来自 5 个产地，15 家饮片生产厂家。以上药材及饮片经南京中医药大学吴啟南教授鉴定，均来源于唇形科植物荆芥 *Schizonepeta tenuifolia* Briq. 的地上部分。

第二节　饮　　片

以唇形科植物荆芥 *Schizonepeta tenuifolia* Briq. 的干燥地上部分为原料药材，按照《中国药典》2010 年版（一部）荆芥项下规定，炮制加工荆芥饮片。

一、炮　　制

取荆芥干燥药材，除去杂质，喷淋清水，洗净，润透，于 50℃烘 1h，切段，干燥。

荆芥饮片加工过程中经过润湿、切制、干燥、包装等工艺，再加上运输、销售等过程的碰撞、摩擦，使得其中部分荆芥穗破坏，造成萼片和种子脱落，变成小碎片状，与脆碎脱落的叶片混在一起，不易区分。基于此，实际采用荆芥茎在饮片中所占的比例作为分级的指标。为了防止人为掺杂灰土混入脆碎的叶、穗中，也将灰分、酸不溶性灰分作为分级的指标，并以此来控制饮片的质量，杜绝掺杂现象。

二、性　　状

中药饮片传统的分级依据主要有饮片直径（圆片直径、斜片短径、直片宽度）范围、均匀性、杂质的类型及含量、外观颜色、形状、气味、质地、断面等传统的特征鉴别等。目前荆芥药材没有等级划分的标准，以色淡黄绿，穗长而密、香气浓、味清凉者为佳，同样荆芥饮片也是如此（表 34-1）。

表34-1　荆芥饮片性状描述

编号	产地	生产企业	性状
1	安徽	安徽亳州市药材总公司中药公司（101006）	呈不规则的段，长0.5~2.0cm不等，直径0.2~1.0cm。表面淡紫红色，叶多脱落，几无穗。气芳香
2	安徽	亳州市中药饮片厂（110202）	呈不规则的段，长0.5~2.5cm，直径0.2~0.8cm。表面淡紫红色，几无穗。气芳香
3	安徽	安徽海鑫中药饮片有限公司（101101）	呈不规则的段，长0.5~2.0cm，直径0.2~0.8cm。表面淡紫红色，叶多脱落，几无穗
4	安徽	安徽丰原铜陵中药饮片有限公司（110411）	呈不规则的段，长0.5~1.5cm不等，直径0.2~1.0cm。表面淡紫红色，叶多脱落，几无穗。气芳香
5	安徽	安徽国鑫中药饮片有限公司（110309）	呈不规则的段，长0.5~2.0cm不等，直径0.2~0.9cm。表面淡紫红色，叶多脱落，几无穗。气芳香
6	安徽	安徽丰原铜陵中药饮片有限公司（110502）	呈不规则的段，长0.5~2.0cm不等，直径0.2~1.1cm。表面淡紫红色，叶多脱落，几无穗。较芳香
7	安徽	安徽海鑫中药饮片有限公司（110405）	呈不规则的段，长0.5~2.0cm不等，直径0.2~1.2cm。表面淡紫红色，叶多脱落，几无穗
8	安徽	安徽维涛中药饮片科技有限公司（101201）	呈不规则的段，长0.5~2.5cm不等，直径0.2~1.0cm。表面淡紫红色，叶多脱落，几无穗。气味芳香
9	河北	安徽丰原铜陵中药饮片有限公司（101220）	呈不规则的段，长0.5~1.5cm不等，直径0.2~0.8cm。表面淡紫红色，叶多脱落，穗较少。芳香
10	河北	安徽亳州市药材总公司中药公司（101102）	呈不规则的段，长0.5~2.0cm不等，直径0.2~0.8cm。表面淡紫红色，叶多脱落，穗较少。芳香味较浓
11	河北	安徽亳州市药材总公司中药公司（100826）	呈不规则的段，长0.5~2.0cm不等，直径0.2~0.8cm。表面淡紫红色，叶多脱落，穗少。较芳香
12	河北	安徽井泉集团中药饮片有限公司（110701）	呈不规则的段，长0.5~2.0cm不等，直径0.2~1.1cm。表面淡紫红色，叶多脱落，几无穗。芳香味较重
13	河北	安徽福春堂中药饮片有限公司（110801）	呈不规则的段，长0.5~2.5cm不等，直径0.2~0.9cm。表面淡紫红色，叶多脱落，几无穗。气芳香
14	江苏	亳州市惠康中药饮片有限公司（110821）	呈不规则的段，长0.5~2.0cm不等，直径0.2~1.3cm。表面淡紫红色，叶多脱落，穗较少。气味芳香
15	江苏	南京鹿江中药饮片厂（20110818）	呈不规则的段，长0.5~2.0cm不等，直径0.2~1.5cm。表面淡紫红色，叶多脱落，几无穗。气较芳香
16	江苏	徐州彭祖中药饮片有限公司（110601）	呈不规则的段，长0.5~1.5cm不等，直径0.2~1.3cm。表面淡紫红色，叶多脱落，几无穗。气芳香
17	江苏	苏州市天灵中药饮片有限公司（110606-1）	呈不规则的段，长0.5~2.0cm不等，直径0.2~1.0cm。表面淡紫红色，叶多脱落，几无穗
18	湖北	安徽德昌药业饮片公司（20110501）	呈不规则的段，长0.5~2.3cm不等，直径0.2~0.8cm。表面淡紫红色，叶多脱落，几无穗。气味较淡
19	湖北	安徽德昌药业饮片公司（20110701）	呈不规则的段，长0.5~2.5cm不等，直径0.2~0.6cm。表面淡紫红色，叶多脱落，几无穗。芳香气味较淡
20	湖北	湖北金贵中药饮片有限公司（90801）	呈不规则的段，长0.5~2.0cm不等，直径0.2~1.1cm。表面淡紫红色，叶多脱落，几无穗。气芳香
21	山西	亳州市万珍中药饮片厂（1101094）	呈不规则的段，长0.5~2.0cm不等，直径0.2~1.2cm。表面淡紫红色，叶多脱落，几无穗。气味芳香
22	河北	河北美威中药材有限公司（120702）	呈不规则的段，长0.5~2.0cm不等，直径0.2~1.2cm。表面淡紫红色，叶多脱落，几无穗。气味芳香
23	河北安国	自制（采收时间：20111020）	呈不规则的段，长0.5~2.0cm不等，直径0.2~0.6cm。表面淡黄绿色，叶较少，穗多且饱满。芳香味浓烈

续表

编号	产地	生产企业	性状
24	陕西	自制（采收时间：20111028）	呈不规则的段，长 0.5~2.0cm 不等，直径 0.3~1.0cm。表面淡黄绿色，叶多脱落，穗多且饱满，比较饱满。气芳香
25	河南	自制（采收时间：20111224）	呈不规则的段，长 0.5~2.0cm 不等，直径 0.2~0.8cm。表面淡黄绿色，叶多脱落，穗多且饱满，较饱满。气较芳香
26	四川	自制（采收时间：20111230	呈不规则的段，长 0.5~2.0cm 不等，直径 0.4~1.0cm。表面淡黄绿色，叶较少，穗多且饱满，饱满。气较芳香
27	河北安国	自制（采收时间：20121014）	呈不规则的段，长 0.5~2.5cm 不等，直径 0.2~0.6cm。表面淡紫红色，叶多脱落，穗多且饱满。芳香气味较淡
28	陕西秦岭	自制（采收时间：20121009）	呈不规则的段，长 0.5~2.0cm 不等，直径 0.2~1.1cm。表面淡紫红色，叶多脱落，穗多且饱满。气芳香
29	河南禹州	自制（采收时间：20121008）	呈不规则的段，长 0.5~2.0cm 不等，直径 0.2~1.2cm。表面淡紫红色，叶多脱落，穗少。气味芳香
30	河北安国	自制（采收时间：20121020）	呈不规则的段，长 0.5~2.0cm 不等，直径 0.2~1.2cm。表面淡紫红色，叶多脱落，穗少。气味芳香

三、鉴 别

采用 TLC 和 GC 两种方式对不同来源的荆芥饮片进行比较研究，探讨不同等级荆芥饮片的质量评价方式和评价标准。

（一）TLC 鉴别

取本品粗粉 0.8g，加石油醚（60 ~ 90℃）20ml，密塞，时时振摇，放置过夜，滤过，滤液挥至 1ml，作为供试品溶液。另取荆芥对照药材 0.8g，同法制成对照药材溶液。照薄层色谱法试验，吸取上述两种溶液各 10μl，分别点于同一硅胶 H 薄层板上，以正己烷 - 乙酸乙酯（17 ：3）为展开剂，展开，取出，晾干，喷以 5% 香草醛的 5% 硫酸乙醇溶液，在 105℃加热至斑点显色清晰。供试品色谱中，在与对照药材色谱相应的位置上，显相同颜色的斑点。结果见图 34-1 ~ 图 34-3。

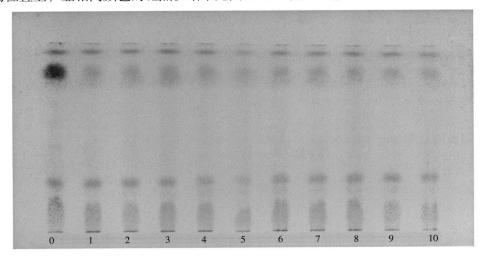

图 34-1 荆芥饮片 TLC 图（编号 1 ~ 10）

0.荆芥对照药材；1.安徽亳州市药材总公司中药公司（101006）；2.亳州市中药饮片厂（110202）；3.安徽海鑫中药饮片有限公司（101101）；4.安徽丰原铜陵中药饮片有限公司（110411）；5.安徽国鑫中药饮片有限公司（110309）；6.安徽丰原铜陵中药饮片有限公司（110502）；7.安徽海鑫中药饮片有限公司（110405）；8.安徽维涛中药饮片科技有限公司（101201）；9.安徽丰原铜陵中药饮片有限公司（101220）；10.安徽亳州市药材总公司中药公司（101102）

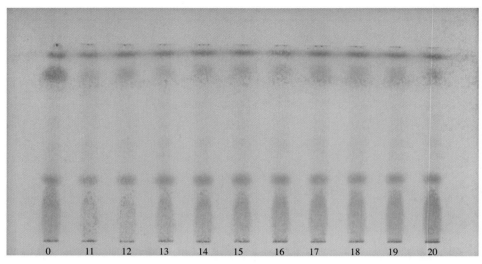

图 34-2 荆芥饮片 TLC 图（编号 11 ~ 20）

0.荆芥对照药材；11.安徽亳州市药材总公司中药公司（100826）；12.安徽井泉集团中药饮片有限公司（110701）；13.安徽福春堂中药饮片有限公司（110801）14.亳州市惠康中药饮片有限公司（110821）；15.南京鹿江中药饮片厂（20111818）；16.徐州彭祖中药饮片有限公司（110601）17.苏州市天灵中药饮片有限公司（110606-1）；18.安徽德昌药业饮片公司（20110501）；19.安徽德昌药业饮片公司（20110701）；20.湖北金贵中药饮片有限公司（90801）

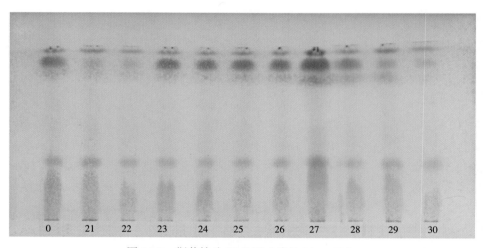

图 34-3 荆芥饮片 TLC 图（编号 21 ~ 30）

0.荆芥对照药材；21.亳州市万珍中药饮片厂（1101094）；22.河北美威中药材有限公司（120702）；23.自制（河北安国，采收时间：20111020）；24.自制（陕西，采收时间：20111028）；25.自制（河南，采收时间：20111224）；26.自制（四川，采收时间：20111230）；27.自制（河北安国，采收时间：20121014）；28.自制（陕西秦岭，采收时间：20121009）；29.自制（河南禹州，采收时间：20121008）30.自制（河北安国，采收时间：20121020）

鉴于 TLC 鉴别为直观、非定量的指标，反映的是荆芥饮片的部分特征，主要是进行真伪判断，因此，荆芥饮片的上述指标 TLC 鉴别沿用 2010 年版《中国药典》的标准，不作为分级的依据。

（二）HS-GC 特征图谱

1. 仪器

Agilent 6890 气相色谱仪，顶空进样器，FID 检测器，Agilent ChemStation（D003.00.611）化学工作站（美国 Agilent 公司）。GH-500B 氢气发生器（北京中兴汇利科技发展有限公司），GA2000A 低噪声空气泵（北京中兴汇利科技发展有限公司）。

2. 色谱条件及顶空分析条件

HP-5MS 毛细管柱（5% 苯基甲基聚硅氧烷弹性石英毛细管柱， 30.0m×250μm×0.25μm）；检测器温度 220℃；燃气 H₂， 40ml/min；助燃气空气，450ml/min；进样方式为气体直接进样；进样口温度 220 ℃；载气 He， 1ml/min；分流比为 20 ：1；升温程序 50℃，10℃/min 升至 90℃，保持 15min，5℃/min 升至 200℃，维持 5min。

顶空瓶体积 10ml；平衡时间 30min；平衡温度 120℃；分析周期 60min；进样量 1ml；进样方式为自顶空部分精密抽取气体。

3. 荆芥饮片 HS-GC 特征图谱分析

（1）重复性试验

取自制河北荆芥饮片供试品粉末 1g，连续进样 6 次，记录各共有色谱峰的保留时间和峰面积。计算出各共有峰的相对保留时间及相对峰面积，各共有峰相对保留时间的 RSD 在 0.00%~0.53%，各共有峰相对峰面积的 RSD 在 0.00% ~ 0.93%，表明该方法重复性良好。

（2）稳定性试验

取自制河北荆芥饮片供试品 1g，分别于 0h、2h、4h、6h、8h、12h 各进一针，共 6 次，记录各共有色谱峰的保留时间和峰面积。计算出各共有峰的相对保留时间及相对峰面积，各共有峰相对保留时间的 RSD 均小于 0.07%，各共有峰相对峰面积的 RSD 均小于 0.93%。结果表明，供试品在 12h 内保持稳定。

4. 荆芥饮片特征图谱建立

将所有样品色谱图导入"中药色谱指纹图谱相似度评价系统"（2004 年 A 版），选取自制河北饮片图谱为参照图谱，多点校正和自动匹配后，得到特征对照谱图。如图 34-4 所示。

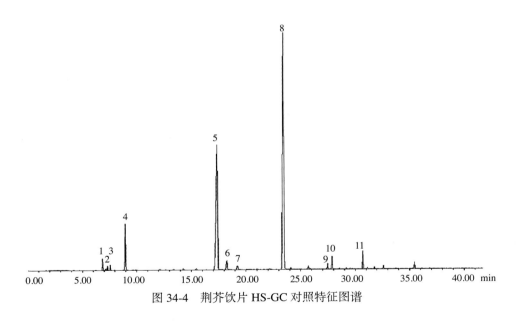

图 34-4　荆芥饮片 HS-GC 对照特征图谱

选出具有代表性的 11 个色谱峰，以 5 号峰（薄荷酮）作为参照计算各色谱峰的相对保留时间和相对峰面积。结果可见相对保留时间的差异较小，相对峰面积的差异较大，说明不同批次样品所含成分的比例差异较大。选择相对保留时间的平均值作为测定值：0.398（1 号峰）、0.424（2 号峰）、0.439（3 号峰）、0.517（4 号峰）、1.000（5 号峰）、1.054（6 号峰）、1.111（7 号峰）、1.355（8 号峰）、1.598（9 号峰）、1.612（10 号峰）、1.775（11 号峰），允许误差在 ±5%。

对 30 批荆芥饮片进行的 HS-GC 特征图谱研究结果表明，所标记的特征峰在所有批次的荆芥饮片中均有出现，且符合特征图谱的技术要求，并未发现批次间的差异。因此，HS-GC 特征图谱不宜作为荆芥饮片分级的依据，可作为其质量评价内容。

四、检　查

（一）水分

参照《中国药典》2010 年版（一部）附录Ⅸ H 水分测定法项下的第二法甲苯法，取荆芥饮片粉末（过二号筛）约 10g，精密称定，置 500ml 圆底烧瓶中，加甲苯约 200ml，将仪器各部分连接，自冷凝管顶端加入甲苯，至充满测定管的狭细部分，将圆底烧瓶置于电热套中，缓缓加热，待甲苯开始沸腾时，调节温度，使每秒钟馏出 2 滴，待测定管刻度部分的水量不再增加时，将冷凝管内部先用甲苯冲洗，再用饱蘸甲苯的长刷将管壁上附着的甲苯推下。继续蒸馏 5min，放冷至室温，使水分与甲苯完全分离，检读水量，计算供试品中的含水量（%）。结果见表 34-2。

表 34-2　荆芥饮片检查项测定结果　　　　　　　　　　（单位：%）

编号	产地	生产企业	水分	总灰分	酸不溶灰分	茎占比例
1	安徽	安徽亳州市药材总公司中药公司（101006）	8.47	6.35	1.54	99.68
2	安徽	亳州市中药饮片厂（110202）	8.69	5.51	1.02	99.66
3	安徽	安徽海鑫中药饮片有限公司（101101）	8.91	5.64	1.04	99.79
4	安徽	安徽丰原铜陵中药饮片有限公司（110411）	9.68	4.90	0.70	99.79
5	安徽	安徽国鑫中药饮片有限公司（110309）	7.19	5.05	0.58	99.56
6	安徽	安徽丰原铜陵中药饮片有限公司（110502）	7.47	4.90	0.56	92.82
7	安徽	安徽海鑫中药饮片有限公司（110405）	8.93	4.60	0.45	99.71
8	安徽	安徽维涛中药饮片科技有限公司（101201）	9.51	4.34	0.78	99.82
9	河北	安徽丰原铜陵中药饮片有限公司（101220）	9.50	6.08	1.20	91.60
10	河北	安徽亳州市药材总公司中药公司（101102）	11.50	6.98	1.89	93.72
11	河北	安徽亳州市药材总公司中药公司（100826）	9.50	6.13	0.96	90.62
12	河北	安徽井泉集团中药饮片有限公司（110701）	9.83	4.30	0.80	91.36
13	河北	安徽福春堂中药饮片有限公司（110801）	9.73	5.93	0.87	90.50
14	江苏	亳州市惠康中药饮片有限公司（110821）	9.51	5.30	0.72	89.53
15	江苏	南京鹿江中药饮片厂（20110818）	9.01	6.03	0.82	92.47
16	江苏	徐州彭祖中药饮片有限公司（110601）	8.73	6.08	0.90	99.54
17	江苏	苏州市天灵中药饮片有限公司（110606-1）	8.93	6.62	0.99	99.51
18	湖北	安徽德昌药业饮片公司（20110501）	9.03	6.72	0.87	99.83
19	湖北	安徽德昌药业饮片公司（20110701）	9.74	6.40	0.88	99.59
20	湖北	湖北金贵中药饮片有限公司（90801）	9.93	5.02	0.92	99.78
21	山西	亳州市万珍中药饮片厂（1101094）	8.74	5.10	1.27	99.56
22	河北	河北美威中药材有限公司（120702）	9.60	7.67	1.32	96.42
23	河北安国	自制（采收时间：20111020）	6.93	3.00	0.50	40.26
24	陕西	自制（采收时间：20111028）	7.14	3.40	0.58	52.09
25	河南	自制（采收时间：20111224）	8.03	3.34	0.48	51.27
26	四川	自制（采收时间：20111230）	7.22	3.66	0.53	60.06

续表

编号	产地	生产企业	水分	总灰分	酸不溶灰分	茎占比例
27	河北安国	自制（采收时间：20121014）	6.20	6.39	0.55	49.70
28	陕西秦岭	自制（采收时间：20121009）	10.40	6.66	0.18	52.96
29	河南禹州	自制（采收时间：20121008）	8.00	5.80	0.20	98.51
30	河北安国	自制（采收时间：20121020）	7.60	9.38	2.34	83.94

（二）灰分

参照《中国药典》2010年版（一部）附录Ⅸ K灰分测定法项下总灰分测定法和酸不溶性灰分测定法测定。

1. 总灰分测定

取荆芥饮片粉末（过二号筛）约1g，置炽灼至恒重的坩埚中，称定重量（准确至0.01g），缓缓炽灼，至完全炭化时，逐渐升高温度至500~600℃，使完全灰化并至恒重，根据残渣重量，计算供试品中总灰分的含量（%）。结果见表34-2。

2. 酸不溶性灰分测定

取上述所得总灰分，在坩埚中小心加入稀盐酸约10ml，用表面皿覆盖坩埚，置水浴上加热10min，表面皿用热水5ml冲洗，洗液并入坩埚中，用无灰滤纸滤过，坩埚内的残渣用水洗于滤纸上，并洗涤至洗液不显氯化物反应为止，滤渣连同滤纸移于同一坩埚中，干燥，炽灼至恒重，根据残渣重量，计算供试品中酸不溶性灰分的重量（%）。结果见表34-2。

（三）茎、穗比

对市售饮片、自制饮片中荆芥茎和采收的完整的荆芥原药材（即编号23～28自制饮片的原药材）的比例进行了测定。测定方法为：取荆芥饮片200g，称定重量（准确至0.01g），置白纸上，摊开，将茎拣出，称重，计算其在供试品中的含量（%）。结果见表34-2和表34-3。

（四）结果

表34-3 荆芥原药材中茎、叶、穗所占比例　　　　　　　　　　　（单位：%）

编号	茎	叶	穗
23	46.23	13.50	40.40
24	59.02	12.46	34.07
25	59.81	10.24	31.45
26	68.83	13.19	20.16
27	59.17	4.08	36.85
28	55.90	19.70	24.40
29	90.41	4.07	5.52
30	73.22	8.48	18.30

市售饮片中茎的比例基本上都在90%以上；自制饮片（编号29、编号30）来源于已经去掉穗后的荆芥原药材，茎的比例也都超过80%；而自制饮片（编号23～28）来源于完整的原药材，茎的比例不超过70%。同时，对比采收的完整荆芥原料药材（即编号23～28自制饮片的原药材）及其加工所得饮片中茎、穗比例的测定结果表明，自制饮片中茎的含量相对于原料药材来说，有一定幅度的提高，主要是由于加

工运输过程中叶、穗的脱落损失造成，但是比例也未超过 70%；市售饮片中茎的比例一般都超过 90%，一方面可能也是由于加工运输过程中叶、穗的脱落损失造成，另一方面可能是人为剪去穗后再加工成荆芥饮片造成，类似于编号 29、编号 30 自制饮片。因此，规定一级饮片茎的比例不得过 70%；二级饮片茎的比例不得过 90%。

对市售饮片和自制饮片均按照总灰分和酸不溶性灰分的要求进行了测定，结果显示不同批次间、不同产地的差异较大。这两个指标反映了饮片中总无机盐和不溶于盐酸的无机盐的情况，其含量与原料药材生长过程中的生物代谢有关，正常情况下应该在一个合理的范围内，否则说明有可能人为掺杂一些灰、土、砂等无机物。由于荆芥饮片经过润湿、切制、干燥、包装等工艺的加工，再加上运输、销售等过程的碰撞、摩擦，使得其中部分荆芥穗破坏，造成萼片和种子脱落，变成小碎片状，与脆碎脱落的叶片混在一起，粒度很小，给人为掺杂带来可能。另外，根据《中国药典》2010 年版，荆芥饮片水分不得过 12.0%，总灰分不得过 10.0%，酸不溶灰分不得过 3.0%，因此，规定一级饮片总灰分不得过 8.0%，酸不溶性灰分不得过 1.5%；二级饮片总灰分不得过 10.0%，酸不溶性灰分不得过 3.0%。

五、含量测定

对 30 批荆芥饮片中挥发油、胡薄荷酮进行了含量测定，另分别测定荆芥原药材中的、叶、穗部位的挥发油含量，分析成分含量与饮片分级的相关性。

（一）挥发油

参照《中国药典》2010 年版（一部）附录 X D 挥发油测定法测定，即取荆芥饮片适量，粉碎，使通过二号筛，并混合均匀。称取约 400g，称定重量（准确至 0.01g），置 5000ml 圆底烧瓶中，加水 4000ml，振摇混合后连接挥发油测定器与回流冷凝管，自冷凝管上端加水至挥发油测定器的刻度部分，并溢流入烧瓶时为止。置加热套中缓缓加热至沸，并保持微沸约 5h，至测定器中油量不再增加，停止加热，放置片刻，开启测定器下端的活塞，将水缓缓放出，至油层上端距刻度 0 线上面 5mm 处为止，放置 1h 以上，再开启活塞使油层下降至其上端恰与刻度 0 线平齐，读取挥发油量，并计算供试品中挥发油的含量。荆芥原药材不同部位的挥发油含量结果见表 34-4，30 批不同荆芥饮片的挥发油含量结果见表 34-5。

表 34-4　荆芥药材不同部位挥发油含量			（单位：%）
序号	茎	叶	穗
23	0.38	2.98	2.50
24	0.25	3.66	1.90
25	0.20	1.45	1.40
26	0.13	2.00	1.30
27	0.12	2.82	2.05
28	0.23	3.97	4.43
29	0.20	1.37	1.55
30	0.16	1.69	1.82

（二）胡薄荷酮

参照《中国药典》2010 年版（一部）荆芥项下胡薄荷酮含量测定法测定。结果见表 34-5。

表 34-5 荆芥饮片挥发油及胡薄荷酮含量测定结果 （单位：%）

| 编号 | 挥发油 | 胡薄荷酮 | | | 编号 | 挥发油 | 胡薄荷酮 | | |
	含量	含量	水分	干燥品含量		含量	含量	水分	干燥品含量
1	0.23	0.041	8.47	0.045	16	0.24	0.051	8.73	0.056
2	0.27	0.043	8.69	0.047	17	0.29	0.065	8.93	0.071
3	0.23	0.046	8.91	0.050	18	0.14	0.029	9.03	0.032
4	0.21	0.032	9.68	0.035	19	0.17	0.028	9.74	0.031
5	0.24	0.042	7.19	0.045	20	0.22	0.047	9.93	0.052
6	0.37	0.041	7.47	0.044	21	0.24	0.028	8.74	0.031
7	0.23	0.037	8.93	0.041	22	0.32	0.059	9.60	0.065
8	0.25	0.042	9.51	0.046	23	1.18	0.242	6.93	0.260
9	0.39	0.052	9.50	0.057	24	0.84	0.174	7.14	0.187
10	0.38	0.043	11.50	0.049	25	0.68	0.072	8.03	0.078
11	0.39	0.046	9.50	0.051	26	0.97	0.076	7.22	0.082
12	0.43	0.048	9.83	0.053	27	0.99	0.184	6.20	0.196
13	0.37	0.044	9.73	0.049	28	1.80	0.182	10.40	0.203
14	0.31	0.053	9.51	0.059	29	0.20	0.026	8.00	0.028
15	0.34	0.063	9.01	0.069	30	0.44	0.021	7.60	0.023

市售荆芥饮片大多数挥发油含量达不到《中国药典》2010 年版（一部）规定荆芥项下规定的 0.30%，而自制饮片基本上都在 0.60% 以上，甚至超过 1.0%。且实验研究表明，荆芥挥发油主要来源于叶和穗，茎中含量很低。如果分离后单独测定，前两者含量超过 1.00%，而后者只有 0.20% 左右甚至更低，如果将三者按照原植物采收时的重量比例混合，测得的挥发油含量完全可以达到《中国药典》2010 年版（一部）荆芥项下规定的 0.30%，所以这同样说明市售荆芥饮片中荆芥穗含量极少。因此，规定一级饮片挥发油含量不得低于 0.60%；二级饮片挥发油含量不得低于 0.30%。

30 批饮片中胡薄荷酮含量均能达到《中国药典》2010 年版（一部）荆芥项下规定的 0.020%，但是批次间差异较大，而且由于胡薄荷酮为挥发油中主要成分，因此，规定一级饮片胡薄荷酮含量不得低于 0.10%；二级饮片胡薄荷酮含量不得低于 0.020%。

第三节 荆芥饮片分级方法及其说明

一、分级依据

以唇形科植物荆芥 *Schizonepeta tenuifolia* Briq. 的干燥地上部分为原料，按照《中国药典》（一部）荆芥项下收录的炮制方法，炮制为饮片。荆芥饮片分为两个级别，以荆芥茎在饮片中的比例为关键分级指标，饮片中挥发油含量和胡薄荷酮含量作为辅助分级依据。

二、分级要点

荆芥饮片分为两个级别，各等级饮片的荆芥茎比例及主要成分含量应符合下列要求。见图 34-5 和表 34-6。

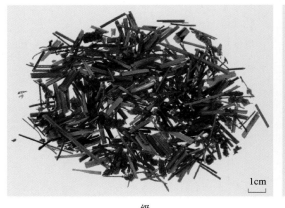
一级

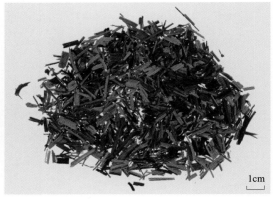
二级

图 34-5　荆芥各等级饮片分级要点

表 34-6　荆芥各等级饮片分级要点

项目	一级	二级
产地	河北安国、陕西	全国其他地区
性状	段长 13-15mm，茎呈方柱形，表面淡黄绿色或淡紫红色，芳香气浓郁	段长 ≤ 13mm，茎呈方柱形，表面淡黄色或淡绿色，芳香气弱
茎穗比例	茎不得过 70%	茎不得过 90%
含量测定	挥发油不得少于 0.60%；胡薄荷酮不得少于 0.10%	挥发油不得少于 0.30%；胡薄荷酮不得少于 0.020%

第四节　荆芥饮片质量评价标准

荆　芥
Jing Jie

【原料药材】　唇形科植物荆芥 *Schizonepeta tenuifolia* Briq. 的干燥地上部分。秋季花开到顶、穗绿时采割，除去杂质，晒干。

【饮片】　唇形科植物荆芥 *Schizonepeta tenuifolia* Briq. 的干燥地上部分的炮制加工品。

【炮制】　除去杂质，喷淋清水，洗净，润透，于 50℃烘 1h，切段，干燥。

【性状】　本品呈不规则的段。茎呈方柱形，表面淡黄绿色或淡紫红色，被短柔毛。切面类白色。叶多已脱落。穗状轮伞花序。气芳香，味微涩而辛凉。

【鉴别】

(1) TLC 鉴别

取本品粗粉 0.8g，加石油醚（60 ~ 90℃）20ml，密塞，时时振摇，放置过夜，滤过，滤液挥至 1ml，作为供试品溶液。另取荆芥对照药材 0.8g，同法制成对照药材溶液。照薄层色谱法试验，吸取上述两种溶液各 10μl，分别点于同一硅胶 H 薄层板上，以正己烷 - 乙酸乙酯（17 ：3）为展开剂，展开，取出，晾干，喷以 5% 香草醛的 5% 硫酸乙醇溶液，在 105℃加热至斑点显色清晰。供试品色谱中，在与对照药材色谱相应的位置上，显相同颜色的斑点。

(2) HS-GC 特征图谱

色谱条件及系统适用性　弹性石英毛细管柱（30.0m×250μm×0.25μm）HP-5，氢火焰离子化检测器（FID）。进样口温度 220℃；检测器温度 220℃。燃气 H₂，40ml/min；助燃气空气，450ml/min；进样方式为气体直接进样；载气 He，1ml/min；分流比为 20 : 1。升温程序 50℃，10℃/min 升至 90℃，保持 15min，5℃/min 升至 200℃，维持 5min。

测定法　取荆芥饮片粉末 1g，精密称定，置 10ml 顶空瓶中，密封，120℃平衡 30min，顶空进样 1ml，即得。

本品所得图谱与标准图谱一致（图 34-6）。

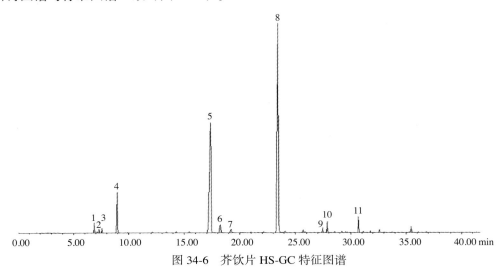

图 34-6　芥饮片 HS-GC 特征图谱

【检查】　水分　不得过 12.0% [《中国药典》2010 年版（一部）附录Ⅸ H 第一法]。

总灰分　一级饮片不得过 8.0%，二级饮片不得过 10.0% [《中国药典》2010 年版（一部）附录Ⅸ K]。

酸不溶性灰分　一级饮片不得过 1.5%，二级饮片不得过 3.0% [《中国药典》2010 年版（一部）附录Ⅸ K]。

茎　取本品 200g，称定重量（准确至 0.01g），置白纸上，摊开，将茎拣出，称重，计算供试品中茎的比例（%）。一级饮片不得过 70%，二级饮片不得过 90%。

【含量测定】　挥发油　照挥发油测定法 [《中国药典》2010 年版（一部）附录 X D] 测定。

一级饮片含挥发油不得少于 0.60%（ml/g），二级饮片含挥发油不得少于 0.30%（ml/g）。

胡薄荷酮　照高效液相色谱法 [《中国药典》2010 年版（一部）附录Ⅵ D] 测定。

色谱条件与系统适用性试验　以十八烷基硅烷键合硅胶为填充剂；以甲醇 - 水（80 : 20）为流动相；检测波长 252nm。理论塔板数按胡薄荷酮峰计算应不低于 3000。

对照品溶液制备　取胡薄荷酮对照品适量，精密称定，加甲醇制成每 1ml 含 10μg 的溶液，即得。

供试品溶液制备　取本品粉末（过二号筛）约 0.5g，精密称定，置具塞锥形瓶中，加甲醇 10ml，超声处理（功率 250W，频率 50kHz）20min，滤过，滤渣和滤纸再加甲醇 10ml，同法超声处理一次，滤过，加甲醇适量洗涤 2 次，合并滤液和洗液，转移至 25ml 量瓶中，加甲醇至刻度，摇匀，即得。

测定法　分别精密吸取对照品溶液与供试品溶液各 10μl，注入液相色谱仪，测定，即得。

本品按干燥品计算，一级饮片含胡薄荷酮（$C_{10}H_{16}O$）不得少于 0.10%，二级饮片含胡薄荷酮（$C_{10}H_{16}O$）不得少于 0.020%。

【性味与归经】　辛，微温。归肺、肝经。

【功能与主治】　解表散风，透疹，消疮。用于感冒，头痛，麻疹，风疹，疮疡初起。

【用法与用量】　5 ~ 10g。

【储藏】　置阴凉干燥处。

参 考 文 献

邓媛媛，邵贝贝，王光忠，等，2012.茯苓调节免疫功能有效物质的比较研究 [J].中国医药指南，10(12)：94-95.

刘绍欢，段敏，陶飞，等，2012.八产地天麻药材质量评价研究 [J].辽宁中医药大学学报，14(10)：89-90.

罗辉，周元科，邓媛媛，等，2015.茯苓酸性多糖调节免疫功能活性研究 [J].中药材，38(7)：1502-1504.

王家葵，王佳黎，贾君君，2007.中药材品种沿革及道地性 [M].北京：中国医药科技出版社，136-139.

卫莹芳，2007.中药材采收加工及贮运技术 [M].北京：中国医药科技出版社，320-324.

谢宗万，2008.中药品种理论与应用 [M].北京：人民卫生出版社，258-259.

徐春波，2007.本草古籍常用道地药材考 [M].北京：人民卫生出版社，194-198.

杨红兵，詹亚华，石磊，等，2008.湖北恩施产厚朴的品质研究 [J].中国医院药学杂志，28(12)：960-963.